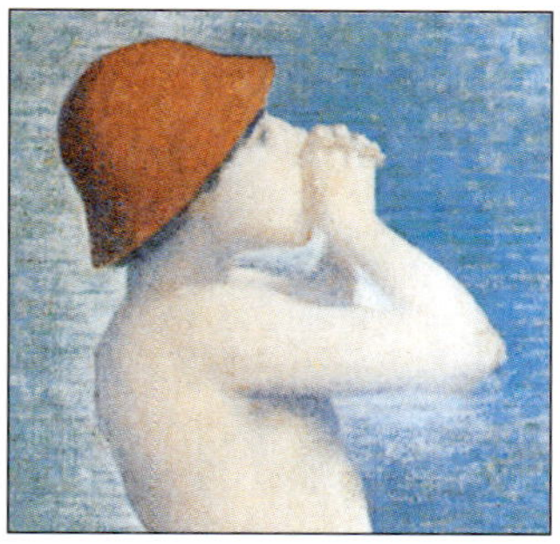

BILDER
die die Welt bewegten

Von Lascaux bis Picasso

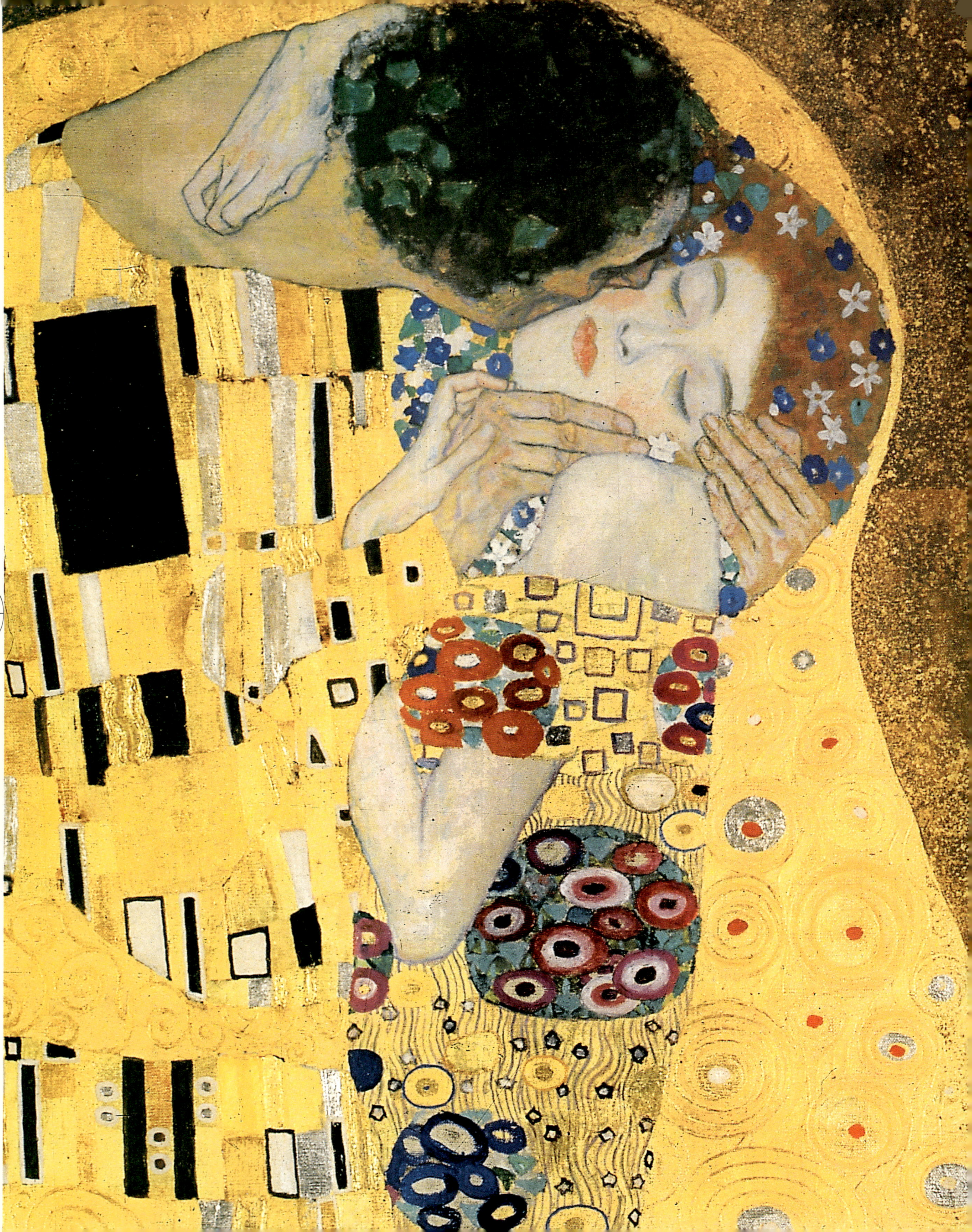

Klaus Reichold · Bernhard Graf

BILDER
die die Welt bewegten

Von Lascaux bis Picasso

Prestel
München · London · New York

Auf dem Umschlag:
Sandro Botticelli, *Die Geburt der Venus* (Detail; siehe Seite 55)
Felsmalerei aus Lascaux (siehe Seite 8/9)
Diego Velázquez, *Las Meninas* (Detail; siehe Seite 105)
Pablo Picasso, *Les Demoiselles d'Avignon* (siehe Seite 161)
Leonardo da Vinci, *Mona Lisa* (siehe Seite 63)
Georges Seurat, *Badende in Asnières* (Detail; siehe Seite 145)
Rückseite: Pieter Bruegel d. Ä., *Der Turmbau von Babel*
(siehe Seite 83)

Seite 1: Georges Seurat, *Badende in Asnières*
(Detail; siehe Seite 145)
Frontispiz: Gustav Klimt, *Der Kuß*
(Detail; siehe Seite 159)
Seite 4/5: Jacques-Louis David, *Der Tod des Marat*
(siehe Seite 125)
Seite 7: J.-A.-D. Ingres, *Das Türkische Bad*
(Detail; siehe Seite 139)

Photonachweis siehe Seite 192

Die Deutsche Bibliothek – CIP-Einheitsaufnahme

Bilder, die die Welt bewegten :
von Lascaux bis Picasso / Klaus Reichold ; Bernhard
Graf. – München ; London ; New York : Prestel, 1998
ISBN 3-7913-1975-2

2., überarbeitete Auflage 2000

Prestel Verlag · Mandlstraße 26 · D-80802 München
Tel. 089/38 17 09-0 · Fax 089/38 17 09 35
www.prestel.de

Lektorat und Bildredaktion: Gabriele Ebbecke
Gestaltung: Cilly Klotz

Schrift: Centaur, Univers Condensed
Lithographie: Repro Ludwig, Zell am See
Druck: Sellier, Freising
Bindung: Conzella, Pfarrkirchen

Printed in Germany
Gedruckt auf chlorfrei gebleichtem Papier

ISBN 3-7913-1975-2 (deutsche Ausgabe)
ISBN 3-7913-1983-3 (englische Ausgabe)

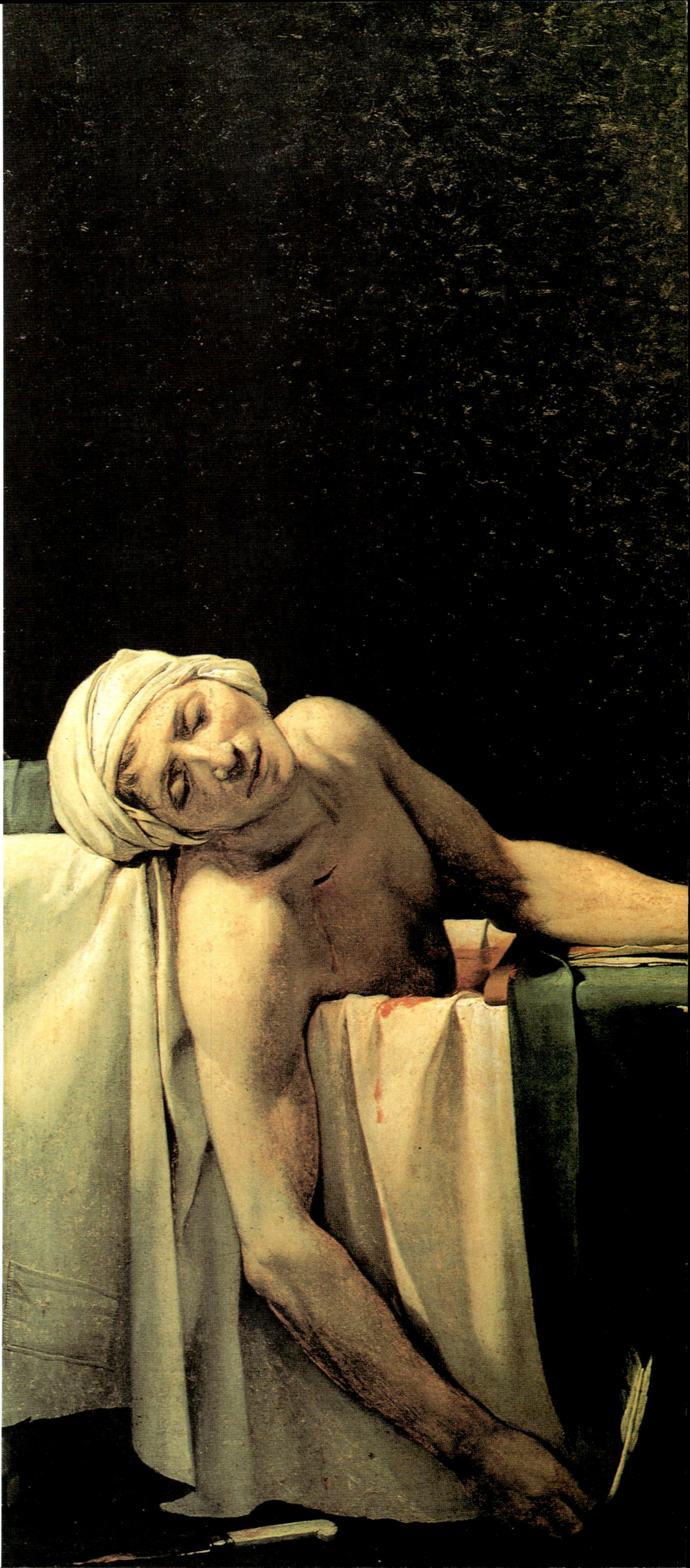

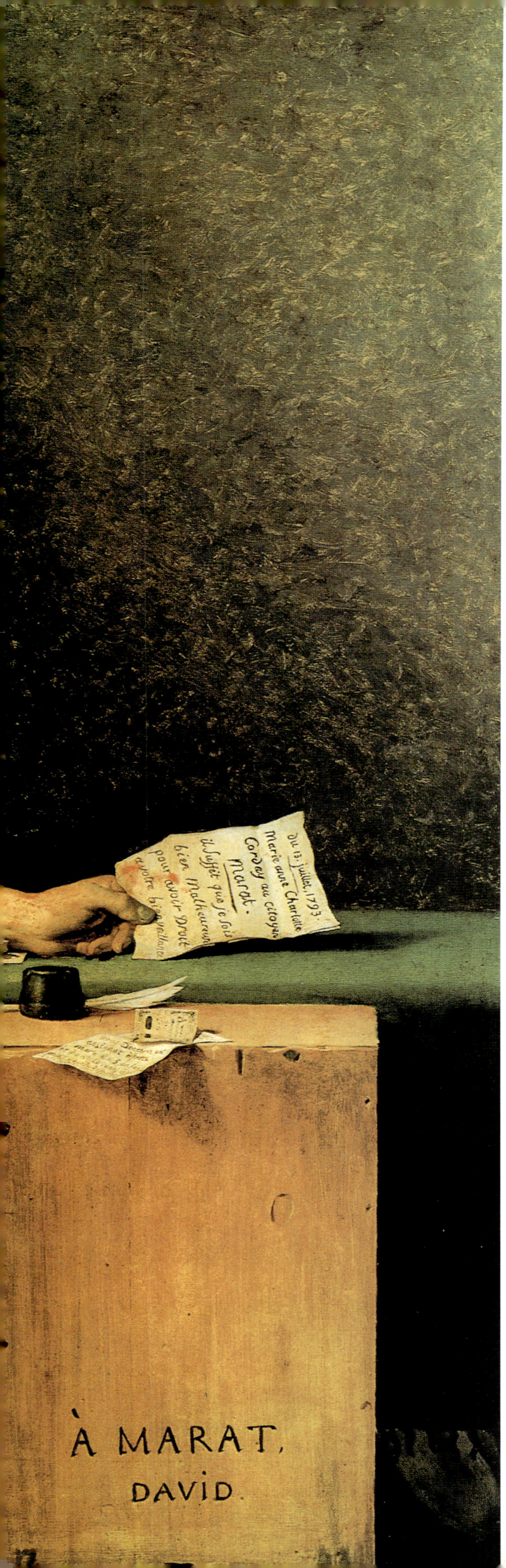

Geschichte gestaltet als geistiger Spiegel der Natur wie jene selbst in unendlichen und unberechenbaren Formen: sie übt keine Methode und überspielt verächtlich jedwedes Gesetz. Bald scheint sie zielhaft wie Wasser zu strömen, bald wölkt sie Geschehnis aus dem lockeren Zufall des Winds. Oft stuft sie Epochen mit der großen Geduld der langsam aufwachsenden Kristalle, dann wieder preßt sie andrängende Sphären dramatisch in einen einzigen Blitz. Immer Bildnerin, enthüllt sie einzig in solchen Sekunden genialer Verkürzung sich als Künstlerin: denn ob auch Millionen Energien unsere Welt bewegen, immer sind es nur jene wenigen explosiven Augenblicke, die ihr dramatische Formen geben.

Stefan Zweig, *Sternstunden der Menschheit*, 1927

Vorwort

Die Entdeckung des Grabes von Tut-ench-Amun, die Verkündung der amerikanischen Unabhängigkeitserklärung, die Nachricht vom Tod Marilyn Monroes – immer wieder gab es herausragende Momente, in denen die Welt gebannt auf einen bestimmten Ort schaute, auf bestimmte Menschen, auf ein bestimmtes Geschehen.

Seit der Erfindung der Photographie lassen sich solche »explosiven Augenblicke«, wie Stefan Zweig sie nennen würde, auf Celluloid bannen. In früheren Zeiten wurden sie – nicht selten mit großem zeitlichen Abstand – von Malern in bewegenden Bildern festgehalten. So zeigt beispielsweise Albrecht Altdorfer in historischer Rückschau Alexander den Großen im Moment seines Sieges in der Schlacht von Issos. Und Jan Asselyn läßt die letzten Augenblicke im Leben des Schwedenkönigs Gustav Adolf Revue passieren: Der Todesschütze hat den kurzsichtigen Monarchen bereits ins Visier genommen.

Manchmal ist der entscheidende Moment aber schon vorbei: Bei Jacques-Louis David liegt der eben ermordete französische Revolutionsführer Marat tot in der Wanne, während seine Mörderin bereits entflohen ist. Auch Vincent van Gogh malt sein *Selbstbildnis mit verbundenem Ohr* erst, als das Blut schon getrocknet ist. Uns bewegen diese Bilder, weil sie auf dramatische Ereignisse verweisen, auf Schicksale, die in tragischen Momenten gipfeln.

Doch nicht nur einzelne Momente haben die Welt bewegt. Gestalten wie die heilige Hildegard von Bingen, der römisch-deutsche Kaiser Friedrich II. oder Napoleon ziehen unseren Blick wegen ihres herausragenden Lebenswerkes auf sich – ohne daß sich ihre Bedeutung an einem entscheidenden Datum festmachen ließe.

›Zeitlos‹ gültig sind auch bestimmte Sujets, die als Symbole menschlichen Daseins Ängste und Hoffnungen, Launen und Leidenschaften verkörpern und schon immer die Welt bewegten – sei es das legendenumrankte Einhorn als Sinnbild jungfräulicher Reinheit, das schreckliche Medusenhaupt als Ausdruck der Furcht vor dem Bösen, der traurige Pierrot als Hinweis auf die

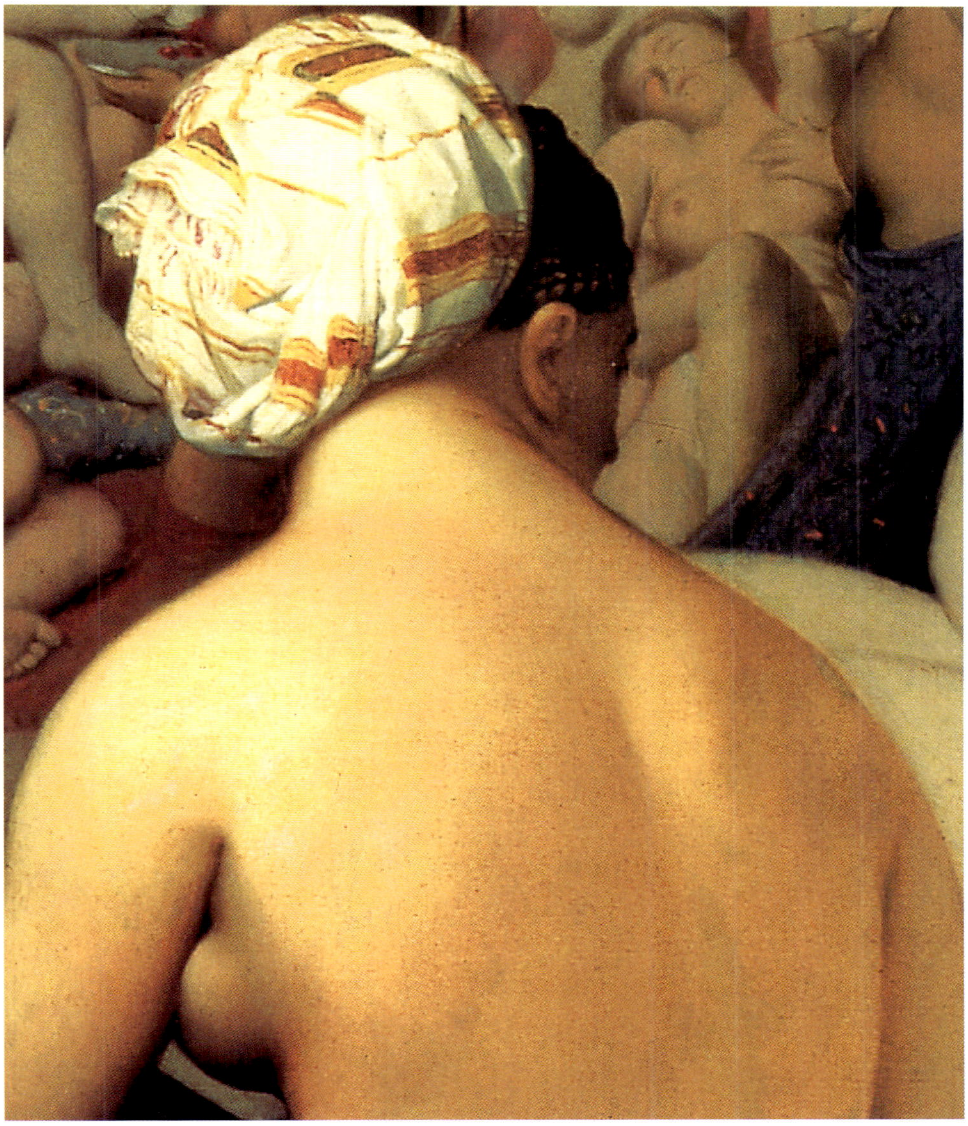

melancholische Seite des Menschen, der jugendliche Amor als Inbegriff von Freundschaft, Zuneigung und glühender Liebe.

Schließlich gibt es tatsächlich einige wenige Bilder, die als Kunstwerke die Welt bewegten: etwa die Wandmalereien in der Höhle von Lascaux, die uns als geheimnisvolle Zeugen aus der Frühzeit des Menschen entgegentreten, die Kalenderblätter im Stundenbuch des Herzogs von Berry, die farbenprächtige Einblicke in die Lebenswelt des Mittelalters eröffnen, oder Pablo Picassos *Demoiselles d'Avignon,* an denen sich die Entrüstung der Welt entzündete, weil hier ein Maler in nie gekannter Respektlosigkeit die Weite künstlerischer Freiheit erkundete. Alle diese Kunstwerke sind Bilder, die die Welt bewegten, weil sie Geschichte zeigen oder Geschichte machten.

Hier soll keine Kunstgeschichte ausgebreitet werden, sondern Kulturgeschichte. Im Mittelpunkt des Interesses steht der Blick hinter die Kulissen, auf die gesellschaftlichen Bedingungen zur Entstehungszeit des Bildes, auf die Lebensumstände des Malers, auf die historische Bedeutung des dargestellten Ereignisses oder Sujets. Kunstwissenschaftlich-formale Fragestellungen wurden weitgehend außer acht gelassen. Stattdessen soll die Historie in Geschichten und Anekdoten schlaglichtartig aufblitzen. Die Auswahl der Bilder ist abendländisch und christlich geprägt, ohne daß damit andere Kulturkreise, deren Geschichte oder künstlerische Schöpfungen abgewertet werden.

Jedem der gezeigten Kunstwerke ist ein Zitat vorangestellt, das aus der Literatur stammt, aus der Dichtung, aus Berichten oder Briefen jener Zeit, in der das Bild entstand. Dies ist nicht als historischer Beleg gedacht, sondern als poetischer Farbtupfer, der die Stimmung des Bildes sprachlich einfangen und das Vermögen fördern soll, sich einfühlsam in die jeweilige Szene zu vertiefen. Ein ergänzender Kommentar versucht Literatur und Malerei aus heutiger Sicht in Beziehung zu setzen.

Wir hoffen daß es uns gelungen ist, eine ebenso vergnügliche wie wissenswerte Lektüre zusammengestellt zu haben.

Klaus Reichold und Bernhard Graf

Der Louvre der Steinzeit

Die ersten Sternstunden der Malerei

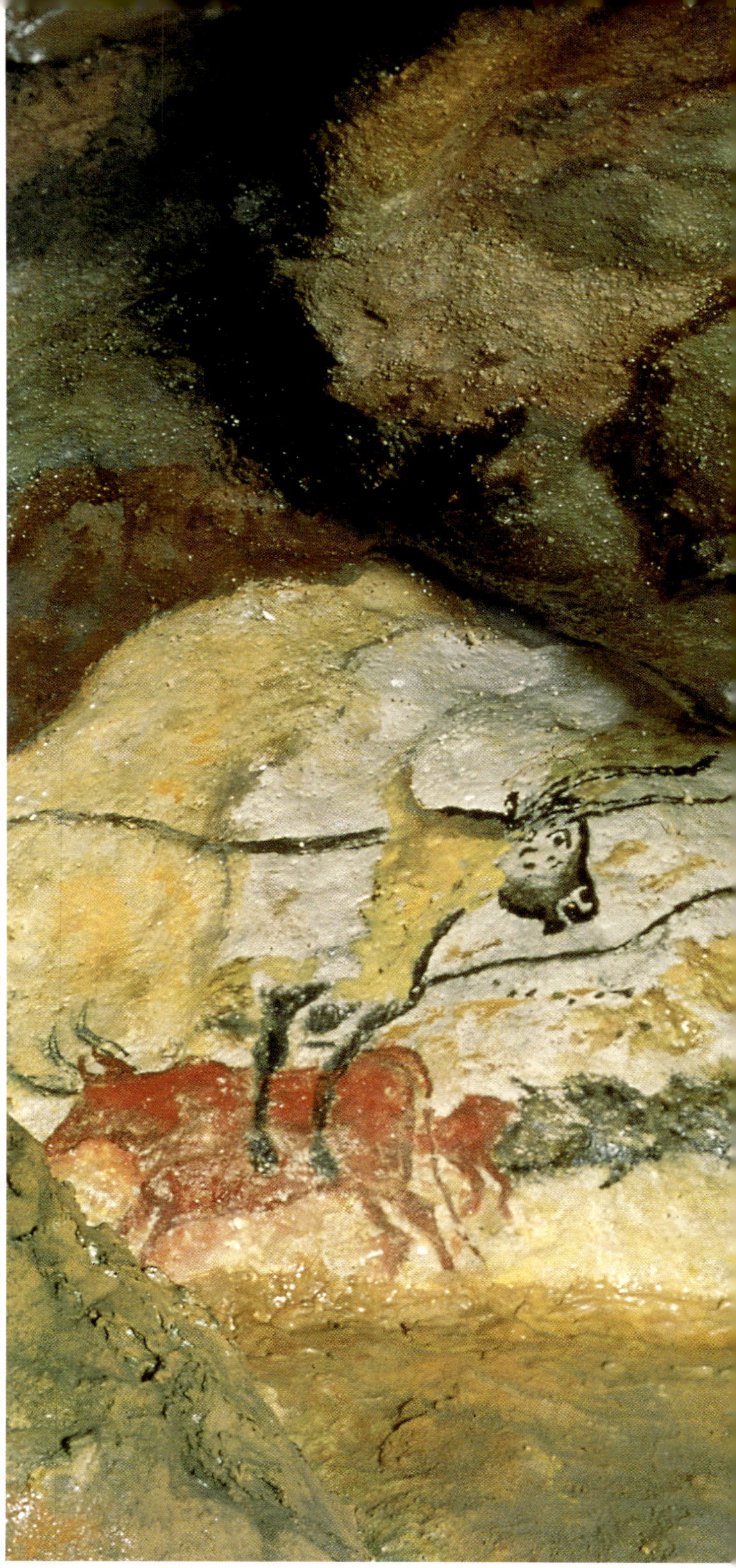

Plötzlich verschwand unser kleiner Hund in einem Loch. Wir räumten ein paar Steine weg, um es zu verbreitern. Und weil ich der Stärkste war, tauchte ich als erster in die dunklen Tiefen ein. Ich hatte Angst, weil man ja nie weiß, was sich in solchen Höhlen verbirgt. Aber die tosende Neugier war stärker als die Furcht vor dem Unheimlichen und Unbekannten. Trotzdem schlug mir das Herz bis zum Hals. Ich rutschte aus, versuchte mich an den Steinen festzuhalten, glitt aber mehrere Meter weiter. Und als ich schließlich unten ankam, sah ich mit maßlosem Erstaunen die seltsamsten Bilder an den Wänden.

Nach dem Augenzeugenbericht eines der vier Jungen, die 1940 die Höhle von Lascaux entdeckten

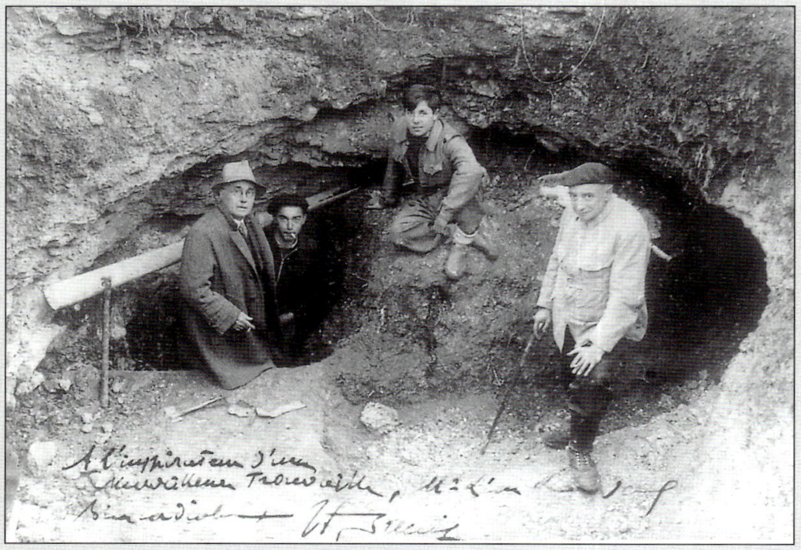

Hinab in die Vorzeit: Der Eingang zur Höhle von Lascaux, 1940. In der Mitte Marcel Ravidat und Jacques Marsal, zwei der Jungen, die die Höhle entdeckten

Durch einen Zufall wurde die Höhle von Lascaux entdeckt: Am 12. September 1940 durchstreiften vier Jungen die Wälder oberhalb von Montignac im Tal der Vézère, als ihr Hund auf einmal von einer Erdspalte verschluckt wurde. Erschrocken liefen sie an die Stelle, wo er verschwunden war – und erlebten jenes Abenteuer, von dem oben berichtet wird.

Höhlen waren die ersten festen Behausungen der Menschen, die sich zu Beginn ihrer Geschichte als Jäger und Sammler betätigten. Obwohl noch zu den seltenen Lebewesen zählend, scheinen sie um 15000 v. Chr. in der südwestfranzösischen Dordogne ungewöhnlich dicht aufeinander gewohnt zu haben. In nahezu 200 Höhlen machte man Funde aus der Urzeit und wegen der besonderen Luftbeschaffenheit in diesen Höhlen blieben auch verblüffend viele Malereien aus vorgeschichtlicher Zeit erhalten. Die Entdeckung der vier Jungen bewegte die Welt in einzigartiger Weise: In der etwa 100 Meter langen Höhle von Lascaux fanden sich mehr als 1500 Ritzzeichnungen und rund 600 naturgetreue Bilder – unter anderem von Bisons, Hirschen und Rindern. So viele urzeitliche Darstellungen gibt es nirgendwo sonst.

5000 Jahre lang, vermuten Forscher, haben Menschen diese Höhle bewohnt, sie immer weiter ausgemalt und damit einen ›Louvre der

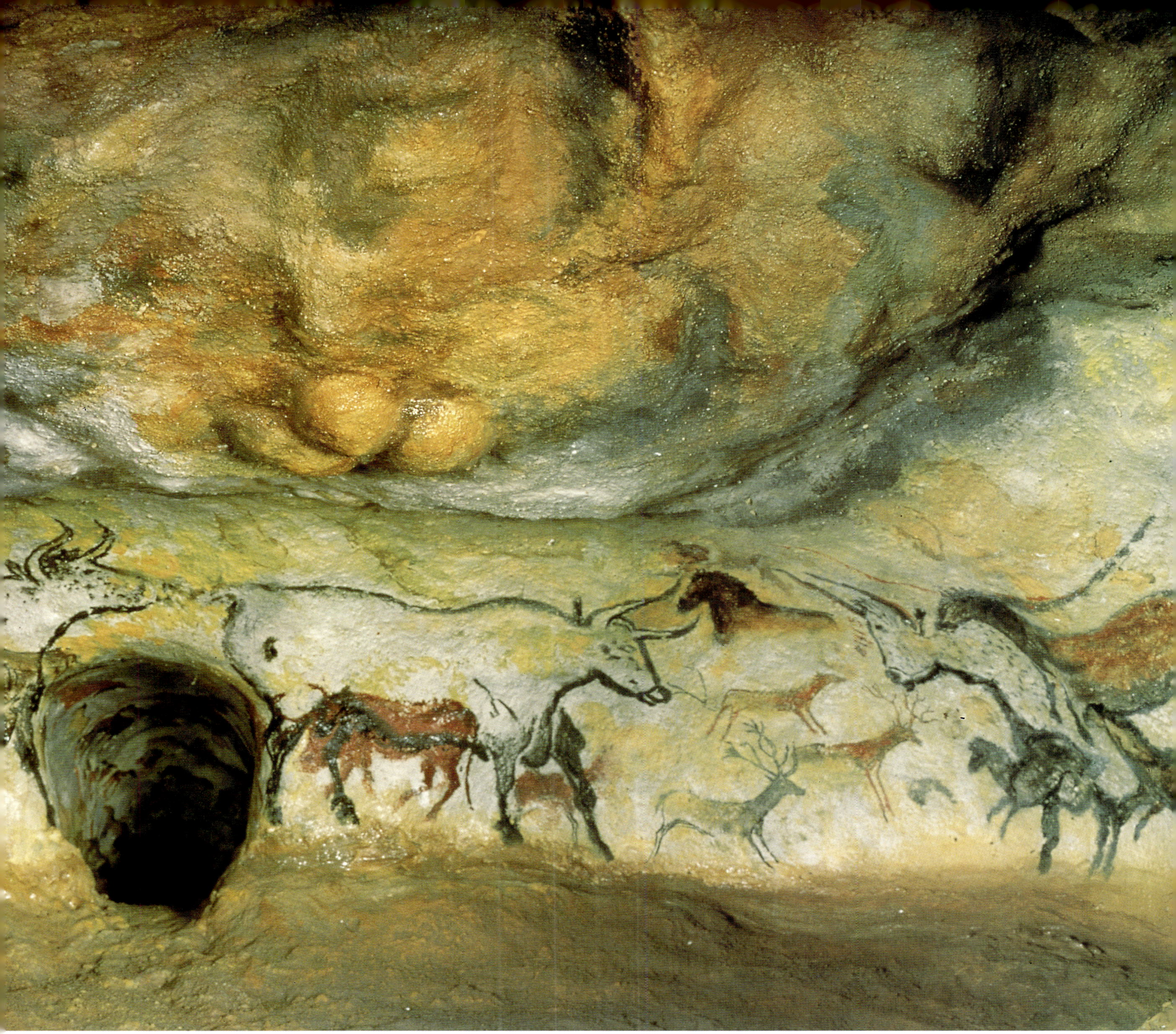

Steinzeit‹ geschaffen. Zum Teil sind die Darstellungen gewaltig: In der großen Halle, einem Teilbereich der Höhle, prangen fünf Meter lange Stiere an der Wand. Wegen ihrer unglaublichen Vitalität und Kunstfertigkeit gelten diese Bilder als unübertroffen – und sie stellten die Kunstgeschichte auf den Kopf. Denn die hatte noch bis ins 19. Jahrhundert geglaubt, alle künstlerische Entwicklung habe sich wie bei Kindern von unbeholfenen Anfängen erst nach und nach zu den ›wirklichen‹ Formen der Dinge gesteigert; als man 1879 im nordspanischen Altamira die ersten Höhlenmalereien fand, hielt man sie zunächst für Fälschungen. Weitere Entdeckungen, vor allem aber die von Lascaux, beseitigten jeden Zweifel: Schon um 15000 v. Chr. hatte die Geschichte der Malerei einen ersten Gipfelpunkt erreicht.

Hauptsaal der Höhle

zwischen 15330 und 15050 v. Chr.
Farbe auf Kalksteinfelsen
Höhle von Lascaux (Dordogne)

Der Fluch des Pharao

Die Entdeckung des Grabes von Tut-ench-Amun

Habe endlich wunderbare Entdeckung im Tal gemacht – stop – großartiges Grab mit unbeschädigten Siegeln – stop – bis zu Ihrer Ankunft alles wieder zugedeckt – stop – Gratuliere!

Telegramm von Howard Carter an Lord George Edward Carnarvon, 6. November 1922

Nach sechs Jahren fieberhafter Suche war der Archäologe Howard Carter im Tal der Könige auf den Eingang zu einer Grabanlage gestoßen. Das Grab Tut-ench-Amuns? Noch war er nicht sicher. Er ließ die Grube wieder zuschütten und telegraphierte seinem Auftraggeber, Lord George Edward Carnarvon, er solle so schnell wie möglich aus England herbeieilen. Drei Wochen später erlebten die beiden den triumphalsten Augenblick in der Geschichte der Archäologie: Als die letzte der 16 Treppenstufen freigelegt war, standen sie vor einer zugemauerten Öffnung mit dem Königszeichen Tut-ench-Amuns! Doch damit nicht genug. Am Nachmittag des 26. November 1922 fand sich in zehn Meter Tiefe ein zweiter zugemauerter Eingang. Carter und Carnarvon stießen mit einer Eisenstange ein Guckloch durch das dreitausend Jahre alte Mauerwerk und sahen Dinge, die ihnen den Atem stocken ließen. Im flackernden Kerzenschein tauchten die bedeutendsten Schätze auf, die man im Land am Nil bislang entdeckt hatte – darunter ein vergoldeter Thronsessel mit bunter Rückenlehne: ein Geschenk, das der junge Pharao von seiner Frau erhalten hatte, nach Carters eigenen Worten »das Schönste, was in Ägypten je gefunden worden ist«. Ein Märchen wie aus Tausendundeiner Nacht war wahr geworden – und Carter konstatierte: »Das Bemerkenswerteste im 18 Jahre währenden Leben Tut-ench-Amuns bestand darin, daß er starb und begraben wurde.« Die Welt hatte Gesprächsstoff für Jahre.

Rundfunksender und Zeitungen berichteten bald auch über den angeblichen ›Fluch des Pharao‹, der über die komme, die die Ruhe des toten Königs gestört hätten. Tatsächlich starben nicht nur Lord Carnarvon und seine Frau, sondern auch eine ganze Reihe weiterer Beteiligter kurz nach der Entdeckung des Grabes. 1930 lebte von den Mitgliedern des Teams nur noch Howard Carter. Der deutsche Ägyptologe Georg Steindorff ging den mysteriösen Todesfällen nach und stellte fest, daß die internationale Presse einige davon schlichtweg erfunden hatte. Und doch ist etwas dran am ›Fluch des Pharao‹: Wie man heute weiß, bilden sich durch die Zersetzung von Leichen Schimmelpilze, die den Lebenden bei der Öffnung von Gräbern gefährlich werden können. Einige der mysteriösen Todesfälle im Kreis um Carnarvon und Carter mögen darauf zurückzuführen sein.

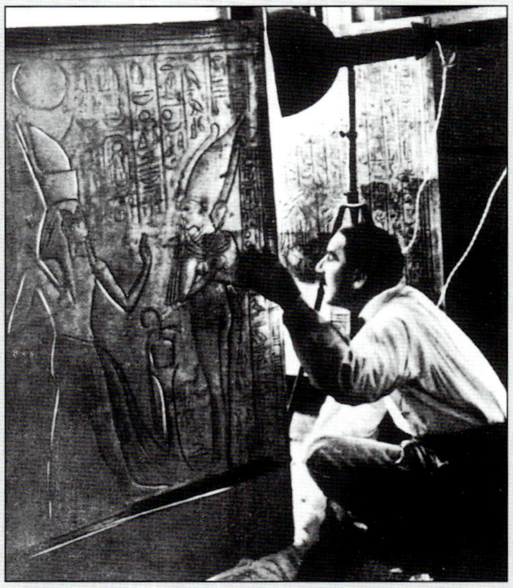

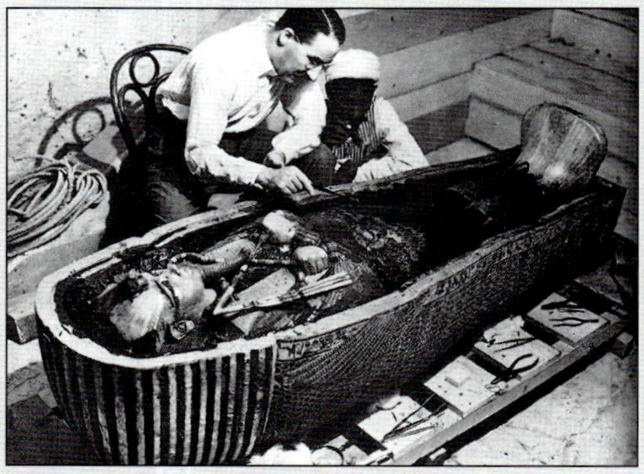

Einer der triumphalsten Momente in der Geschichte der Archäologie: Howard Carter öffnet den vergoldeten Schrein, in dem er den Sarg Tut-ench-Amuns vermutet, 1922 (Abb. oben)

Howard Carter und ein ägyptischer Vorarbeiter untersuchen den Sarg Tut-ench-Amuns (Abb. unten)

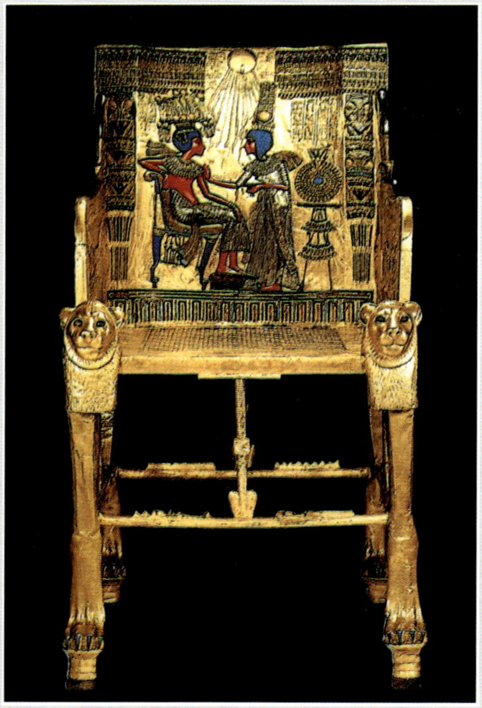

»Das Schönste, was in Ägypten je gefunden worden ist«: Der Thron aus dem Grab Tut-ench-Amuns

Tut-ench-Amun wird von seiner Frau gesalbt

1355–1342 v. Chr., Holzschnitzerei mit Gold an der Rückenlehne des Thrones von Tut-ench-Amun, eingelegt mit ägyptischer Fayence, Glasmasse, Halbedelsteinen und Silber. Aus dem Grab Tut-ench-Amuns im Tal der Könige, Ägyptisches Museum, Kairo

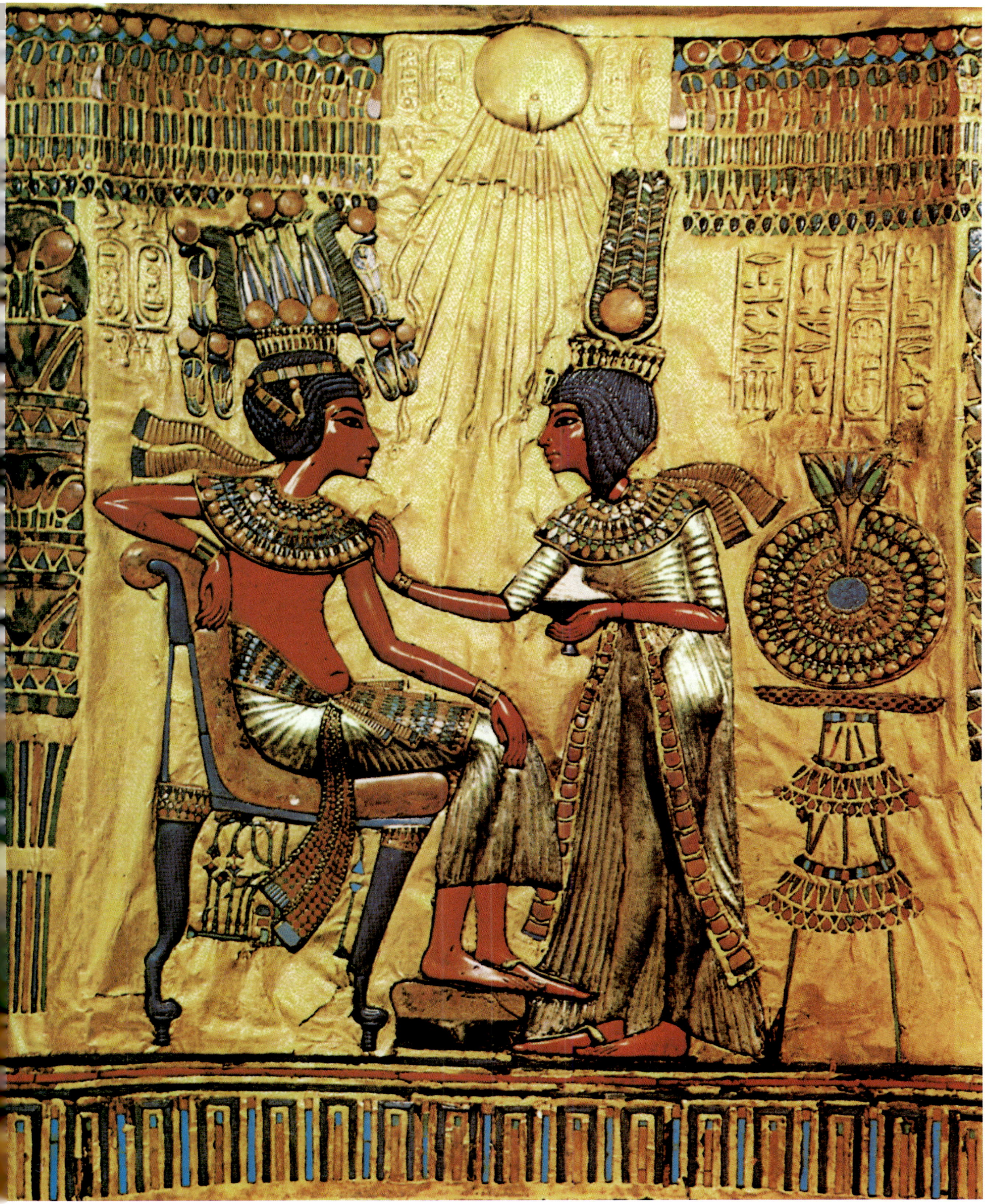

Und der Stier trug sie nach Kreta

Europa und Minotaurus

Kreta ist ein Land im dunkelwogenden Meere, fruchtbar und anmutsvoll und rings vom Meer umgeben. Es wohnen dort unzählige Menschen, und ihrer Städte sind neunzig. Ihrer Könige Stadt aber heißt Knossos, wo Minos geherrscht hat.

Homer, *Odyssee* 19, 172–179

In Kreta kommt man am Stier nicht vorbei. Die erste Geschichte handelt von einer jungen Frau namens Europa, die dem Kontinent den Namen gab. Sie war die Tochter eines Königs, der über einen Teil der heutigen syrischen Mittelmeerküste herrschte. Als Zeus die hübsche Europa am Strand beobachtete, verliebte er sich in sie und näherte sich in der Gestalt eines weißen Stieres. Europa streichelte ihn,

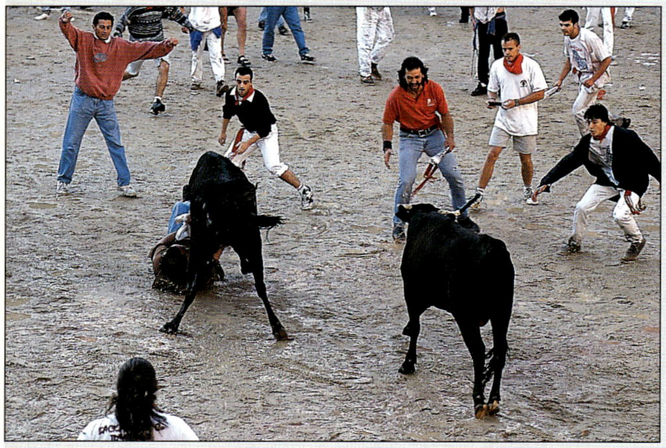

Kräftemessen und Übermut: Stierspiel bei der Fiesta de San Fermín auf der Plaza de Toros in Pamplona/Spanien

kletterte auf seinen Rücken – und ward flugs bis an die Gestade der Insel Kreta entführt, wo sich der Stier als Zeus zu erkennen gab. »Da liebten sie sich«, heißt es bei den antiken Schriftstellern, und Europa gebar drei Söhne, unter ihnen den sagenhaften Minos.

Um diesen späteren König von Kreta rankt sich die zweite Geschichte: Weil er einen vom Meeresgott Poseidon gesandten weißen Stier nicht opferte, verdrehte der rachelüsterne Gott Minos' Gattin den Kopf: Von einer beispiellosen sodomitischen Anwandlung getrieben, soll sie sich in einer hölzernen Kuh verborgen haben, die der Stier tatsächlich bestieg. Monate später gebar sie den Minotaurus: ein stierköpfiges Ungeheuer mit dem Körper eines Menschen. Der Sage nach ließ Minos zwar ein unterirdisches Labyrinth bauen, wo er den Minotaurus versteckt hielt. Doch das herangewachsene Ungeheuer forderte seinen Tribut: Die Stadt Athen mußte regelmäßig sieben Jünglinge und sieben Jungfrauen nach Kreta schicken, wo sie vom Minotaurus verschlungen wurden.

Warum spielt der Stier in damaligen Legenden eine so bedeutende Rolle? Wahrscheinlich, weil er als Symbol der Fruchtbarkeit und der Viehzucht so eng mit der Seßhaftigkeit der Menschen verbunden ist. Man glaubte, er sei bei der Weltschöpfung als erstes Lebewesen geschaffen worden. Deshalb wurde er in der Frühzeit als göttliches Tier verehrt. Für die Gründung einer Stadt zeigte sein Stehenbleiben an, wo ein guter Platz für die Niederlassung sei – und die Grenzen der Neugründung waren nicht selten identisch mit den Furchen, die ein ochsenbespannter Pflug gezogen hatte. Der Stier galt als Wertmaßstab und Tauschobjekt: Homer berichtet, daß eine in häuslicher Arbeit geschickte Frau vier Stiere wert gewesen sei – eine schöne Sklavin dagegen zwanzig. Früh ist auch von Stierspielen die Rede – als Herausforderung, sich mit den Urkräften der Natur zu messen. Auch kultische Bedeutung mag dahinter verborgen gewesen sein. Eine der ersten Darstellungen dieser Art findet sich in Knossos, wo ab 1900 ein weitläufiger Palast ausgegraben wurde, den man mit König Minos in Verbindung bringt. Bei diesem Prachtbau mit seinen ehemals etwa 1200 Räumen könnte es sich um den Komplex handeln, den die Schriftsteller der Antike als das sagenhafte Labyrinth des Minotaurus betrachtet hatten.

Stierspiel

um 1500 v. Chr.
Fresko aus dem Palast von Knossos
Archäologisches Museum, Heraklion

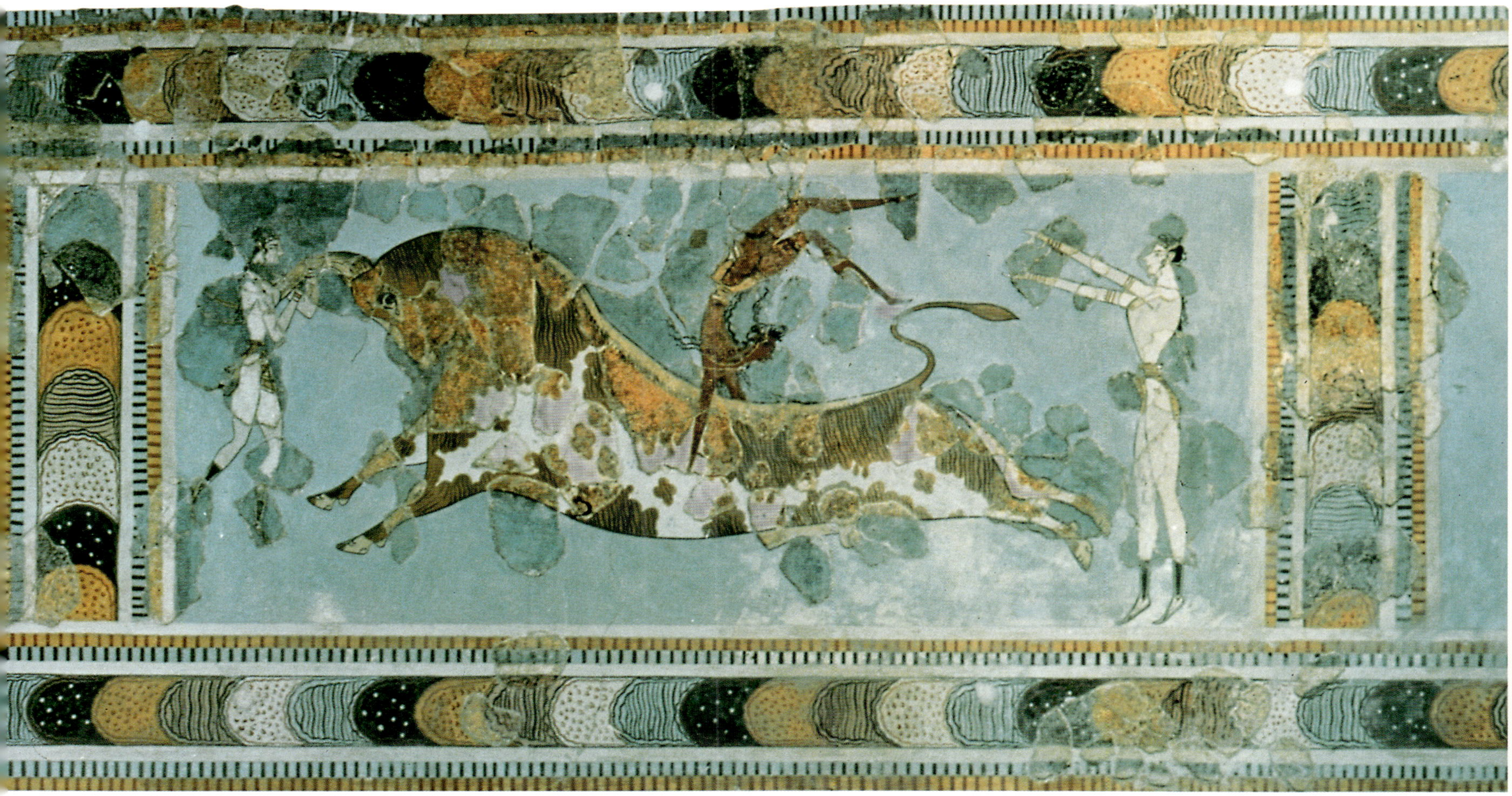

Ohne Musik wäre das Leben ein Irrtum

Die Etrusker und der Beginn der Tonkunst

Als ein Hindernis im Sinne der Bildung ist anzumerken, daß es die Flöte dem Spieler unmöglich macht, zu seinem Spiel zu reden. Einleuchtend ist auch die Sage, Athena habe die Flöte erfunden, dann aber weggeworfen, weil sie sich darüber geärgert habe, wie sehr dieses Instrument das Gesicht entstellt.

Aristoteles, *Politik VIII, 6*, 4. Jh. v. Chr.

Die ältesten Darstellungen antiker Instrumente und die ältesten Notentexte Europas fand man in Griechenland. Hier waren auch die ersten uns heute bekannten Musikschriftsteller zu Hause: Platon, der Urvater der abendländischen Philosophie, und sein nicht minder bedeutender Schüler Aristoteles. Platon schrieb in seinem Buch *Der Staat:* »Die Erziehung durch Musik ist deshalb so überaus wichtig, weil Rhythmus und Harmonie am tiefsten in die Seele eindringen, sie am stärksten ergreifen und ihr eine edle Haltung verleihen.« Diese »edle Haltung« könne allerdings nur die ›gute‹ althergebrachte Musik hervorbringen, meinte Platon mit konservativem Unterton: »Vor einer Musikerneuerung muß man sich hüten, sonst rüttelt man am Ganzen! Nirgends bricht man die Gesetze der Musik, ohne die wichtigsten politischen Gesetze zu brechen!« Mit anderen Worten: Kommt der Mensch mit der ›falschen‹ Musik in Berührung, drohen Aufstand und Anarchie. Der nüchterne Platon stand insbesondere mit der Flöte auf Kriegsfuß. Sie war für ihn der Inbegriff des leidenschaftlich-orgiastischen Dionysoskultes – und damit ein Teufelswerk, ähnlich wie für manch heutige Zeitgenossen eine Death-Metal-Band. Aristoteles schloß sich seinem Lehrer grundsätzlich an, wollte die Flöte in seinem Idealstaat jedoch zulassen, sofern sie nur bei solchen Gelegenheiten verwendet werde, »wo das Hören mehr eine Reinigung als eine Belehrung anstrebt«.

Welchem Zweck die Flöte wohl den Etruskern diente? Dieses Volk, wahrscheinlich im 10. Jahrhundert v. Chr. aus Westkleinasien eingewandert, begründete im Gebiet der heutigen Toskana die ersten Städte Mitteleuropas und brachte neben der griechischen Kultur auch die Musik ins Abendland. Doch die großartigsten Zeugen etruskischen Schaffens sind die teilweise prächtig erhaltenen Gräber: Hier finden sich nicht nur die ersten Kuppelbauten, sondern auch die ersten Fresken Mitteleuropas – wie zum Beispiel der *Flötenspieler.* Er stammt aus einer der kunstreichsten etruskischen Grabanlagen und wurde 1830 in Tarquinia entdeckt, einer der größten Städte der Etrusker, etwa 80 Kilometer nördlich von Rom gelegen.

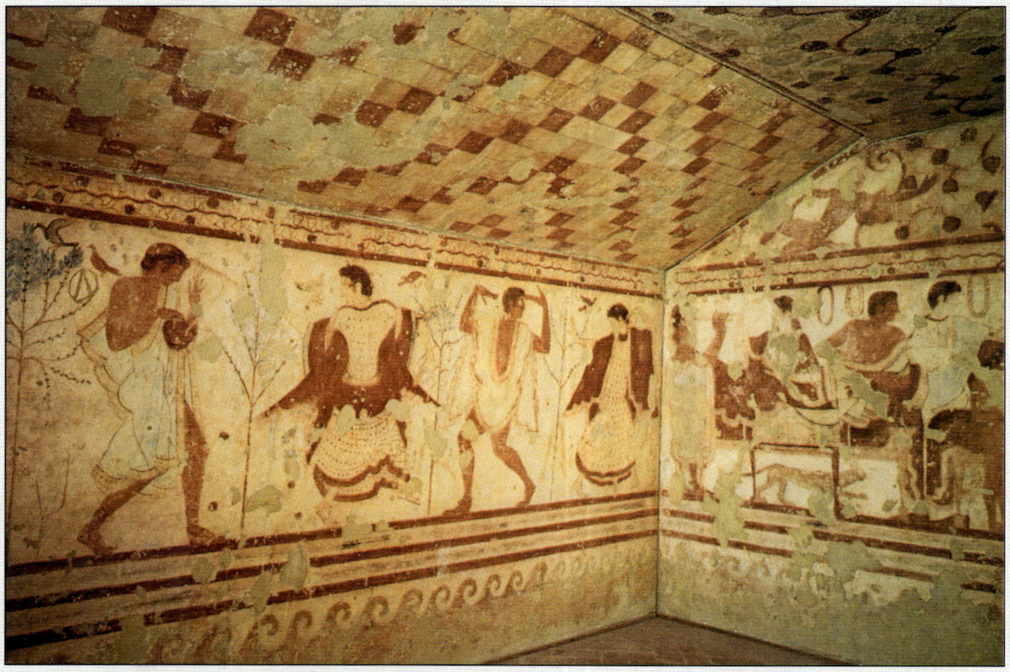

Prächtige Räume: Das Grab des Gastmahls in der etruskischen Totenstadt von Tarquinia am Tyrrhenischen Meer

Anonymer Künstler,
vermutlich aus Griechenland
Flötenspieler

480–450 v. Chr.
Fresko aus der Tomba del Triclinio
(Grab des Gastmahls)
in Tarquinia
Museo Nazionale, Tarquinia

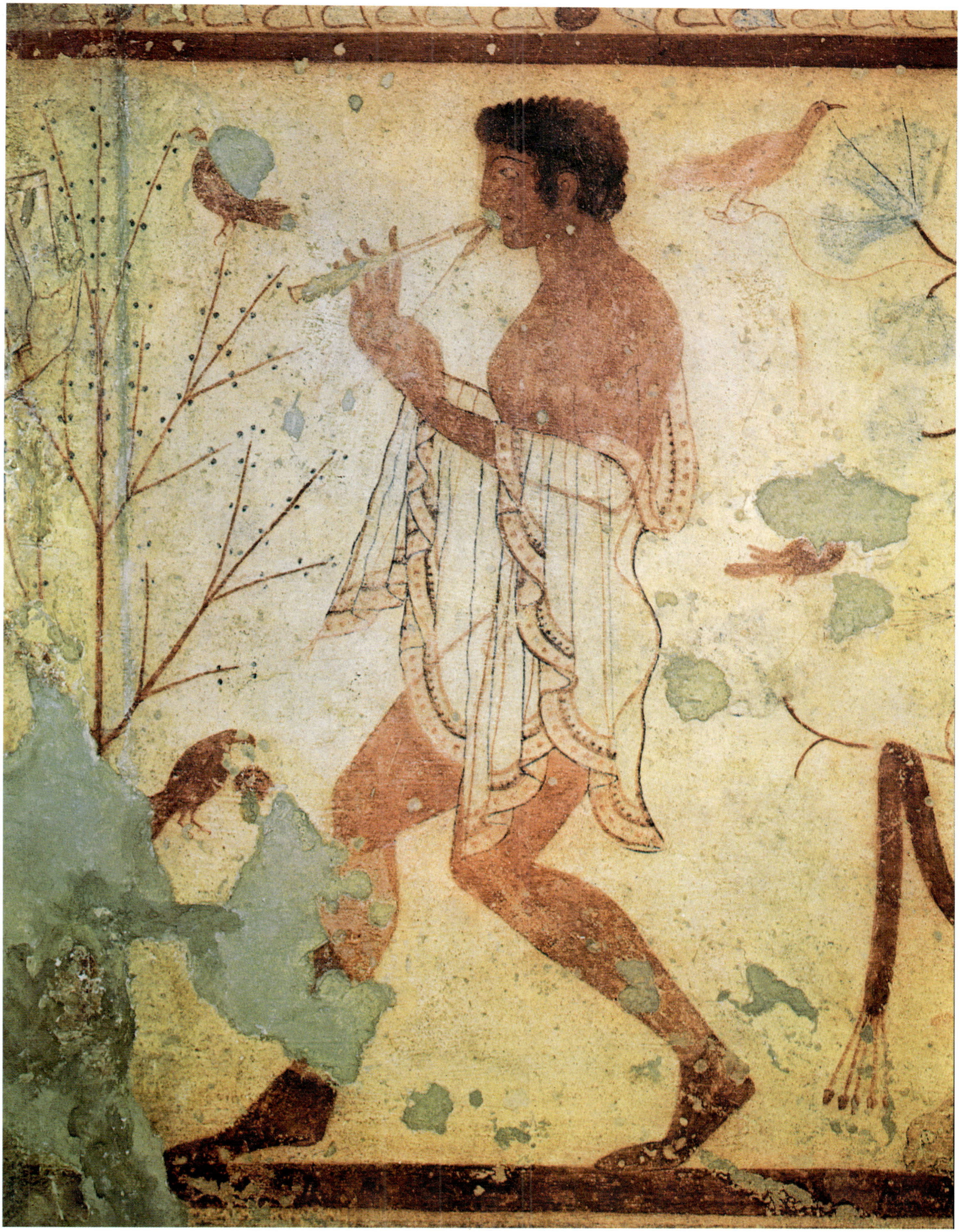

Ins tägliche Treiben brach ewige Nacht

Der Untergang von Pompeji

Mostbrötchen mache folgendermaßen: Besprenge einen Scheffel Weizenmehl mit Most, gib dazu Anis, Kümmel, zwei Pfund Schmalz, ein Pfund Käse, und reibe etwas von einem Lorbeerzweig ab, und, wenn du sie geformt hast, gib Lorbeerblätter darunter, wenn du sie backst.

Marcus Gavius Apicius, *Über das Kochen*, 1. Jh. n. Chr.

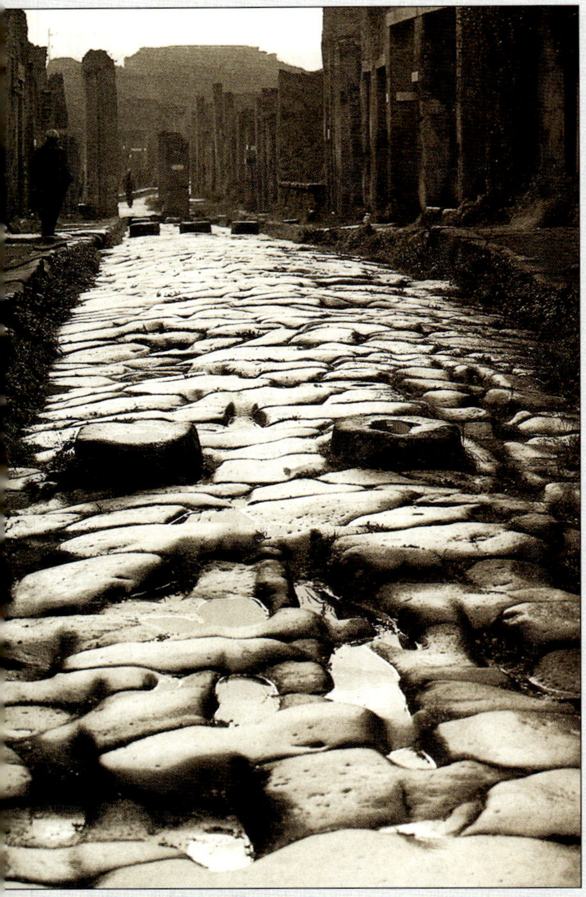

Jahrhundertelang von Lava bedeckt: Die Via dell' Abbondanza in der ausgegrabenen Stadt Pompeji

In Pompeji, einer Stadt mit 15000 Einwohnern in der Nähe des Golfs von Neapel, herrschte geschäftiges Treiben. Im hellen Licht des Vormittags wurden die Einkäufe getätigt. Ofenwarme Brote gingen über den Ladentisch, frisch geschlachtete Hühner, Fische, Eier, Öl, Kräuter und Datteln. Wer nicht selber kochen wollte, ging in eine der zahlreichen Garküchen, wo Suppen und Eintöpfe brodelten. Nebenan schwitzten in der Hitze ihrer Backstube der Bäcker und seine Frau. Sie hatten es zu einigem Wohlstand gebracht und als Zeichen dafür die Wände ihres Hauses mit bunten Fresken dekorieren lassen – unter anderem mit einem Doppelporträt von sich selbst: die Frau mit Schreibgriffel und Wachstäfelchen – möglicherweise um die Ausgaben für Haushalt und Bäckerei zu notieren; der Bäcker mit einer Schriftrolle, auf der der Wortlaut des Ehevertrags, des ›Meisterbriefs‹, vielleicht aber auch ein Rezept festgehalten war.

Diese Darstellung – nach anderen Vermutungen zeigt sie einen Rechtsanwalt und dessen schriftstellernde Gattin – hätte wohl noch nachfolgenden Generationen vom Ansehen des Paares künden sollen. Doch dann versank am 24. August des Jahres 79 n. Chr. das Fresko mit der ganzen Stadt unter einer meterdicken Schicht aus Asche, Bimsstein und Lava. Niemand hätte geglaubt, daß der benachbarte Vulkan, der Vesuv, je Feuer speien würde – seit es die Stadt gab, hatte er sich nie geregt. Deshalb kam die Katastrophe völlig unerwartet: Als gegen 10 Uhr morgens der mächtige Felsdeckel, der den Vulkankegel verschlossen hatte, in die Luft geschleudert wurde und als apokalyptischer Steinhagel mit zigtausend Tonnen Asche über Pompeji niederging, wurde es Nacht in der Stadt. In Panik flohen die Menschen in Hauseingänge und Keller, aber der Tod war unerbittlich. Auf dem Forum wurden Passanten von umstürzenden Säulen erschlagen, in der Gladiatorenkaserne erstickten 60 Gefangene. In der ›Villa des Diomedes‹ fand der Hausherr mit dem Schlüssel in der Hand den Tod. Die Herrin im ›Haus des Fauns‹ wurde mit ihrem zusammengerafften Schmuck unter dem einstürzenden Dach der Eingangshalle begraben, während der Hund ihres Nachbarn im Bimssteinregen an seiner Kette verendete. Nur die Straßen nach Süden brachten einigen Rettung.

»Die meisten beteten zu den Göttern«, erzählt der römische Schriftsteller Plinius der Jüngere, der als Achtzehnjähriger Augenzeuge des Infernos war: »Andere aber erklärten, es gebe nirgends mehr Götter, die letzte, ewige Nacht sei über die Welt hereingebrochen.« Tatsächlich wurde Pompeji nach dieser Tragödie nicht wieder aufgebaut. Ab 1748 ausgegraben, gilt die Ruinenstadt mit ihren wiederentdeckten Fresken als archäologische Sensation: Wie kaum irgendwo läßt sich hier der römische Alltag studieren, der durch den Vulkanausbruch von einer Minute auf die andere für die Ewigkeit konserviert wurde.

Ein Bäcker und seine Frau

1. Jh. n. Chr.
Wandmalerei aus Pompeji
48,9 × 41 cm
Museo Archeologico
Nazionale, Neapel

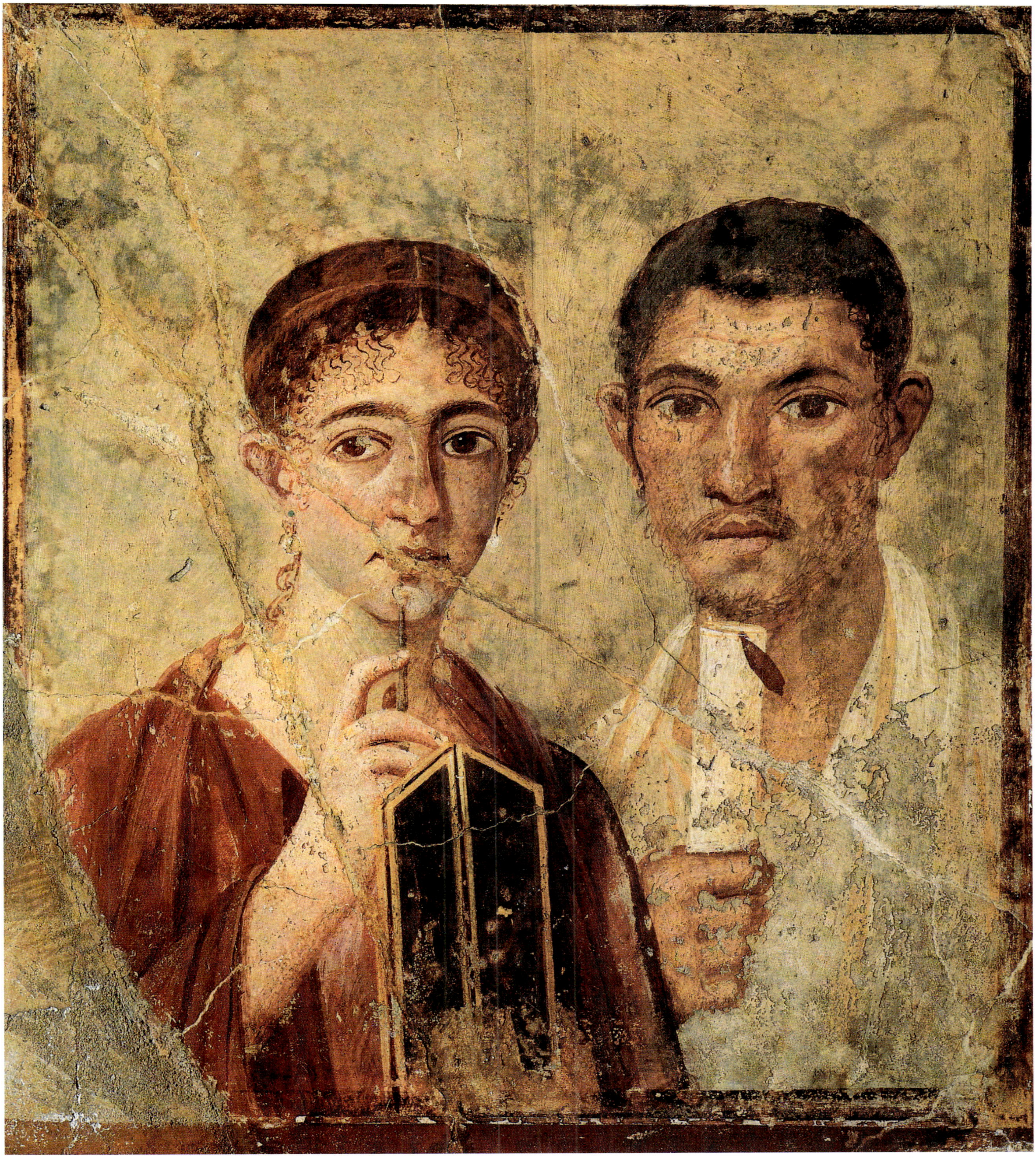

Auf diesen Felsen will ich meine Kirche bauen

Die Geburt des Christentums

Ich aber sage Dir: Du bist Petrus, der Fels. Auf diesen Felsen will ich meine Kirche bauen, und die Mächte der Unterwelt werden sie nicht überwältigen. Ich werde dir die Schlüssel des Himmelreichs geben. Was du auf Erden binden wirst, das wird auch im Himmel gebunden sein, und was du auf Erden lösen wirst, das wird auch im Himmel gelöst sein.

Jesus Christus zu Simon Petrus, *Matthäus-Evangelium*, Kapitel 16, Verse 18 und 19

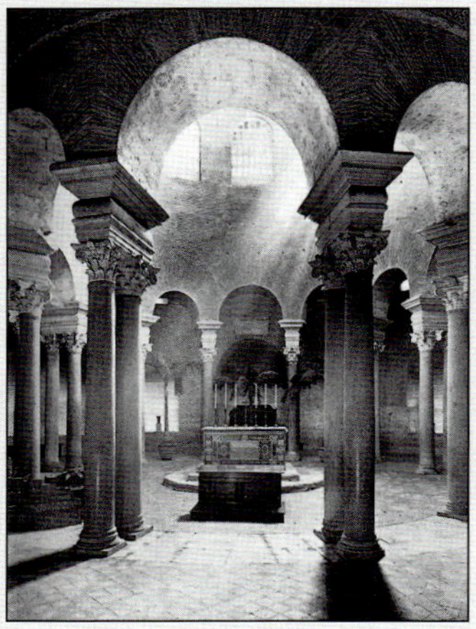

Santa Costanza, Innenraum

Eigentlich war er gescheitert: Von jüdischen Schriftgelehrten der Gotteslästerung geziehen, wurde Jesus Christus von römischen Soldaten auf dem Berg Golgotha hingerichtet. Der Sohn eines Zimmermanns aus Nazareth, der von sich behauptet hatte, der Sohn Gottes zu sein, starb ehrlos am Kreuz. Doch dann geschah das Unerhörte: Als einige Frauen drei Tage später zum Grab kamen, um den Leichnam zu salben, trafen sie auf einen Engel, der zu ihnen sprach: »Fürchtet euch nicht! Ihr sucht Jesus, den Nazarener, den Gekreuzigten. Er ist auferweckt worden.« War Jesus Christus doch Gottes Sohn? Jedenfalls nahm die Menge seiner Anhänger so schnell zu, daß sie bald einige tausend zählte. Innerhalb dieser Urgemeinde galt der Apostel Simon, ein Fischer aus Kapharnaum am See Genezareth, als führender Kopf. Denn er war es, den Jesus Christus als ›Fels‹ (griechisch: Petros) bezeichnet hatte, auf den er seine Kirche bauen wolle. Genau diese Szene zeigt das nebenstehende Bild: Petrus als das soeben von Jesus Christus eingesetzte Oberhaupt der Christenheit, Petrus als erster Papst der Geschichte.

Doch er mußte einigem Gegenwind trotzen. Im Jahr 42 n. Chr. zur Flucht aus Jerusalem gezwungen, soll er im Laufe seiner Missionstätigkeit bis nach Rom gekommen sein, wo die Christen ebenfalls bald verfolgt wurden. Sie verweigerten den römischen Kaiserkult, galten deshalb als gottlos und provozierten somit den Haß der heidnischen Bevölkerung, die ihnen die schändlichsten Dinge nachsagte: »Wenn der Tiber bis an die Stadtmauern steigt, wenn der Nil nicht die Feldfluren überschwemmt, wenn es eine Hungersnot, wenn es eine Seuche gibt, sogleich wird das Geschrei gehört: Die Christen vor die Löwen«, schreibt der römische Schriftsteller Tertullian. Petrus selbst soll das Martyrium – er wurde mit dem Kopf nach unten gekreuzigt – im Jahr 64 oder 67 erlitten haben. Und zwar genau an der Stelle, an der sich heute der Petersdom erhebt.

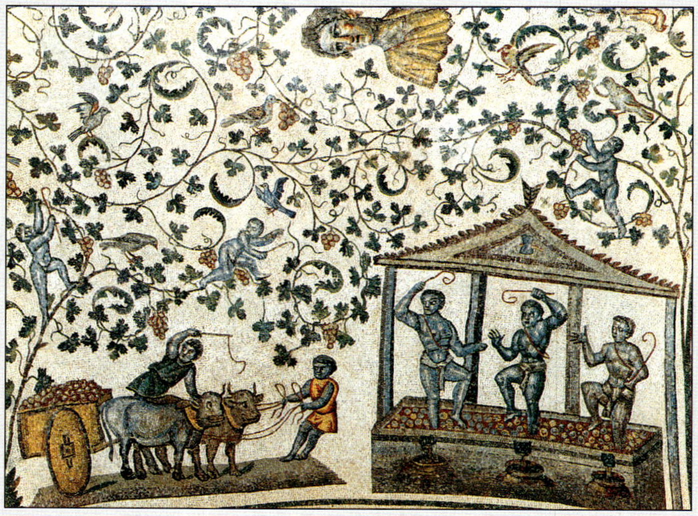

Die Mosaiken in der römischen Kirche Santa Costanza zeigen nicht nur religiöse, sondern auch weltliche Szenen: zum Beispiel drei Sklaven, die Trauben keltern

Erst Konstantin der Große, von dem es heißt, er habe sich als erster römischer Kaiser – vermutlich kurz vor seinem Tod – taufen lassen, bahnte dem Christentum mit dem Toleranzedikt von Mailand im Jahr 313 den Weg zur Reichsreligion. Wahrscheinlich für seine Töchter Costanza und Helena entstand Anfang des 4. Jahrhunderts an der Via Nomentana ein Mausoleum. Dieser Rundbau zählt heute unter der Bezeichnung ›Santa Costanza‹ zu den ältesten und bedeutendsten Kirchenräumen Roms. Denn hier finden sich neben Darstellungen des alltäglichen Lebens – wie z.B. einer Weinkelter – mit die ersten Zeugnisse christlicher Kunst außerhalb der Katakomben.

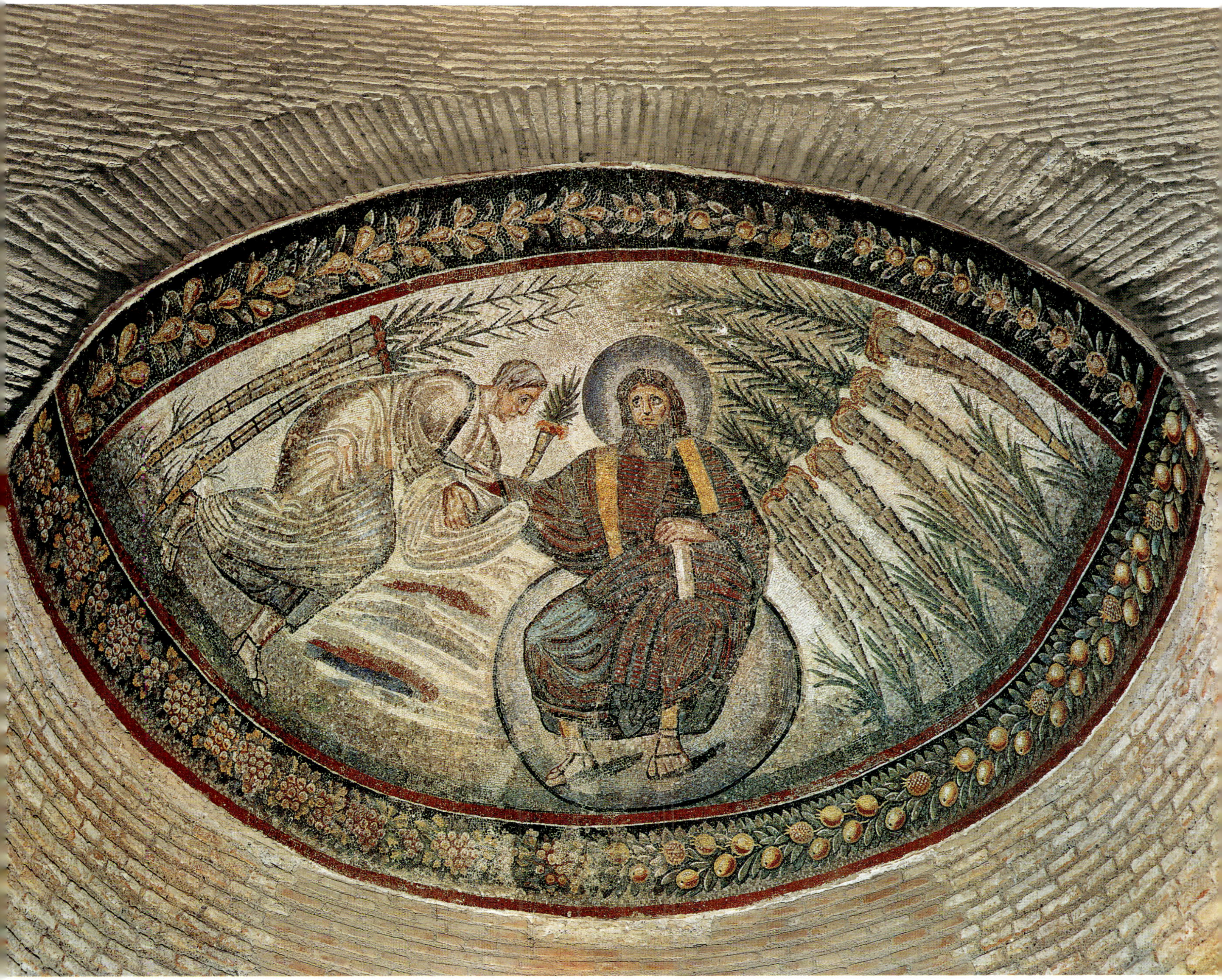

Christus und Petrus

4. Jh. n. Chr.
Spätantikes Mosaik
Santa Costanza, Rom

Vom Bordell an den Hof

Theodora – Hetäre und Kaiserin

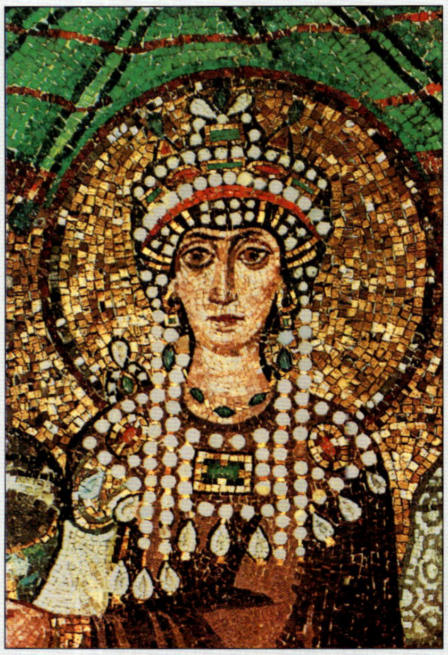

Theodora war übrigens schön von Angesicht und auch sonst anmutig, von kleiner Statur und von leicht blasser Hautfarbe. Ihr Blick war immer wild und scharf. Wollte man ihre vielen, vielen Erlebnisse auf dem Theater erzählen, so wäre in aller Ewigkeit kein Ende zu finden.

Nach Prokop, *Anékdota*, 6. Jh. n. Chr

Ihr Vater soll Bärenfütterer gewesen sein. Gearbeitet habe er im Hippodrom der Stadt Konstantinopel, wo Wagen- und Pferderennen, Zirkusvorführungen und Schaukämpfe stattfanden. Aufgewachsen zwischen Gauklern und Gladiatoren, sei es nicht verwunderlich, daß Theodora schon als Mädchen mit »üblen Burschen schmählichen Umgang« pflegte und eine schillernde Laufbahn einschlug. Genüßlich blättert der byzantinische Geschichtsschreiber Prokop in seinen pamphletartigen *Anékdota* die Lebensgeschichte der späteren Kaiserin Theodora auf. Und obwohl er sie als klug, witzig, charmant und als unglaublich schön bezeichnet, läßt er kein gutes Haar an ihr: Unter die Schauspielerinnen, Tänzerinnen und Hetären gegangen, habe »dieses Weib nie irgendwelche Scham« gekannt: »Sie entblößte Vorder- und Hinterteil, zeigte dem Nächstbesten unverhüllt, was Männern verborgen und unsichtbar bleiben sollte. Sie ergötzte sich auch an immer neuen Kunstmitteln der Wollust und wußte so die Lebemänner dauernd an sich zu ketten«, schreibt Prokop. Wegen ihres ebenso auffallenden wie skandalträchtigen Lebenswandels sei sie in ganz Konstantinopel berühmt, wenn nicht gar berüchtigt gewesen.

Zu ihren Verehrern zählten angesehene Richter, Gelehrte und Staatsmänner – unter ihnen ein junger Politiker namens Justinian. Als Senator war es ihm untersagt, eine Schauspielerin zu heiraten. Hartnäckig setzte er sich durch: Er erlangte die Zustimmung Kaiser Julians, setzte die Annullierung des Gesetzes durch und heiratete Theodora. Justinians Mutter, so heißt es, sei vor Kummer darüber gestorben. Doch für Theodora ergaben sich großartige Perspektiven: Als Justinian im Jahr 527 Herrscher des Oströmischen Reiches wurde, stieg die ehemalige Hetäre über Nacht zur Kaiserin auf: Justinian und Theodora regierten als Paar.

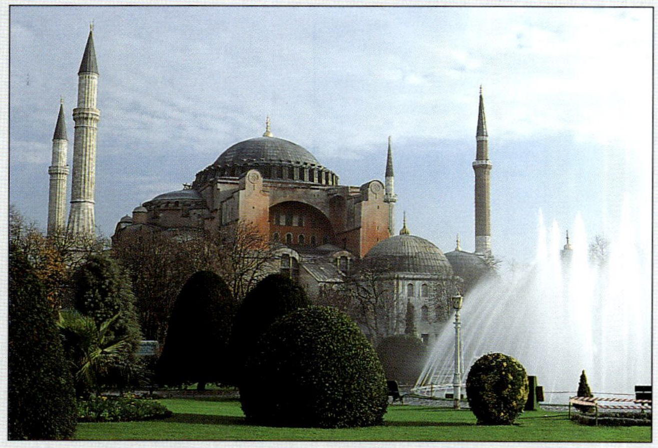

Die Hagia Sophia in Istanbul, erbaut unter Kaiserin Theodora und ihrem Gemahl Justinian

Ihre schillernde Persönlichkeit scheint Theodora als Kaiserin beibehalten zu haben – nur mit anderen Vorzeichen: Gegenüber den Armen freigebig und barmherzig, galt sie als fromme Frau: Gemeinsam mit ihrem Mann ließ sie neben Kirchen und Klöstern die Hagia Sophia in Konstantinopel errichten – heute das bedeutendste Denkmal byzantinischer Baukunst. Andererseits ließ sie Priester verfolgen, die sich ihrem Willen nicht beugten – und eine Art Geheimpolizei jagte und folterte Tausende von Menschen, die sich zu ihren Feinden gemacht hatten. Zudem sollen ihre Hofdamen, mit denen sie auf einem Mosaik in Ravenna, dem Vorposten der byzantinischen Herrschaft in Italien dargestellt ist, allesamt ehemalige Kurtisanen gewesen sein. Dennoch fällt das Urteil über sie heute differenzierter aus als bei Prokop. Sie sei eine Fürstin von außergewöhnlicher Bildung und Intelligenz gewesen, die freilich »den Ruhm ebenso heiß liebte wie das Vergnügen.« Durch ihre Festigkeit aber habe sie ihren schwächlichen Gatten gestützt, zu großen Unternehmungen getrieben und auf diese Weise erreicht, daß das Oströmische Reich zu ihrer Zeit fast zur alten Blüte und Ausdehnung des römischen Imperiums zurückfand.

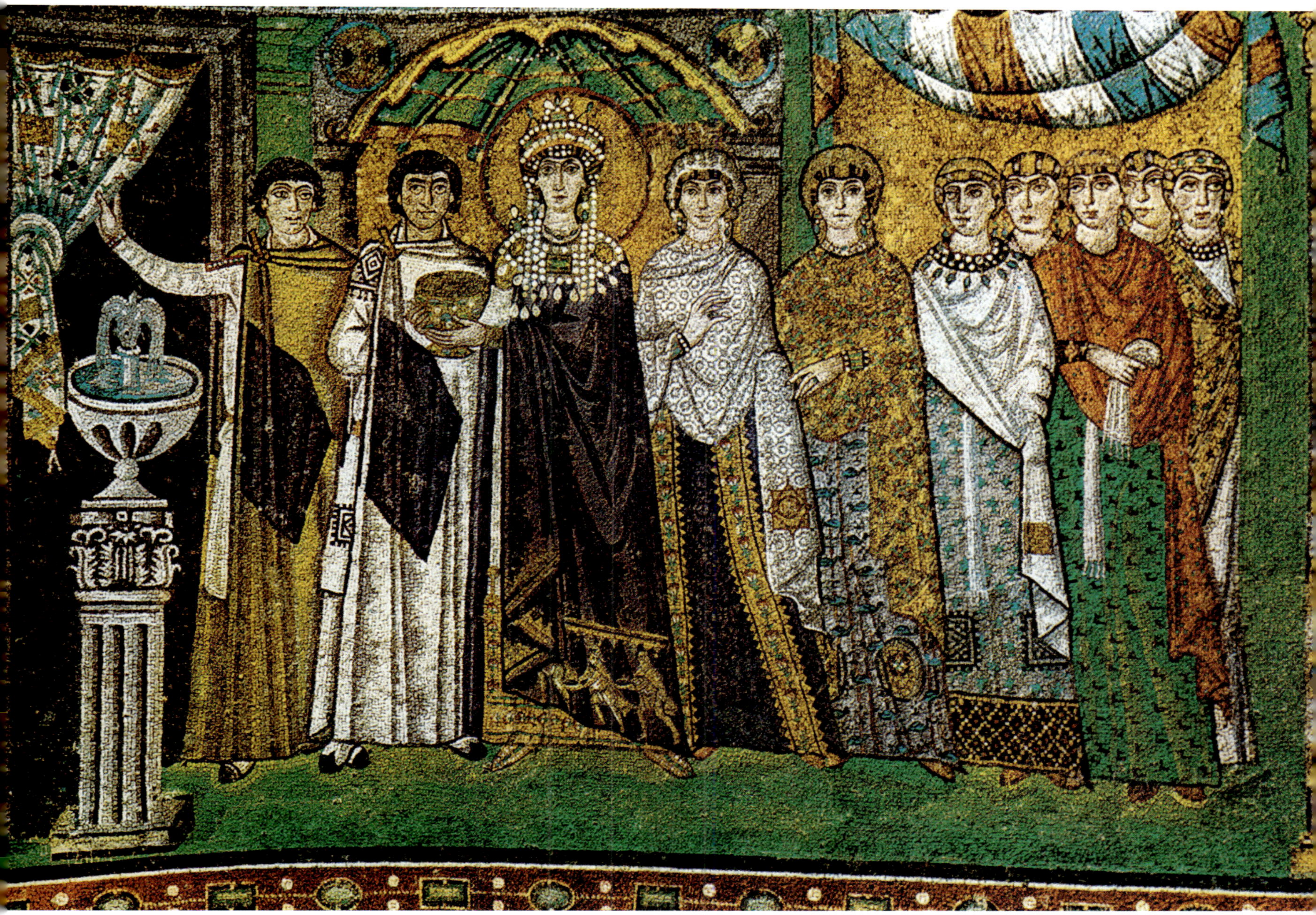

Kaiserin Theodora mit ihrem Hofstaat

um 547, Apsismosaik, San Vitale, Ravenna

Er war, er ist, und er kommt

Die vier apokalyptischen Wesen und der Untergang der Welt

Das erste Wesen glich einem Löwen, das zweite einem Stier, das dritte sah aus wie ein Mensch, das vierte glich einem fliegenden Adler. Und jedes hatte sechs Flügel. Sie ruhen nicht – weder bei Tag noch bei Nacht. Und sie rufen: Heilig ist Gott, der Herrscher über die ganze Schöpfung: Er war, er ist, und er kommt.

Geheime Offenbarung des Johannes, Kapitel 4, Verse 6 bis 8

Die Truppen von Kaiser Otto III., die kurz vor dem Jahr 1000 von einer Sonnenfinsternis überrascht wurden, glaubten, der Weltuntergang stehe unmittelbar bevor: Zu Tode erschrocken flüchteten sich die sonst durchaus verwegenen Recken unter Fässer und Karren. Immer wieder gab es Berechnungen und Prophezeiungen, die einen bestimmten Termin

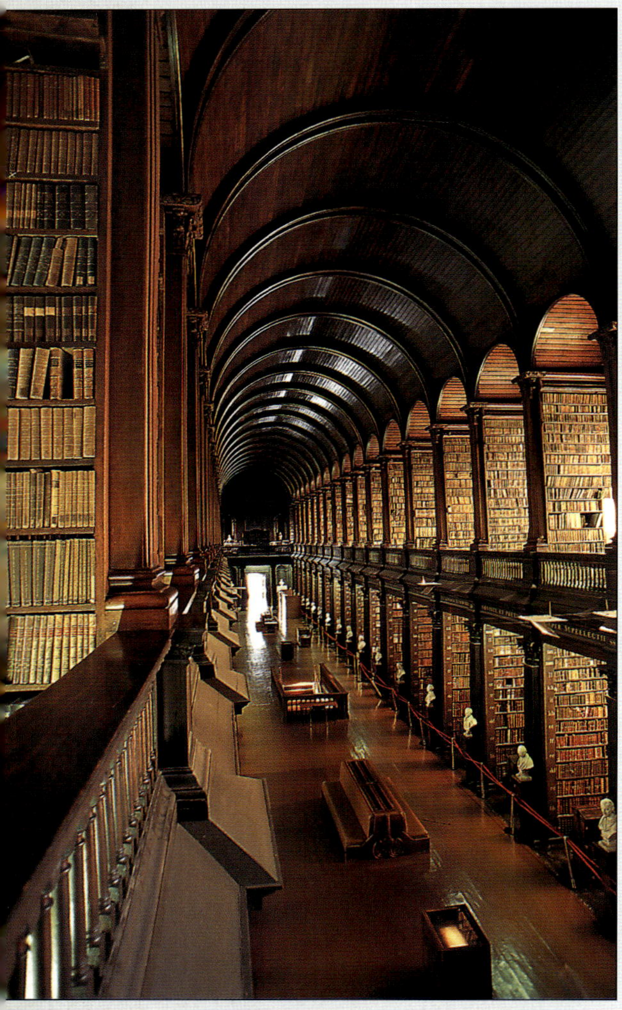

Die Long Hall im Trinity College in Dublin, wo das *Book of Kells* heute aufbewahrt wird

für den Weltuntergang nennen: Christoph Kolumbus datierte ihn in das Jahr 1647. Und Nostradamus sprach davon, daß »im Jahr neunzehnhundertneunzig neun« ein »Schrekkenskönig« vom Himmel komme. Doch was für den Tod des Menschen gilt, gilt ebenso für das Ende der Zeit: »Niemand weiß den Tag noch die Stunde«, heißt es im Matthäus-Evangelium.

Das ›Wann‹ bleibt in der Bibel also ungeklärt, nicht aber das ›Wie‹. Die Geheime Offenbarung des Johannes verkündet, daß am Ende der Zeiten Gott in die Welt komme und Gericht halte über die Menschen. Seinen Thron würden dann die vier apokalyptischen Wesen flankieren: Mensch, Löwe, Stier und Adler. Diese Wesen sind wohl am ehesten als Sinnbilder der irdischen Schöpfung zu deuten, die traditionell durch die Zahl Vier symbolisiert wird: deshalb auch die vier Elemente, die vier Jahreszeiten, die vier Himmelsrichtungen. Entsprechend besteht auch das Neue Testament, das vom ›Neuen Bund‹ zwischen Gott und den Menschen erzählt, im wesentlichen aus den Berichten von vier Evangelisten – und jeder von ihnen wird durch eines der vier apokalyptischen Wesen repräsentiert: Matthäus durch den Menschen, Markus durch den Löwen, Lukas durch den Stier und Johannes durch den Adler.

In diesem symbolischen Bezug auf die Evangelisten tauchen die vier apokalyptischen Wesen auch im *Book of Kells* auf, einer ungewöhnlich prächtigen Evangeliensammlung. Mit ihrem Reichtum an Darstellungen ist sie nicht nur der Höhepunkt der von Kelten und Germanen beeinflußten irischen Buchmalerei: Sie zählt zu den kostbarsten Hinterlassenschaften des frühen Mittelalters und zu den wichtigsten Zeugnissen des Abendlandes überhaupt. Um 800 ist sie in einem klösterlichen Skriptorium entstanden; ob in Kells, einem irischen Ort 65 Kilometer nordwestlich von Dublin, in Northumbrien oder im Osten Schottlands, ist bis heute nicht geklärt. Die Perfektion dieses ›Heiligtums der Kunst‹ nährte gar Vermutungen, es sei von Engeln gefertigt worden. Das mag man zwar anzweifeln. Aber vielleicht hatten die himmlischen Wesen ihre Hände doch im Spiel – wenn auch erst zu späterer Zeit: Zum ersten Mal wird das *Book of Kells* im Jahr 1007 erwähnt, weil es »bei Nacht ruchlos gestohlen« worden, »wunderbarerweise aber nach zwanzig Nächten und zwei Monaten« wieder zum Vorschein gekommen sei. Und zwar unter einem Rasenstück.

Mensch, Löwe, Stier und Adler

um 800
Die Symbole der vier Evangelisten, oder: Die vier apokalyptischen Wesen, Schmuckseite aus dem *Book of Kells*
Buchmalerei, 330 × 250 mm
Trinity College, Dublin

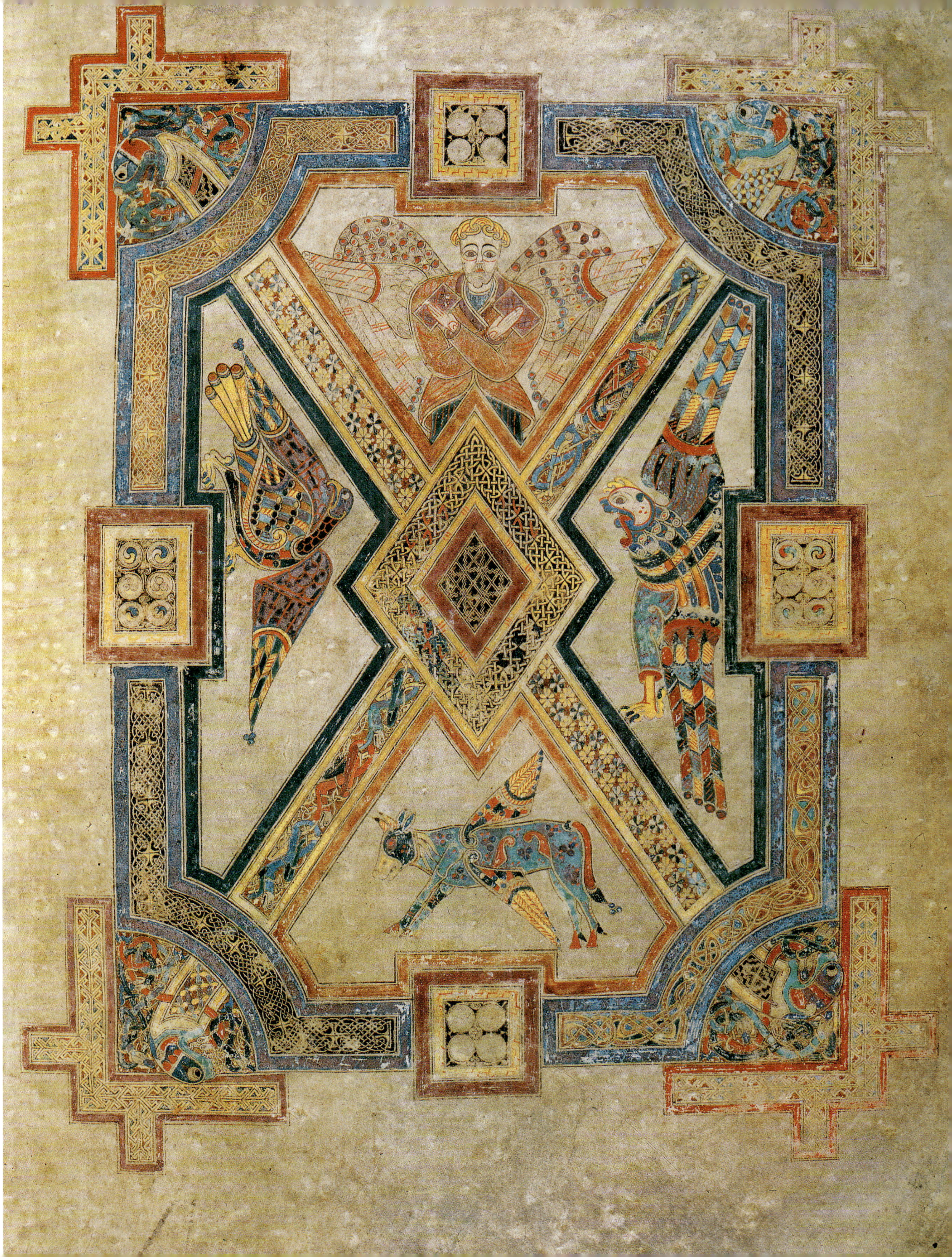

Müßiggang ist aller Laster Anfang

Benedikt von Nursia: Bete und arbeite!

Müßiggang ist der Feind der Seele. Deshalb sollen sich die Brüder zu bestimmten Zeiten mit Handarbeit, zu bestimmten Stunden dagegen mit heiliger Lesung beschäftigen.

Regel des heiligen Benedikt von Nursia, Kapitel 48

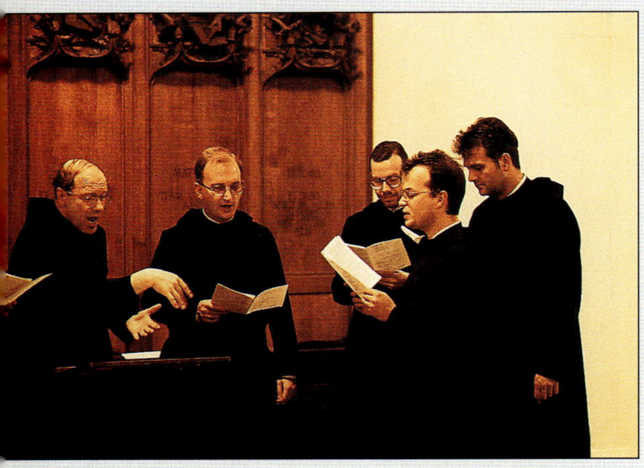

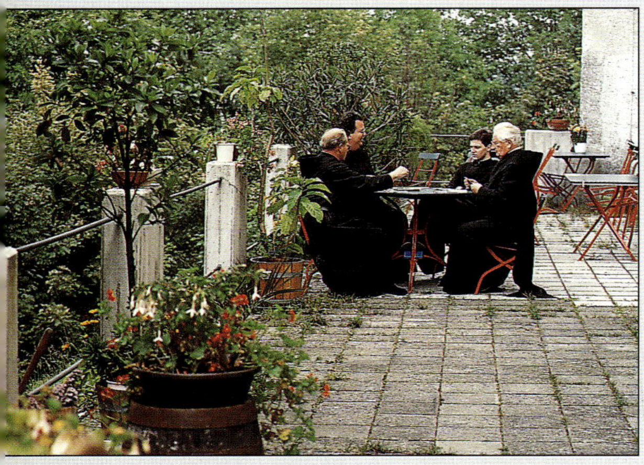

Beten und Schafkopfen: Im bayerischen Kloster Andechs leben die Mönche nach der Benediktsregel. Trotzdem ist man einem gelegentlichen Kartenspiel nicht abgeneigt

Die Regel des heiligen Benedikt lag im Mittelalter bei Bischofssynoden und Reichstagen stets neben der Bibel. Von Kaiser Karl dem Großen maßgeblich gefördert, fand sie in allen Völkern Europas Eingang. Sie wurde zu einem Leitfaden für recht gelebtes Christentum – und das ist sie noch immer: Bis heute dient sie engagierten Christen als Wegweiser zu einem gottgefälligen Leben.

Tatsächlich aber war die Regel mit ihren 73 Kapiteln ursprünglich dafür gedacht, das Miteinander der Mönche zu organisieren. Als eine Art klösterliche Hausordnung schreibt sie zum Beispiel dem Kellermeister vor, daß er seinen Brüdern »das festgesetzte Maß an Speise und Trank« geben solle und zwar »ohne sie von oben herab zu behandeln oder warten zu lassen«. Die Menschlichkeit, die aus ihren Zeilen spricht, und ihre leise, aber ungewöhnliche demokratische Tendenz garantierte ihren Erfolg: Sie wurde zu der abendländischen Mönchsregel schlechthin und wird heute zunehmend auch in den USA adaptiert; etliche Neugründungen von Benediktinerklöstern zeugen davon. Für Europa hat sie allerdings eine darüber weit hinausgehende Bedeutung: Mit ihrem Grundsatz des ›ora et labora‹ (bete und arbeite) wendet sie sich bewußt vom fanatischen Glaubenseifer früher Asketen ab. Stattdessen fordert sie den einzelnen Mönch auf, Gott nicht nur mit den Lippen, sondern auch mit der Hände Arbeit zu preisen. Auf diese Weise wurden die europäischen Benediktinerklöster zu den bedeutendsten Kulturzentren der Alten Welt: Hier blühten Buchmalerei und Geschichtsschreibung, Dichtung und Musik, Ackerbau und Viehzucht. Die besten Schulen und die modernsten Spitäler ihrer Zeit wurden von weltgewandten und hochgebildeten Mönchen geleitet, die das Ordenskleid des heiligen Benedikt trugen.

Und was wissen wir von Benedikt selbst, dem ›Mönchsvater und Erzieher des Abendlandes‹? Im italienischen Städtchen Norcia soll er um das Jahr 480 geboren worden sein. Es heißt, er habe als ›Aussteiger‹ und Einsiedler in Wäldern östlich von Rom gehaust, bevor er auf dem Monte Cassino bei Neapel das Mutterkloster des europäischen Mönchtums gründete. Dort ist er offenbar auch gestorben. Für heutige Wissenschaftler klingen verschiedene Details dieses Lebenslaufes so unwahrscheinlich, daß sie zweifeln, ob es den heiligen Benedikt überhaupt je gegeben hat. Wie dem auch sei: Die nach ihm benannte Regel jedenfalls hat die Kultur Europas in beispielloser Weise geprägt.

Der Tod des heiligen Benedikt

Benevent, 11. Jahrhundert
Miniatur (Detail)
Cod. Vat. lat. 1202
Biblioteca Apostolica Vaticana, Rom

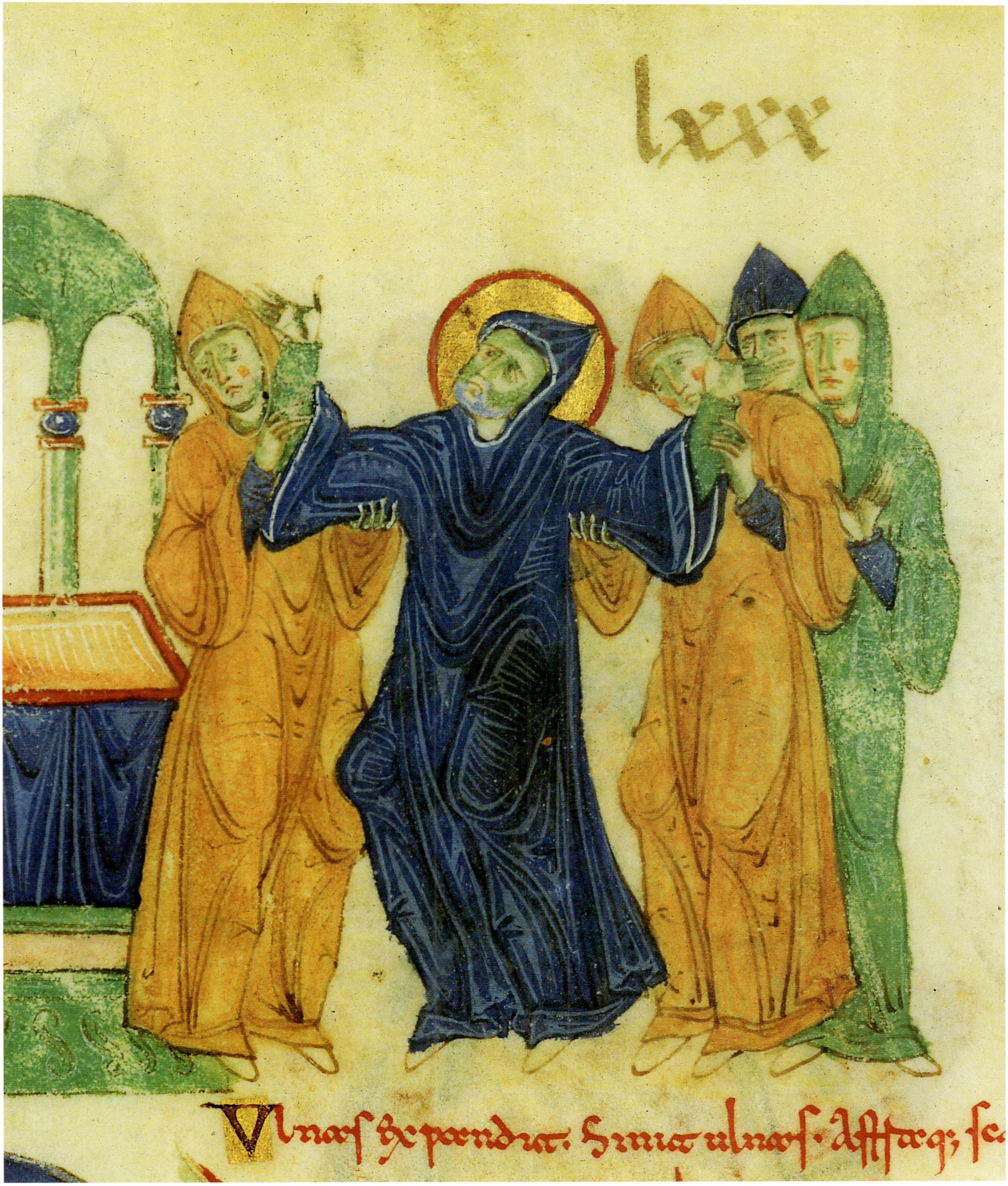
lxxx

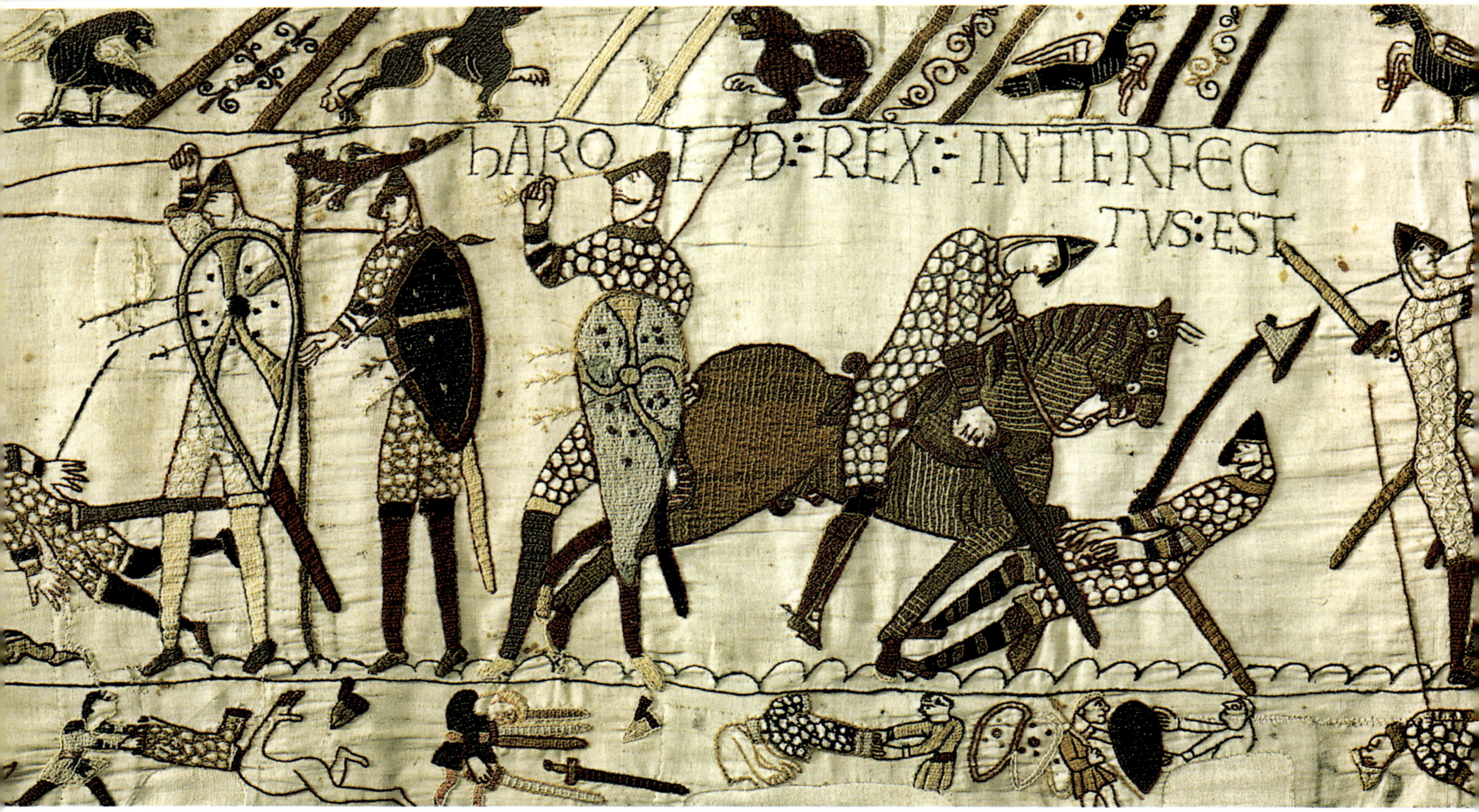

Ten-Sixty-Six

Wilhelm der Eroberer und die Schlacht bei Hastings

Jetzt fiel der Abend, und die Angelsachsen wußten, daß sie den Normannen nicht standhalten können. Sie fürchteten den unversöhnlichen Zorn des Herzogs Wilhelm, der niemanden verschonte. Sie flohen, so flink sie konnten – auf erbeuteten Pferden, zu Fuß, manche über Straßen, viele über das offene Land. Solche, denen beim Aufstehen die Kraft zu fliehen fehlte, wanden sich im eigenen Blut. Viele blieben tot in den Tiefen des Waldes liegen. Obwohl ihnen die Gegend unbekannt war, setzten die Normannen unbarmherzig die Verfolgung fort und erschlugen die Widersacher. Und die Hufe ihrer Pferde zermalmten die Leichen, über die sie hinweggaloppierten.

Nach Wilhelm von Poitiers, *Die Taten Wilhelms, Herzog der Normannen und König der Angelsachsen,* 1073/74

Die Wikinger – der Schrecken Europas. Das halbe Abendland zitterte vor den Männern, die mit ihren Drachenschiffen aus dem skandinavischen Norden kamen und deshalb auch als ›Nor(d)mannen‹ bezeichnet wurden. Vom 8. Jahrhundert an suchten sie die Küsten Englands und des Fränkischen Reiches heim, drangen über die großen Flüsse ins Binnenland ein, standen plötzlich vor den Toren von Köln und Paris. An der Seinemündung entstand 911 das erste Wikingerreich auf mitteleuropäischem Boden: die Normandie. Auch in England versuchten die Wikinger Fuß zu fassen. Doch erst Wilhelm der Eroberer, Herzog der Normandie, konnte die norman-

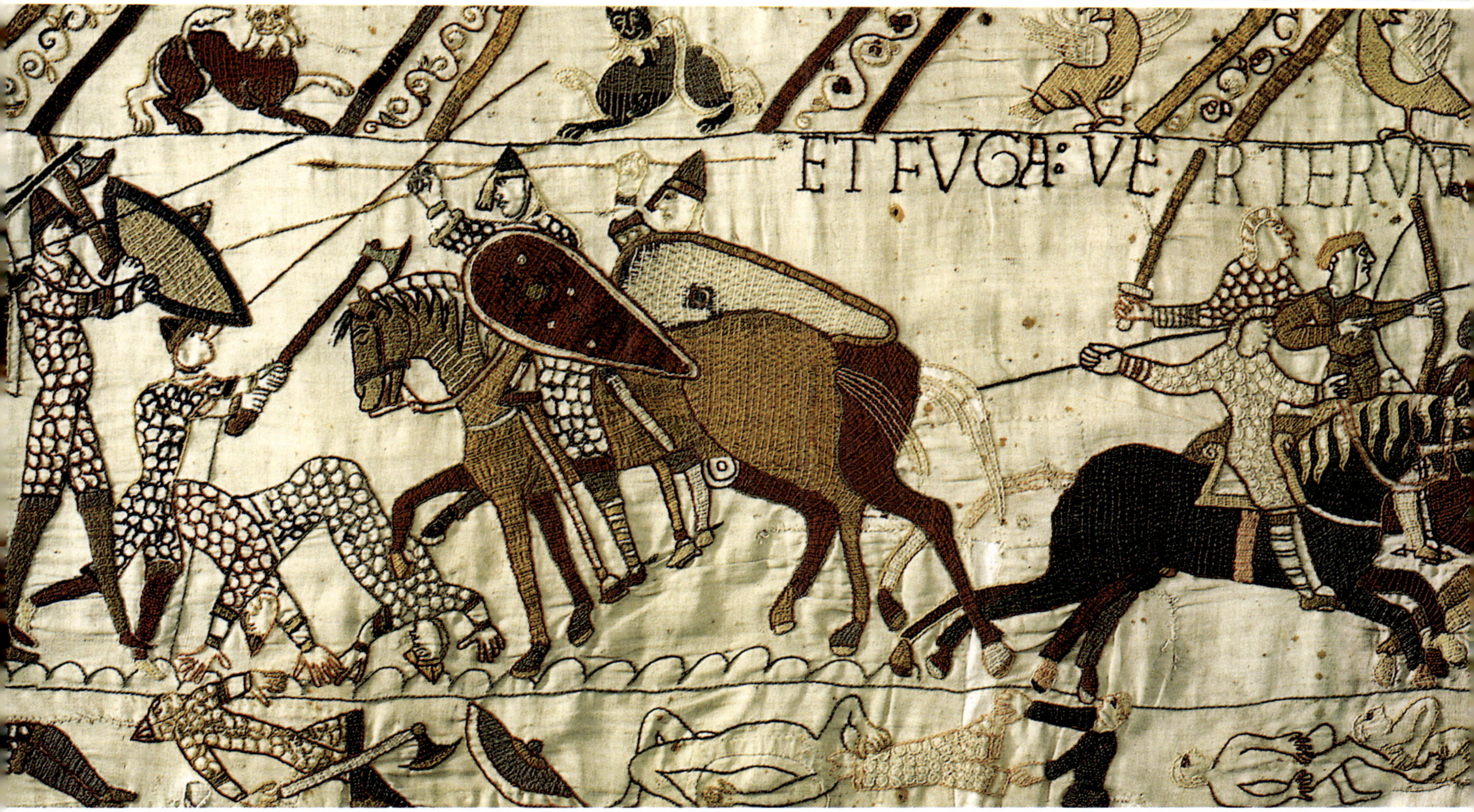

Teppich von Bayeux

zwischen 1066 und 1082
Leinen, mit bunter Wolle bestickt
70,34 × 0,50 Meter (Detail)
In Südengland entstanden, heute im Musée de la Reine Mathilde, Bayeux (Normandie)

nische Herrschaft über England dauerhaft sichern: Am 27. September 1066 legte er bei Einbruch der Nacht von der Küste der Normandie ab. An Bord der Schiffe befanden sich 7000 Mann, Pferde, Waffen, Proviant, ja sogar zerlegbare Belagerungstürme aus Holz. Wilhelm überquerte den Ärmelkanal, landete in den frühen Morgenstunden des nächsten Tages am angelsächsischen Ufer und rückte auf Hastings vor. Dort kam es am 14. Oktober 1066 um 9 Uhr morgens zur alles entscheidenden Schlacht: Die Angelsachsen unter Führung ihres Königs Harold II., ausgezehrt von einem Gemetzel mit norwegischen Wikingern, das erst wenige Tage zurücklag, und geschwächt von dem Gewaltmarsch nach Hastings, unterlagen. Harold starb, von einem normannischen Pfeil getroffen. Seine Armee löste sich auf und wurde von den ausgeruhten Normannen zu Tode gehetzt. Wenige Wochen später, am 25. Dezember 1066, ließ sich Wilhelm, von der Geschichte ›der Eroberer‹ genannt, in der Londoner Westminster Abbey zum König von England krönen.

Das Andenken an ihn und seinen siegreichen Feldzug, der England enger an das lateinische Abendland band, hält der Teppich von Bayeux wach: ein insgesamt 73 Meter langer Wandbehang, der zu den bedeutendsten Bildzeugnisen mittelalterlicher Geschichte zählt. Beredt und detailfreudig gibt er Auskunft über Kleidung, Rüstung, Waffen, Fuhrwerke, Schiffe, Tafelfreuden und Feste jener Zeit. Außerdem zeigt er die frühesten Burgendarstellungen, die die Welt kennt. Nach alter Überlieferung ist der Teppich ein Werk Mathildes, der Gattin Wilhelms des Eroberers. Wahrscheinlicher jedoch mutet die These an, er sei von Nonnen angefertigt worden. In jedem Fall handelt es sich um Frauenarbeit – in Auftrag gegeben wohl von Bischof Odo von Bayeux, dem Halbbruder Wilhelms des Eroberers.

Der Gang nach Canossa

Ein König im Büßergewand

Schon drei Tage lang hielt er in erbarmungswürdigem Aufzug vor dem Tor der Burg aus. Seine königliche Tracht und seine Schuhe hatte er abgelegt. Stattdessen war er in Wollkleider gehüllt. Und er hörte nicht eher auf, mit großem Wehklagen die Hilfe und den Trost Unseres Erbarmens anzuflehen … bis Wir ihn – durch die Ausdauer seines Zerknirschtseins und die dringende Fürbitte der Anwesenden überwunden – wieder in den Schoß der heiligen Mutter Kirche aufnahmen.

Papst Gregor VII. über König Heinrich IV., 1077

Canossa – eine trutzige Felsenburg, die einst wie ein Adlerhorst 18 Kilometer südwestlich von Reggio nell'Emilia über dem Land thronte. Wo heute in der Mittagshitze Geckos über eingefallene Mauern huschen, trug sich 1077 ein höchst ungewöhnliches Kapitel der Weltgeschichte zu: Hier, auf der Burg der kirchentreuen und einflußreichen Markgräfin Mathilde von Tuszien, fiel der bedeutendste Herrscher des Abendlandes vor dem Papst auf die Knie und bat um Verzeihung. So etwas hatte es bis dato nicht gegeben. Allerdings war

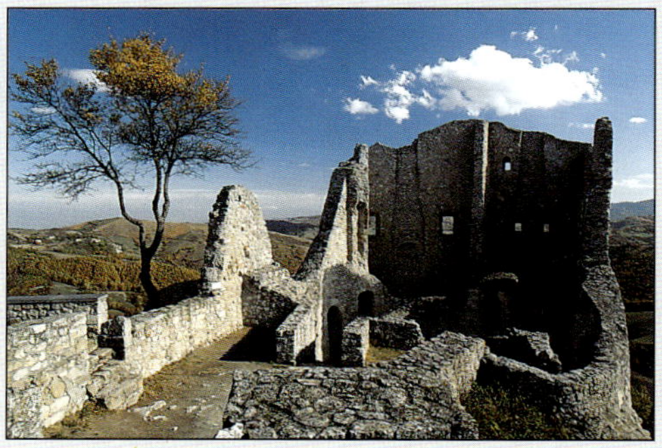

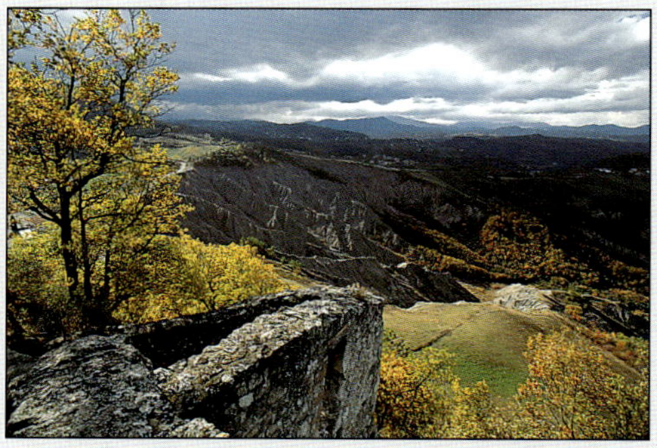

Wo der König auf die Knie sank: Überreste der Felsenburg von Canossa, zerstört 1255

auch noch nie ein Streit zwischen weltlicher Macht und geistlicher Autorität so eskaliert wie damals. Der 27jährige König Heinrich IV. und sein Widerpart, der doppelt so alte Papst Gregor VII., waren schon seit Jahren in herzlicher Abneigung miteinander verbunden – und beiden ging es um Einfluß. Gregor VII. war nach seiner Wahl zum Papst mit ernsthaftem Bemühen darangegangen, die Kirche zu erneuern. Er verbot die Priesterehe und unterband die übliche Praxis, daß sich Adelige ohne jegliche theologische Vorbildung gegen Geldzahlungen einträgliche kirchliche Ämter kaufen konnten. Außerdem bestand er darauf, daß sich jeder weltliche Herrscher ihm, dem Stellvertreter Christi, unterzuordnen habe – und daß er als Papst allein bestimme, wer wo Abt oder Bischof werde.

Für Heinrich IV. war das zuviel. Schon immer hatte in den Königreichen Europas der jeweilige Herrscher Äbte und Bischöfe eingesetzt, ihnen Ring und Stab als Zeichen ihrer Würde überreicht. Schließlich existierten Klöster und Bistümer nur, weil sie von Adeligen mit Grundbesitz und Stiftungen ausgestattet wurden. Und da die Äbte und Bischöfe den Besitz ihrer Kirche wirtschaftlich und militärisch in den Dienst des Herrschers zu stellen hatten, hing dessen Macht wesentlich davon ab, ob die geistlichen Herren als loyal gelten konnten oder nicht. In hellem Zorn erklärte der König Papst Gregor VII. für abgesetzt. Der sogenannte Investiturstreit, der sich als Begriff vom lateinischen investire herleitet – was soviel heißt wie: das Einkleiden (von Äbten und Bischöfen) –, nahm seinen Lauf. Denn nun bannte der Papst Heinrich IV., schloß ihn also aus der Kirche aus und entband dessen Untertanen von der Treuepflicht.

Damit war Heinrich IV. schachmatt gesetzt. In einer Zeit, in der Glaube Leben bedeutete und Leben Glaube, bestand kein Zweifel, daß des Teufels sei, wer sich mit einem Gebannten einlasse. Um sich von der Fessel zu lösen, blieb Heinrich IV. nichts anderes übrig, als nach Canossa zu gehen und den Papst bußfertig um die Aufhebung des Banns zu bitten. Vorher allerdings hatte er sich nach Fürsprechern umgesehen. Sein Taufpate, Abt Hugo von Cluny, und die Markgräfin Mathilde von Tuszien sagten ihm zu, sich für ihn einsetzen zu wollen. Tatsächlich wurde Heinrich IV. am 27. Januar 1077 vom Kirchenbann losgesprochen – doch der Investiturstreit endete erst 1122.

König Heinrich IV. bittet die Markgräfin Mathilde von Tuszien und Abt Hugo von Cluny um Fürsprache bei Papst Gregor VII.

1111/1116
Donizo-Handschrift
Biblioteca Apostolica Vaticana, Rom

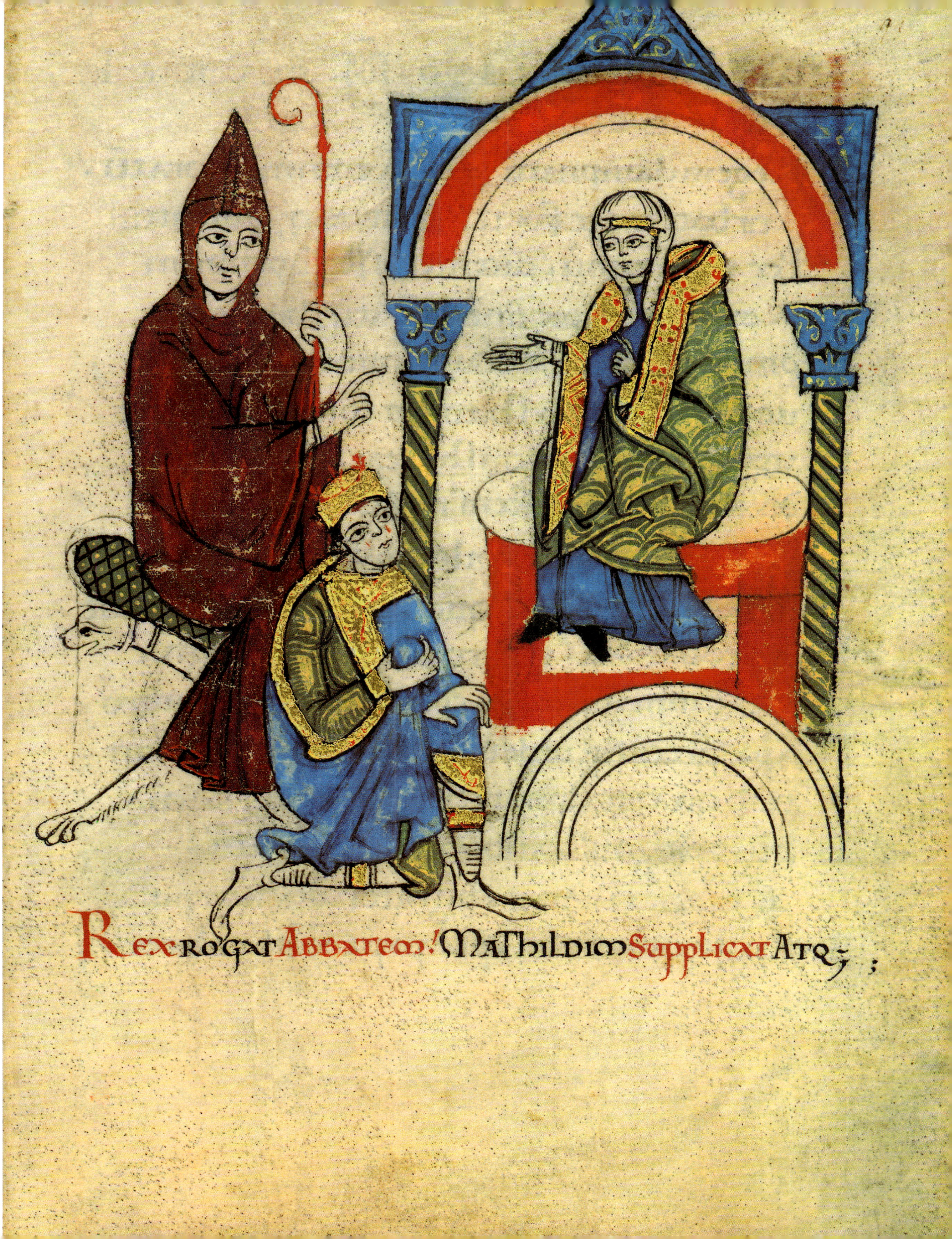
REX ROGAT ABBATEM! MATHILDIM SUPPLICAT ATQ;

Wisse die Wege

Hildegard von Bingen und die Alternativ-Medizin

Gott hat in die Edelsteine wunderbare Kräfte gelegt. Sie stehen dem Menschen in seinen körperlichen und seelischen Lebensbedürfnissen bei, bannen den Satan und beschützen alle Lebewesen vor seiner Bosheit. Deshalb meidet der Teufel die Edelsteine. Sie schaudern ihn bei Tag und Nacht.

Nach Hildegard von Bingen, *Heilkraft der Natur,* zwischen 1151 und 1158

Geschäfte, die Edelsteine verkaufen, haben Konjunktur. Auch der Andrang bei Mineralientagen ist heute in Amerika und Europa so groß wie nie zuvor. Und im Internet läßt sich die Werbung für Edelsteintherapien kaum noch überblicken. Die wachsende Unzufriedenheit mit der Schulmedizin förderte die Suche nach Alternativen und führte zur Wiederentdeckung der verschiedensten heilkundlichen Methoden, darunter auch der Behandlung mit Edelsteinen.

Diese Tradition reicht bis in die Antike zurück: Plinius der Ältere, ein römischer Schriftsteller, der 79 n. Chr. beim Ausbruch des Vesuv ums Leben kam, setzte sich in seiner Geschichte der Natur mit der heilenden Wirkung der Edelsteine auseinander. Später zählten Papst Gregor der Große und der Benediktinermönch Beda Venerabilis, der Begründer der englischen Geschichtsschreibung, zum Kreis der ›Steinheilkundigen‹. Angeregt worden waren sie durch die Edelsteine, die in der Offenbarung des Johannes im Zusammenhang mit der Vision des Himmlischen Jerusalem genannt werden.

Doch erst eine Frau stellte die bisherigen Erkenntnisse weit in den Schatten: Hildegard von Bingen (1098–1179), eine Äbtissin, die später zur Heiligen wurde. Sie gilt als erste deutsche Mystikerin und war eine der überragendsten Frauengestalten des abendländischen Mittelalters: Sie korrespondierte mit Kaisern und Königen, mit Päpsten und Gelehrten. In ihren Schriften sprach sie unter anderem über die Ursachen von Krankheiten und ihre Behandlung. Sie empfahl Heilmittel aus der Natur, darunter Kräuter und in Wein aufgelöste Elixiere von Metallen oder Edelsteinen. So schrieb sie beispielsweise: »Wer vergichtet ist, der lege einen Diamant einen ganzen Tag in Wein und trinke dann davon. Die Gicht wird von ihm weichen.«

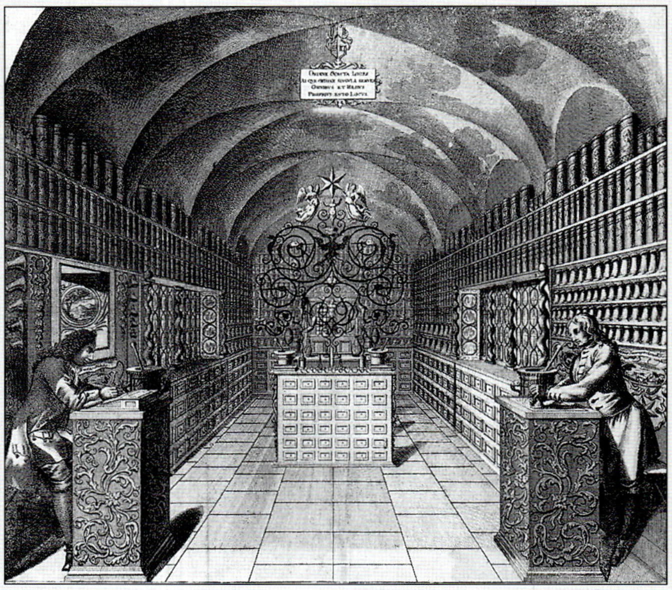

Apotheke um 1710: Auch das Aufkommen der wissenschaftlichen Pharmazie ließ Hildegards heilkundliche Methoden nur zeitweise in Vergessenheit geraten

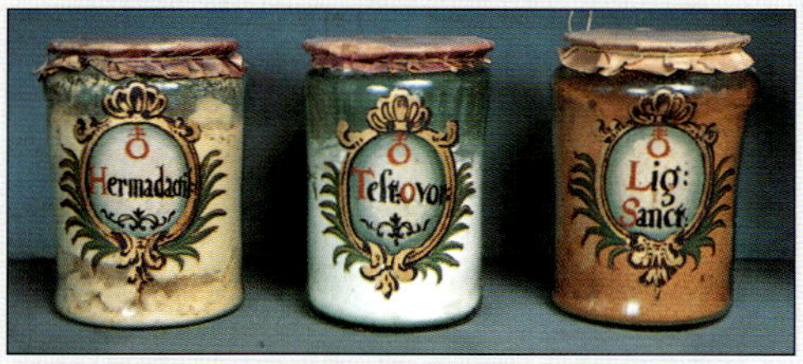

Heilmittel der heiligen Hildegard werden seit dem Mittelalter verwendet. Gefäße aus dem Karmeliterkloster Schongau, um 1700

Im späten Mittelalter wurde das Heilen mit Edelsteinen als Hexerei und schwarze Magie geächtet und drohte in Vergessenheit zu geraten. Doch der in Basel und Salzburg praktizierende Stadtarzt und Naturforscher Paracelsus verteidigte diese Form der Heilkunst. Auch Jakob Böhme und sein naturmystischer Philosophenkreis, der noch auf Novalis und Hegel wirkte, warb für sie.

Im 19. Jahrhundert schließlich verhalfen die romantischen Dichter der alternativen Medizin zu neuer Aufmerksamkeit. Heute stehen die Behandlungsmethoden der heiligen Hildegard in einer Reihe neben Homöopathie oder Bachblütentherapie. Und Hildegards Erkenntnisse über die seelischen Ursachen von Krankheiten bilden die Grundlage für die modernen Forschungen zum Thema Psychosomatik.

Hildegard diktiert dem Mönch Volmar ihre Schriften

um 1180
Die Seherin sitzt in ihrer Zelle, deren Säulen den Alten und Neuen Bund symbolisieren. Über ihr der fünffach gezüngelte Strahl der göttlichen Inspiration.
Liber Scivias, Kopie des ehem. Rupertsberger Kodex, Abtei St. Hildegard, Eibingen

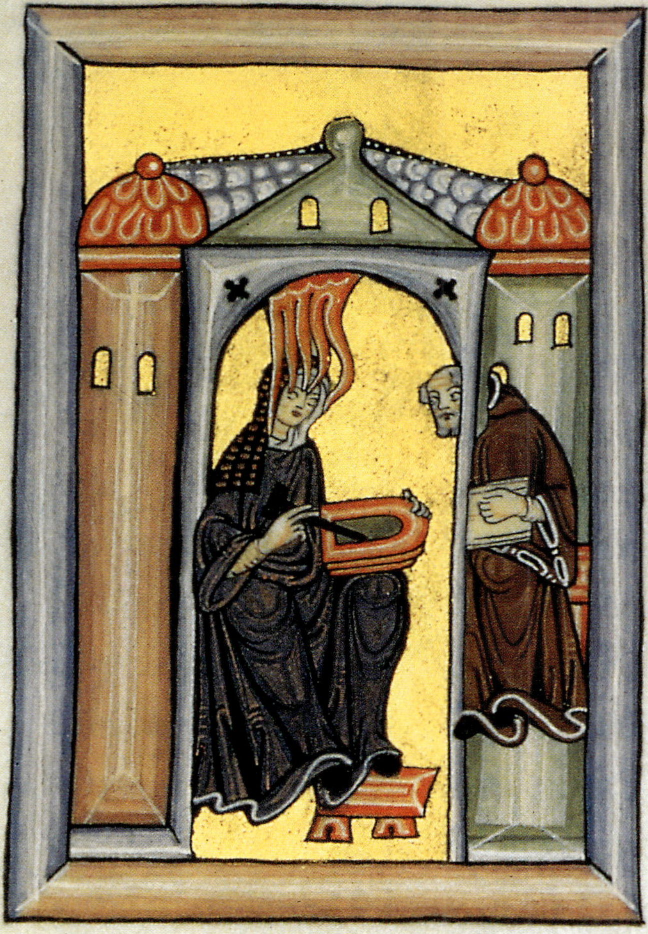

Ecce quadragesimo tercio temporalis cursus mei anno cum celesti visioni magno timore et tremula intentione inhererem, vidi maximum splendorem in quo facta est vox de celo ad me dicens: O homo fragilis et cinis cineris et putredo putredinis, dic et scribe que vides et audis. Sed quia timida es ad loquendum et simplex ad exponendum et indocta ad scribendum ea, dic et scribe illa non secundum os hominis nec secundum intellectum humane adinventionis nec secundum voluntatem humane compositionis, sed secundum id quod ea in celestibus desuper in mirabilibus dei vides et audis, ea sic edisserendo proferens quemadmodum et auditor verba preceptoris sui percipiens ea secundum tenorem locutionis illius ipso volente ostendente et precipiente propalat. Sic ergo et tu o homo dic ea que vides et audis et scribe ea non secundum te nec secundum alium hominem, sed secundum voluntatem scientis videntis et disponentis omnia in secretis misteriorum suorum. Et iterum audivi vocem de celo michi dicentem: Dic ergo mirabilia hec et scribe ea hoc modo edocta et dic.

Factum est in millesimo centesimo quadragesimo primo filii dei Iesu Christi incarnationis anno, cum quadraginta duorum annorum septemque mensium essem, maxime coruscationis igneum lumen aperto celo veniens totum cerebrum meum transfudit et totum cor totumque pectus meum velut flamma non tamen ardens sed calens ita inflammavit ut sol rem aliquam calefacit super quam radios suos ponit. Et repente intellectum expositionis librorum videlicet psalterii, euangelii et aliorum catholicorum tam veteris quam novi testamenti voluminum sapiebam, non autem interpretationem verborum textus eorum nec divisionem

O Fortuna, wie der Mond so veränderlich

Die Carmina Burana und das Schicksal

**Schicksal, ungeschlacht und eitel!
Rad du rollendes! Schlimm dein Wesen,
Dein Glück nichtig, immer im Zergehn!
Überschattet und verschleiert
Kommst du nun auch über mich.
Um des Spieles deiner Bosheit
Trag ich jetzt den Buckel bloß.**

Carmina Burana, Schicksalschor ›Fortuna imperatrix mundi‹, 12./13. Jahrhundert

Die Musik holt mit mächtigem Atem zu einem gewaltigen Paukenschlag aus: »O Fortuna!« Ohnmacht vor der Macht des Schicksals schreit aus den beiden Worten, die am Anfang der *Carmina Burana* von Carl Orff stehen. ›Carmina Burana‹ heißt eigentlich ›Lieder aus Beuern‹, benannt nach dem oberbayerischen Kloster Benediktbeuern. Dort fand man 1803 eine Pergamenthandschrift, die sich mit ihren 318 Liedern aus dem 12. und frühen 13. Jahrhundert bald als die bedeutendste Sammlung weltlicher Lyrik des Mittelalters erwies. Die Lieder entstanden wahrscheinlich in Südtirol oder in der österreichischen Steiermark. Namenlose fahrende Scholaren und vagabundierende Kleriker mögen die Schöpfer der überwiegend mittel-

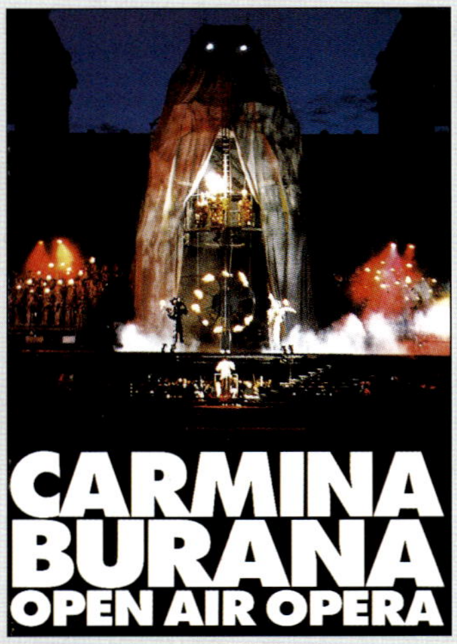

Feuer und Rauch: Fortuna-Maschine und Schicksalsrad als Bühnenbild für die *Carmina Burana* in der Open-Air-Inszenierung von Walter Haupt, 1996

lateinischen Texte gewesen sein. Doch auch bekannte Dichter sind darunter: Die eingestreuten deutschsprachigen Lieder stammen unter anderem von Walther von der Vogelweide und Neidhart von Reuenthal. Sinnlich, derb und plastisch erzählen sie uns vom Leben im Mittelalter: Hier zecht ein betrunkener Abt mit Saufbrüdern und Würfelspielern, da klagt ein gebratener Schwan sein Leid. Moral steht neben Spott und Satire, jungfräuliche Minne neben obszönen Gesängen zu Ehren von Frau Venus. Verse über die Kreuzzüge voller mythologischer Anspielungen, geistliche Spiele und zarte poetische Lieder runden das Bild ab. Der gesamte Kosmos mittelalterlichen Lebens wird aufgerollt. Doch über allem thront die Göttin des Schicksals. Deswegen auch stellte Carl Orff die 24 Lieder, die er in seiner Fassung der *Carmina Burana* neu vertont hat, zwischen zwei, als Rahmen seines Werks dienende Schicksalschöre: Fortuna, deren Name sich von ›Vortumna‹ ableitet – was soviel heißt wie ›die, die das Rad des Jahres umdreht‹ – kann Glück oder Pech bringen. Wer eben noch obenauf war (regno: ich herrsche), kann morgen fallen (regnavi: ich habe geherrscht). Wer endgültig unter dem Rad liegt (sum sine regno: ich bin ohne Herrschaft), muß allerdings nicht wirklich am Ende sein: Wie im Tarot-Spiel, wo das Schicksalsrad die Karte mit der Zahl X ziert, bleibt die Hoffnung auf einen Neubeginn (regnabo: ich werde herrschen). Auch in der Kunst taucht das Schicksalsrad auf: ob als Fensterrose in französischen und italienischen Kathedralen, als mechanische Apparatur im Kloster Fécamp in der Normandie, als Fußbodenmosaik im Dom von Siena oder als Motiv in der Buchmalerei. Ein Rad, das sich bis in alle Zukunft weiterdrehen wird: »O Fortuna, wie der Mond so veränderlich, wächst du immer oder schwindest.«

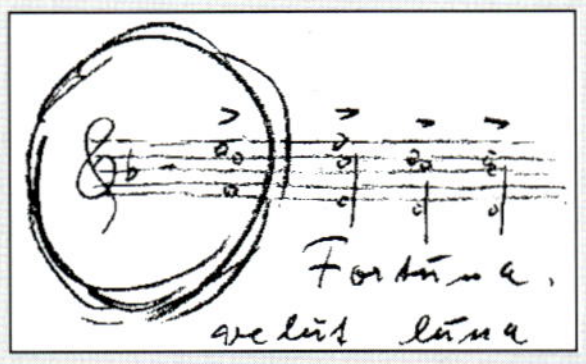

Die ersten vier Akkorde der *Carmina Burana* in der Handschrift des Komponisten Carl Orff, 1936

Schicksalsrad mit Christus als Richter in der Rolle der Göttin Fortuna

12./13. Jh. (möglicherweise zwischen 1217 und 1250), Zierblatt aus der Handschrift der *Carmina Burana*, entstanden in Südtirol oder in der Steiermark, gefunden in Benediktbeuern
Pergament, insgesamt 112 Blätter
24,9 × 17,7 cm, Clm 4660, fol. 91v, Bayerische Staatsbibliothek, München

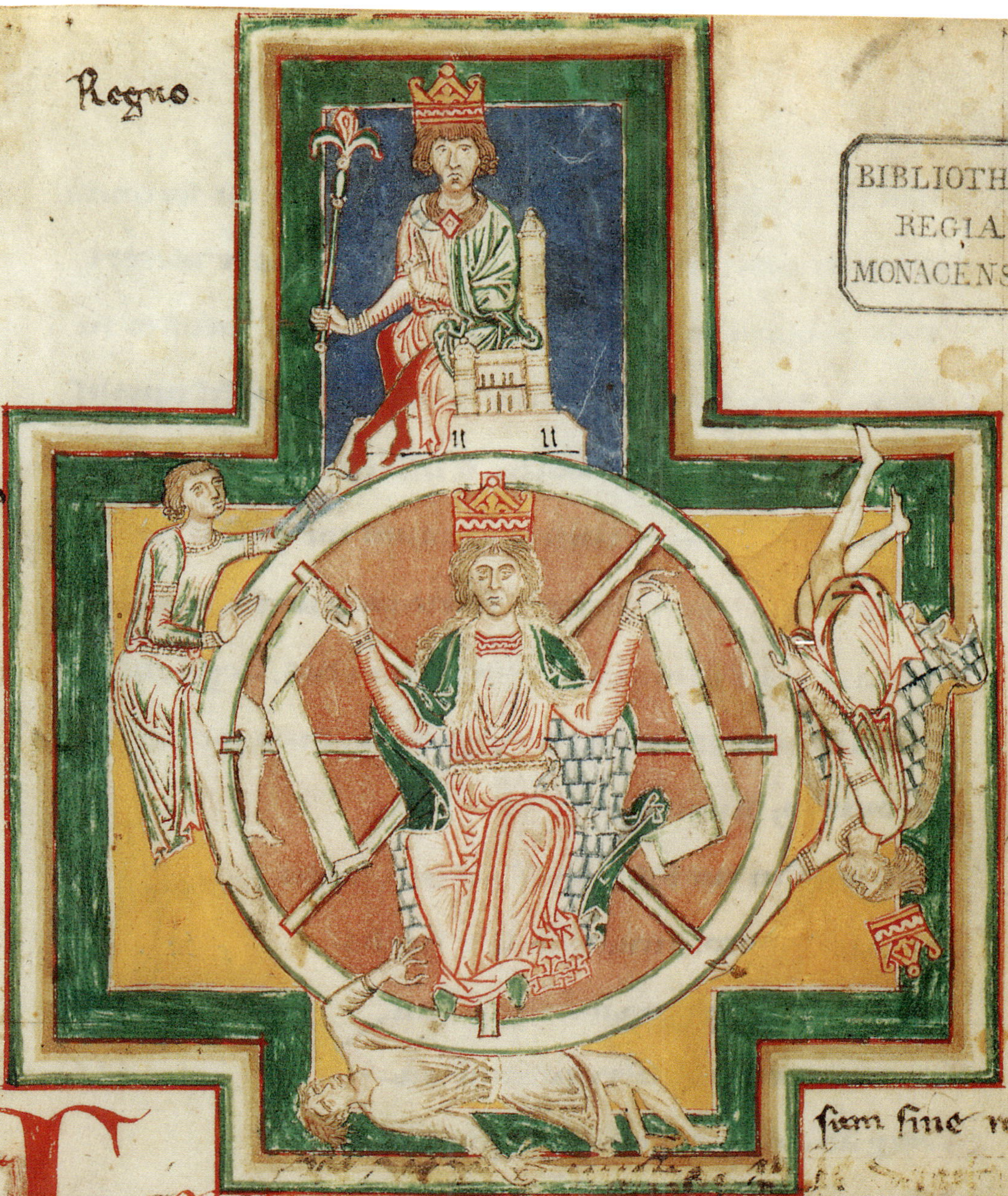

FAs & nefas ambulant passu fere pari. pro
digus non redimit uitium auari. uirtus temperantie
quadam singulari debet medium ad utrumque uitium
caute contemplari. Si legisse memorans ethicam Ca
tonis. in qua scriptum legitur: ambula cum bonis.
cum ad clandi gloriam animum disponis. inter cete
ra hoc primum considera. quis sit dignus donis. Dare

O fortuna uelud luna statu uariabilis semper crescis aut decrescis uita de
testabilis nunc obdurat et tunc curat ludo mentis aciem egestatem potestatem
dissoluit ut glatiem. Sors inmanis et inanis rota tu uolubilis status malus
uana salus semper dissolubilis obumbratam et uelatam michi quoque niteris nunc per ludum
dorsum nudum fero tui sceleris. Sors salutis et uirtutis michi nunc contraria est affectus et
defectus semper in angaria hac in hora sine mora cordis pulsum tangite quod per sortem sternit fortem
mecum omnes plangite

Die Kunst, mit Vögeln zu jagen

Das ›Falkenbuch‹ Kaiser Friedrichs II.

Die Edlen und Mächtigen dieser Erde, die mit den Pflichten der Herrschaft belastet sind, können durch die Ausübung dieser Kunst wohltuende Ablenkung von ihren Sorgen finden. Die Armen aber und die weniger Vornehmen finden darin ihren Lebensunterhalt, indem sie als Jagdhelfer dienen.

Kaiser Friedrich II., *De arte venandi cum avibus*, vor 1248

Am Rand der Buchseiten geht es zu wie in einer Voliere: Fasane und Wachteln, Rothühner und Mehlschwalben, Hohltauben und Regenpfeifer, Austernfischer und Mönchsgeier – mehr als 500 Darstellungen von etwa 80 verschiedenen Vogelarten schmücken eine der berühmtesten Handschriften des Mittelalters. Ihr lateinischer Titel lautet übersetzt: *Über die Kunst, mit Vögeln zu jagen.* Der Autor ist kein Geringerer als der Staufer-Kaiser Friedrich II. Der Mann »von rötlicher Hautfarbe, kahlköpfig und kurzsichtig«, der nach der zeitgenössischen Beurteilung des arabischen Chronisten Ibn al-Giawzi als Sklave »keine 200 Dirham« wert gewesen wäre, galt bei denen, die ihn schätzten, als das »Staunen der Welt«. Geboren 1194 in Jesi bei Ancona, sprach Friedrich II., nach Jacob Burckhardt »der erste moderne Mensch auf dem Thron«, nicht nur das ›Volgare‹, die italienische Volkssprache. Er beherrschte auch Latein, Griechisch, Hebräisch, Arabisch, Französisch und Provenzalisch. Sein Hof war das abendländische Zentrum von Wissenschaft und Kunst. Friedrich II. wirkte als Mäzen, war aufgeschlossen für die jüdische und islamische Kultur, für Astrologie und Medizin. Von unstillbarer Neugier getrieben begründete er die italienischsprachige Dichtung, initiierte umstrittene Menschenversuche und machte sich auch als Naturforscher einen Namen.

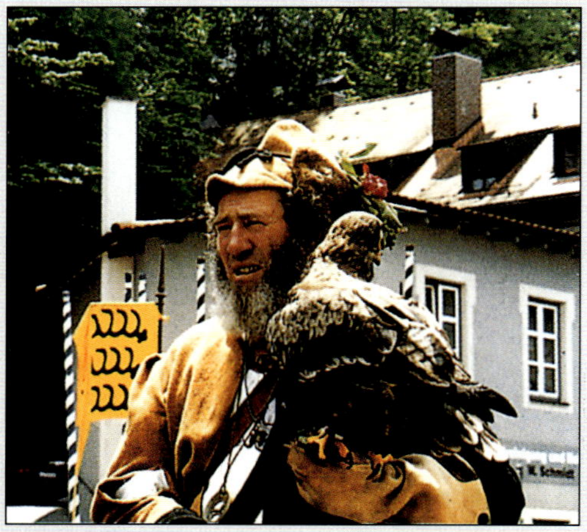

Ein Falkner bei der Landshuter Fürstenhochzeit

Ein großer Teil seiner diesbezüglichen Erkenntnisse ist in sein sogenanntes Falkenbuch eingegangen. Hier beschreibt er zum einen, wie Falken, Adler oder Habichte für die Jagd nach Vögeln und Kleintieren gezähmt und dressiert werden. Mit ebensolcher Kenntnis spricht er über die jagdbaren Beutevögel. Ihr Aussehen, ihre Anatomie, ihre Lebensgewohnheiten, ihre Flug- und Verteidigungstechniken hat der interessierte Kaiser so präzise dargestellt, daß das ›Falkenbuch‹ noch heute als Lehrbuch der Ornithologie Verwendung findet. Friedrich II. war der erste, der die Gewohnheit des Kuckucks nachwies, seine Eier in fremde Nester zu legen. Und Konrad Lorenz konnte die Forschungen des Staufers in Sachen Graugänse nur bestätigen.

Bei allem Ruhm der Nachwelt: Zu Lebzeiten war die wissenschaftlich fundierte Jagdleidenschaft schuld an der einzigen militärischen Niederlage, die Friedrich II. je einstecken mußte: Am 18. Februar 1248 holte die Stadt Parma nach mehreren Monaten der Belagerung zu einem Schlag gegen die Truppen des Kaisers aus. Der Überraschungscoup glückte, und ein Teil des kaiserlichen Schatzes ging verloren – darunter auch das Original der Handschrift *Über die Kunst, mit Vögeln zu jagen.* Denn Friedrich II. befand sich gerade auf Falkenjagd. Zum Schaden kam der Spott: Der ihm wenig wohlgesonnene Biograph Papst Gregors IX. warf ihm daraufhin vor, den Titel ›Majestät‹ in ein Jagdamt verwandelt zu haben …

Friedrich II. und ein Falke

Unteritalien, 1258–66
Buchmalerei auf fol. 1v aus der Manfred-Handschrift
De arte venandi cum avibus,
Cod. Pal. lat. 1071
Pergament, 111 Blätter, 36 × 25 cm
Biblioteca Apostolica Vaticana, Rom

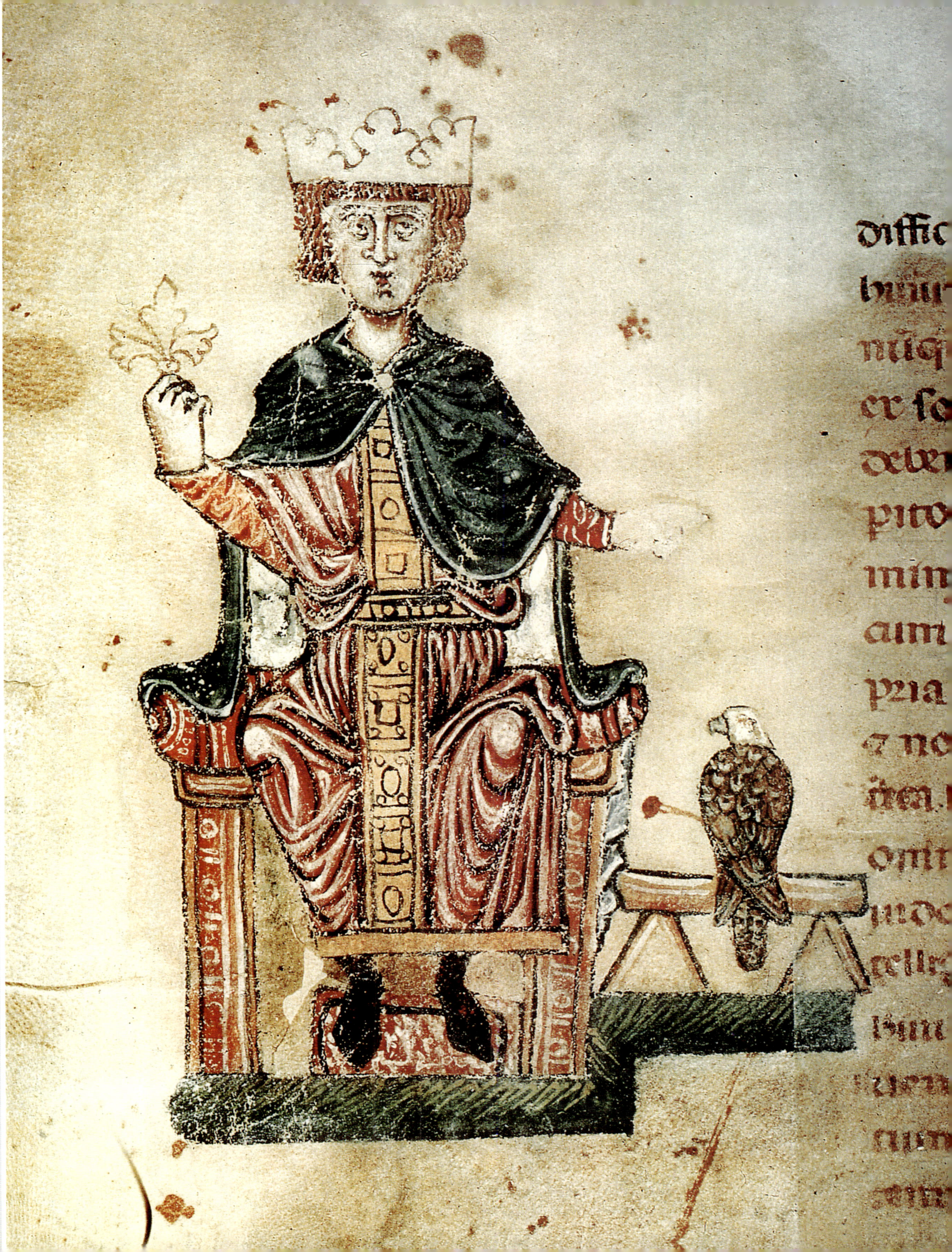

Der Troubadour Gottes

Franz von Assisi und die Armut

Gepriesen seist Du, mein Herr, mit allen Deinen Geschöpfen, zumal mit Frau Schwester Sonne, die uns den Tag schenkt und das Licht. Schön ist sie – und sie strahlt in großem Glanz. Dein Sinnbild trägt sie, Erhabenster.

Franz von Assisi, *Sonnengesang*, Herbst 1225

Mit seinen abstehenden Ohren sei er kein schöner Mann gewesen, ebensowenig eine imponierende Gestalt, sondern eher klein und zudem nicht sonderlich gebildet. So berichten die Zeitgenossen. Trotzdem hat dieser Mann Weltgeschichte geschrieben: Im Januar 1206 von einer geheimnisvollen Stimme aufgefordert: »Gehe hin und stelle mein Haus wieder her, das ganz verfallen ist«, löste Franz von Assisi eine gewaltige religiöse Erneuerungsbewegung aus. In einer Zeit, in der die Gier nach Geld und Macht das weltliche und kirchliche Leben vollständig korrumpiert hatte und Reichtum zu einem Krebsgeschwür geworden war, lebte und predigte er die Armut im Sinne eines unbekümmerten Frei-Seins von Besitz. Und das tat der ehemalige Genießer und

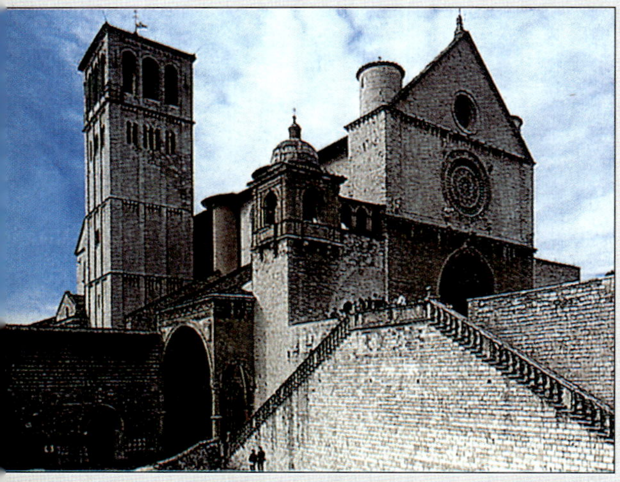

San Franceso in Assisi, Grablege des heiligen Franziskus und Wallfahrtsort für Millionen

Feinschmecker, der sich als Sohn einer wohlhabenden Familie gern mit Luxus und Pracht umgeben hatte, mit einer Radikalität und Fröhlichkeit, die die Menschen – darunter ungewöhnlich viele hochgelehrte Köpfe – in ihren Bann zog: Bis zum Ende seines 44 Jahre währenden Lebens hatten sich dem ›kleinen Armen‹, an dessen Körper sich seit einer Vision am 14. September 1224 die ersten historisch sicher bezeugten Wundmale Christi fanden, europaweit 20000 Brüder angeschlossen. Damit war die Armutsbewegung, die sich vor allem um die hoffnungslos verelendete städtische Bevölkerung kümmerte, nicht mehr aufzuhalten. Als Anwalt der Armen sprach Franz von Assisi als erster aus, daß die Arbeit zur Würde des Menschen gehöre, ihren Wert in sich selbst trage und nicht durch die Höhe des Lohnes bemessen werden könne. Doch neben den Armen liebte er auch die Natur: Er, der in den Tieren Freunde der Menschen sah, schuf mit dem *Sonnengesang* die erste Dichtung in italienischer Sprache. Der große Dante setzte ihm ein literarisches Denkmal: In der *Göttlichen Komödie* heißt es im XI. Paradiesgesang über Assisi: »Dort, wo sich des Abhangs Steile bricht, wurde der Welt eine Sonne geboren.«

Von dem Maler Giotto di Bondone, der die Darstellung menschlicher Gefühle in die Kunst einführte, stammt aller Wahrscheinlichkeit nach ein anderes Denkmal, das von der Bedeutung des Mannes aus Umbrien kündet: das Fresko *Der Traum von Papst Innozenz III.* in der Begräbniskirche des Heiligen in Assisi. Einer Legende zufolge hatte Innozenz III. die von Franz von Assisi vorgelegte Mönchsregel wegen verbliebener Zweifel nur mündlich genehmigt. Doch diese Zweifel, so heißt es, hätten sich gelegt, als Franz von Assisi dem Papst in einer Traumvision als Stütze der Kirche erschienen sei.

GIOTTO DI BONDONE
(wohl 1267–1337) zugeschrieben

Der Traum von Papst Innozenz III. (Franziskus stützt die Kirche)

um 1295, Fresko (Detail)
San Francesco (Oberkirche), Assisi

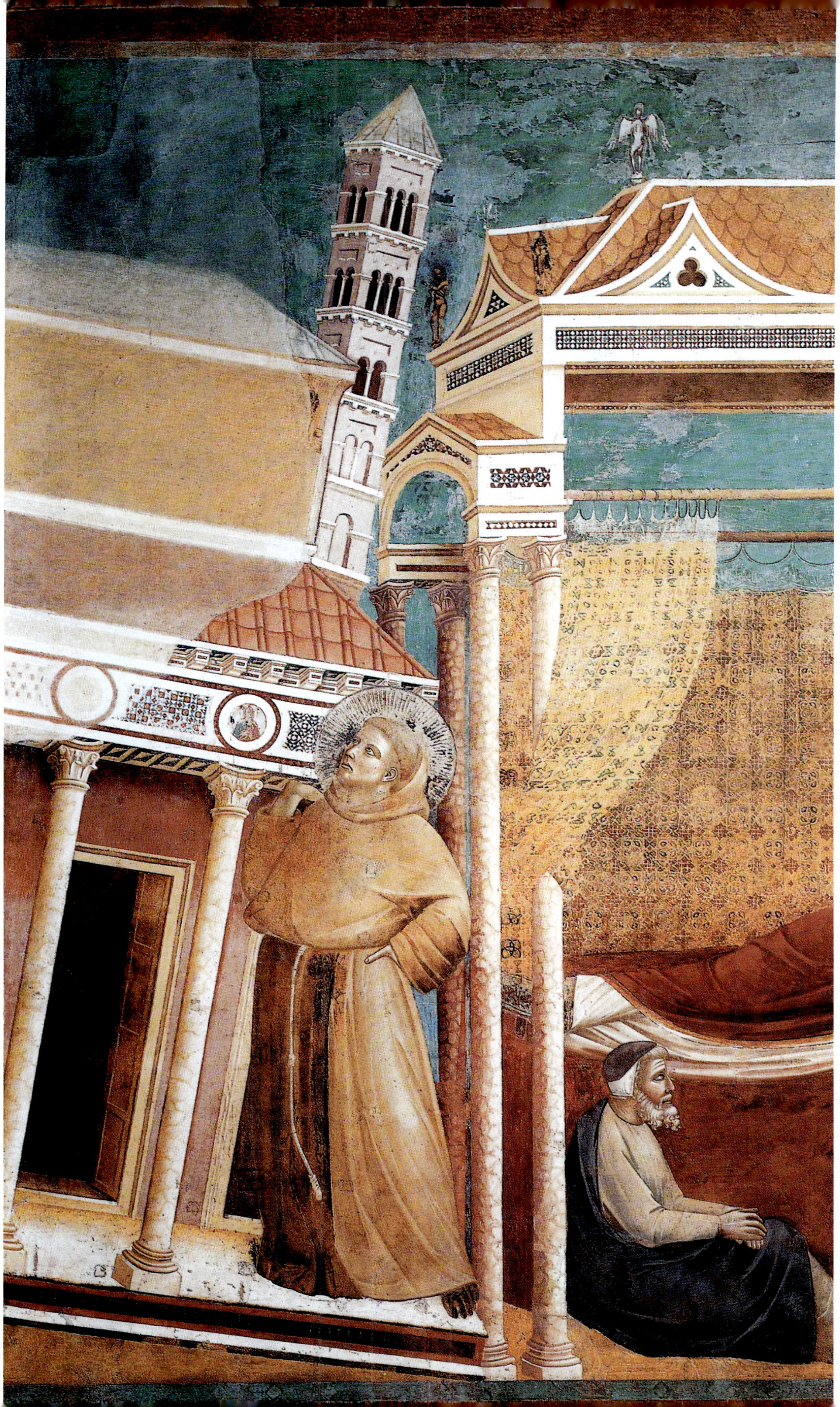

Du bist mein und ich bin dein

Ritter und Minne im Mittelalter

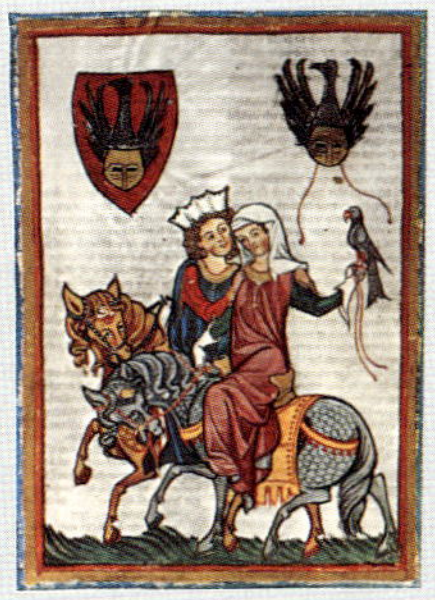

Zugig mögen sie gewesen sein, die Burgen des Mittelalters. Glas konnten sich nur die wenigsten leisten. Deshalb wurden die Fensteröffnungen im Winter notdürftig mit Fellen und Häuten verhängt oder mit Brettern vernagelt. Auf manchen Burgen zogen die Bewohner bei Anbruch der kalten Jahreszeit sogar gleich ganz in die Badstube. Denn hier konnte wenigstens richtig eingeheizt werden. Die alten Rittersleut' waren also nicht zu beneiden. Oswald von Wolkenstein, Burgherr in Südtirol, erzählt, sein Leben sei ein Elend. Ums Brot müsse er sich sorgen – und er sehe nichts als Geißen, Böcke, Rinder und plumpe Leute, die vom Heizen rußgeschwärzt seien. Auch das Hören sei keine Labsal: nichts als Eselsgeschrei und Pfauengekreisch.

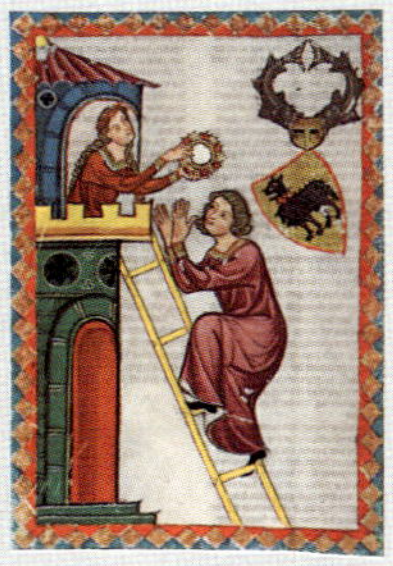

Umso wichtiger war es für die Burgbewohner, gelegentlich ausgelassen zu feiern, wenn die Kammern gerade überquollen: Auf der Frohburg in der Schweiz wurden innerhalb weniger Jahre bei verschiedenen Festlichkeiten allein 106 Wildschweine, 73 Rehe, 61 Bären, drei Elche und zwei Auerochsen verspeist.

Solche Feste bedeuteten aber auch: gutes Geschäft für Minnesänger. In diese Rolle schlüpften nur selten die Burgherren selbst, wie beispielsweise der schon genannte Oswald von Wolkenstein. In der Regel handelte es sich um fahrende ›Liedermacher‹. Ihr zentrales

Reigen der Minnesänger: Kraft von Toggenburg, Hartmann von Aue und Werner von Teufen in der *Manessischen Liederhandschrift*

Ich saß auf einem Steine, übereinander die Beine. Darauf setzt' ich den Ellenbogen und hielt in meiner Hand gewogen das Kinn und eine meiner Wangen. So dachte ich mit vielem Bangen, wie auf der Welt man leben sollt.

Nach Walther von der Vogelweide, vor 1230

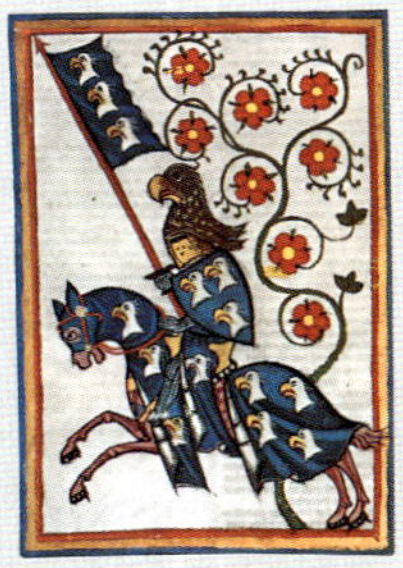

Thema war die platonische Liebe. Als das Rittertum im 12. und 13. Jahrhundert aufblühte, galten nicht nur Tapferkeit und Treue als Tugenden, sondern auch ein einwandfreier, christlicher Lebenswandel und das Eintreten für Schwache – in erster Linie aber der sogenannte Dienst an der Herrin: Obwohl die adelige Dame im Alltag zeitlebens unter der Vormundschaft ihres Vaters, Bruders oder Ehegatten stand, avancierte sie in der ritterlichen Gesellschaft zur Göttin: Die Minne wurde zum Ideal, weil sie vom Liebenden Geduld, Ausdauer und Ergebenheit fordert: Der Mann wirbt um eine oft höherstehende Dame und muß sich ihre Gunst erst ›verdienen‹, indem er Turniere bestreitet oder zu ihren Ehren dichtet und singt.

Als bedeutendster fahrender Minnesänger deutscher Zunge, der in seinen Liedern auch autobiographische und politische Themen aufgriff, gilt Walther von der Vogelweide: Geboren um 1170 in Niederösterreich, lebte er an verschiedenen Fürstenhöfen, bis er um 1220 von Kaiser Friedrich II. ein Lehen erhielt, das sein Auskommen sicherte. Ein Teil seiner Werke ist in der *Manessischen Liederhandschrift* enthalten, einer Sammlung, die nahezu 6000 Strophen von 140 Dichtern aus der Zeit von 1160 bis 1330 enthält. Entstanden sein soll sie am Hof von Rüdiger Manesse, der ab 1264 die Ritterschaft im Rat der Stadt Zürich vertrat. Mit seinen ganzseitigen Autorenporträts zählt der Prachtcodex zu den bedeutendsten Handschriften des Mittelalters.

Manessische Liederhandschrift

1300–1340
Der Minnesänger Walther von der Vogelweide mit überschlagenen Beinen auf einem Stein sitzend und meditierend, Codex Manesse, Cod. Pal. Germ. 848, fol. 124r von insgesamt 426 Blättern, 35,5 × 25 cm
Universitätsbibliothek, Heidelberg

Her walther vō der vogelweide. .xlij.

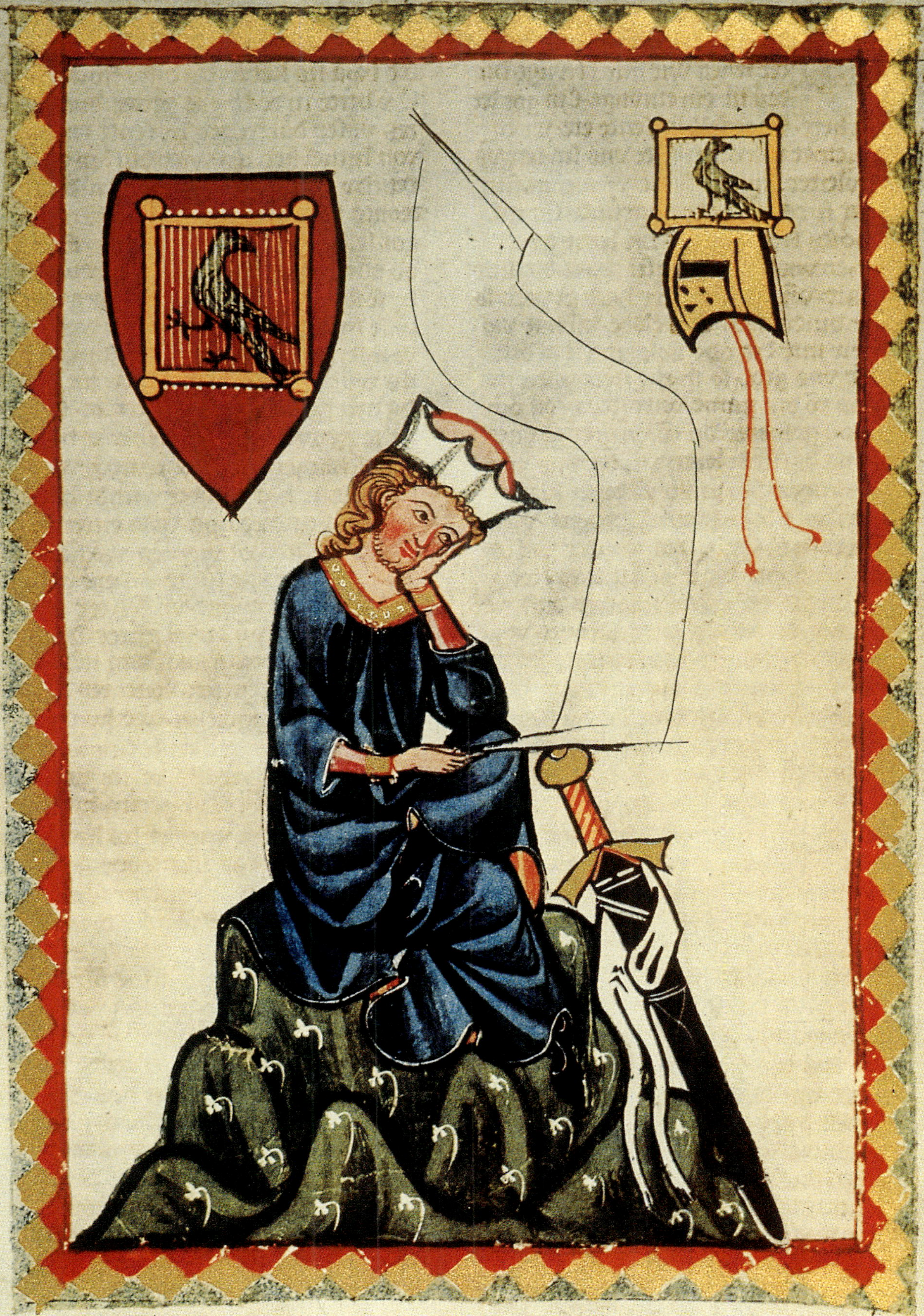

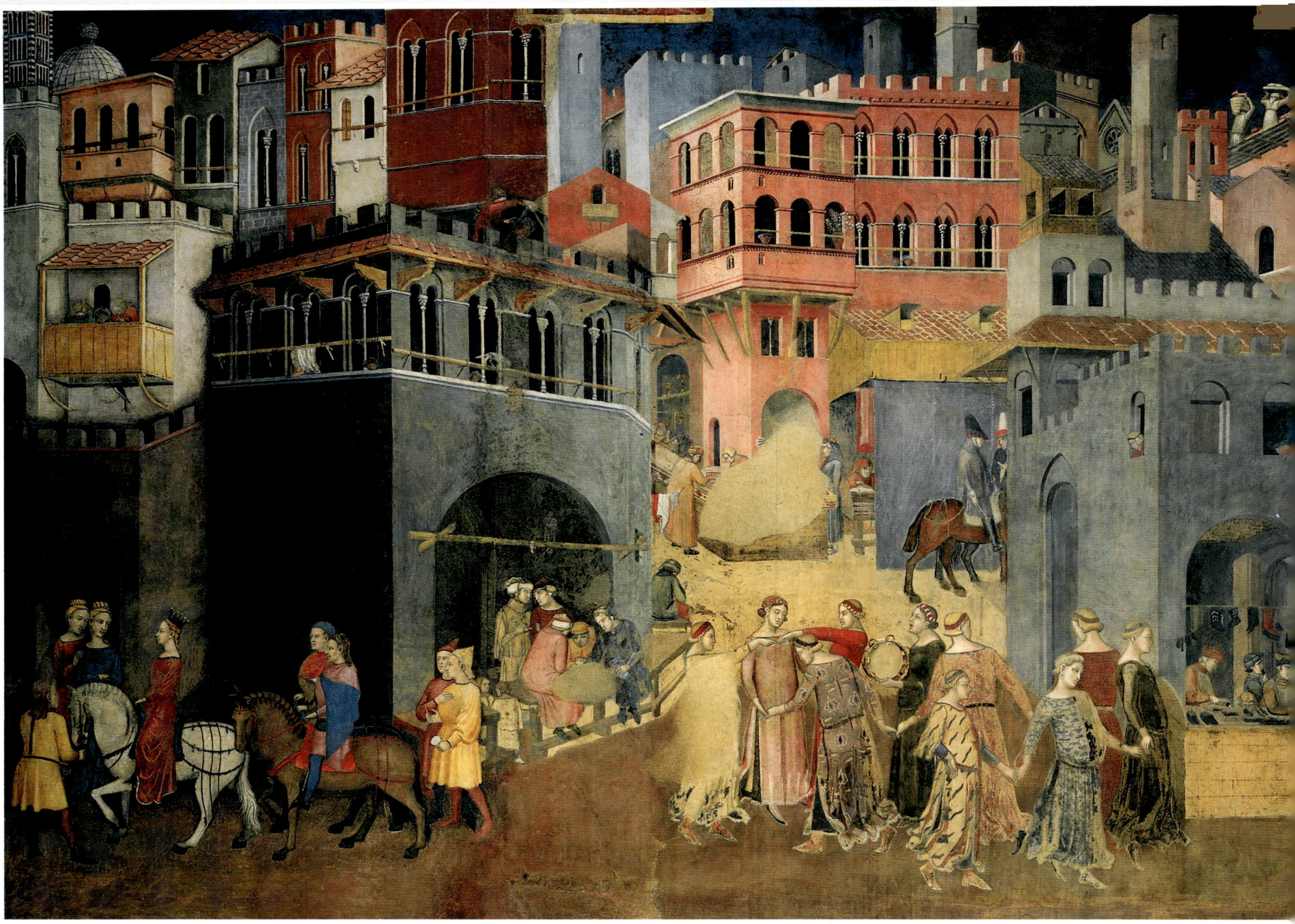

Es ist ein nützlich Ding, der Friede

Siena und die Allegorie der guten Regierung

Es ist eine große Freude, von Lorenzetti den Frieden beschrieben zu sehen: Ich sehe Händler, die mit ihren Waren sorglos von Stadt zu Stadt ziehen. Ich sehe, wie voller Hoffnung Häuser gebaut werden und wie Mädchen frohgemut den Reigen tanzen. Es ist ein nützlich Ding, der Friede! Schon das Wort ›pace‹ geht so süß über die Lippen. Schau' sein Gegenteil an und sag' ›guerra‹. Das ist ein rauhes Ding. Es strömt so viel Roheit aus, daß es den Mund verzieht.

Nach Bernardino von Siena, *Predigt über die gute Regierung*, 1427

Abends, wenn die Sonne untergeht, leuchtet die Stadt im warmen Braunton ihrer ziegelgemauerten Patrizierhäuser. In Siena scheint seit Jahrhunderten die Zeit stehengeblieben zu sein: Das gotische Stadtbild mit seinen engen und steil abfallenden Gassen, mit seiner eindrucksvollen Stadtmauer und der markanten Silhouette von Dom, San Francesco und San Domenico hat sich fast unversehrt erhalten.

Heute führen die großen Routen an Siena vorbei. Doch bis ins späte Mittelalter mußte hier durch, wer als Kaufmann oder Pilger, Ritter oder Kaiser von Norden in Richtung Rom wollte. Die von den Langobarden erbaute Frankenstraße verhalf der Stadt zu Wohlstand und Reichtum, den Rest besorgten nahe Silberminen. Die Bankhäuser Sienas gehörten zu den finanzkräftigsten in Europa. Entsprechend selbstbewußt gaben sich die Bürger der Stadt. In den Jahren zwischen 1288 und 1309 errichten sie mit dem Palazzo Pubblico einen Palast aus Travertin und Backstein, der mit seiner repräsentativen Prachtentfaltung ein eindrucksvolles Zeugnis bürgerlichen Selbstverständnisses ablegt. In seinem Inneren finden sich bedeutende Fresken –

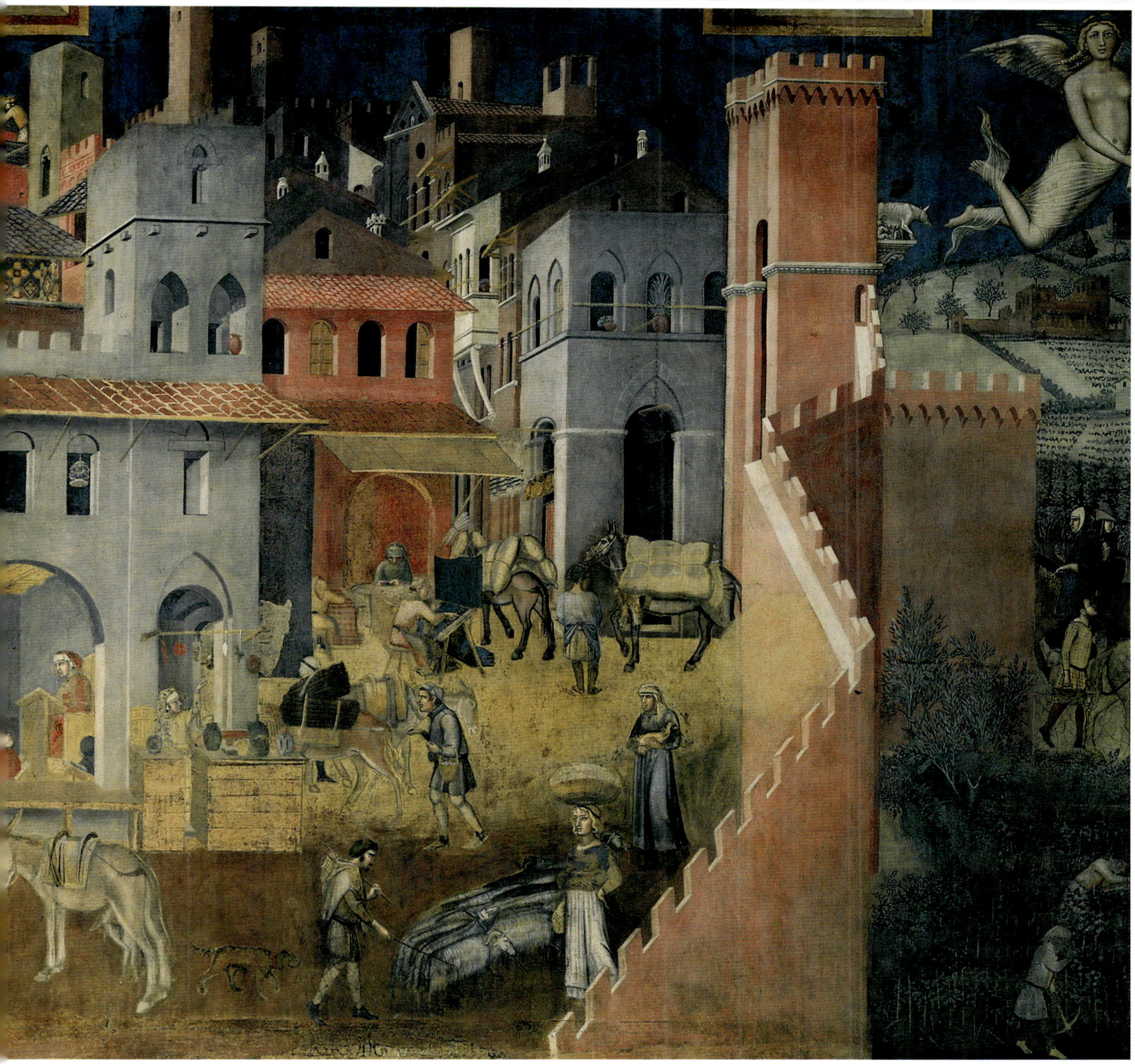

AMBROGIO LORENZETTI
(um 1285–1347)
Die Auswirkungen der guten Regierung

1338–40, Fresko, Länge: 14 m
Palazzo Pubblico, Siena

darunter die Allegorie und die Auswirkungen der *Guten Regierung* des gebürtigen Sienesen Ambrogio Lorenzetti. Dieses Meisterwerk mittelalterlicher Kunst beherrscht den Raum, in dem der Magistrat zusammentrat, der die Stadtrepublik Siena von 1292 bis 1355 regierte. Es ist als bildgewordene Mahnung einer politischen Philosophie zu verstehen, die den Erhalt des Friedens zum höchsten Ziel einer gerechten Herrschaft erklärte: Nur der Frieden ermöglicht florierenden Handel, sorgloses Leben, Heiterkeit und Frohsinn. Das kolossale Panorama bildet in einer für die damalige Zeit ungewöhnlichen Detailgenauigkeit die tatsächliche Gegenwart des Malers ab und ist wahrscheinlich die erste naturgetreue Stadtansicht, die je gemalt wurde: Die Wohnhäuser, Läden und Paläste mit Zinnen, Geschlechtertürmen und Fensterfronten dürften ein realistisches Bild der prosperienden Stadt Siena in der ersten Hälfte des 14. Jh. widerspiegeln.

Als Pendant zu dieser Vision voller Optimismus befindet sich auf der gegenüberliegenden Wand die *Schlechte Regierung*. Sie zeigt dieselbe Stadt und Landschaft, allerdings vom Krieg verwüstet. »Hier sehe ich keinen Handel und keine Tänze, sondern ich sehe tote Menschen. Es werden keine Häuser mehr gebaut, keine Felder mehr bestellt, keine Reben mehr geschnitten«, predigte der heilige Bernardino von Siena. Wenige Jahre nach der Fertigstellung der Fresken wurde diese Vision zur furchtbaren – allerdings schicksalsbedingten – Wirklichkeit: Durch den Schwarzen Tod, die gefürchtete Beulenpest, verlor Siena mehr als zwei Drittel seiner Einwohner, darunter auch Ambrogio Lorenzetti, den Schöpfer der Fresken.

So sammelten wir die Gebeine

Burg Karlstein und der Reliquienkult des Mittelalters

Als der Leichnam der Heiligen auf der Totenbahre lag, kamen viele Gläubige, um sie zu verehren. Und sie schnitten die Fingernägel ab, die Fußnägel, die Spitzen ihrer Brüste und sogar die Daumen, um alle diese Dinge als Reliquien aufzubewahren.

Nach Caesarius von Heisterbach, *Aufzeichnungen über die heilige Elisabeth,* um 1231

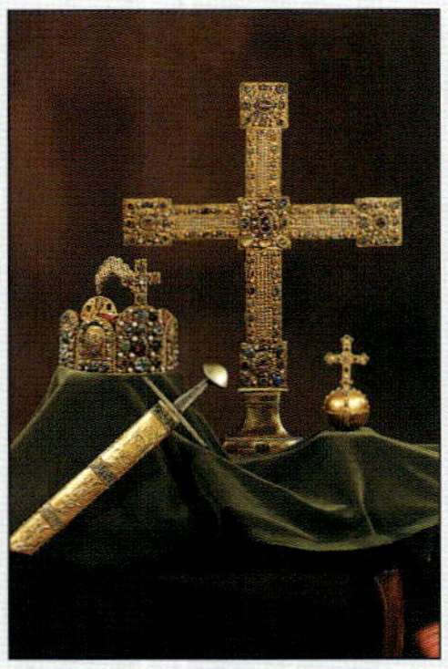

Die Reichskleinodien

Die christliche Welt prügelte sich darum, denn man war überzeugt, daß sie wertvoller seien als Gold oder kostbare Edelsteine: Als ›Reliquien‹, als Überreste von Heiligen, galten Gegenstände oder Stoffetzen, die mit deren lebenden oder toten Körpern in Berührung gekommen waren – vor allem aber ihre Gebeine. In ihnen, so hieß es, wirke die Kraft Gottes in einzigartiger Weise weiter, und wer sie verehre, erhalte himmlischen Beistand in jeglicher Not. Man schreckte vor kaum etwas zurück, um solche ›Heiltümer‹ zu ergattern: Gräber wurden aufgebrochen, Skelette entnommen oder gar gestohlen, Gliedmaßen abgetrennt. Begehrt war vor allem der Kopf, von dem man Haut und Haare entfernte, um den blanken Schädel zu haben. Der Reliquienhandel nahm so groteske Züge an, daß der heilige Franziskus bei seiner letzten Reise von Siena nach Assisi einen weiten Bogen um Perugia machte, weil er befürchtete, dort zum Reliquienobjekt zu werden. Und Bischof Hugo von Lincoln soll in seiner Reliquienbegeisterung um 1200 im französischen Kloster Fécamp zum Entsetzen der Mönche den Armknochen der Maria Magdalena »wie ein Hund mit den Zähnen benagt« haben, um hinfort gegen Ungemach geschützt zu sein.

Auch die Fürsten trugen reiche Reliquienschätze zusammen. Der bedeutendste befand sich zwischen 1347 und 1378 im Besitz Kaiser Karls IV. Mit großem Eifer sammelte er Reliquien – vor allem aus den Ländern, die seiner Herrschaft unterstanden. So besaß er Knochenreste der Heiligen Palmatius (Italien), Sigismund (Burgund) und Wenzel (Böhmen) und sprach häufig von der »reichsbildenden Kraft« dieser Reliquien. Als Kaiser nannte er auch die Reichskleinodien sein eigen – darunter Krone, Szepter, Reichsapfel und Reichsschwert. Diese Herrschaftszeichen europäischer Macht galten als Reliquien Karls des Großen. Denn er – nach der Auffassung dieser Zeit ein Heiliger – soll sie der Legende zufolge in Auftrag gegeben und als erster benutzt haben. Noch bedeutender allerdings war die zu den Reichskleinodien zählende heilige Lanze mit den angeblichen Nägeln vom Kreuz Christi: Es soll die Lanze gewesen sein, die der Soldat Longinus Christus am Berg Golgotha in die Seite stieß. Von der Echtheit seiner Reliquien überzeugt, ließ

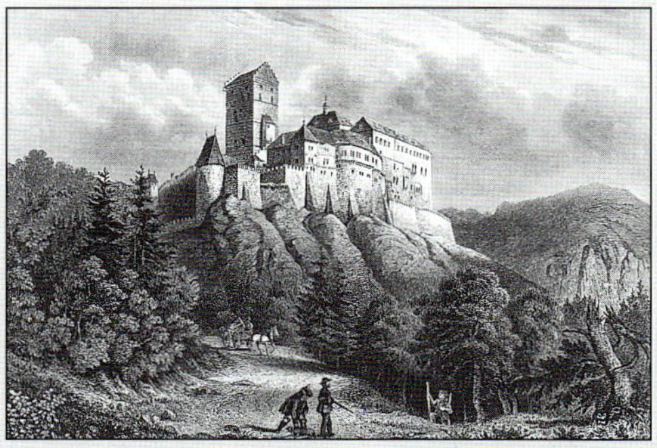

Schatzhaus der Reichskleinodien: Burg Karlstein bei Prag, erbaut zwischen 1348 und 1357, in einem Stich des 19. Jh.

Karl IV. bei Prag die Burg Karlstein bauen – als eindrucksvolles Schatzhaus für diese ›Heiltümer‹ und als geistliches Zentrum seiner Herrschaft. Heute werden die Reichskleinodien in Wien verwahrt. Doch wegen ihrer kostbaren Fresken ist die Burg Karlstein noch immer ein kulturhistorischer Höhepunkt und auch *das* Nationaldenkmal Böhmens.

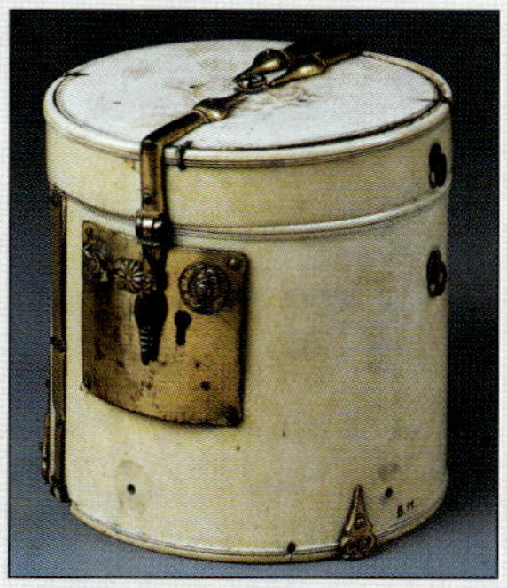

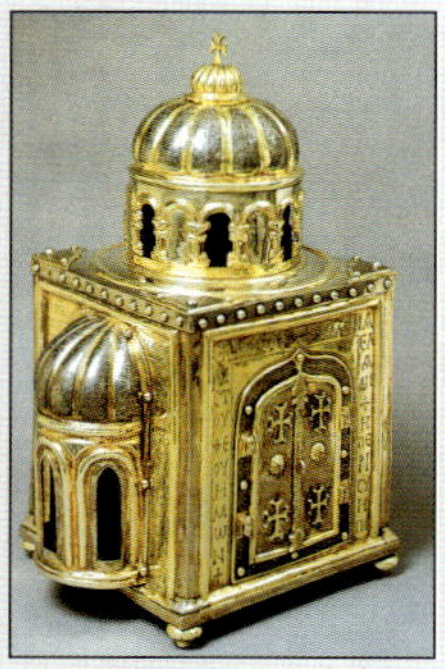

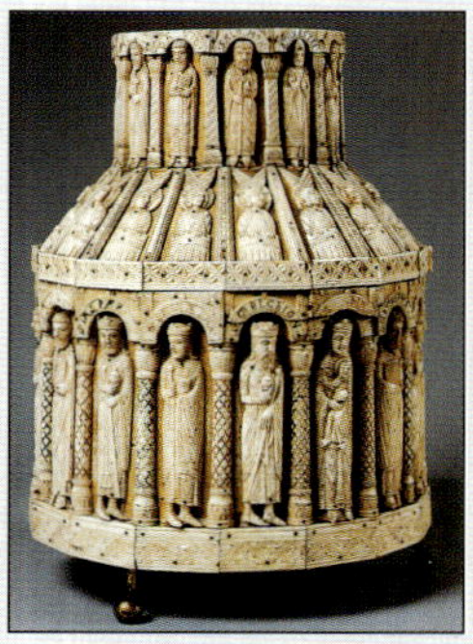

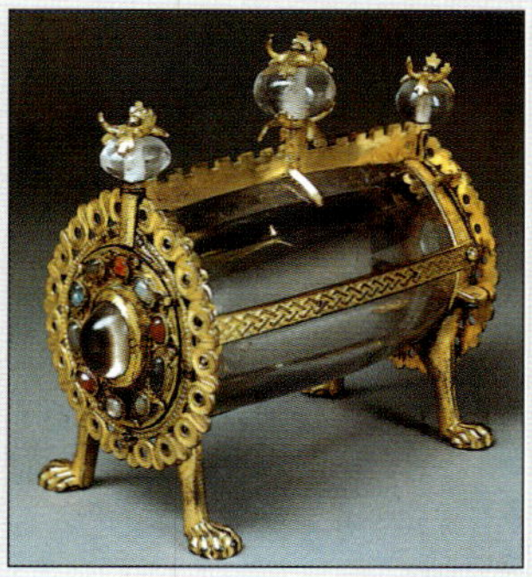

Heiltümer des Mittelalters: Reliquienbehälter verschiedener Provenienz

NIKOLAUS WURMSER
Kaiser Karl IV. legt Reliquien in einen Behälter

1356, Fresko
Burg Karlstein bei Prag, Marienkapelle

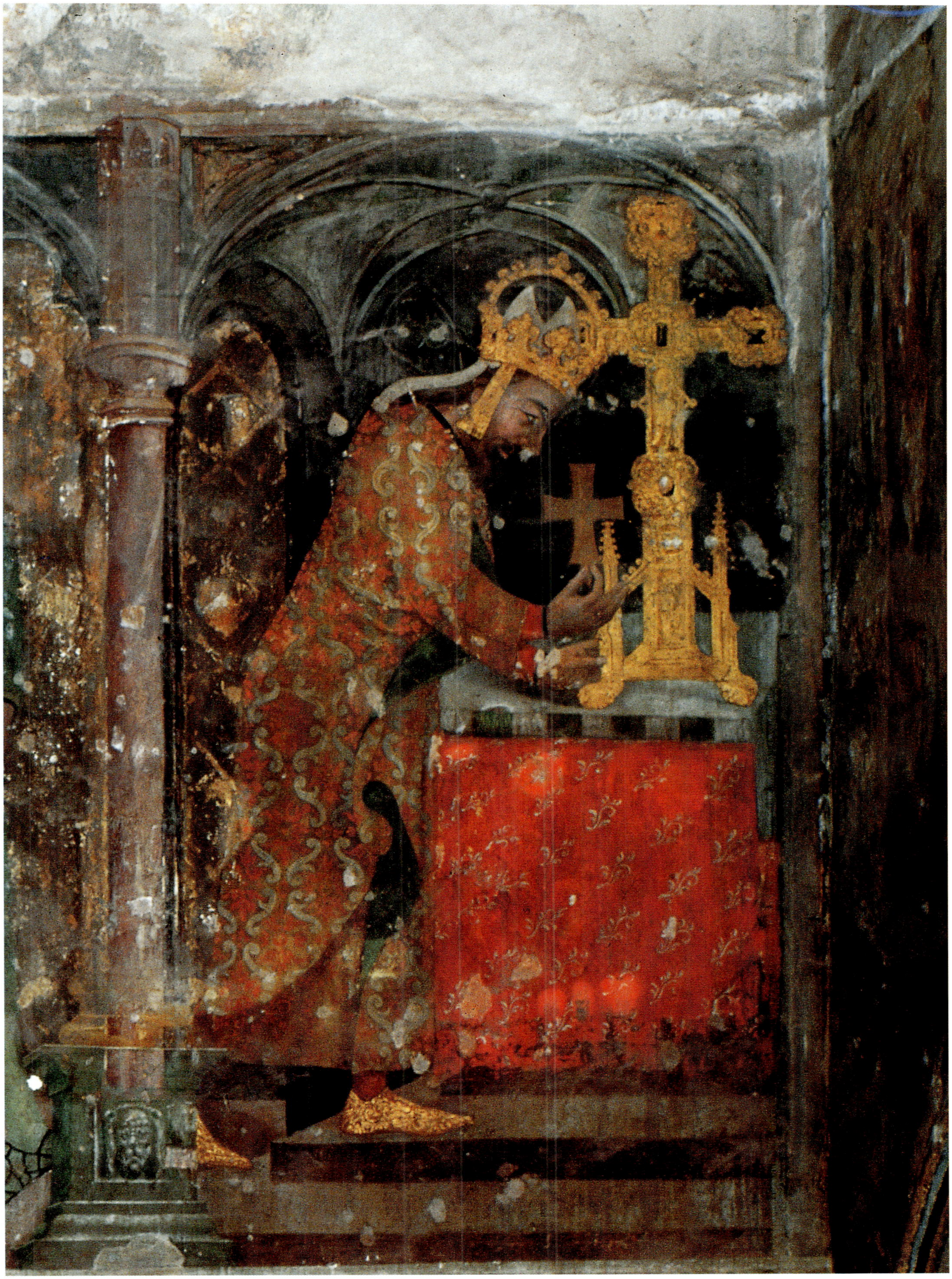

Vom Luxus des Lebens
Das Stundenbuch des Herzogs von Berry

Reichtümer mag manch anderer häufen an funkelndem Golde, mag des geackerten Lands haben, soviel er nur will! Mir soll bescheidene Habe zum friedsamen Leben verhelfen: Wenn nur im eigenen Herd ständig das Feuer mir brennt.

Tibull, *Das Glück auf dem Lande,* 1. Jh. v. Chr.

Der Herzog von Berry sammelte alles, was kostbar war: Juwelen, Goldstoffe aus Italien, wertvolle Musikinstrumente, Porzellan, Uhren, Bildteppiche, Reliquiare. Er besaß 17 Schlösser, einen Zoo mit Straußen, Dromedaren, Gemsen und Bären, einen Zahn Karls des Großen und die bedeutendste Rubin-Sammlung seiner Epoche. Doch vor allem liebte er Bücher: Seine Bibliothek zierten römische Klassiker, Chroniken, Ritterromane und eine Ausgabe mit der Beschreibung der Reisen von Marco Polo. Der Herzog war ein Genußmensch, er liebte Prunk und Luxus. Als Sohn, Bruder und Onkel französischer Könige konnte er sich diesen Aufwand auch leisten. Und wenn das Geld knapp wurde, erhöhte er die Abgaben in Zentralfrankreich, das zu großen Teilen seiner Herrschaft unterstand.

Doch er kaufte nicht nur. Als Mäzen vergab er auch Aufträge – zum Beispiel für die Anfertigung von Stundenbüchern. Diese Sammlungen religiöser Literatur heißen deshalb so, weil sie Gebetstexte enthalten, die zu den verschiedenen Stunden des Tages gelesen oder rezitiert wurden. Der Herzog von Berry besaß mehrere solcher Bücher, die allein der privaten Andacht dienten. Sein kostbarstes Stundenbuch aber, die *Très Riches Heures,* hatte er um 1413 bei den Gebrüdern Limburg in Auftrag gegeben – nachdem ein anderer Meister über den Vorarbeiten gestorben war. Für die drei Brüder aus dem niederländischen Nimwegen, die damals um die 30 Jahre alt gewesen sein dürften, muß dies die Lebensaufgabe schlechthin gewesen sein. Wie ihr Auftraggeber starben alle drei allerdings im Lauf des Jahres 1416, wahrscheinlich an einer damals grassierenden Seuche. Die *Très Riches Heures* mit ihren 206 Blättern wurden nicht mehr fertig – trotzdem zählen sie zu den vollkommensten Bildwerken, die das Mittelalter der Nachwelt hinterlassen hat. Zum ersten Mal in der Geschichte der Buchmalerei zeigen ihre Kalenderblätter keine idealisierten Landschaften, sondern die Besitzungen einer lebenden Person: die Güter des Herzogs von Berry. Auf dem August-Bild ist sein Schloß Etampes zu sehen – dessen mächtiger Burgturm aus dem 12. Jahrhundert noch heute über das Land ragt. Auch trifft hier zum einzigen Mal in der Serie der Kalenderblätter eine Hofgesellschaft auf die Landbevölkerung: Von den Bauern arbeiten die einen auf dem Feld, die anderen erfrischen sich bei einem kühlen Bad im Weiher. Doch ihr Alltag dürfte anders ausgesehen haben als der des Herzogs von Berry: Hafergrütze statt Kapaun, Wasser statt Wein und Strohsäcke statt Federbetten.

Im Wechsel des Jahres: Winter im Dorf, Aussaat am Seineufer mit Blick auf den Louvre, Weinlese am Fuß des Schlosses von Saumur (Abb. unten)

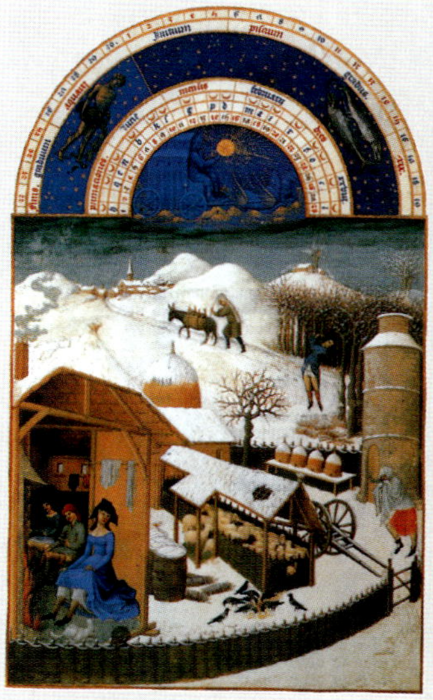

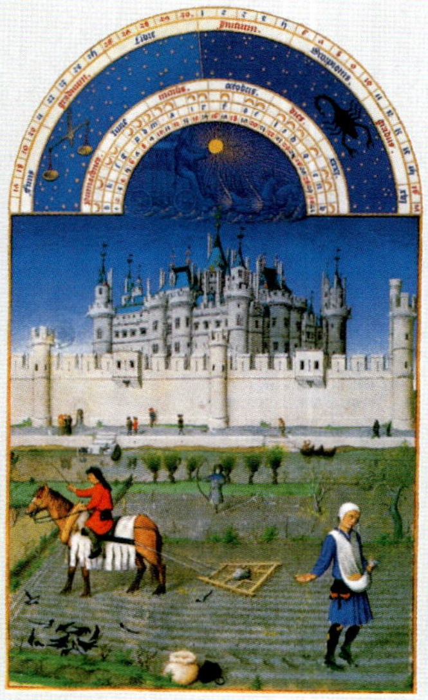

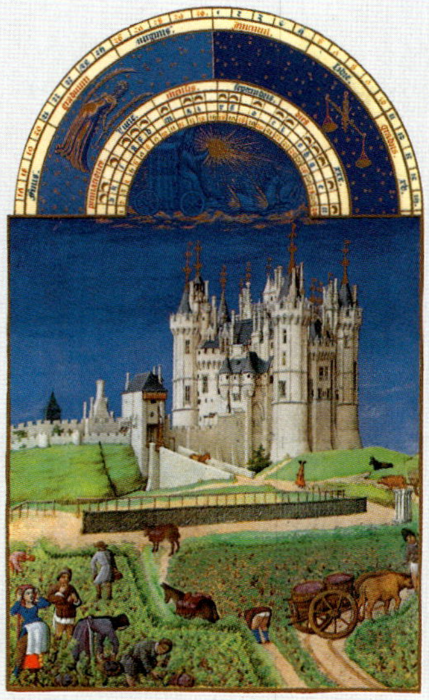

HERMAN, JEAN UND PAUL LIMBURG
(zwischen 1385 und 1390 bis etwa 1416)
Les Très Riches Heures

Stundenbuch des Herzogs von Berry, Monatsblatt August, 1413–16, Musée Condé, Chantilly

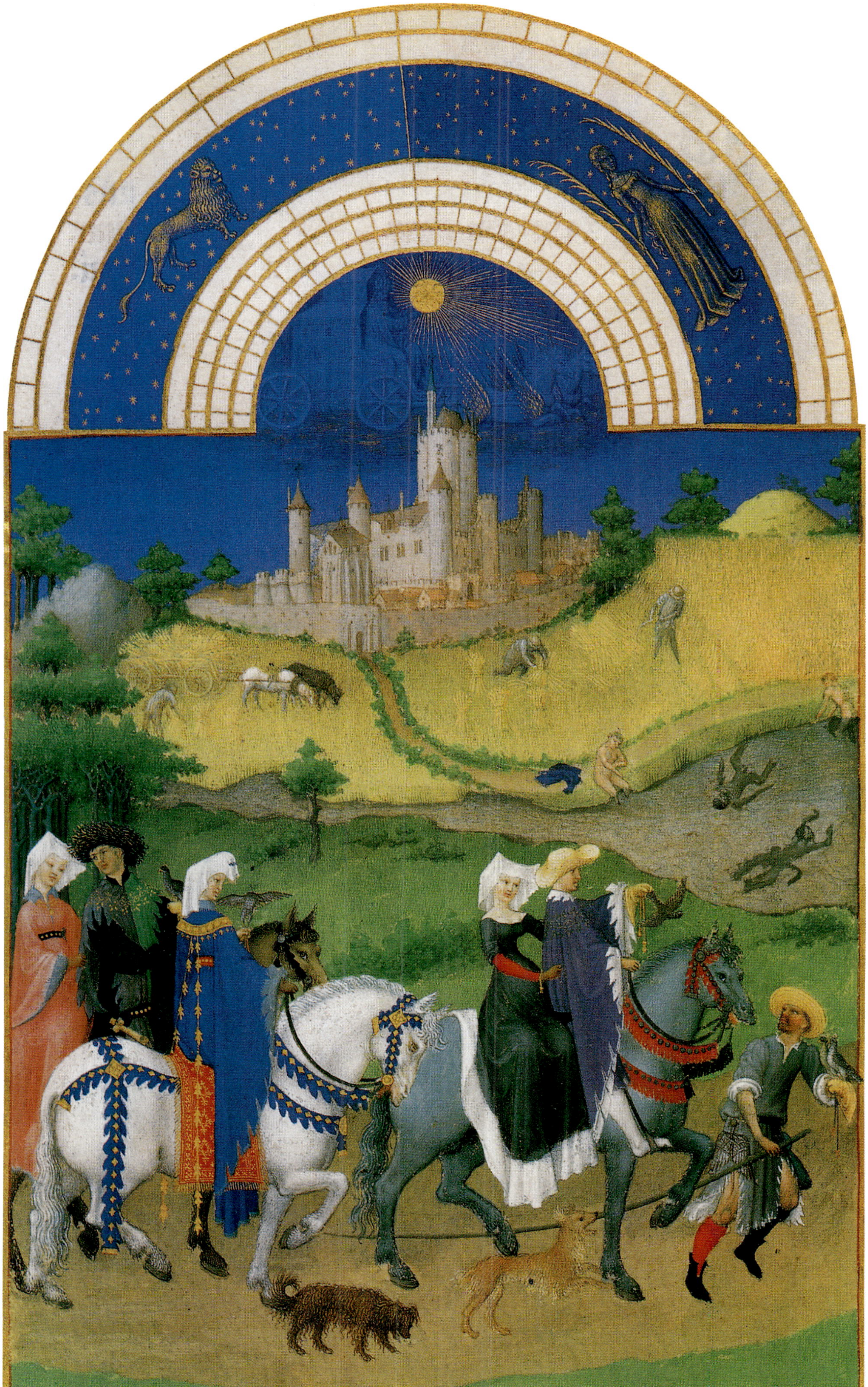

Dir hab ich mich ergeben

Hochzeit und Ehe im Mittelalter

Herzlieb, zu Dir allein steht Tag und Nacht mein Sinn. Dein rotes Mündelein nimmt mir alls Trauren hin. Dir hab ich mich ergeben, dein Eigen will ich sein, mit Dir in Freud zu leben bis an das Ende mein.

Hans Leo Hassler, *Neue teutsche Gesänge nach Art der welschen Madrigalen,* 1596

Rebhühner und Waldschnepfen, Käse und Pasteten, Nüsse und Dörrobst – nicht nur im Mittelalter bog sich die Tafel bei vornehmen Hochzeiten unter der Last der aufgetischten Köstlichkeiten. Doch damals wurde anscheinend besonders gepraßt, denn die Obrigkeit sah sich immer wieder veranlaßt, Auswüchsen entgegenzuwirken. Verordnungen legten fest, wieviele Gäste eingeladen und wieviele Gänge aufgetragen werden durften. Der Erfolg war allerdings zweifelhaft: Üppige Gelage und exzessive Weinseligkeit ließen sich ebensowenig verbieten wie der nachfolgende Tanz und die obligatorische Rauferei am Ende der Feierlichkeiten. Aber man heiratet ja nur einmal im Leben – so lautet zumindest die Regel.

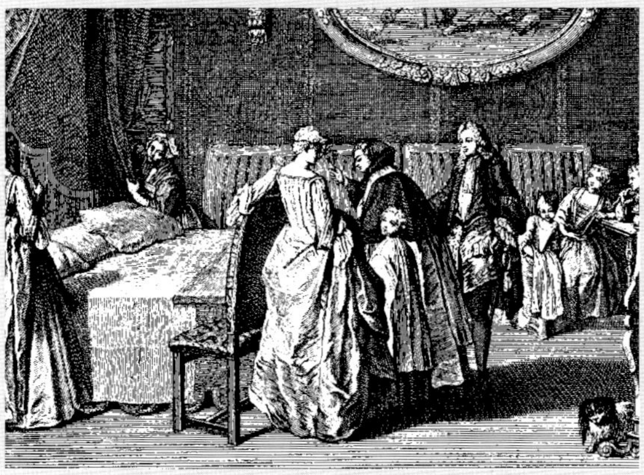

»Der Anfang, der war süß und gut«: *Die Segnung des Brautbetts,* Bernard Picard (1673–1733)

Freilich geschieht und geschah das nicht immer freiwillig: Nicht selten diktierte die elterliche Gier nach Einfluß, Reichtum oder Macht den Lebensweg der Kinder. Einzelne Stimmen forderten zwar unermüdlich, die Ehe solle »von rechter Liebschaft sein und nit um Geld oder Einfluß wegen« eingegangen werden. Aber auch eine Liebesheirat gab keine Garantie für künftiges Glück, wie ein flämischer Gesang aus dem 15. Jahrhundert erzählt: »Der Anfang, der war süß und gut, da ich mein Weib tat freien. Jetzt ist verkehrt Herz, Sinn und Mut, mich reut der erste Reihen, den ich hab getan, ich armer Mann: Ich bin die Hennen und sie der Hahn.« Man heiratete sehr früh und schloß den Bund der Ehe ohne Mitwirkung der Kirche. Die Hochzeit mit dem Treueversprechen vor zwei Zeugen war eine rein weltliche Angelegenheit und fand oft in den eigenen Stuben oder Gemächern statt. Selten wurden solche Zeremonien für die Nachwelt festgehalten. Eine der wenigen Ausnahmen ist die *Arnolfini-Hochzeit,* ein Bild des niederländischen Malers Jan van Eyck. Michele Arnolfini, der Sproß einer in Brügge ansässigen Kaufmannsfamilie aus dem italienischen Lucca, ehelicht seine Braut Elisabeth. Ob sich die beiden später voneinander getrennt haben? Prinzipiell war die Ehescheidung möglich: »Da es bekannt ist, daß wir nicht zusammen bleiben können – der Teufel hat es bewirkt und Gott will unser Zusammensein nicht – so ist es am besten, wir lösen unseren Bund«, besagt eine entsprechende Formel aus der Merowingerzeit, die noch lange benutzt wurde. Doch Geschiedene standen ebenso am Rande der Gesellschaft wie Ehelose: In Flandern stellte man einem Mann, der mit 30 Jahren noch ledig war, eine Frist, binnen der er heiraten mußte, um dem schimpflichen Eintrag ins sogenannte Schandbuch zu entgehen. Wenn er trotz der Aufforderung nicht daran dachte, sich eine Frau zu nehmen, mag er sich – im Bund mit alten Jungfern, Priestern, Mönchen und Nonnen – an eine Schrift des Kirchenvaters Augustinus gehalten haben, in der es heißt: »Die unverheiratet Verstorbenen aber erstrahlen im Himmel wie Sterne.«

JAN VAN EYCK
(um 1390–1441)
Die Arnolfini-Hochzeit

1434, Öl auf Holz, 82 × 60 cm
The National Gallery, London

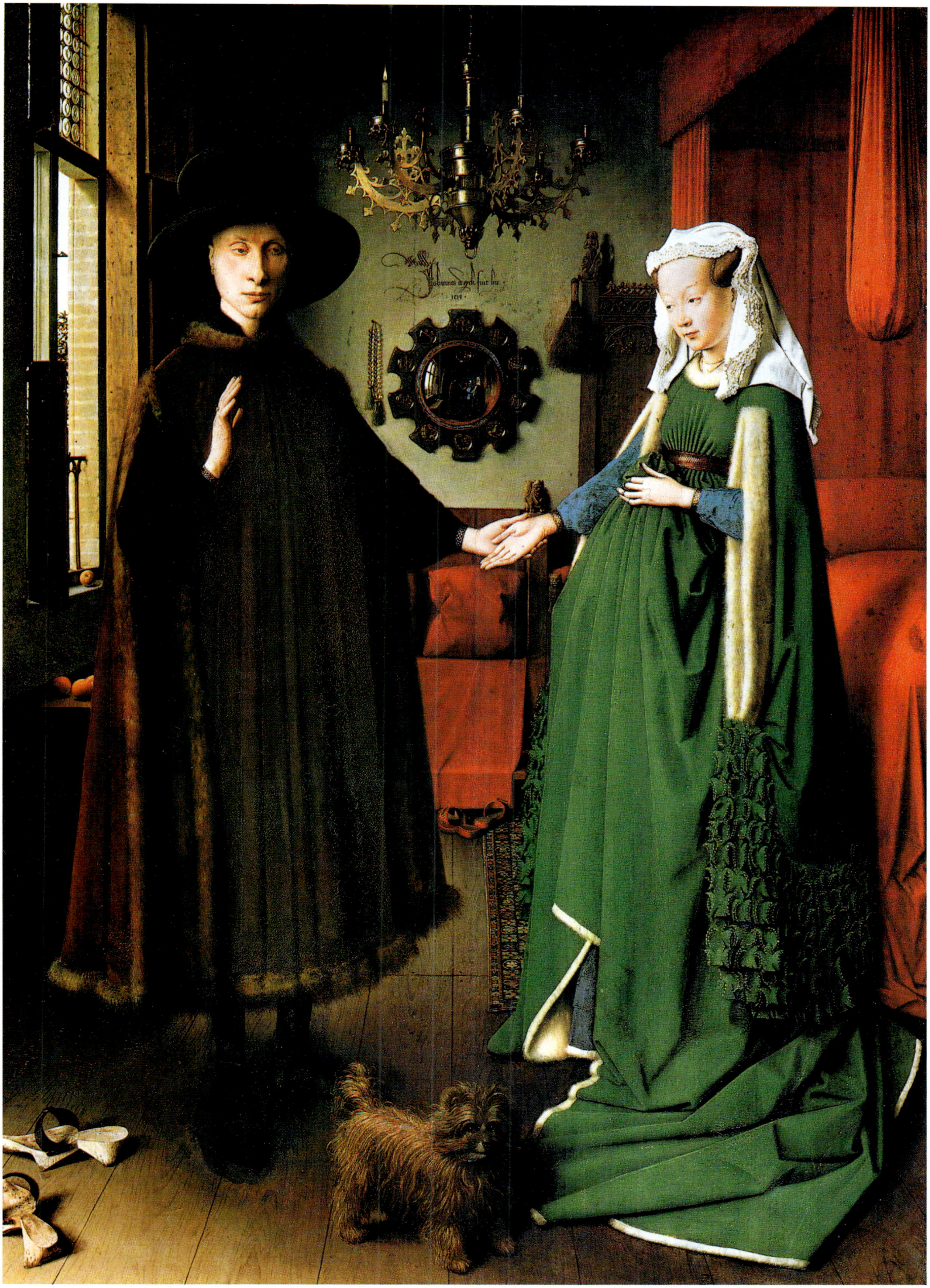

In diesem Zeichen wirst Du siegen

Kaiser Konstantin und das Kreuz Christi

Als sein Rivale Maxentius in das römische Reich einfiel, zog ihm Konstantin bis zur Milvischen Brücke entgegen, um gegen ihn zu kämpfen. Aber er machte sich Sorgen, ob es ihm gelingen würde, den Sieg über Maxentius zu erringen. Da erschien Konstantin eines Nachts ein Traumbild: Er sah das Kreuz Christi am Himmel leuchten – umgeben von einem goldenen Strahlenkranz. Engel zeigten auf das Kreuz und sprachen zu ihm: »In diesem Zeichen wirst Du siegen!«

Nach Jacobus de Voragine, *Legenda aurea,* um 1270

Skrupel hatte dieser römische Imperator keine: Er ließ nicht nur seinen Mitkaiser Licinus beseitigen, sondern verurteilte selbst nächste Verwandte zum Tod – beispielsweise seinen Sohn Crispus und seine zweite Gemahlin Fausta. Trotzdem eroberte sich Konstantin der Große einen Platz im Himmel der Heiligen: Bis heute wird sein Kult in der griechisch-orthodoxen Kirche gefeiert. Obwohl Konstantin die Moral nicht selten auf dem Altar der Staatsräson opferte, war er eine Schlüsselfigur in der Entwicklung des Christentums zur Weltreligion. Auslöser dafür soll ein Traum gewesen sein.

Als Kaiser Constantius im Jahr 311 starb, gab es zwei Thronanwärter: Konstantin und Maxentius. Zwischen den beiden kam es am 28. Oktober 312 zur entscheidenden Schlacht, wofür die sogenannte Milvische Brücke, ein Tiberübergang im Norden von Rom, den Schauplatz bildete. Am Tag zuvor, so hat es Konstantin dem Geschichtsschreiber Eusebius von Cäsarea angeblich selbst erzählt, sei ihm am Himmel ein Kreuz aus Licht erschienen – mit der Aufschrift: »In diesem Zeichen wirst Du siegen!« Nach dem Bericht von Jacobus de Voragine hingegen, im Mittelalter der bedeutendste Sammler und Herausgeber von Heiligenlegenden, soll die Vision nicht am Tag, sondern als nächtliches Traumgesicht stattgefunden haben.

An dieser Version orientierte sich der italienische Maler Piero della Francesca, als er von der damals reichsten Familie in Arezzo beauftragt wurde, die Apsis in der dortigen Franziskanerkirche mit Fresken auszumalen. Nach der himmlischen Erscheinung soll Konstantin das Kreuz auf die Schilder seiner Soldaten malen haben lassen. Und als er mit ihnen in die Schlacht zog, habe er tatsächlich den Sieg davongetragen. Ob Konstantin daraufhin wirklich vom Heiden zum Christen wurde, sei dahingestellt. Jedenfalls wurde unter seiner Herrschaft das Christentum neben dem alten Götterglauben als Religionsgemeinschaft rechtlich anerkannt und unter kaiserlichen Schutz gestellt. Seit 312 machte Konstantin der Kirche außerdem reiche Schenkungen und ließ im Stil römischer Markt- und Versammlungshallen die ersten bedeutenden Gotteshäuser der christlichen Welt errichten: unter anderen St. Peter in Rom, die Grabeskirche in Jerusalem und die Apostelkirche in Konstantinopel, über deren ehemaligen Grundmauern sich heute die Hagia Sophia erhebt. Konstantin führte den Sonntag als Tag des Gottesdienstes ein und förderte die Christianisierung des öffentlichen Lebens, indem er hohe römische Ämter mit Christen besetzte. Damit Hand in Hand gingen Reformen im Rechtswesen, die einen christlichen Einfluß vermuten lassen: Verbrecher durften nicht mehr im Gesicht gebrandmarkt werden, die körperliche Züchtigung von Sklaven und der Verkauf von Kindern wurden eingeschränkt. Schließlich berief Konstantin im Jahr 325 sogar die erste Bischofsversammlung der jungen christlichen Kirche ein: Sie fand in der heutigen westtürkischen Stadt Iznik statt und ging als ›Konzil von Nicäa‹ in die Geschichte ein. Doch taufen ließ sich der Kaiser angeblich erst auf dem Sterbebett.

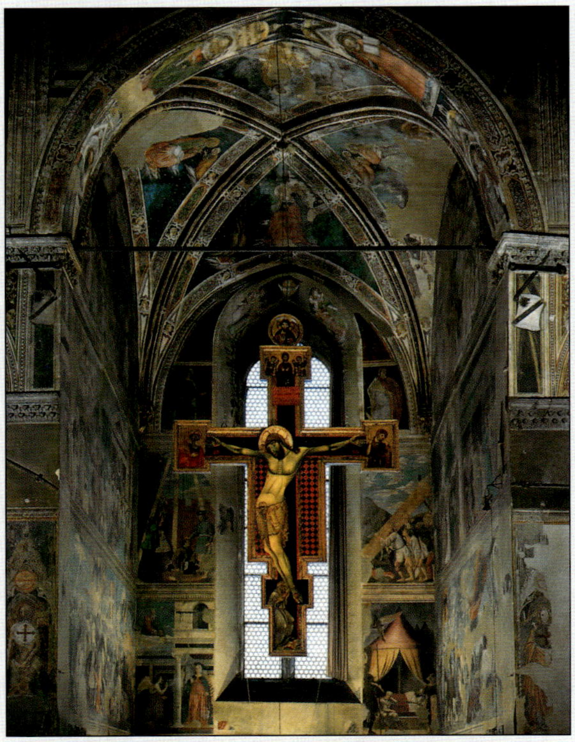

Im Angesicht des Kreuzes: Die Große Kapelle in der Kirche San Francesco in Arezzo mit den Fresken von Piero della Francesca

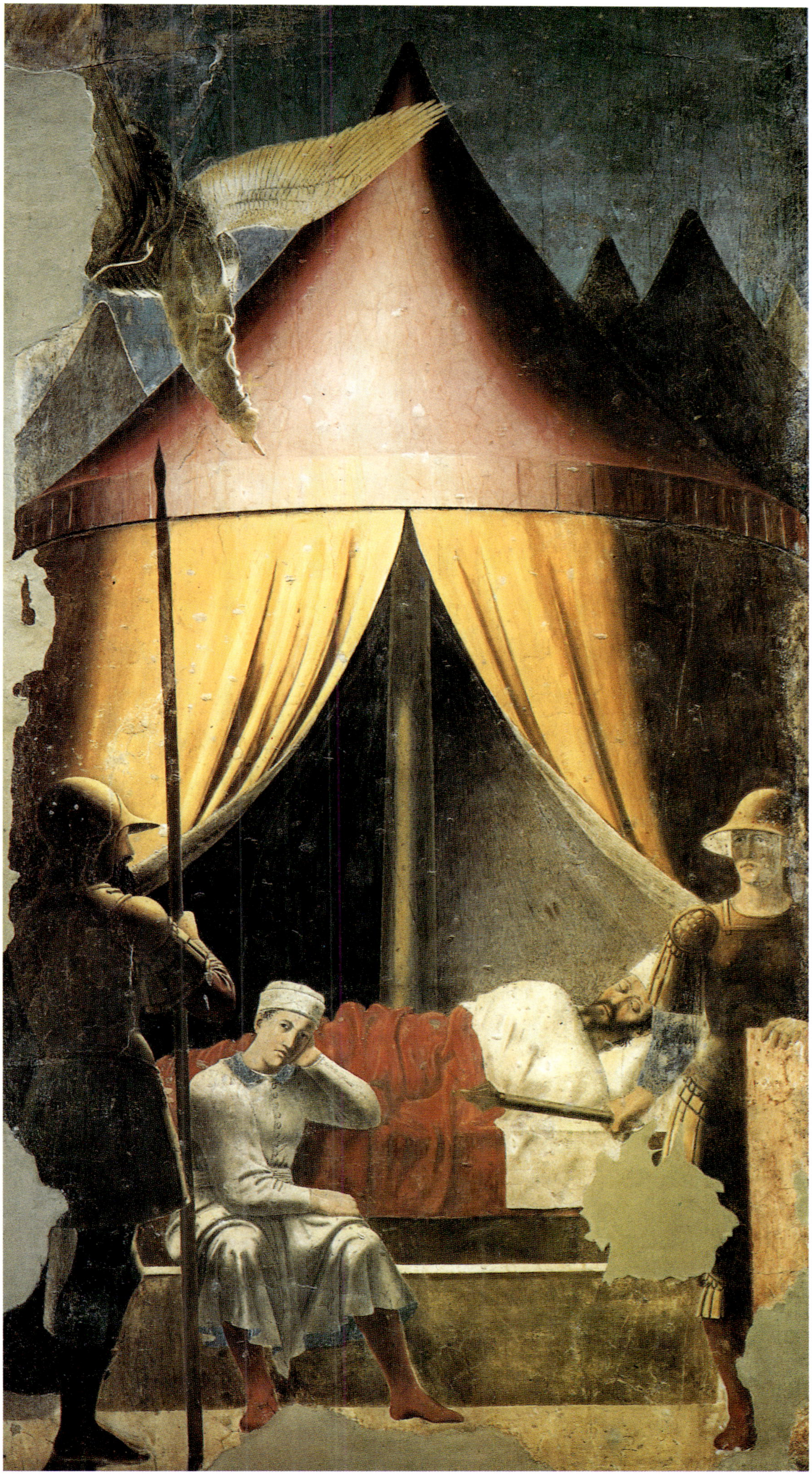

PIERO DELLA FRANCESCA
(um 1412–1492)
Der Traum Konstantins des Großen

zwischen 1452 und 1466,
Fresko, 335 × 750 cm
San Francesco, Arezzo

Vom giftigen Drachen zum zahmen Hündlein

Das böse Tier

Georg sprang auf sein Roß, machte das Kreuz vor sich und ritt gegen den Drachen, der wider ihn kam; er schwang die Lanze mit großer Macht, befahl sich Gott und traf den Drachen also schwer, daß er zu Boden stürzte.

Jacobus de Voragine, *Legenda aurea*, 1263/73

Im Lande Lybia soll der Drache im 2. Jh. v. Chr. gehaust haben, genauer: in einem See nahe der Stadt Silena. Oft sei er von seinem feuchtem Zuhause »bis unter die Mauern der Stadt« gekommen, heißt es in der *Legenda aurea*, dem – nach der Bibel – meistgelesenen Buch des Mittelalters. Dort habe er alles mit seinem Gifthauch verpestet, bis zu dem Zeitpunkt, als man beschloß, ihm täglich ein Schaf und einen Menschen zu opfern. Das Los habe darüber entschieden, »welchen Mann oder welches Weib man dem Drachen geben sollte«. Eines Tages sei das Los auf die Königstochter gefallen. Diese war auch bereit, sich zum Heil der Stadt dem Untier hinzugeben, ihre selbstlose Absicht wurde aber durchkreuzt: Als sie sich zum See aufmachte, »kam Sanct Georg von ungefähr dahergeritten«, fragte nach dem Grund ihrer Traurigkeit und streckte den in diesem Moment erscheinenden Drachen mit einem beherzten Lanzenstich nieder, allerdings ohne ihn gleich zu töten. Widerstandslos, so die Legende, habe sich die verwundete Bestie von der Königstochter einen Gürtel um den Hals legen und sich wie ein »zahm Hündlein« in die Stadt führen lassen, wo Georg den »Wurm« mit einem Schwertstreich endgültig ins Jenseits beförderte. Der Heilige avancierte zum Helden, und der Drache tauchte nie wieder auf.

Im Altertum galt die echsenähnliche und feuerspeiende Bestie als dämonische Urmacht. Es hieß, sie sei von den Göttern bekämpft und getötet worden, bevor aus ihrem toten Körper die Welt entstand. Auch das Christentum sah in dem sagenhaften geflügelten Ungeheuer die Verkörperung des Bösen. Als Tier der Apokalypse, Dämon der Versuchung und Sinnbild des Teufels geistert der Drache bis heute durch das Alte und Neue Testament. Vom griechischen Kirchenschriftsteller Origines mit der arglistig-diabolischen Schlange (lateinisch: draco) gleichgesetzt, traf das schmutziggrüne Scheusal in Europa und Vorderasien auf keinerlei Sympathie. Stattdessen mußte es sich permanenter Angriffe erwehren: Im Drachenstechen übten sich nicht nur der heilige Georg, der Erzengel Michael und – zumindest nach apokryphen Berichten – der alttestamentliche Prophet Daniel, sondern auch Siegfried, der Sagenheld des Nibelungenliedes, der im Blut des schatzhütenden Drachen badete, um – vermeintlich – unverwundbar zu werden. Mitleid mit dem malträtierten Tier kam offenbar nie auf. Außer bei Paolo Uccello, einem Maler aus Florenz: Er inszenierte den Drachenkampf des hl. Georg als romantisches Märchen mit ironischem Unterton. An der kurzen Leine der Königstochter wird die schreckliche Bestie zu einer erbarmungswürdigen, fast schon possierlichen Kreatur, die mit ihrem vor Schmerz gewundenen Schwanz und ihrer seltsam gebückten Haltung eher an eine Karikatur erinnert als an ein wirkliches Ungeheuer. Hier scheint man dem armen Tier einen gefährlichen Zahn zu ziehen, den es laut anderer Überlieferungstraditionen nie hatte: Im Fernen Osten gilt der Drache allen europäischen und vorderasiatischen Vorbehalten zum Trotz als wohltätiges und glückbringendes Wesen.

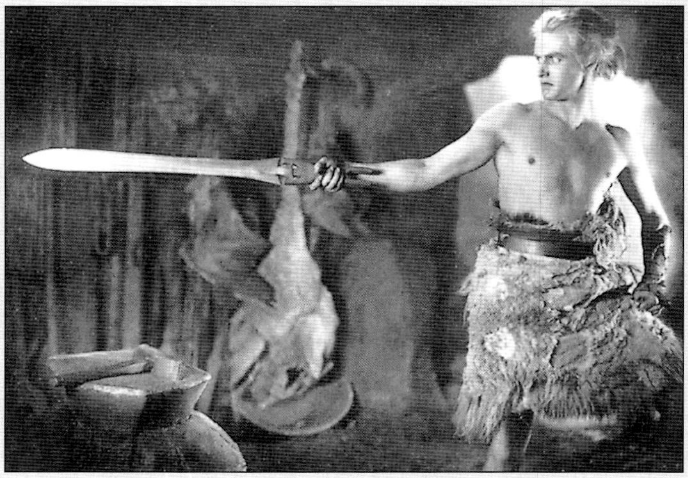

»Hier kennt Einer das Fürchten nicht«: Paul Richter als Drachentöter Siegfried in Fritz Langs Nibelungen-Film von 1924

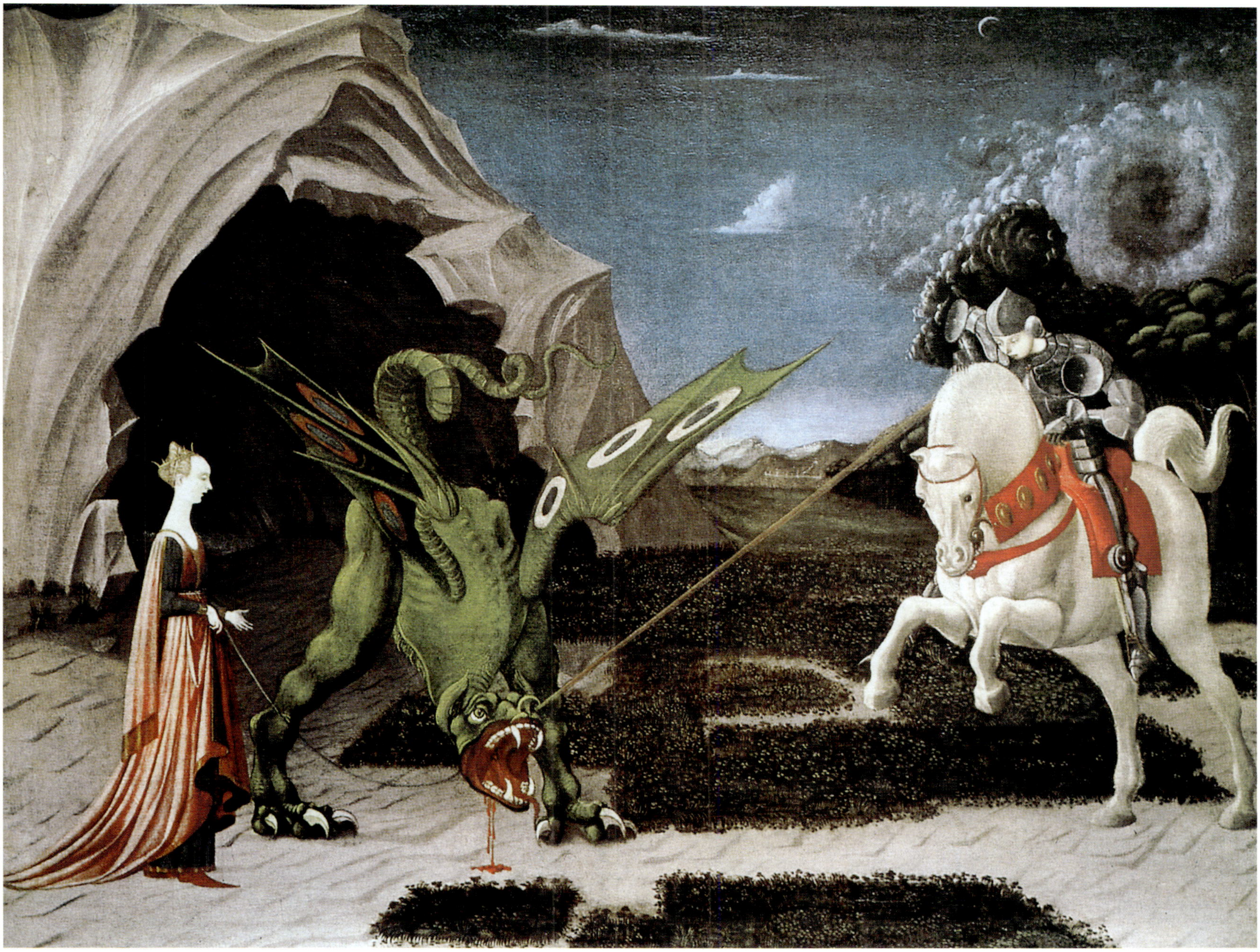

PAOLO UCCELLO (vor 1400–1475)
Der hl. Georg und der Drache

um 1460, Öl auf Leinwand, 56,5 × 74,3 cm
The National Gallery, London

Und er erbat sich den Leichnam

Im Grab Jesu

Joseph von Arimathäa bat Pilatus, den Leichnam Jesu vom Kreuz nehmen zu dürfen, und Pilatus erlaubte es. So tat er es. Er wickelte den Leichnam in Linnen und setzte ihn in einem ausgehauenen Grab bei, in dem noch nie jemand gelegen war. Die Frauen aber, die unter dem Kreuz gestanden waren, als Jesus starb, gaben ihm das Geleit und besahen sich das Grab.

Nach dem Lukas-Evangelium, 23. Kapitel, Verse 52 bis 55

Der Tod von Jesus Christus muß bald nach drei Uhr nachmittags eingetreten sein. Man möchte meinen, daß damit für die Justiz der ›Fall Jesu‹ abgeschlossen gewesen wäre. Doch im Altertum bedeutete für einen Hingerichteten das Ende des Lebens nicht zwangsläufig das Ende aller Schmach: Das römische Recht kannte eine schwerwiegende Begleitstrafe der Kreuzigung – den Verlust der Totenehre. Um die Leiche eines Verurteilten freizubekommen, bedurfte es eines Gnadenaktes. Insofern ist der Bericht des Evangelisten Lukas durchaus glaubwürdig: Der Jerusalemer Ratsherr Joseph von Arimathäa, der sich bei der Kreuzigung als Anhänger Christi geoffenbart hatte, mußte Pilatus, den römischen Statthalter in Palästina, in aller Form um die Herausgabe des Leichnams bitten. Im Gegenzug hielt sich auch Pilatus genau an die Vorschriften: Er forderte den Bericht des Offiziers an, der die Kreuzigung Christi überwacht hatte und gab den Leichnam erst frei, als der Offizier den Tod des Mannes aus Nazareth beglaubigt hatte.

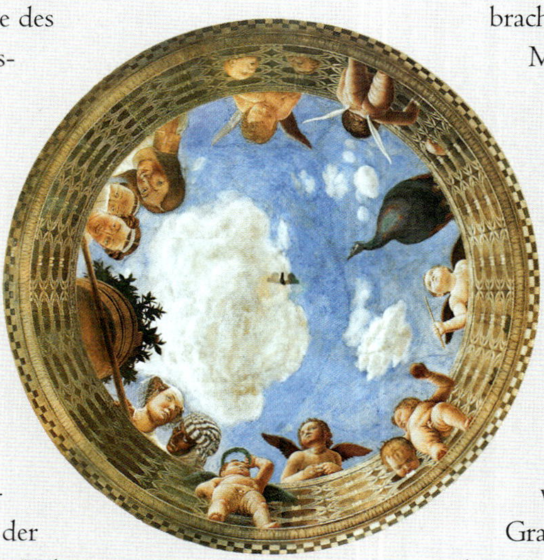

Blick in den offenen Himmel: Andrea Mantegna – Meister der Perspektive. Deckenfresko im Palazzo Ducale, Mantua, 1475

Was mit dem Leichnam Jesu anschließend geschah, hat der Evangelist Johannes überliefert: »Es kam Nikodemus und brachte eine Mischung von Myrrhe und Aloe, etwa hundert Pfund. Dann nahmen er und Joseph den Leichnam Jesu und wickelten ihn mitsamt den Gewürzen in Leinenbinden, wie es bei den Juden Sitte war.« Anschließend wurde der Tote in eine Grabkammer gelegt: »An dem Ort, wo Jesus gekreuzigt wurde, befand sich ein Garten – und in diesem Garten ein neues Grab, in dem noch niemand bestattet worden war«, heißt es im Johannes-Evangelium. Wo war dieser Garten? Die Gärten Jerusalems lagen nördlich der zweiten Stadtmauer – auch der Name des nahen Gartentores wies auf sie hin. Hier, an den steilen Abhängen, die ausgedehnte Steinbrüche in das Gelände geschnitten hatten, wurden zur Zeit Jesu Grabkammern in die Felsen gehauen. Und in einer dieser Kammern, unweit der ›Schädelstätte‹ Golgotha, bestatteten Joseph und seine Begleiter den toten Jesus.

Dies ist auch der Ort der Szene, die Andrea Mantegna in seinem Gemälde *Der tote Christus* festgehalten hat. Geschult an Skulpturen aus der Antike galt dieser Maler, der fünf Jahrzehnte lang am Hof der Gonzaga in Mantua wirkte, als Meister anatomisch genauer Darstellungen, die sich durch scharfe Plastizität und perspektivische Verkürzungen auszeichneten. Daß Mantegna den toten Christus ausgerechnet im Grab liegend dargestellt hat, dürfte kein Zufall sein. Wenige Jahre bevor dieses Bild entstand, verzeichnete die Geschichte den Fall von Byzanz. Mit der Eroberung dieser Stadt durch die Osmanen ging der Christenheit auch der dort aufbewahrte ›Salbstein Christi‹ verloren – der Stein, auf dem der Leichnam Christi der Überlieferung nach lag, als ihn Joseph von Arimathäa zur letzten Ruhe gebettet hatte. Insofern könnte das Bild als ebenso provokanter Aufruf verstanden werden wie die Predigten der damaligen Päpste: Sie warben damals mit scharfen Worten für einen Kreuzzug gegen die Osmanen, um Konstantinopel und die dortigen christlichen Reliquien aus den Händen der Ungläubigen zu befreien.

ANDREA MANTEGNA
(1431–1506)
Der tote Christus

um 1480, Öl auf Leinwand, 66 × 81,3 cm
Pinacoteca di Brera, Mailand

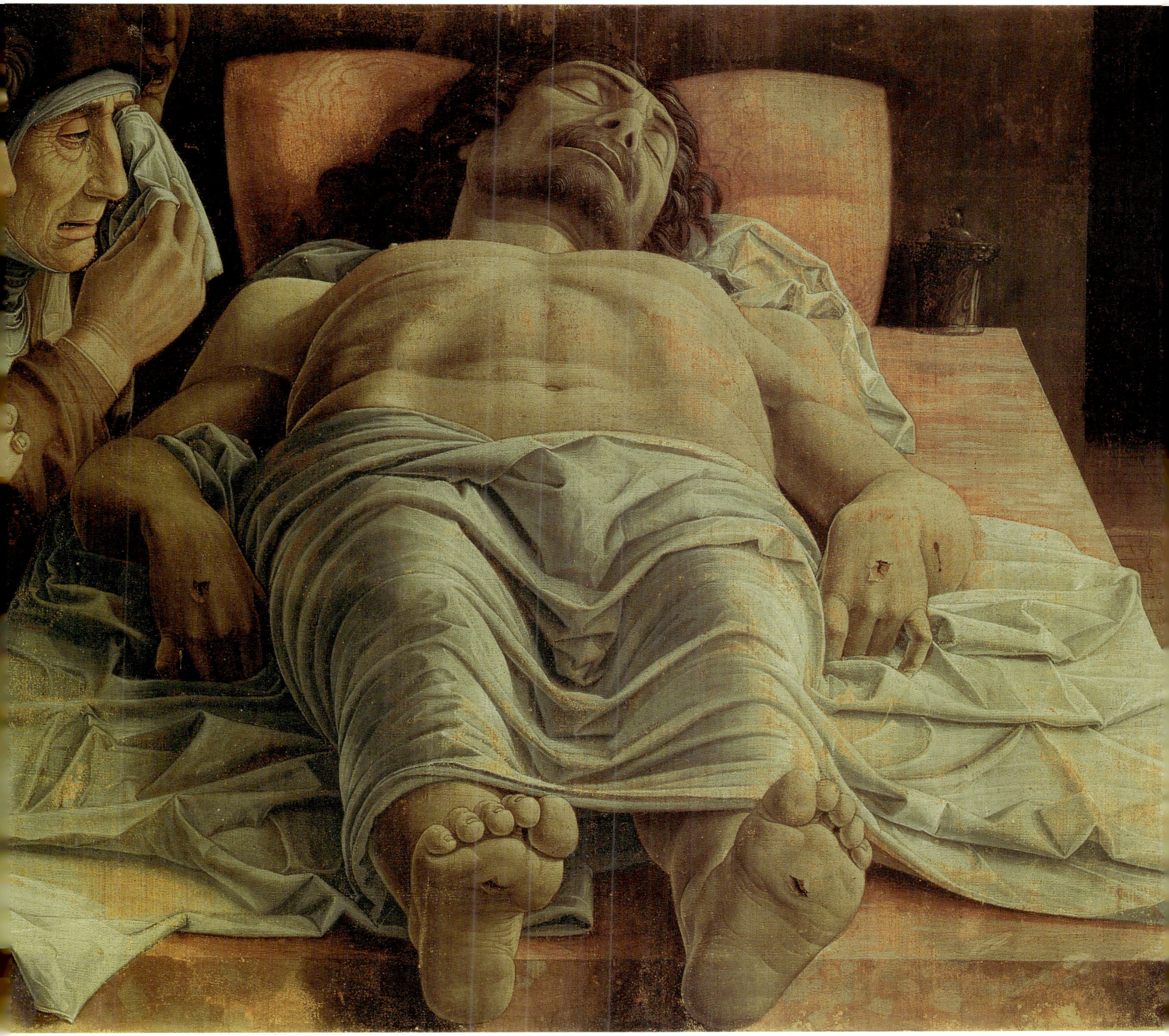

Das Mädchen auf der Muschel

Die Liebesgöttin und ihre geheimnisvolle Herkunft

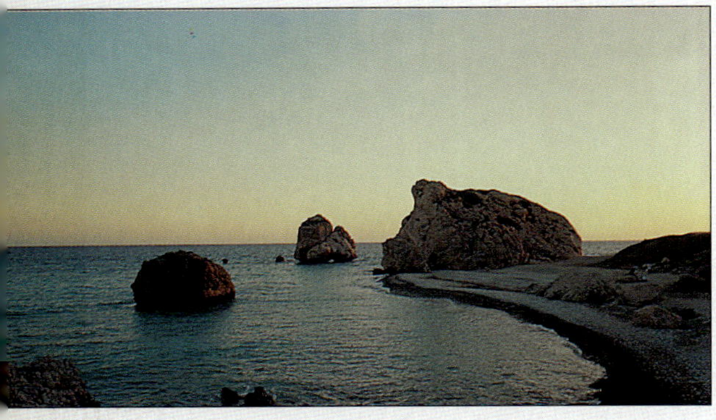

Hier stieg Aphrodite an Land: Petra tou Romiou, eine herrliche Bucht im Südwesten von Zypern

Den Wogen sei Venus enttaucht, so möchtest du immer schwören. Die Brüste in ihrer Rechten, so will sie uns tief betören. Und wo immer sie hinsetzt ihren heiligen Fuß, dort sprießen Blüten als Himmelsgruß.

Nach Angelo Poliziano, *Das Reich der Venus*, um 1475

Woher die Götter kommen – das war schon immer ein ungelöstes Rätsel. Und besonders kompliziert gestaltet sich die Frage im Falle von Frau Venus. Böse Zungen behaupten, sie käme vom Land: Zu frühester Zeit wurde sie im heutigen Italien, wohl in der Nachfolge alter Muttergottheiten, als Hüterin der Gärten und des Gemüseanbaus verehrt – besonders an ihrem Fest, den sogenannten Veneralien, die alljährlich auf den 1. April fielen. Zur Wiederherstellung ihrer gesellschaftlichen Reputation muß man jedoch anfügen, daß sie den Geruch von Muttererde und Ackerfrüchten offenbar schon bald verlor: Ab dem 4. Jh. v. Chr. setzte man sie in Rom zunehmend mit der griechischen Liebesgöttin Aphrodite gleich – der Herrin über das Geflüster der Mädchen, über das Lachen und Schäkern, über die süße Lust und die Milde.

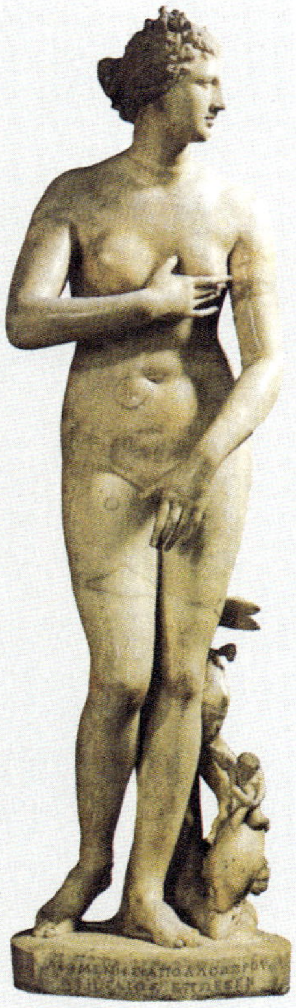

Mediceische Venus, römische Kopie einer griechischen Aphrodite, 1. Jh. v. Chr.

Doch auch Aphrodites Herkunft ist nicht eindeutig. Die verschiedenen Erzählungen, die ihre Geburt schildern, widersprechen sich. Eines ist ihnen allerdings gemeinsam: Aphrodite kam aus dem Meer. Nach dem griechischen Dichter Hesiod, der den Stammbaum der olympischen Götterwelt ordnete, soll sie aus dem Schaum geboren sein, der entstand, als das abgetrennte Glied ihres Vaters Uranos im Meer treibend von den Wellen hin- und hergeworfen wurde. Eine andere Sage läßt Aphrodite in einer Meeresmuschel zur Welt kommen. Der italienische Dichter und Humanist Angelo Poliziano, Kanzler am Fürstenhof der Medici in Florenz, führte diese Erzählung nach antiken Vorbildern weiter aus: Auf der Muschel stehend, sei sie »»von üppiger Winde Hauch und zur Freude des Himmels«« an die Gestade der Mittelmeerinsel Zypern getrieben worden, wo sie von Nymphen »»mit freudig überraschtem Blick«« in einen blumengeschmückten Mantel gehüllt wird. Denn nackt darf eine Göttin nicht bleiben – auch wenn es sich um die Liebesgöttin handelt.

Der Maler Sandro Filipepi, der später Botticelli genannt wurde, hat möglicherweise dieses Gedicht als literarische Vorlage für sein Bild *Die Geburt der Venus* verwendet – wahrscheinlich ein Auftragswerk der Medici: Es zeigt die Göttin als Verkörperung der Liebe, die den Menschen nach der Auffassung der zu jener Zeit in Florenz erwachenden Begeisterung für die griechische Philosophie zu seinen höchsten Idealen führt: zum Guten, zum Schönen und zum Wahren. Heute erinnert nicht nur der nach Venus benannte Abendstern an die einst überragende Bedeutung der Göttin, sondern auch der fünfte Tag der Woche: Die Bezeichnungen ›Freitag‹ oder ›friday‹ gehen auf die mit Venus gleichgesetzte germanische Göttin Freya zurück. Im italienischen ›venerdì‹ und im französischen ›vendredi‹ hat sich ihr Name sogar original erhalten – beides lautet übersetzt: ›Tag der Venus‹.

SANDRO BOTTICELLI
(1445–1510)
Die Geburt der Venus

um 1482/83, Öl auf Leinwand, 173 × 272 cm
Galleria degli Uffizi, Florenz

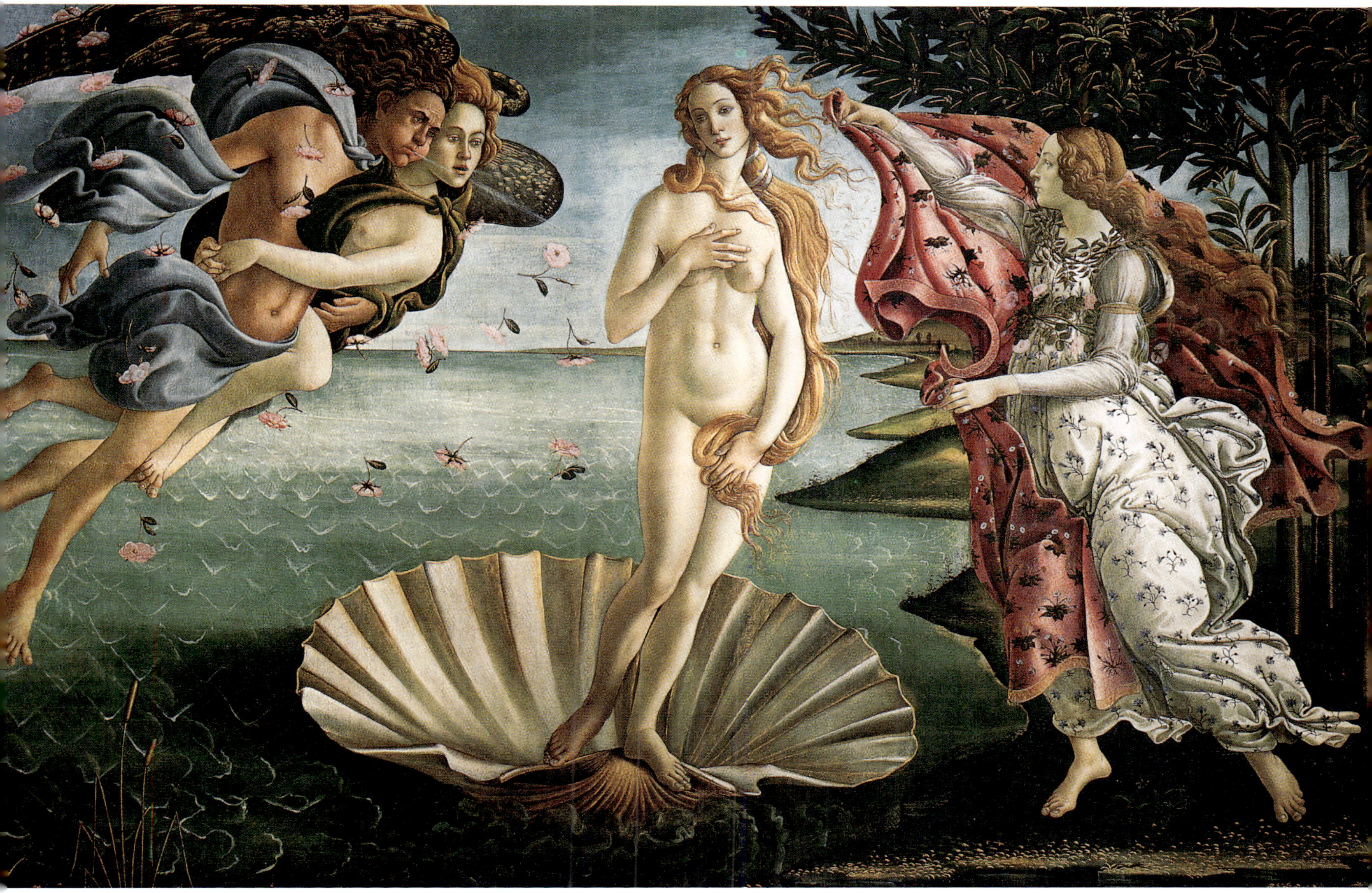

Ein frembd unbekandt Thier

Das Einhorn und die Jungfräulichkeit

Ein einzig Horn hat es, mitten auf dem Haupte. Wie aber wird es gefangen? Man legt ihm eine Jungfrau, schön ausstaffiert, in den Weg. Und da springt das Tier in den Schoß der Jungfrau und folget ihr.

Der Physiologus, *Vom Einhorn,* 3. Jh. n. Chr.

Er soll alle Weltwunder seiner Zeit entdeckt haben. Und so berichtet Ktesias, der Leibarzt der persischen Könige, um 400 v. Chr. auch als erster von der Existenz des wundersamen Einhorns. Es komme in Asien vor und sei ein eselähnliches, weißes Pferd mit rotem Kopf, blauen Augen und einem großen Horn. Dieses Horn, so Ktesias, diene als Heilmittel: abgeschabt und zu Pulver zerstoßen, schütze es vor Vergiftungen und Muskelkrämpfen. Böse Zungen behaupten zwar, Ktesias sei ein elender Trinker und Lügner gewesen. Doch seine Geschichte setzte sich durch. Der Physiologus, ein unbekannter Schriftsteller, der allen erdenklichen Tieren eine christliche Symbolik gab, griff die Erzählung auf und brachte das Einhorn mit Christus in Verbindung: Von einer Jungfrau empfangen, sei Gottes Sohn gegen alles Gift der Welt zum »Horn des Heils« geworden. Im Mittelalter und in der frühen Neuzeit, als Gift zu einem beliebten Mittel der Machtpolitik geworden war, wollten sich zahllose Herrscher vor entsprechenden Anschlägen auf Leib und Leben schützen. Also verlangten sie nach der Hornsubstanz des Einhorns, die man im 16. Jahrhundert nicht nur als Gegengift und Aphrodisiakum schätzte: Man hielt sie auch für »dienlich und gesund wider die fallende Sucht, wider pestilenzisches Fieber, den wütigen Hundebiß und die Würmer im Leib«. Doch wie wird man eines Einhorns habhaft? Schon der Physiologus hatte angemerkt, das wundersame, die Einsamkeit liebende und

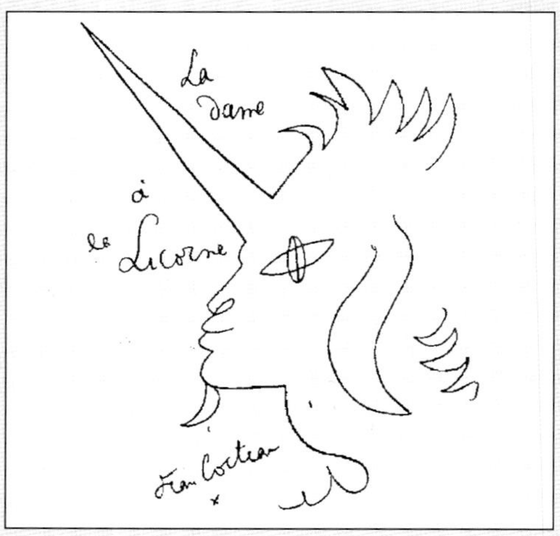

Zeichnung von Jean Cocteau, die anläßlich der Münchner Uraufführung des Balletts *Die Dame mit dem Einhorn* 1953 entstanden ist

Männer verabscheuende Tier besitze »scharfen Mut«. Und weiter: »Nicht vermag der Jäger sich ihm zu nahen, darum daß es große Kraft hat.« Aber man kannte ja die Geschichte mit der Jungfrau, die man dem Einhorn nur in den Weg legen müsse. Doch obwohl sich das Kunstschaffen ganzer Jahrhunderte mit diesem Thema beschäftigte, ist vom Erfolg dieser Jagdmethode nur wenig überliefert – außer, daß sich das Einhorn angeblich nie täuschen ließ und einer Jungfrau, die in Wirklichkeit keine mehr war, nicht den Kopf in den Schoß legte, sondern das Horn in den Leib rammte.

Das Einhorn ließ sich also nicht so ohne weiteres fangen. Nichtsdestotrotz finden sich in den Schatz- und Wunderkammern der Renaissancefürsten erstaunlich viele ›cornua unicornuum‹. Doch bei diesen Gebilden handelt es sich in der Regel um einen bis zu drei Meter langen, schwach gedrehten, ursprünglich waagrecht aus dem Oberkiefer ragenden linken Stoßzahn eines männlichen Narwals, der deshalb auch ›Einhornwal‹ heißt.

Die Dame mit dem Einhorn

Die Szene ›A mon seul désir‹ aus dem sechsteiligen Wandteppich, der an der Wende vom 15. zum 16. Jh. in Brüssel für Jean Le Viste, Herr von Arcy, gewoben wurde. Musée National de l' Hôtel de Cluny, Paris

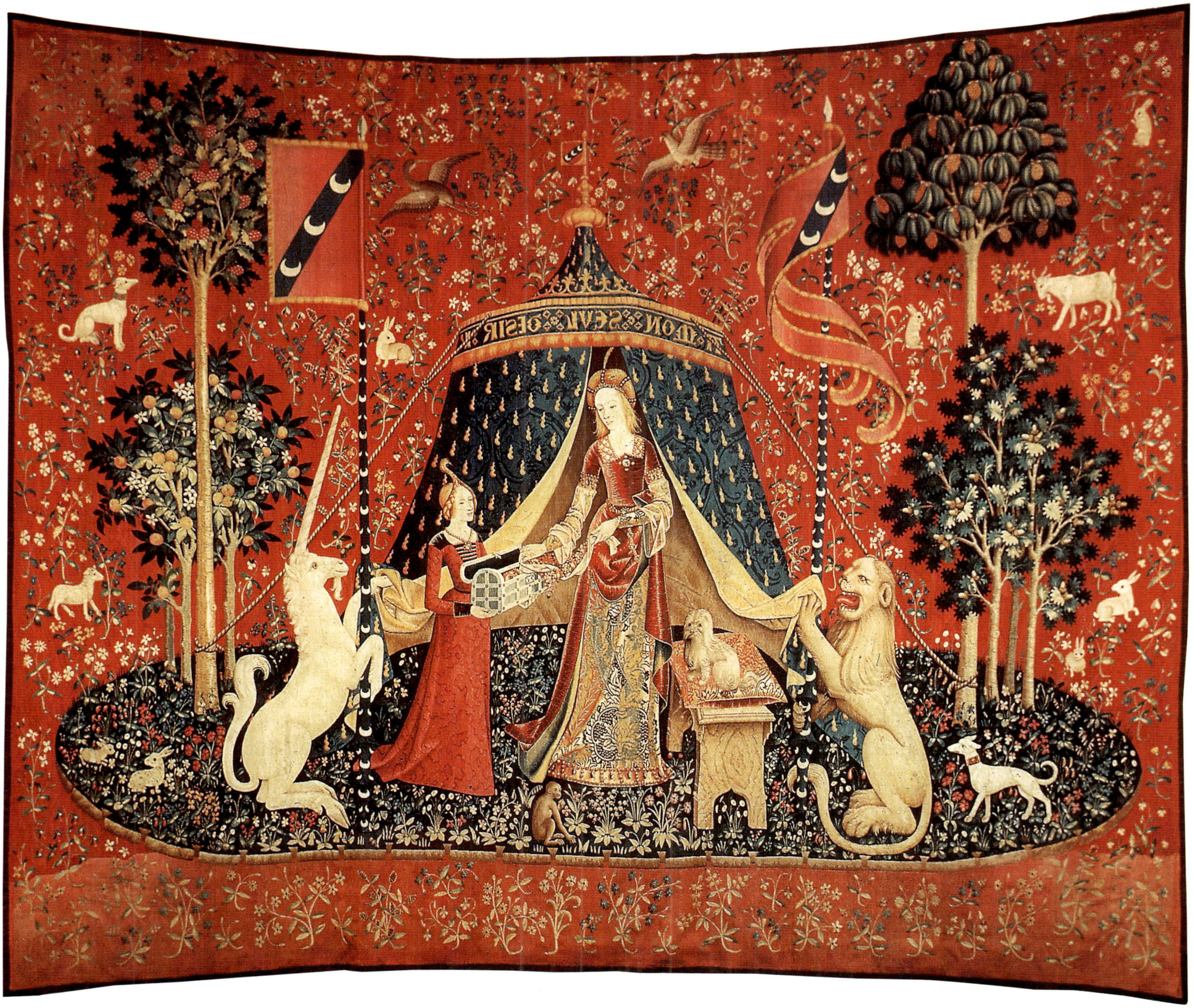

Gott schuf den Menschen sich zum Bilde

Das erste Selbstporträt eines Malers

Denn in gleicher Weise, wie die Alten ihrem Abgott Apollo die schönste Menschengestalt gegeben haben, so wollen auch wir diese Proportionen für Christus, den Herrn gebrauchen, der das Schönste aller Welt ist.

Albrecht Dürer, *Vier Bücher von der menschlichen Proportion,* 1528

Ein Maler war im Mittelalter ›nur‹ ein Handwerker. Mit dem Steinmetzen und dem Bildschnitzer stand er in einer Reihe neben dem Bäcker, Gerber, Korbflechter oder Schuster. Er war es gewohnt, hinter seinem Bild zurückzutreten, signierte es in der Regel nicht einmal und war bald vergessen. Doch plötzlich trat ein Mann auf, der als Maler, Zeichner und Holzschnitzer ein ausgeprägtes Selbstbewußtsein besaß: Albrecht Dürer, ein universeller Geist in der Art eines Leonardo da Vinci. Dürer, der rastlose Denker und aufgeschlossene Humanist aus der Reichsstadt Nürnberg, sah sich nicht mehr als namenlos dienendes Werkzeug Gottes, sondern als Künstler, der sich seiner Individualität, seiner Begabung und seiner Freiheit bewußt ist, der eigene Absichten verfolgt und sich zutraut, in seinen Bildern die eigene Persönlichkeit zu zeigen. Und er ging noch einen Schritt weiter: Zwar hatte sich da und dort bereits ein Maler auf einem Bild im Gewand eines Heiligen dargestellt – beispielsweise Rogier van der Weyden, der um 1440 dem madonnenmalenden Evangelisten Lukas seine Gesichtszüge lieh. Doch Albrecht Dürer wollte keine derartigen Kompromisse: Er zeigte sich als der Mensch, der er war, und schuf damit das erste eigenständige Selbstporträt eines Künstlers. Zwar sind noch fünf frühere Selbstbildnisse Dürers bekannt, aber das im Pelzrock ist das bedeutendste. Nie zuvor hatte sich Dürer in einer solch strengen Frontalansicht wiedergegeben – eine Darstellungsweise, die nach dem damals grundlegenden Bauhüttenbuch von Villard de Honnecourt ausschließlich Christus oder gekrönten Häuptern vorbehalten war. Für Dürer war diese Christusähnlichkeit Programm. Zum einen läßt sie sich als wörtliche Auslegung der zu seiner Zeit hochaktuellen Lehre von der ›Nachfolge Christi‹ erklären. Zum anderen aber war Dürer davon überzeugt, daß die schöpferischen Fähigkeiten eines Künstlers Teil der schöpferischen Kraft Gottes seien. So schrieb er 1512: »Die hohe Kunst des Malens wurde vor vielen hundert Jahren von den mächtigen Königen hoch geschätzt. Sie machten die hervorragenden Künstler reich und behandelten sie mit Auszeichnung, da sie wußten, daß die großen Meister auf einer Stufe mit Gott stehen. Denn ein guter Maler ist voll von Gestalten, und wäre es ihm möglich, für immer weiterzuleben, so müßte er immer wieder Neues hervorbringen.«

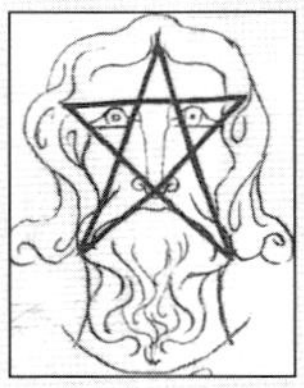

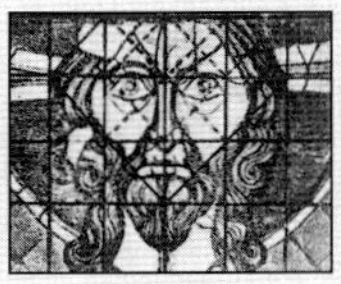

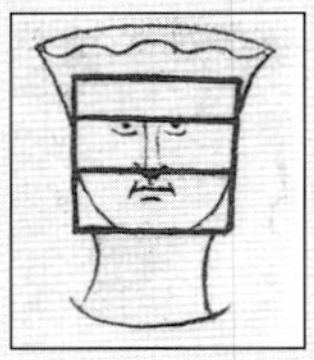

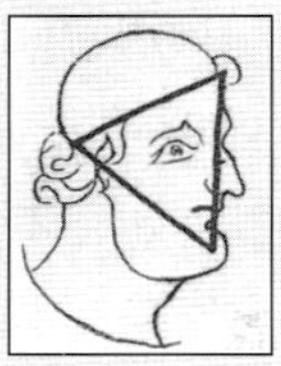

Maß und Zahl: Geometrische Schemata für die Darstellung von Köpfen und Gesichtern aus dem Bauhüttenbuch des Villard de Honnecourt

Das Selbstporträt, dessen Kopf nach dem Schema eines gleichseitigen Dreiecks aufgebaut ist, blieb zeitlebens in Dürers Privatbesitz und wurde für die Nachwelt zu einem Denkmal für sein Selbstverständnis als Künstler. Die lateinische Inschrift lautet übersetzt: »So malte ich, Albrecht Dürer aus Nürnberg, mich selbst mit den mir eigenen Farben im Alter von 28 Jahren.«

ALBRECHT DÜRER
(1471–1528)
Selbstbildnis im Pelzrock

entstanden zwischen dem 1. Januar und dem 20. Mai 1500
Öl auf Holz, 67 × 49 cm
Alte Pinakothek, München

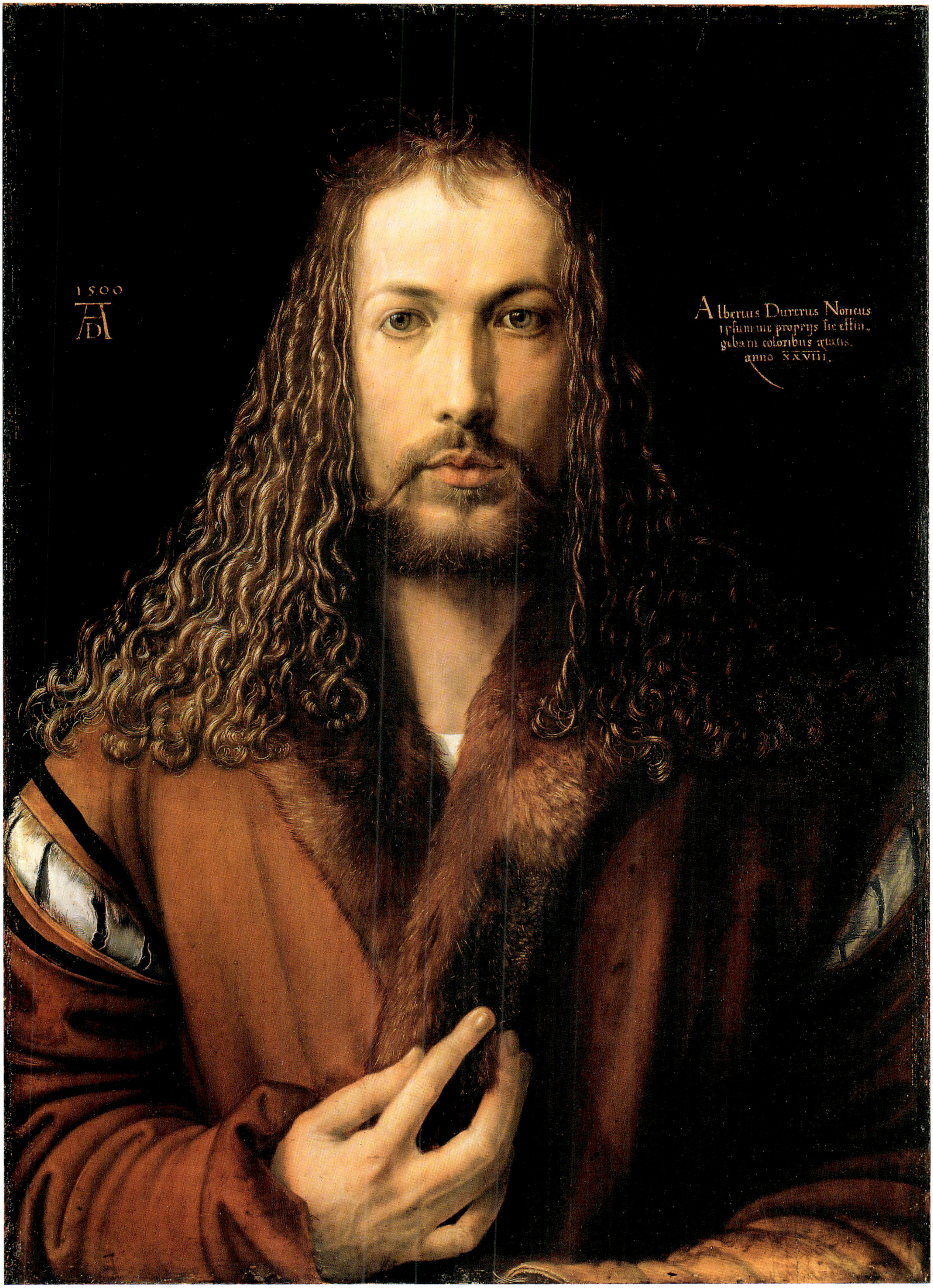
1500
AD
Albertus Durerus Noricus
ipsum me proprijs sic effin-
gebam coloribus aetatis.
anno XXVIII.

Ein schreckliches Tal voll glühender Kohlen

Der Mensch in der Hölle

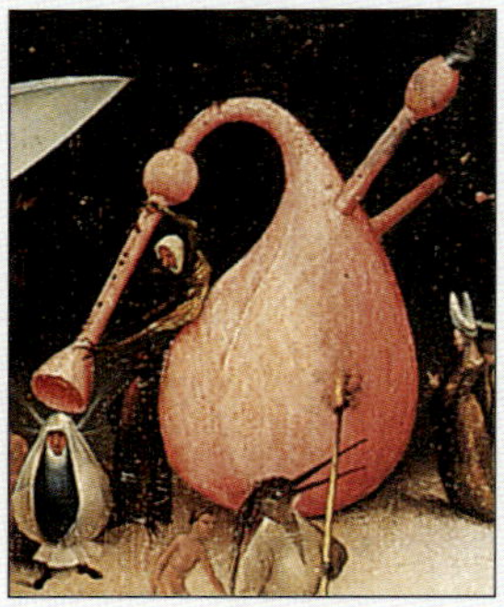

Das Spektakel ist buchstäblich heillos: Teufel und Dämonen, Gespenster und andere monströse Gestalten fallen über die armen Sünder her, traktieren und malträtieren sie auf die bizarrsten Arten. Denn als Marterwerkzeuge dienen nicht nur allerlei hinlänglich bekannte Folterutensilien, sondern beispielsweise auch eine Glocke – vor allem aber riesenhafte Musikinstrumente: Lebend in die Saiten einer gewaltigen Harfe geflochten, in eine Trommel eingeschlossen oder an eine mächtige Laute gefesselt, erdulden die bemitleidenswerten Kreaturen zum Taktschlag einer teuflischen Symphonie ein apokalyptisches Martyrium erster Klasse. Eine surreale Welt des Wahnsinns und der Perversion entfaltet sich hier, ein bildgewordener Alptraum – allerdings von größter künstlerischer Eleganz und Perfektion.

Tatsächlich hat nie zuvor und nie danach ein Maler eine abseitigere und symbolreichere Folterorgie dargestellt als Hieronymus Bosch: In krassem Gegensatz zur italienischen Renaissance zeigt der Niederländer im rechten Flügel seines Triptychons *Der Garten der Lüste*, seinem Hauptwerk, nicht die Schönheit des Menschen, sondern die Höllenqualen, die der Mensch wegen seiner Schlechtigkeit zu erleiden hat. Und dieses Inferno voller Ungeheuerlichkeiten setzte er mit einem nie dagewesenen Erfindungsreichtum und einer unheimlich anmutenden Lust am makraben Witz in Szene. Trotz aller Skurrilität – Boschs Phantasie entsprang der Wirklichkeit seiner Zeit: Die Menschen stöhnten unter der Bürde wachsender Abgaben, Betrug und Verbrechen ließen sich kaum mehr eindämmen. Bischöfe, Kardinäle und Päpste hielten sich Mätressen, hatten Kinder und zeigten diese sogar öffentlich bei den Heiligen Messen. Und von den Mönchen hieß es damals, sie verbrächten den ganzen Tag mit »unflätigen Reden, mit Würfelspiel und Völlerei«, so daß »ihre Verderbtheit zum Himmel« stinke. Da erinnerte sich vielleicht mancher an die Worte des Propheten Jesaja: »Wehe denen, die des Morgens früh auf sind und sich des Saufens befleißigen bis in die Nacht. Wehe denen, die zu ihrer Lust auf Harfen, Pauken und Pfeifen spielen:

Paradies, irdische Lustbarkeit und das Reich Satans: Gesamtansicht von Boschs dreigeteiltem Hauptwerk *Der Garten der Lüste*

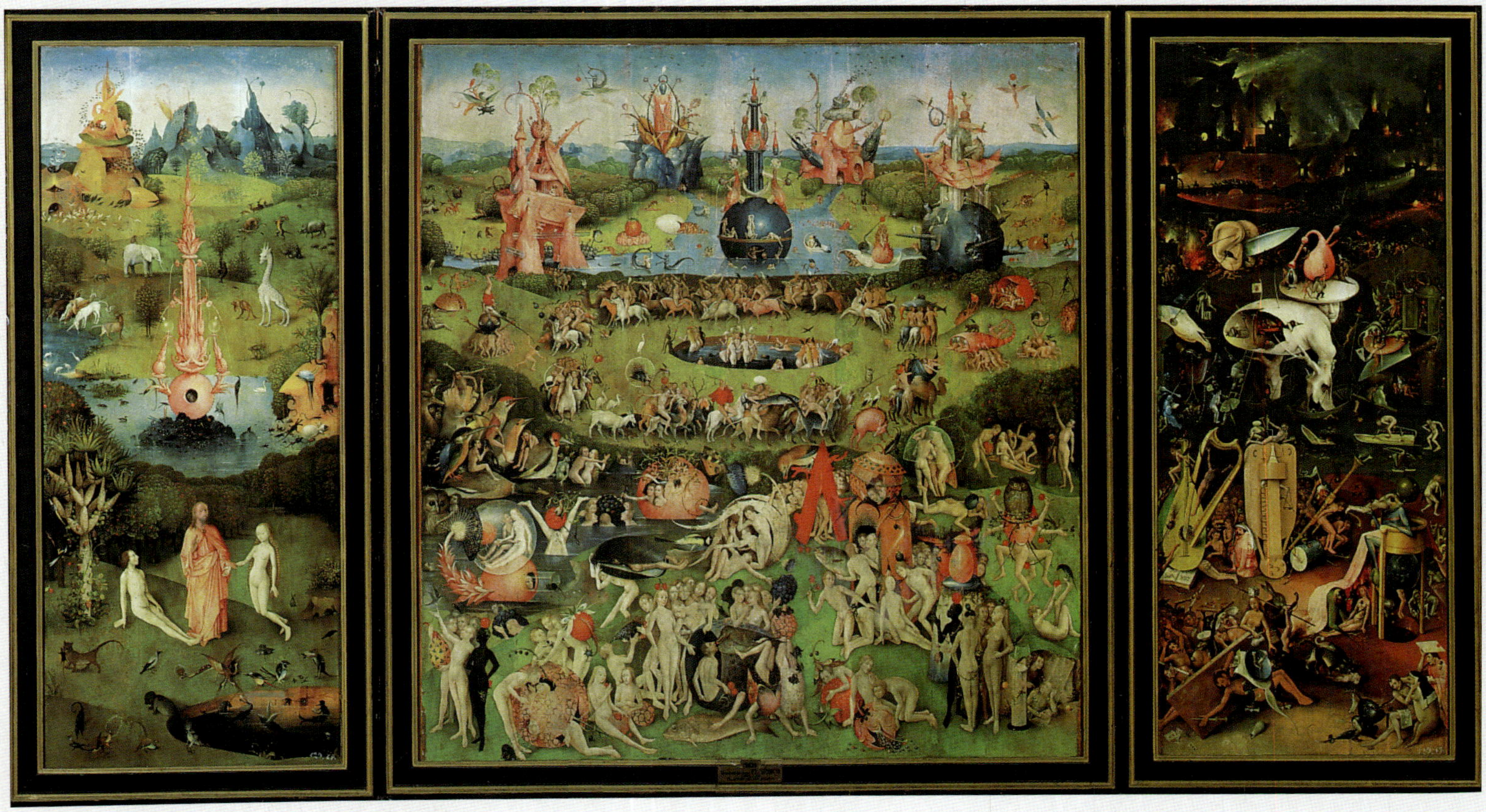

Mitten im Feuer stehen teuflische Henker mit Messern, Sicheln, Bohrern, Beilen, Hacken, Schaufeln und anderen Werkzeugen, womit sie die Seelen der Gefräßigen schinden, köpfen, durchbohren, vierteilen, zerstückeln, um sie dann ins Feuer zu werfen. Dort schmelzen sie wie Speck in der Pfanne.

Nach der Vision von Tundale, 1484

Für sie hat die Hölle ihren Schlund weit aufgesperrt – daß hinunterfahren beide: die Herrlichen und der Pöbel, die Reichen und die Fröhlichen.« Doch der, der das Grauen auf der Leinwand entfesselt hatte, soll sich vor dem Strafgericht nicht gefürchtet haben. Zumindest ließ der spanische Satiriker Quevedo y Villegas (gestorben 1645) Hieronymus Bosch in einem fiktiven Dialog weder an den Teufel glauben noch an die Hölle.

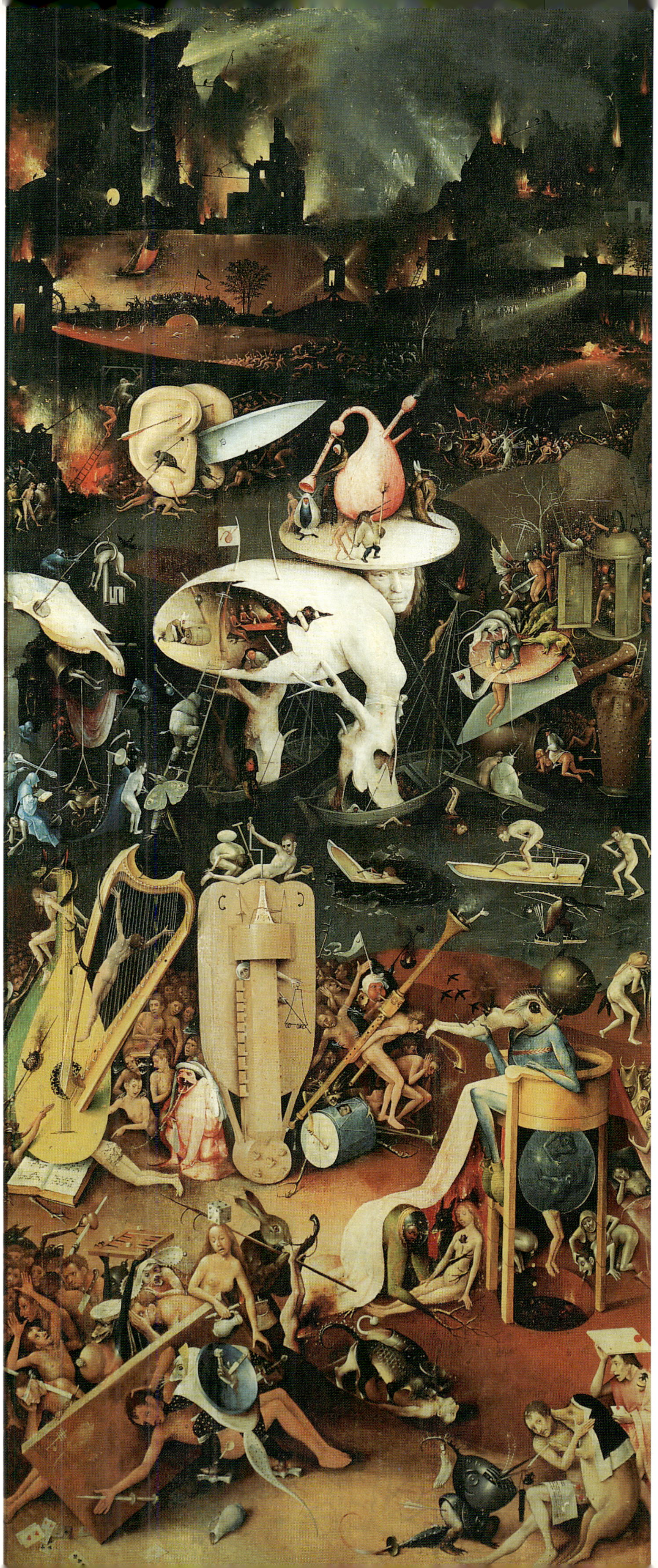

HIERONYMUS BOSCH
(um 1450–1516)
Die musikalische Hölle

um 1505
Rechte Tafel des Triptychons
Der Garten der Lüste
218,5 × 91,5 cm,
Museo del Prado, Madrid

Der dämonische Zauber dieses Lächelns

Das Geheimnis der Mona Lisa

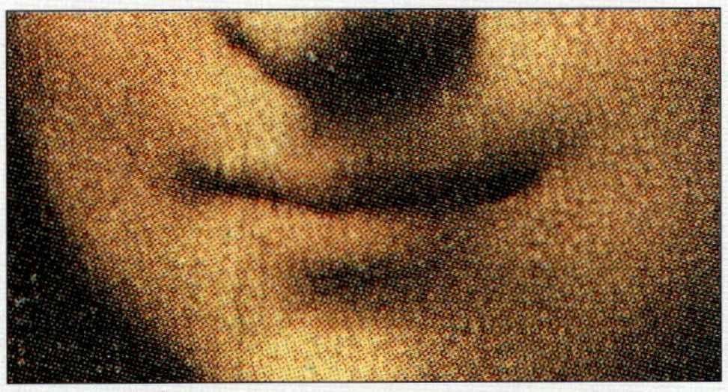

Die Dame lächelt in königlicher Ruhe. Ihre Instinkte der Eroberung, der Grausamkeit, das ganze Erbe ihres Geschlechts, der Wille zu verführen, zu umgarnen, der trügerische Liebreiz, die Güte, hinter der sich schlimme Absichten verbergen – all dies erscheint und verschwindet hinter dem heiteren Schleier und geht im Gedicht ihres Lächelns unter. Gut und böse, grausam und barmherzig, lieblich und katzenhaft lächelt sie.

Angelo Conti, *Über Mona Lisa,* 1910

Ist sie kaltherzig? Seelenlos? Verführerisch? »Hunderte von Dichtern und Schriftstellern haben über dieses Weib geschrieben. Und niemand hat ihr Lächeln enträtselt, niemand ihre Gedanken gedeutet«, heißt es in einem Aufsatz aus dem Jahr 1909. Tatsächlich gibt es ungezählte Interpretationsversuche, aber keiner befriedigt: Die einen wollen in diesem Porträt »die Verkörperung aller Liebeserfahrung der Kulturmenschheit« erkannt haben, andere »die narzißtischen Züge Leonardos selbst«. Auch Sigmund Freud, der Vater der Psychoanalyse, kam an Mona Lisa nicht vorbei: »Wer an Leonardos Bilder denkt, den wird die Erinnerung an ein berückendes und rätselhaftes Lächeln mahnen, das er auf die Lippen seiner weiblichen Figuren gezaubert hat. Ein stehendes Lächeln auf langgezogenen, geschwungenen Lippen; es ist für ihn charakteristisch geworden und wird vorzugsweise ›leonardesk‹ genannt. In dem fremdartig schönen Antlitz der Mona Lisa hat es die Beschauer am stärksten ergriffen und in Verwirrung gebracht.« Aber auch Freud kapitulierte: »Lassen wir das physiognomische Rätsel der Mona Lisa ungelöst.«

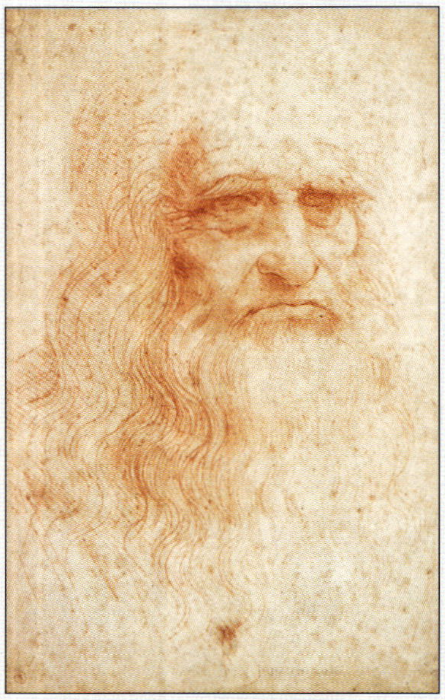

Bedeutendstes Genie seiner Zeit: Leonardo da Vinci, Selbstbildnis um 1516

Doch es gibt einige spärliche biographische Daten zu ihrer Person: Mona, eigentlich Monna Lisa del Giocondo – wobei ›Monna‹ für die Anrede ›Madam‹ steht –, wurde 1479 geboren. 1496 heiratete sie den angesehenen Tuchhändler Francesco del Giocondo. Sie lebte in Florenz. Dort fiel sie, etwa 24jährig, dem doppelt so alten Leonardo da Vinci auf, dem wohl bedeutendsten Genie seiner Zeit: Ob als Maler, Bildhauer, Architekt, Naturforscher oder Techniker – auf all diesen Gebieten hatte sich der enzyklopädisch gebildete Geist nach den Worten von Giorgio Vasari, dem Begründer der Kunstgeschichte, als »wahrlich bewunderungswürdig und göttlich begabt« erwiesen. Drei Jahre soll er an seiner ›Frau Lisa‹ gearbeitet und dabei die ausgesuchtesten Künste angewandt haben, um sein Modell zu zerstreuen – und eben jenes Lächeln auf ihren Zügen festzuhalten.

LEONARDO DA VINCI
(1452–1519)
Mona Lisa (La Gioconda)

1503–05, Öl auf Holz, 77 × 53 cm
Musée du Louvre, Paris

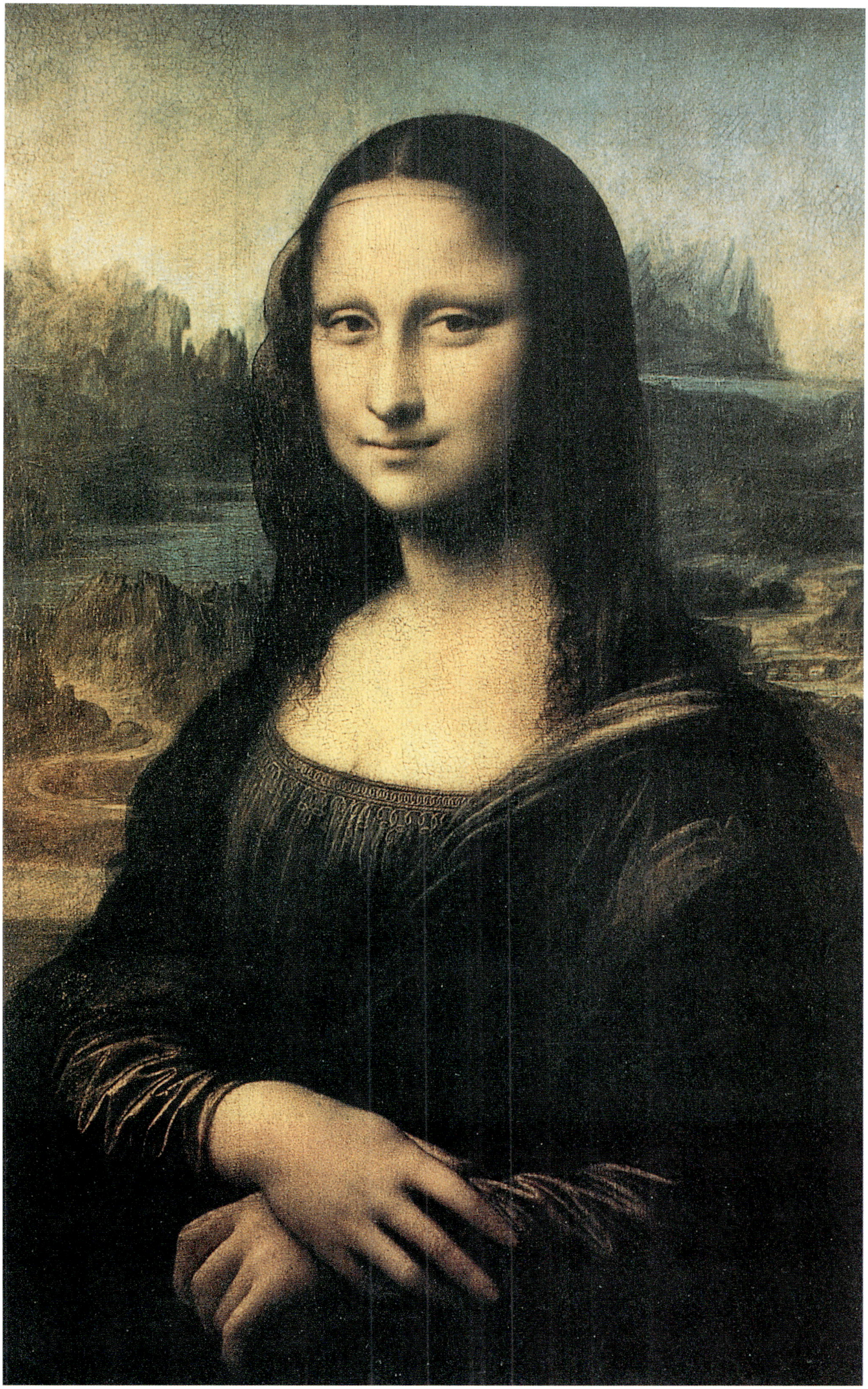

Adam, wo bist Du?

Michelangelo erschafft den Menschen neu

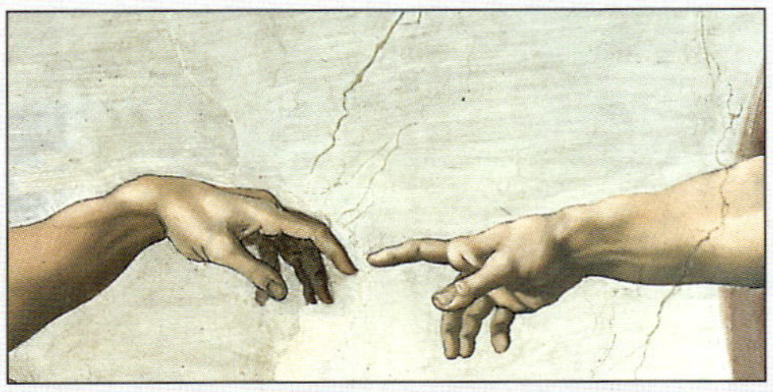

Und Gott sprach: Lasset uns Menschen machen, die da herrschen über die Fische des Meeres und über die Vögel des Himmels, über das Vieh und über die ganze Erde und über alles Gewürm, das auf Erden kriecht. Also formte Gott, der Herr, den Menschen aus der Erde des Ackerbodens. Und er blies ihm den Odem des Lebens ein. So wurde der Mensch zu einem lebendigen Wesen.

Genesis, 1. Kapitel, Vers 26 und 2. Kapitel, Vers 7

In Florenz hatte er 1475 das Licht der Welt erblickt und als 13jähriger eine Lehre in der Werkstätte des Malers Domenico Ghirlandaio begonnen. Hier war sein Talent vom kunstsinnigen Fürsten Lorenzo de'Medici entdeckt und gefördert worden: Der Junge durfte als Hausgast im Palast der Medici leben und konnte unter kundiger Anleitung in den Gärten des Fürsten antike Statuen studieren. Doch Michelangelo Buonarroti, nun kaum 18 Jahre alt, war das nicht genug: Wie soll ein Bildhauer einen bewegten Körper darstellen, ohne zu wissen, wie die Muskeln unter der Haut wirklich arbeiten? Er wollte Anatomie studieren – und dazu brauchte er Leichen. Auf legalem Wege würde er in keine Leichenkammer eingelassen werden, das wußte er: Zu groß waren die moralischen Bedenken seiner Zeitgenossen.

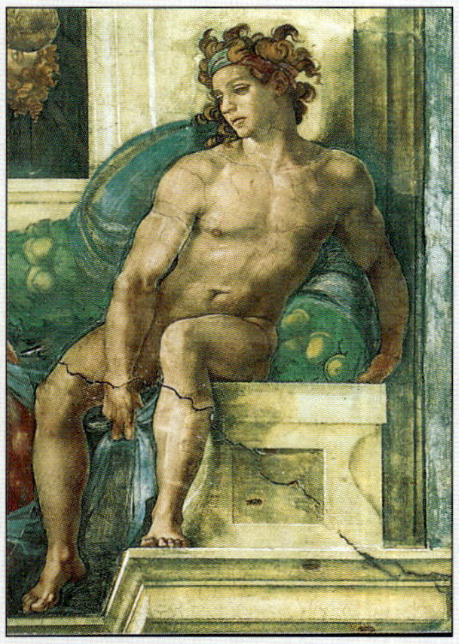

Glaubt man dem Romanautor Irving Stone, der 1961 mit seinem Bestseller *Michelangelo – Inferno und Ekstase* die populärste Biographie des großen Meisters geschrieben hat, dann spielte seinem Helden in dieser Situation der Zufall einen Schlüssel zu: den Schlüssel zur Leichenkammer des Spitals von Santo Spirito. Fiebernd und in der ständigen Furcht, ertappt zu werden, machte er sich nachts, beim schwachen Licht einer flackernden Kerze, ans Werk und setzte vorsichtige Schnitte, um den Verlauf der Muskeln zu erkunden, den Bau der Wirbelsäule und den Sitz der Organe. Ob man solches Tun als Frevel bezeichnet oder nicht – ohne diese Erfahrung wäre Michelangelo kaum zum Vorreiter späterer Epochen geworden, zu einer Institution, die schon zu Lebzeiten eine zentrale Rolle in der Kunst Italiens spielte.

Seine *Erschaffung Adams* zählt zu den bedeutendsten Menschheitsbildern, die die Welt kennt. Am 10. Mai 1508 begann Michelangelo mit den Arbeiten zu diesem Gewölbefresko in der Sixtinischen Kapelle des römischen Papstpalastes. Ursprünglich hatte er den Auftrag gar nicht annehmen wollen: Er sei Bildhauer, kein Freskenmaler. Aber schließlich willigte er doch ein – und litt: »Während er monatelang den Kopf nach rückwärts gebeugt hielt, um das Gewölbe zu malen, hatte er sich die Augen dermaßen verdorben, daß er noch lange keinen Brief lesen und keinen Gegenstand betrachten konnte, ohne ihn über den Kopf zu halten«, berichtet der Zeitgenosse Giorgio Vasari. Doch damit nicht genug: Der damals etwa 35jährige

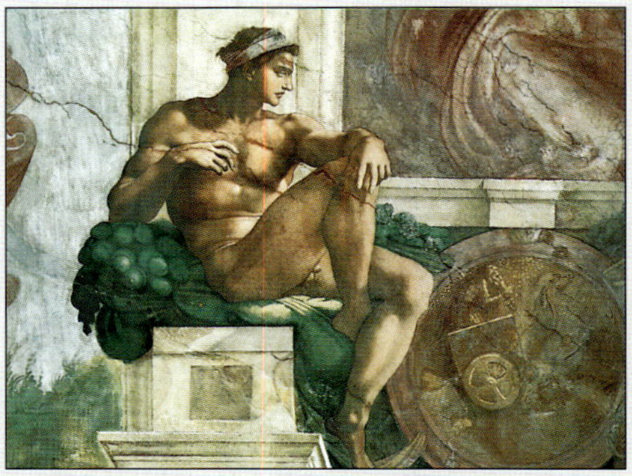

Michelangelo mußte sich auch gegen seinen 67jährigen Auftraggeber durchsetzen, gegen Papst Julius II., der »von ungeduldiger und hastiger Natur war und nicht warten konnte, bis das Werk vollendet war«. Doch gut Ding will eben Weile haben: Julius konnte erst am 31. Oktober 1512 das fertige Fresko mit seinen insgesamt über 300 Figuren bestaunen.

Rausch klassischer Schönheit: Zwei *Nackte* aus dem Deckenfresko in der Sixtinischen Kapelle

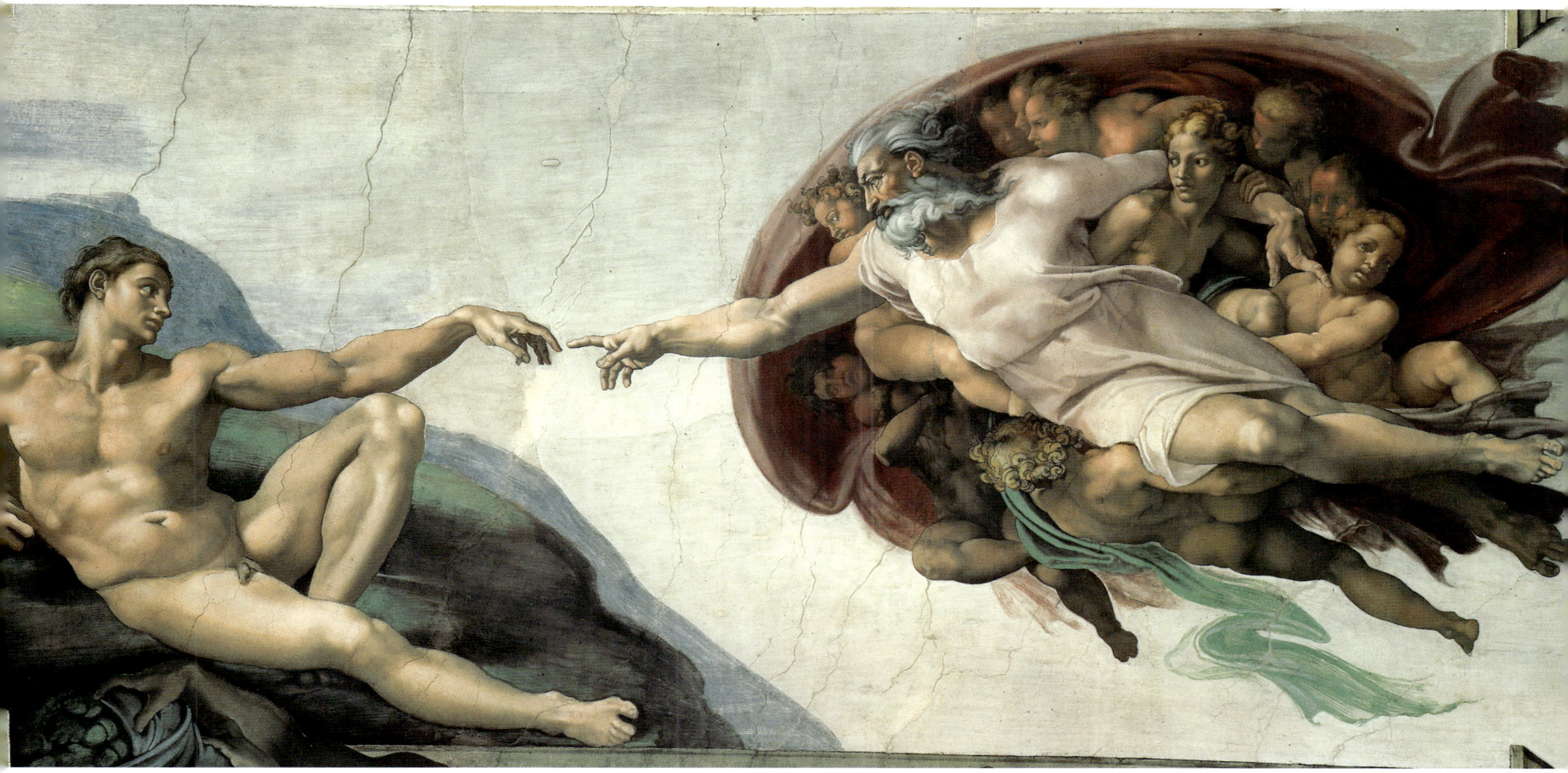

MICHELANGELO BUONARROTI
(1475–1564)
Die Erschaffung Adams

1511, Fresko
Sixtinische Kapelle im Palast
des Papstes, Vatikan, Rom

Königin der Engel und der Menschen

Die Sixtinische Madonna

Dir neigen Engel sich in tiefer Feier, und Heil'ge beten, wo Dein Fußtritt wallt: Glorreiche Himmelskönigin! Dir hallt, die Gott besaitet hat, der Sphären Leier. Dein Geist blickt sichtbar göttlich durch den Schleier der unverwelklich blühenden Gestalt; Du trägst ein Kind voll hehrer Allgewalt, des Todes Sieger und der Welt Befreier.

August Wilhelm von Schlegel, *Sonett auf die Sixtinische Madonna*, um 1840

Bei einem Besuch in Dresden konnte sich der russische Schriftsteller Fjodor Dostojewski von der *Sixtinischen Madonna* gar nicht mehr trennen. Immer wieder ging er in die Gemäldegalerie und verharrte Stunde um Stunde vor dem Bild des Malers, über den Vasari, der Vater der Kunstgeschichte, einst gesagt hatte: »Wie freigebig und gütig der Himmel sich bisweilen erweist, indem er auf einen einzigen Menschen den unendlichen Reichtum seiner

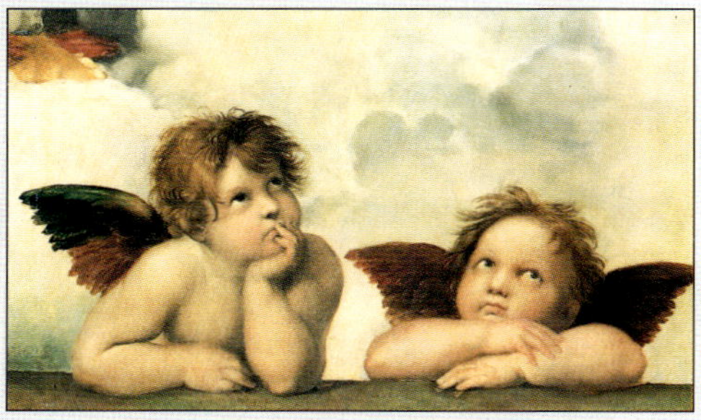

Schätze, alle Anmut und seltene Gaben häuft, die er sonst in langem Zeitraum unter viele Einzelne zu verteilen pflegt, sah man deutlich an dem ebenso herrlichen als anmutigen Raffael.« Das mag auch Dostojewski so empfunden haben. Denn nachdem er am letzten Tag seines Aufenhaltes in Dresden einen Stuhl vor das Gemälde gerückt und sich daraufgestellt hatte, um das Gesicht der Madonna genauer betrachten zu können, sagte er: »Was für eine Schönheit, welche Unschuld und Trauer in diesem göttlichen Antlitz, wieviel Demut, wieviel Leid in diesen Augen. Bei den Griechen äußerte sich die Kraft des Göttlichen in der wunderschönen Venus von Milo; die Italiener aber gestalteten die wahre Gottesmutter – die Sixtinische Madonna.« Im Wettbewerb mit diesem Meisterwerk ähnelten andere Mariendarstellungen gemeinen Bäckersfrauen oder verspießten Kleinbürgersgattinen, ereiferte sich Dostojewski, der Schöpfer von *Schuld und Sühne* und anderen Werken der Weltliteratur.

Raffael, einer der bedeutendsten Künstler der Zeit um 1500, dem als Architekt schon mit 32 Jahren die Bauleitung des neuen Petersdomes in Rom übertragen wurde, hatte die *Sixtinische Madonna* für den Hochaltar der Kirche San Sisto in Piacenza gemalt. In diesem Gotteshaus, wo seit dem 9. Jahrhundert Reliquien des heiliggesprochenen Papstes Sixtus II. liegen, hing die *Sixtinische Madonna* bis zum Jahr 1753. Seit der Altar 1754 Kurfürst Friedrich August II. von Sachsen übereignet wurde, befindet sich das Gemälde in Dresden. Hier erlagen vor Dostojewski schon August Wilhelm von Schlegel, Heinrich von Kleist und Franz Grillparzer der Faszination dieses Bildes. Und noch heute erfreut sich die *Sixtinische Madonna* außerordentlicher Popularität – vor allem ein Ausschnitt: die beiden lausbubenhaft gelangweilten Engel am unteren Rand des Gemäldes. Werbung und Kommerz haben sich ihrer bemächtigt: Sie finden sich auf Tassen und Servietten, Briefpapier und Lampenschirmen. Als sogenannte Putti gehören sie einem Engeltypus an, der in der Renaissance auftaucht: Abgeleitet vom italienischen Wort für ›Kind‹ oder ›Knabe‹, steht der Putto mit seiner drallen, sinnenhaften Fröhlichkeit in der Tradition des Liebesgottes Eros, der in antiken Schriften und Darstellungen als halbnackter, geflügelter Knabe mit wechselnder Leibesfülle auftaucht. Die Kindlichkeit der Putti steht für ihre sittliche Unverdorbenheit – und verweist im Zusammenhang mit der Muttergottes auf die Jungfräulichkeit der Königin der Engel und Menschen.

RAFFAELLO SANZIO, GEN. RAFFAEL
(1483–1520)
Sixtinische Madonna

(mit den Heiligen Sixtus und Barbara)
1513, Öl auf Leinwand, 265 × 196 cm
Staatliche Kunstsammlungen Dresden, Gemäldegalerie Alte Meister

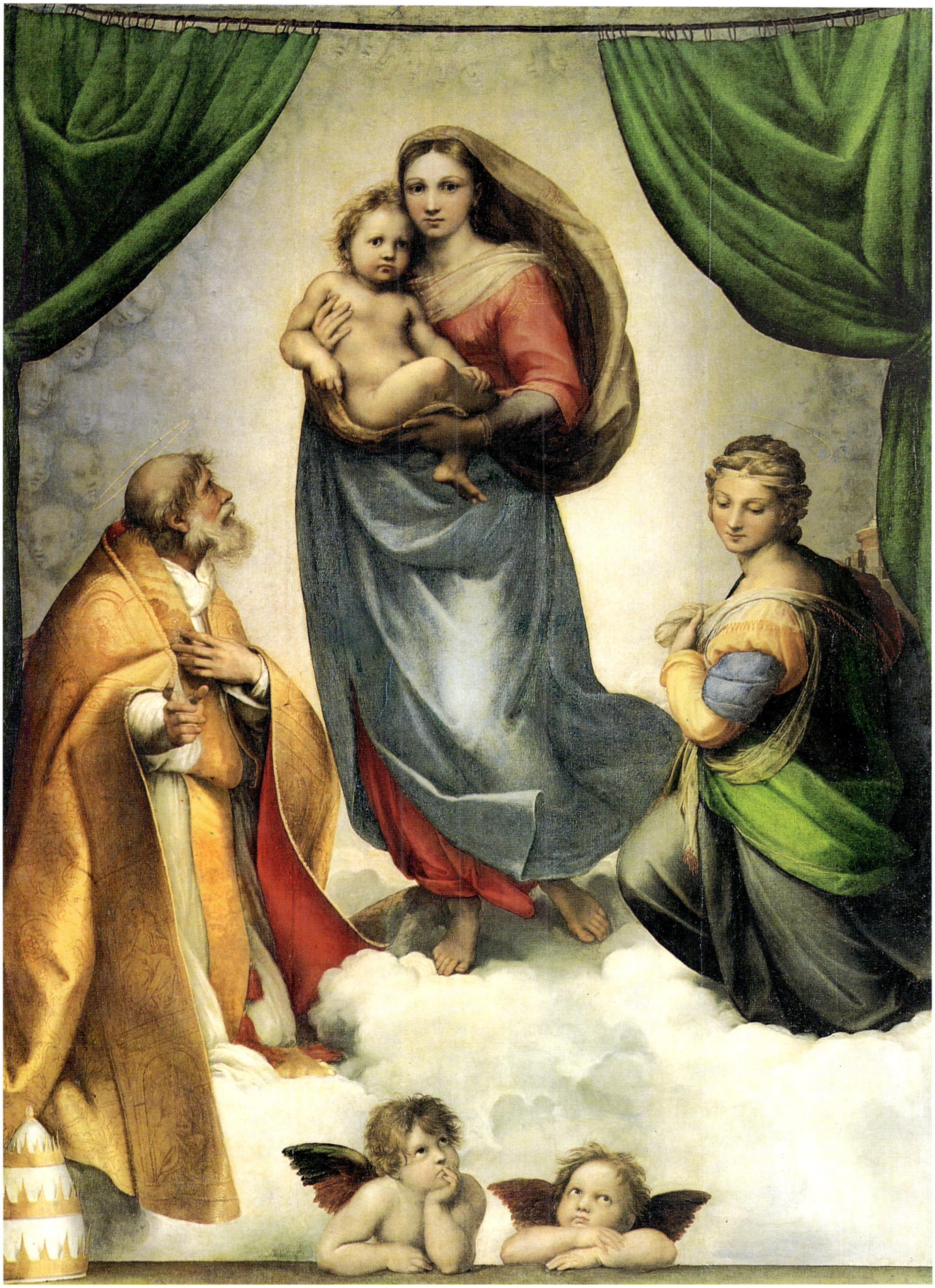

Geld regiert die Welt

Handel und Münzen in der frühen Neuzeit

Als die kleinen ›Moutons d'or‹ auf zwölf ›Sous parisis‹ heraufgesetzt wurden, gab es weder Brot noch Wein noch sonst etwas. Die Wechsler wollten keinen Gegenwert herausrücken. Und das Volk saß auf seinem Geld, das nichts mehr wert war. Viele warfen deshalb ihre Münzen unter groben Flüchen über die Läden der Wechsler hinweg in den Fluß.

Ein anonymer Bürger aus Paris in seinem Tagebuch, 1427

Von ›Handel‹ in heutigem Sinne spricht man zum ersten Mal im alten Ägypten. Seit dem 4. Jahrtausend v. Chr. wurden im Land der Pharaonen Verbindungen zu anderen Kulturen geknüpft, was in erster Linie dem Austausch von Waren diente. Man bezahlte mit Naturalien, mit Fellen, Werkzeugen, zum Teil auch mit bunten Federn seltener Vögel, mit wertvollen Muscheln oder Edelsteinen. Erst die Perser erfanden die Münzprägung. Damit trat die Geldwirtschaft an die Stelle der Tauschwirtschaft. Die große Zeit der Münzen begann jedoch erst im späten Mittelalter, als Importgeschäfte groß in Mode kamen: Plötzlich segelte halb Italien über das Mittelmeer den Karawanen entgegen, die mit Seide aus China oder mit Gewürzen aus Indien beladen waren. Nach Venedig, Genua oder Pisa zurückgekehrt, verkauften die Seefahrer ihre kostbare Fracht weiter: In Deutschland schossen mächtige Handelshäuser aus dem Boden. Ein ähnlich internationaler Markt entwickelte sich an der Nord- und Ostsee in Form der Hanse, einer Art Kaufmanns-Genossenschaft.

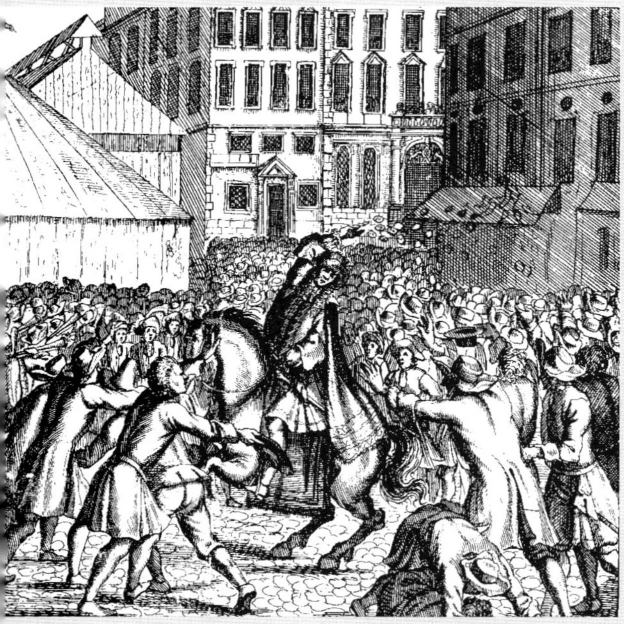

Geld fliegt durch die Luft: Anläßlich der Krönung von König Joseph II. werden Münzen unters Volk geworfen, 1690

Als die Zeit der überseeischen Entdeckungen gekommen war, eroberte der Handel tatsächlich die ganze Welt. Damals, als das in China erfundene Papiergeld in Europa lediglich als Bescheinigung für hinterlegtes Hartgeld diente, entsprach der Materialwert einer Münze noch ihrem Nennwert. Doch Geld sah überall anders aus. Nur der Geldwechsler war in der Lage, den Wert einer Münze mit Waage und Lupe nach Gewicht und Edelmetallgehalt zu bestimmen. In den großen Handelszentren und Messeorten war er deshalb nicht wegzudenken. Doch auch der kleine Mann auf der Straße brauchte den Geldwechsler: Ein Soldat, der sich in seiner Garnisonsstadt einen Humpen Bier kaufen wollte, aber nur Münzen seiner Heimatstadt in der Tasche hatte, mußte ohne die Dienste eines Geldwechslers beim Wasser bleiben. Der flämische Maler Quentin Massys hat einen Geldwechsler in Antwerpen beobachtet. Die Stadt war zu dieser Zeit der Haupthafen der Niederlande – und damit ein Wirtschaftszentrum ersten Ranges. Entsprechend angesehen war ein Geldwechsler. Und doch stand er ständig unter dem Verdacht, geizig, habgierig und ein Wucherer zu sein. Vielleicht sinniert die Frau des Geldwechslers deshalb über einem Gebetbuch – auf daß das Paar von Geld und Reichtum nicht in Versuchung geführt werde …

QUENTIN MASSYS
(1465/66–1530)
Der Geldwechsler und seine Frau

1514, Öl auf Holz, 71 × 68 cm
Musée du Louvre, Paris

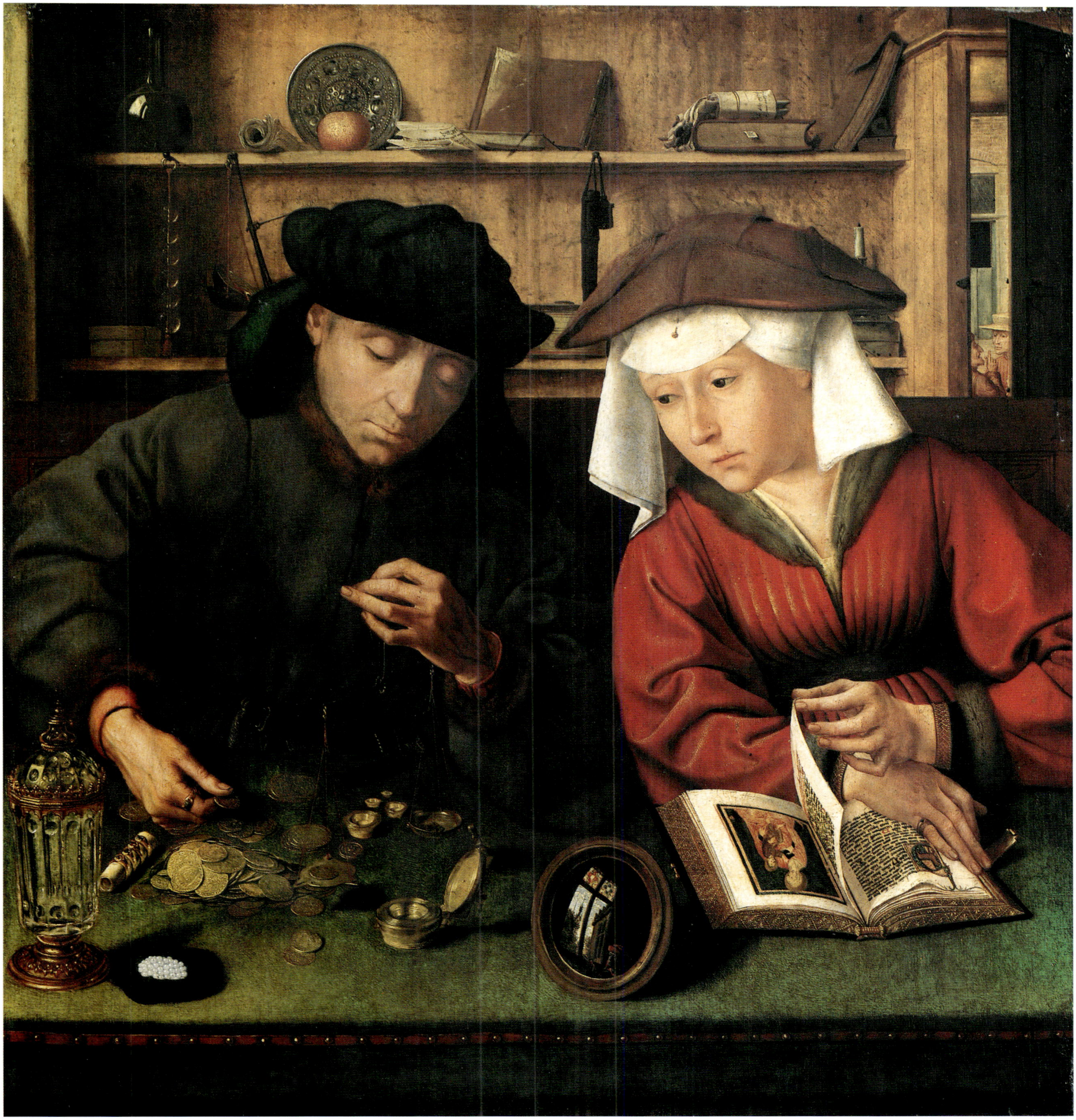

O Haupt voll Blut und Wunden

Der Isenheimer Altar

Erscheine mir zum Schilde, zum Trost in meinem Tod. Und laß mich sehn dein Bilde in deiner Kreuzesnot. Da will ich nach dir blicken, da will ich glaubensvoll dich fest an mein Herz drücken: Wer so stirbt, der stirbt wohl.

Paul Gerhardt, 1656 nach dem *Salve caput cruentatum* des Arnulf von Löwen, vor 1250

Das Elsaß – schon im Mittelalter eine schmucke, malerische Landschaft: Jähe Schluchten inmitten der Vogesen, idyllische Marktflecken an ihren östlichen Abhängen, pittoreske Fachwerkhäuser. Doch in Isenheim – an der heutigen Weinstraße zwischen Colmar und Guebwiller – wohnte der Tod. Das dortige Antoniterkloster hatte sich der Krankenpflege verschrieben und unterhielt ein Spital. Denn der heilige Antonius galt als

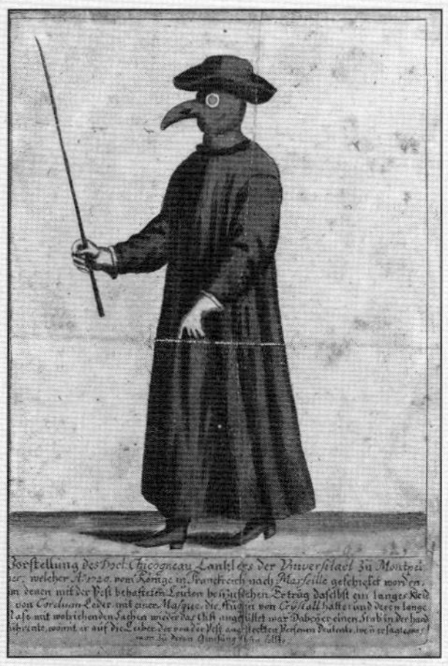

Angst vor dem Höllenbrand: Arzt in Schutzkleidung gegen die Pest, 1725

Schutzpatron der Aussätzigen, jener Kranken also, die von einer schwärenden Seuche befallen waren, die man damals den »Höllenbrand« oder das »brennende Leiden« nannte. Langsam, aber unaufhaltsam litten sie dem Tod entgegen. Wegen ihres Siechtums waren sie von der Gesellschaft geächtet. Man hielt sie für Sünder, die sich schwerer Vergehen schuldig gemacht hatten und nun dafür bestraft wurden. Heilung gab es nicht. Und Linderung versprach allein die aufopfernde Pflege von Mönchen und Nonnen.

Diese kümmerten sich aber nicht nur um die geschundenen Körper ihrer Patienten, sondern auch um deren Seelen. Höhepunkt im Alltag des Spitals war das gemeinsame Gebet. Und das fand in Isenheim an den Werktagen im Angesicht der Kreuzigungsszene statt, die der aus Würzburg gebürtige Maler Mathis Neithardt Grünewald geschaffen hatte. Guido Guersi, der Abt des Klosters, hatte dieses Bild, das im mehrteiligen Flügelaltar der Spitalkirche die äußere Mitteltafel zierte, in Auftrag gegeben. Die visionäre Dramatik und unerhörte Ausdruckskraft seiner Darstellung weist Grünewald als herausragenden Meister dieser Epoche aus: Die Isenheimer *Kreuzigung* galt bald als Höhepunkt seines Schaffens. Kaiser Rudolf II. wollte das Bild für seine Prager Kunstkammer kaufen. Auch die Kurfürsten von Brandenburg und Bayern unterbreiteten respektable Angebote, um ihre Sammlungen mit dem Bild aus Isenheim zu adeln. Doch die *Kreuzigung* blieb zunächst dort, wofür sie geschaffen worden war: in der Spitalkirche des Siechenhauses von Isenheim. Hier erfüllte sie einen trostreichen Zweck: Im zerschlagenen Körper Christi, der von Wunden übersät ist, mögen die Aussätzigen von Isenheim ihren

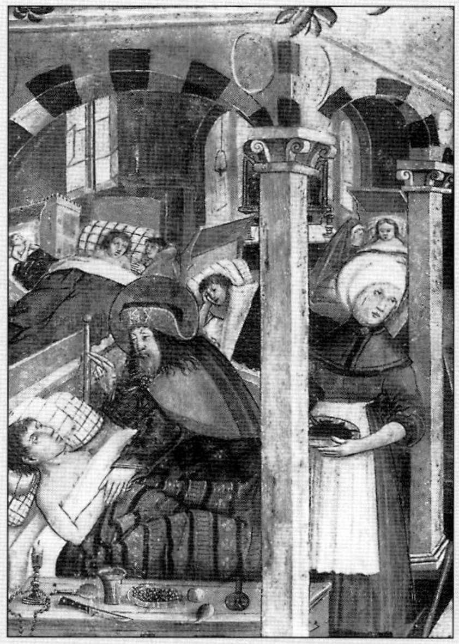

Wo der Tod wohnt: Im Krankensaal eines mittelalterlichen Spitals, 1514

ureigensten Jesus erkannt haben – den biblischen Gott der siebenmal Erniedrigten und Gekränkten. Erst als das Kloster Isenheim 1793 im Zuge der Französischen Revolution aufgelöst wurde, fand die *Kreuzigung* in Colmar ein neues Zuhause – nun in einem Museum.

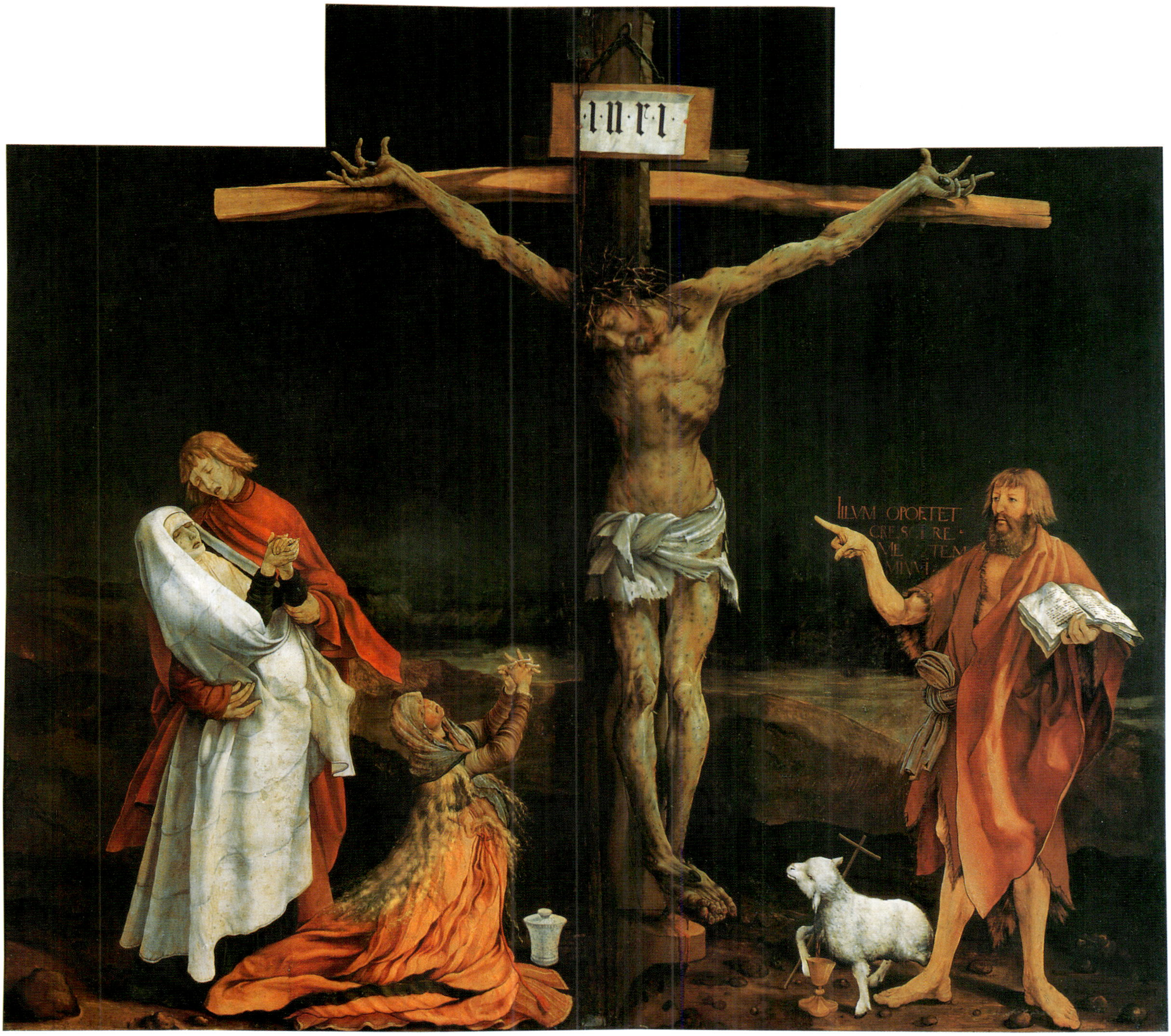

MATHIS NEITHARDT, GEN. GRÜNEWALD
(um 1480–1529)
Die Kreuzigung

---

signiert 1515
Werktagsblatt des Hochaltars der Spitalkirche von Kloster Isenheim/Elsaß
Musée Unterlinden, Colmar

Mit dem Feuer gerichtet vom Leben zum Tod

Europa im Hexenwahn

Nun komme ich auf die allergrößte Ketzerei zu sprechen: auf das Unwesen von Hexen und Unholden. Bei Nacht fahren sie auf Besen, Ofengabeln, Katzen, Böcken oder anderen dazu dienenden Dingen durch die Lüfte. Die Hexerei ist die verfluchteste aller Verirrungen – und sie muß ohne jedes Erbarmen mit dem Feuer bestraft werden.

Mathias von Kemnat, Chronik *Friedrichs des Siegreichen von der Pfalz*, um 1480

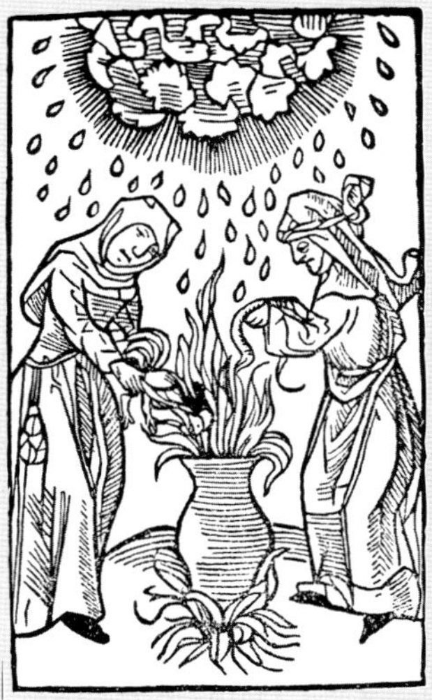

Höllischer Wetterzauber, 1489

Krötenaugen, Tollkirschen, Pfefferkörner und Spinnen verkochen sie zu teuflischen Salben, und mit Pulver aus zerstoßenen Eingeweiden vergiften sie die Luft. Sie lassen sintflutartige Wolkenbrüche niedergehen, lösen katastrophale Felsstürze aus, verwandeln sich in rotäugige Ziegen und essen mit Vorliebe gesottene Kinder. Phantasie und Angst der Menschen kannten kaum Grenzen, wenn es galt, Scheußlichkeiten, Umtriebe und verderbliche Kräfte von Hexen zu beschreiben. Manchen Erzählungen mangelt es auch nicht an Komik: Hexen, die mit Pantoffeln einen Sturm entfachen oder mit flatterndem Kopftuch auf einer zu Tal donnernden Lawine reiten, wirken heute eher erheiternd als unheimlich.

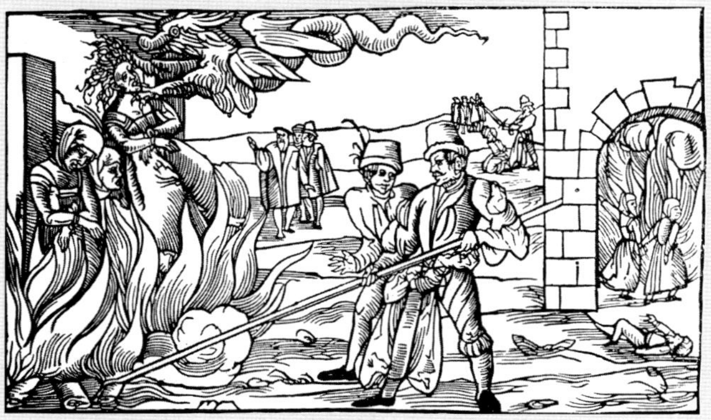

Der lodernde Tod: Hexenverbrennung, 1555

Zu Beginn der Neuzeit jedoch gab es nichts zu lachen. Die aufgeschlossenen Bischöfe, die den Glauben an Gespenster, Hexen und Schadenszauber als blanken Unsinn geißelten, der sich aus heidnischen Wurzeln nähre, hatten sich nicht durchsetzen können: Der größere Teil der Theologen förderte nicht nur den Aberglauben an bösen Zauber, sondern auch die Überzeugung, daß die angebliche Fähigkeit dazu allein durch einen Pakt mit dem Teufel erworben werden könne. Damit galt Hexerei zugleich als Ketzerei – und war in den Augen der Kirche doppelt verfolgungswürdig. 1487 erschien in Straßburg der *Hexenhammer* – ein schauerliches Stück Weltliteratur, das bis ins 17. Jahrhundert in Europa bei Richtern aller Konfessionen als Strafgesetzbuch in Sachen ›Hexerei‹ benutzt wurde und den Hexenwahn in seinem unsäglichen Irrwitz überhaupt erst auslöste. Die Schrift befürwortete die Folter und behauptete, daß sich vor allem Frauen der Hexerei schuldig machten. Als verirrt und damit als Hexen galten insbesondere auch Frauen, die »wollüstig und mannstoll oder aber der Sodomie verfallen« waren. Diese Formen angeblicher Versündigung und die unheilvolle Macht, Hagel und Unwetter heraufzubeschwören, wollte der Maler Hans Baldung, der ab 1509 in Straßburg lebte – wo der *Hexenhammer* wenige Jahre zuvor erstmals publiziert worden war – mit seinen *Wetterhexen* wohl darstellen.

Immer wieder riefen einzelne Stimmen zur Vernunft – doch noch 1749, im Geburtsjahr Goethes, flammte der Hexenbrand durchs Land. Der letzte Hexenprozeß in Deutschland fand 1793 statt.

HANS BALDUNG, GEN. GRIEN
(1484/85–1545)
Zwei Hexen (Zwei Wetterhexen)

1523, Öl auf Holz, 65 × 46 cm
Städelsches Kunstinstitut, Frankfurt

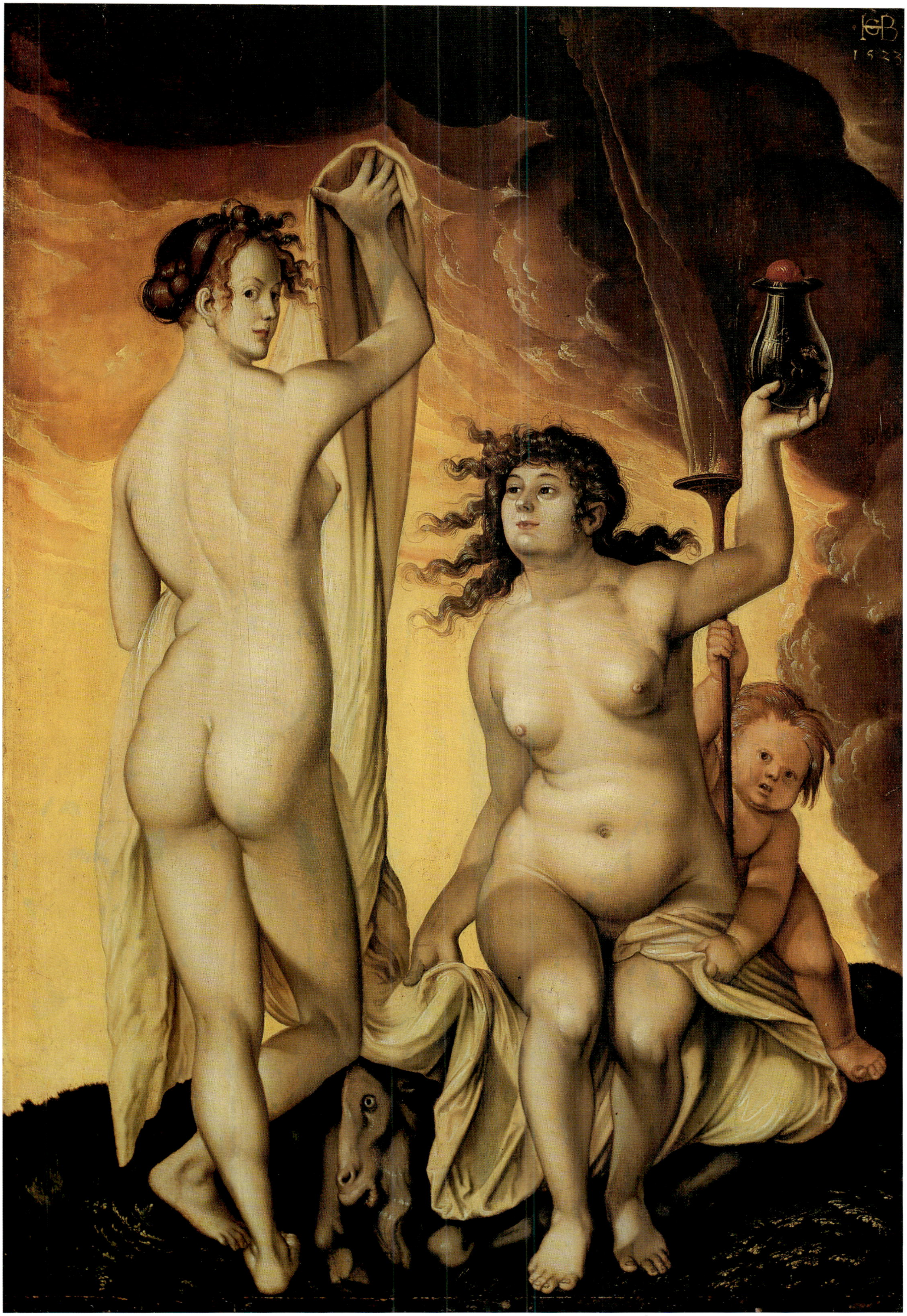
1523

Drei, drei, drei – bei Issos Keilerei

Alexander der Große und die Weltherrschaft

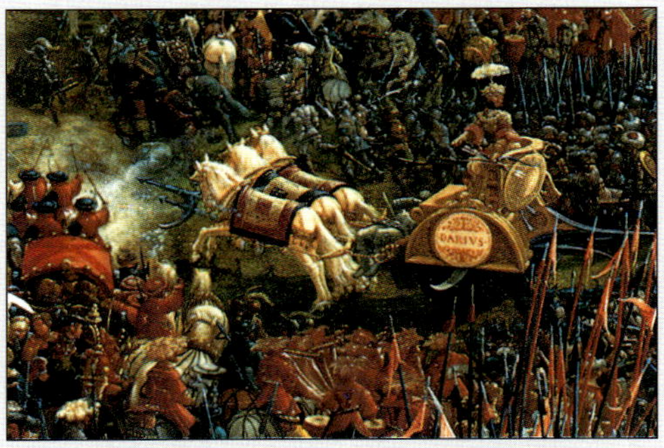

Dareios auf der Flucht ...

Dieser schauderliche Alexander hat übernatürliche Kräfte, ich habe es an seinen Augen gesehen. Wenn diese Augen mich nicht so angeschaut hätten, dann wäre diese Schlacht nicht verloren gewesen. Denn dann wäre ich nicht geflohen.

Nach dem Monolog des Dareios, in: Klaus Mann, *Alexander. Roman der Utopie,* 1929

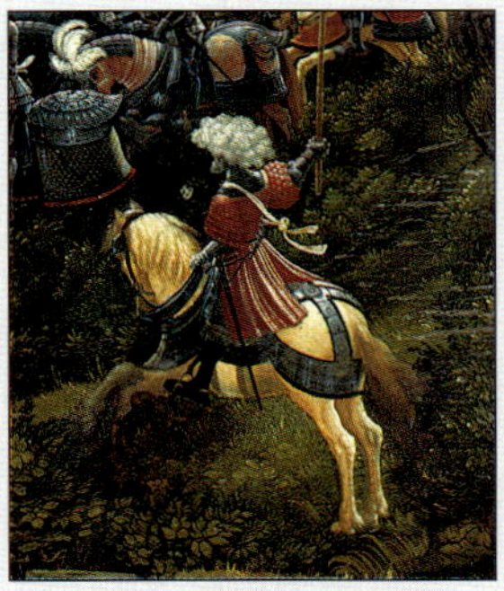

... Alexander setzt nach

23 Jahre alt war Alexander, der spätere ›Große‹, als er 333 v. Chr. mit seinen griechischen Soldaten auf einen Gegner traf, der sein Vater hätte sein können: der persische König Dareios III. Auf der Strandebene bei Issos, einer alten Seestadt am Mittelmeer in der Nähe der heutigen Grenze zwischen Syrien und der Türkei, kam es zur Schlacht. Dem gewieften Alexander, einem Schüler des Philosophen Aristoteles, gelang es, den linken persischen Flügel einzudrücken; dabei schaute er Dareios offenbar so tief und durchdringend in die Augen, daß dieser die Flucht vorzog. Die Perser gerieten in Panik – und das folgende Gemetzel dauerte bis tief in die Nacht.

Während des Gefechts waren Alexander Dareios' Mutter, Frau und Kinder in die Hände gefallen. Alexander behandelte sie höchst ehrenvoll – was ihm auch von Seiten der Perser Sympathien eintrug – und hatte mit ihnen ein Faustpfand, das das Verhalten des geflohenen Königs nicht unwesentlich beeinflußte. Doch als Dareios zu einem Ausgleich bereit gewesen wäre, lehnte Alexander ab und traf eine Entscheidung von welthistorischer Bedeutung: Er wollte keinen Kompromiß, sondern ganz Persien – mehr noch: die Welt. »Wenn einer von Euch wissen will, was mein Kriegsziel ist, so vernehmt: Die Grenzen meines neuen Reiches werden die sein, die Gott der Erde gesteckt hat.« Und diesen Weltherrschaftsanspruch nahm er ernst: Er schlug Dareios erneut, eroberte Ägypten, Syrien, das Babylonische Reich und den Ostiran, nannte sich ›König von Asien‹ und schob die Grenze seines riesigen Reiches weit über das heutige Pakistan in den Osten hinein, bis nach Indien, an die Ufer des heutigen Flusses Bias. Doch seine Siege waren nicht nur Siege der Macht, sondern auch Siege der Kultur. Er öffnete den Orient für die griechische Geisteswelt, förderte die gegenseitige Toleranz der Religionen und duldete Juden. Vor allem aber habe er die Kunst beherrscht, sich die Liebe der von ihm besiegten Völker zu erwerben, schwärmte noch Napoleon.

Albrecht Altdorfer, der als erster Maler überhaupt die Landschaft als Motiv entdeckte, hat die welthistorisch so bedeutende Schlacht von Issos nach den Vorstellungen seines Zeitgenossen, des Arztes und Naturforschers Paracelsus, als kosmisches Panorama dargestellt: als irdischen Kampf auf Leben und Tod, dessen Dramatik sich im himmlischen Aufruhr zwischen Sonne und Wolken widerspiegelt.

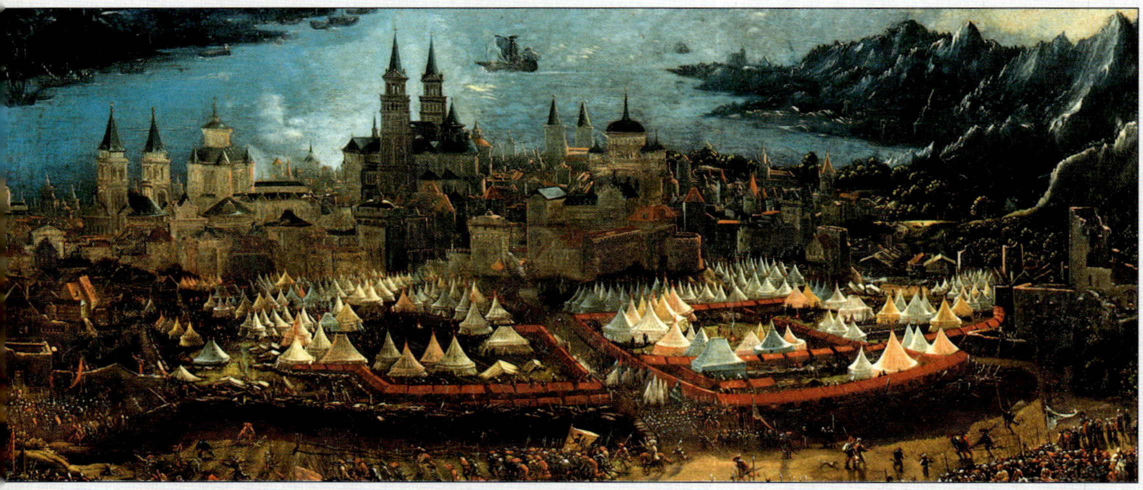

Das Zeltlager vor Issos
in der Vorstellung Altdorfers

ALBRECHT ALTDORFER
(um 1480–1538)
Die Schlacht bei Issos
(›Alexanderschlacht‹)

1529, Öl auf Holz, 158,4 × 120,3 cm
Alte Pinakothek, München

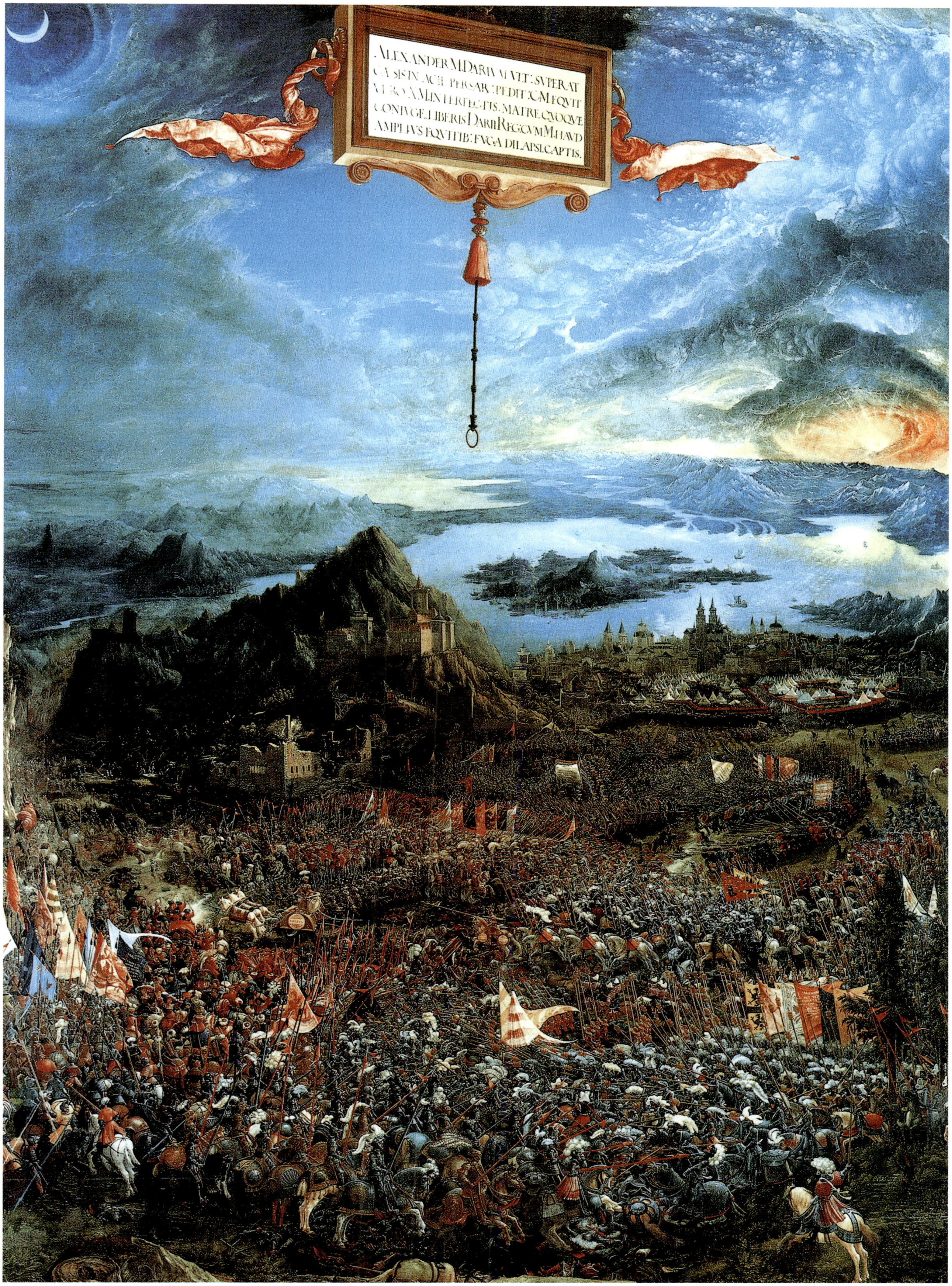
ALEXANDER M. DARIVM VLT: SVPERAT
CAESIS IN ACIE PERSAR: PEDIT: CM. EQVIT
VERO X M. INTERFECTIS. MATRE QVOQVE
CONIVGE. LIBERIS DARII REG. CVM M. HAVD
AMPLIVS EQVITIB: FVGA DILAPSI. CAPTIS.

Ein Hort der Unzucht und der Hurerei

Martin Luther und die Spaltung der Kirche

Um 1500 gärte es in Europa: Amtsmißbrauch, Prunksucht, Ausschweifungen, Geschäftemacherei – so lauteten die Vorwürfe vieler gläubiger Christen. Sie sahen im Papst den Teufel und in seiner Kirche einen Hort von Geilheit, Dummheit, Profitgier und Korruption.

Schon lange war von den Kanzeln gepredigt worden, daß man sich mit Geld von Sündenstrafen befreien und damit am Fegefeuer vorbei direkt in den Himmel einkaufen könne. Vor allem die Predigten des Dominikanerpaters Johann Tetzel ließen Martin Luther, einen aufgeschlossenen Augustinereremiten und Theologieprofessor aus Wittenberg, auf die Barrikaden steigen: Er hielt es für baren Unsinn, daß sich Gott mit Geld bestechen lasse, und vertrat die Ansicht, man könne nichts für sein Heil tun – außer an Gott zu glauben und sein Leben danach auszurichten. Wutentbrannt formulierte er 95 Thesen, in denen er seine Ansichten kundtat. Diese nagelte er angeblich am 31. Oktober 1517 an das Portal der Wittenberger Schloßkirche. Historisch erwiesen ist allerdings nur, daß er die ›Thesen‹ an jenem Samstag, der den Beginn der Reformation kennzeichnet, an seine bischöflichen Vorgesetzten schickte. Sein Ziel: ein theologisches Streitgespräch. Doch die Angesprochenen schwiegen. Und

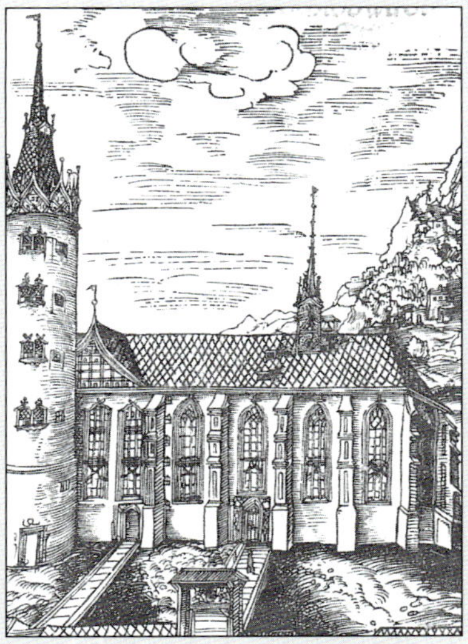

Die Schloßkirche zu Wittenberg, an deren Portal Martin Luther seine Thesen angeschlagen haben soll

als die ›Thesen‹, durch die neue Drucktechnik tausendfach vervielfältigt, eine gewaltige Volksbewegung auslösten, war es zu spät: Die Reformation wurde zur Revolution, geißelte Wallfahrten und andere geistliche Spektakel als »sinnlose Narretei«, und forderte neben der Aufhebung des Zölibats eine grundlegende kirchliche Erneuerung. Darüber hinaus nahm sie politisch-gesellschaftliche Dimensionen an, propagierte die ›Freiheit des Christenmenschen‹ und brachte Hand in Hand mit dem Humanismus einen Kulturwandel, wie ihn die Welt bis dato nur selten erlebt hatte.

Der wortgewaltige Martin Luther, von der Papstkirche und vom Kaiser ohne Erfolg bekämpft, stützte sich auf eine breite Anhängerschaft: Fürsten, Kaufleute, Bauern und Handwerker schlugen sich auf seine Seite – darunter auch der Maler Lucas Cranach. Am Hof in Wittenberg war er zu einem Freund des Reformators geworden und fertigte mehrere Bilder von ihm an, unter anderem eines für die Wittenberger Stadtpfarrkirche St. Marien: Es zeigt Luther als den dortigen Prediger. Unter seiner Wortgewalt brach die Papstkirche schließlich auseinander. Und der Protestantismus entwickelte sich zu einer Konfession von weltweiter Bedeutung.

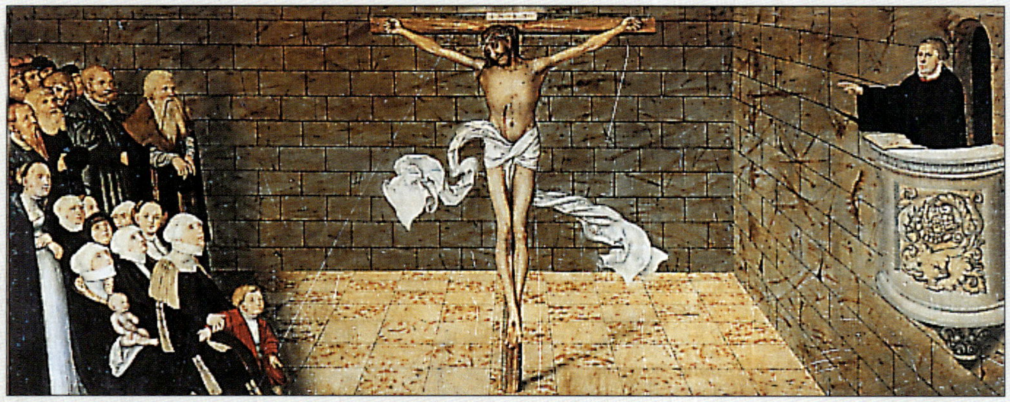

Gesamtansicht der Hochaltarpredella in der Stadtpfarrkirche St. Marien zu Wittenberg

Was sind denn Wallfahrten anderes, als daß Huren und Buben von überallher zusammenkommen? Und was macht der Papst anderes, als daß er sich ständig mit Unzucht besudelt? Wir wollen weder wallfahren noch auf die Worte des Papstes hören, sondern Gott in unseren Herzen suchen.

Nach Martin Luther, *Tischreden,* 1537

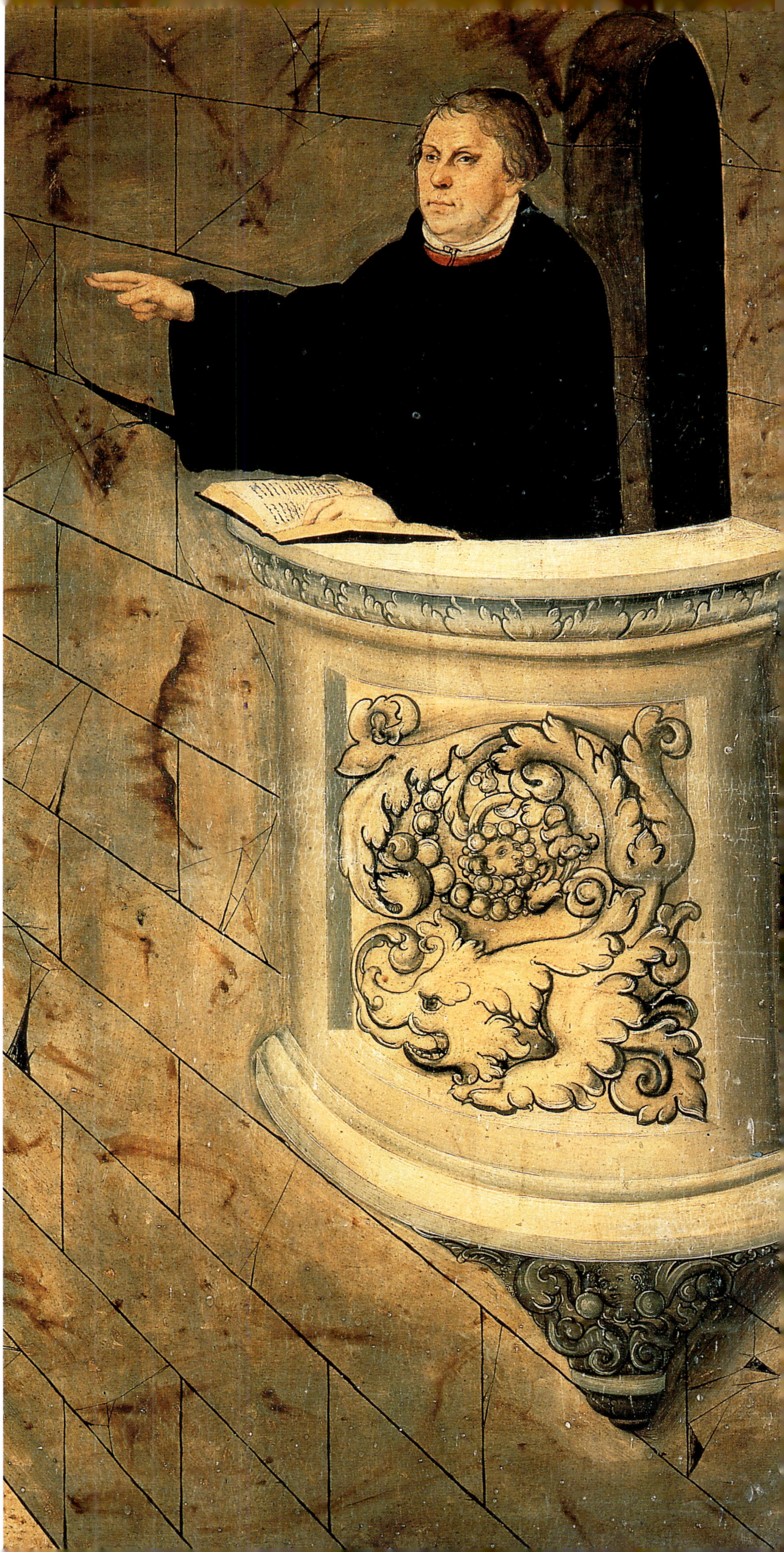

LUCAS CRANACH DER ÄLTERE
(1472–1553)
Martin Luther predigt

vor 1539
Detail der Hochaltarpredella
der Stadtpfarrkirche
St. Marien, Wittenberg

Ich hoffe, die hübschen Brüste bald zu küssen

Heinrich VIII. und die Frauen

Wenn Ihr geruht, den Platz einer wahren, treuen Geliebten und Freundin einzunehmen und Euch mit Leib und Seele dem zu schenken, der Euer treuer Diener war und sein will (sofern Ihr es mir nicht streng verbietet), dann verspreche ich Euch, daß Euch nicht nur diese Bezeichnung zusteht, sondern daß ich Euch als meine einzige Geliebte nehme, alle anderen, die um Euch sind, aus meinen Gedanken und meiner Zuneigung verbanne und nur Euch dienen werde.

Nach König Heinrich VIII. von England,
Brief an Anne Boleyn, etwa 1527/28

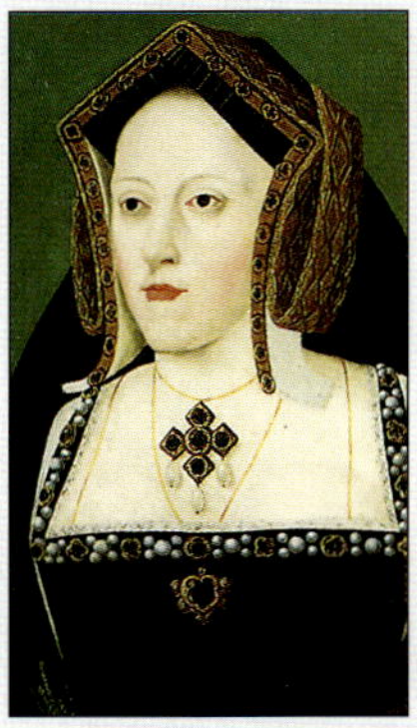
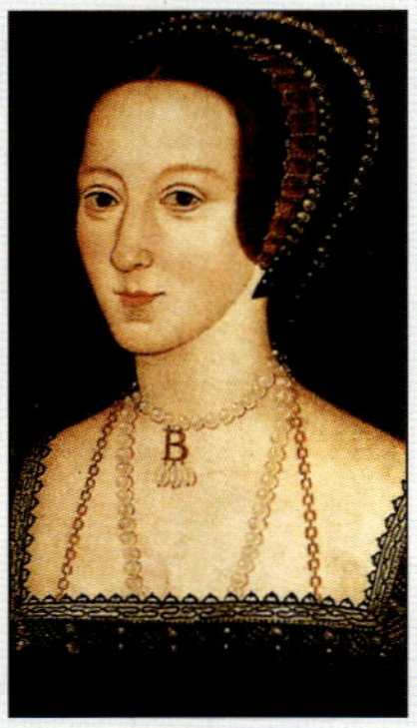
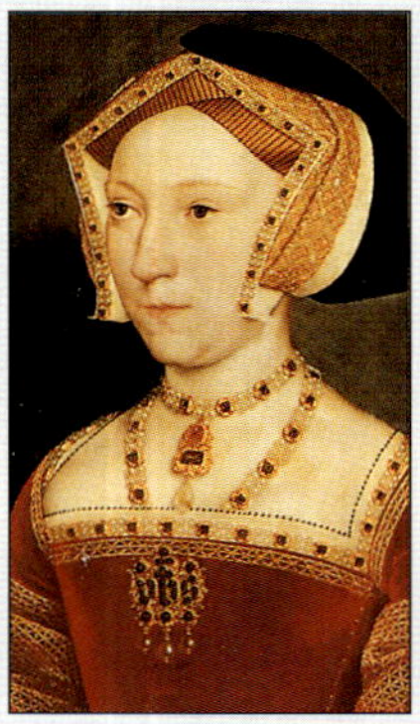
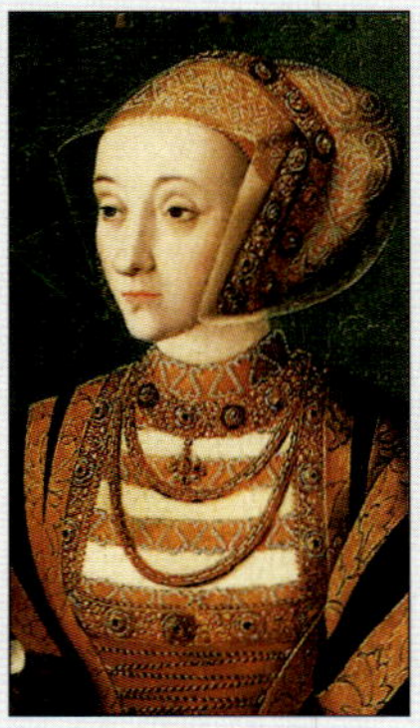
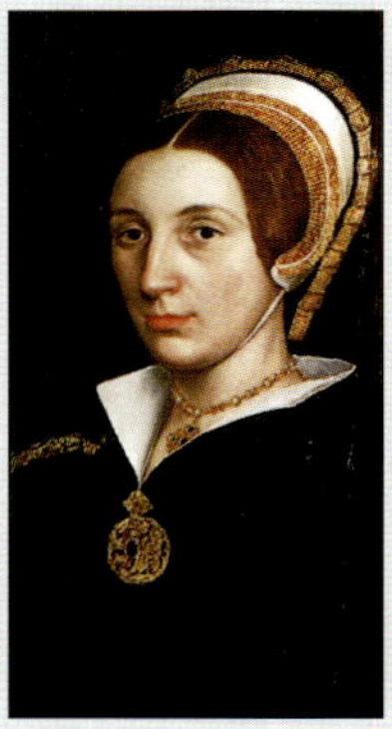
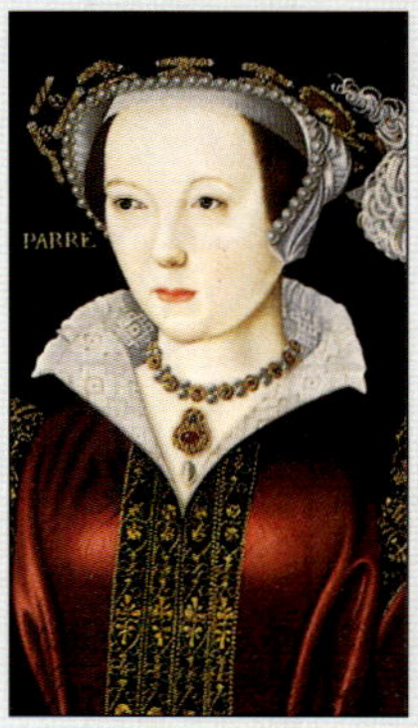

Schönheit und Schicksal – die sechs Ehefrauen Heinrichs VIII.: Katharina de Aragón, Anne Boleyn, Jane Seymour, Anna von Cleve, Catherine Howard und Catherine Parr

Die Nachwelt schätzte ihn nicht. »Lümmel und Teufel zugleich« nannte ihn der Schweizer Historiker Jacob Burckhardt. Und der Schriftsteller Charles Dickens bezeichnete ihn als einen »unerträglichen Raufbold und blutrünstigen Schurken«, als »eine fettige und blutige Narbe in der Geschichte Britanniens«. Bis heute gilt König Heinrich VIII. von England als Sinnbild von Grausamkeit, Freßsucht und Lüsternheit. An allem ist etwas dran: Während seiner 37jährigen Herrschaft gab es rund 70 000 Todesurteile und Hinrichtungen. Auch die Leibesfülle des Königs ist historisch bezeugt: Während der junge Heinrich als athletischer, gutaussehender Mann galt, der »weitaus schöner« sei »als irgendein anderer Herrscher der Christenheit«, war derselbe Heinrich am Ende seines Lebens ein bewegungsunfähiger Koloß. Seine Korpulenz deutet bereits das Porträt an, das der aus Augsburg stammende englische Hofmaler Hans Holbein d. J. um 1540 anfertigte. Wenige Jahre später benötigte Heinrich VIII. vier Kammerdiener und einen Flaschenzug, um ins Bett zu kommen. An amouröse Abenteuer war nicht mehr zu denken. Aber davon hatte der König wohl auch genug. Er war sechsmal verheiratet – und diese Ehen beförderten seinen zweifelhaften Ruhm mehr als alles andere. Nicht daß Heinrich VIII. der erste Casanova auf dem Königsthron gewesen wäre. Die Geschichte kennt durchtriebenere Charaktere. Drei seiner Ehen nahmen auch ein durchaus unspektakuläres Ende: Ehefrau Nummer 3 starb im Kindbett, von Ehefrau Nummer 4 ließ sich der König scheiden und Ehefrau Nummer 6 überlebte ihn. Was Heinrich VIII. jedoch in ein einzigartiges Licht rückt, ist die Art und Weise, wie er sich von seinen drei anderen Frauen trennte: Weil der Papst die Annulierung seiner ersten Ehe verweigerte, löste Heinrich VIII., selbst gläubiger Katholik, die englische Kirche von Rom ab. Er gründete die anglikanische Reichskirche, setzte sich selbst als ihr Oberhaupt ein und erklärte seine Ehe für annulliert. So konnte er ohne geistliche Hürden Anne Boleyn, in die er sich aufrichtig verliebt hatte, zu seiner zweiten Frau nehmen. Doch die Verbindung ging nicht gut: Wie später auch Ehefrau Nummer 5, wurde Anne Boleyn auf Befehl Heinrichs VIII. wegen Ehebruchs im Tower hingerichtet. Während Anne Boleyn in Wirklichkeit wohl deshalb enthauptet wurde, weil sich Heinrich VIII. frisch verliebt hatte und erneut zu heiraten gedachte, scheint der Vorwurf im Fall von Ehefrau Nummer 5 zutreffend gewesen zu sein: Die damals 20jährige Katharina Howard mag sich neben Heinrich VIII. gelangweilt haben. Mit seinen aufgequollenen 49 Jahren konnte er nicht mehr der Adonis ihrer Träume gewesen sein.

HANS HOLBEIN D.J.
(1497/98–1543)
Heinrich VIII.

König von England (1509–1547)
um 1540, Öl auf Holz, 88 x 75 cm
Galleria Nazionale d'Arte Antica, Rom

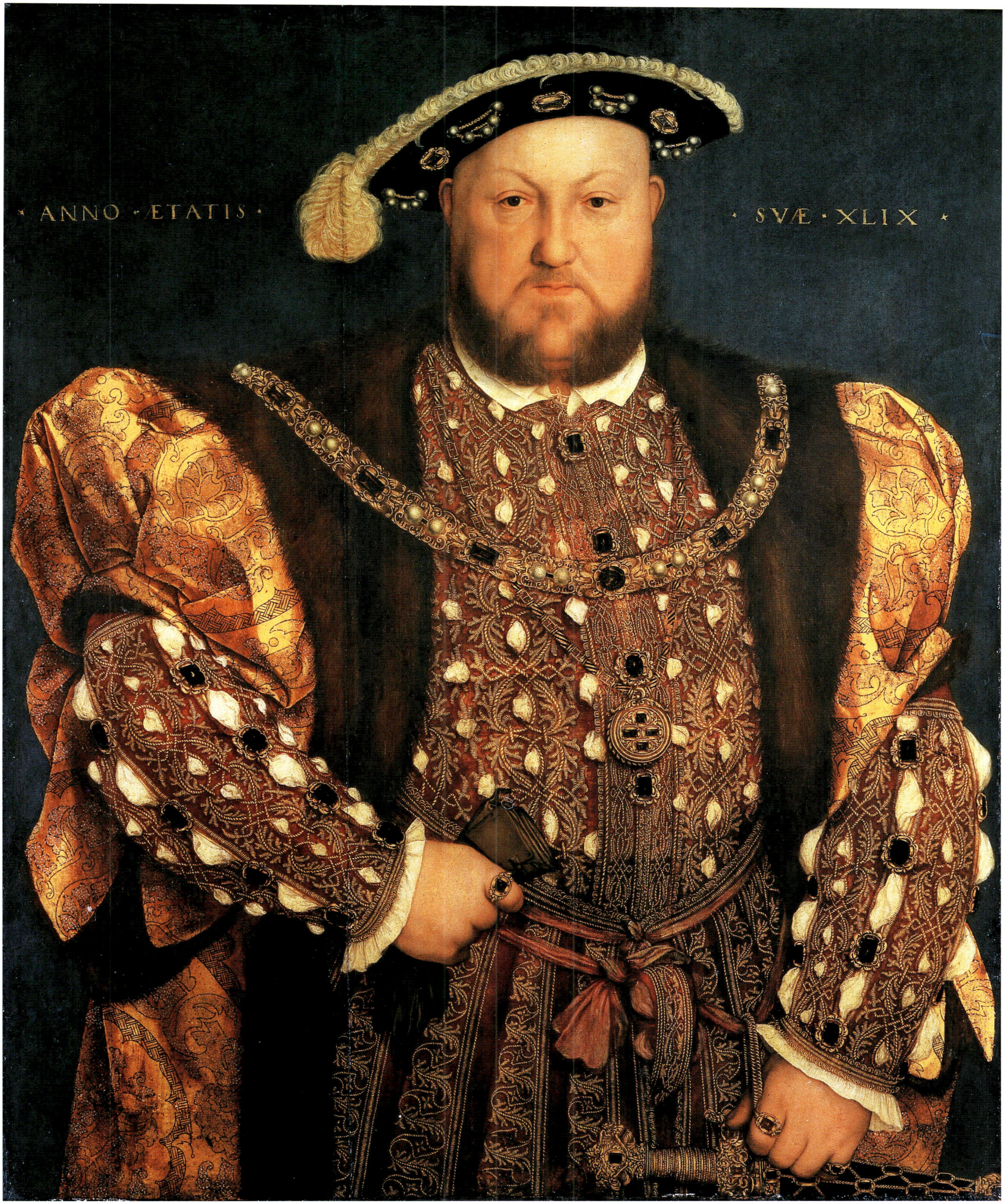
ANNO · ÆTATIS ·
· SVÆ · XLIX ·

Wer hat je in seiner Seele gelesen?

Kaiser Karl V. am Ende seiner Kräfte

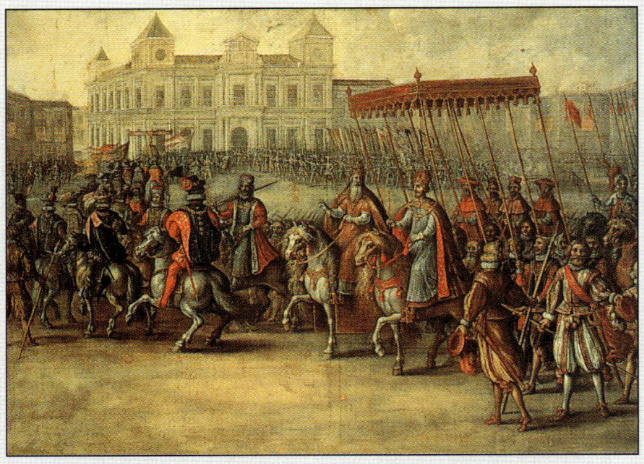

Franz I. von Frankreich zeigt Kaiser Karl V. die Königsgräber von St-Denis, Gemälde von Norblin nach A.-J. Gros, 1812

Schon in wenigen Jahren hat ihm seine Bürde das Leben versengt: Mit 33 Jahren erkrankte er an der Gicht, zu der sich bald andere Plagen gesellten. Und als Fünfzigjähriger war er der Herr über viele Heere und über gewaltig große Teile dieser Welt – aber kaum mehr Herr seiner selbst. Weder Füße noch Hände, noch seine übrigen Kräfte gehorchten ihm, einem Gebrochenen, von so vielen Leiden Heimgesuchten.

Prudencio de Sandoval, *Leben und Taten Karls V.,* vor 1620

Seinen Ärzten standen die Haare zu Berge. Doch es nutzte nichts: Schon vor dem Frühstück trank er eisgekühltes Bier. Und bei Tisch ließ er reichlich auftragen: Nach zeitgenössischen Berichten bevorzugte er unter anderem frische Austern, Sardellen, Aalpasteten, Oliven und scharf gewürzte spanische Würste.

Dieser Kaiser, der einerseits zur Verbrennung von Ketzern aufrief, andererseits zahme Vögel und Blumen liebte, wurde wenig bewundert. Umso häufiger traf er auf Kritik und Ablehnung: In der Weltgeschichte gab es kaum einen Herrscher, der über so viele Länder der Erde gebot wie er. Karl V., 1500 in Gent geboren, erbte mit sechs Jahren das Herzogtum Burgund, mit 16 die spanischen Kronen samt den Niederlanden und Neapel-Sizilien. Von seinem Vater mit den österreichischen Erblanden bedacht, wurde er mit 19 zum deutschen König gewählt und mit 30 in Bologna zum Kaiser gekrönt. Weil während seiner Regierungszeit das spanische Kolonialreich in Übersee begründet wurde, galt Karl V. zudem als Herr über Mexiko und Peru – gleichzeitig wurde er infolge niederländischer Eroberungen im Pazifischen Ozean König der Philippinen. Er führte mehr als 70 verschiedene Titel und regierte ein Reich, in dem die Sonne nicht unterging. Dennoch kann er nicht als Machtbesessener gelten: Karl V. war über Erbschaften und Verwandtschaftsbeziehungen in den Schoß gefallen, was seine Vorfahren mit wechselnden Allianzen und blutigen Kriegszügen nie erreicht hatten. Trotzdem mag er von einem weltumspannenden christlichen Imperium geträumt haben, dem er gerne noch afrikanische Küsten und weitere überseeische Märchenreiche hinzugefügt hätte. Aber dazu reichte seine Kraft nicht mehr. Als »frommer Gefangener der Macht«, wie ihn ein französischer Gelehrter nannte, wurde er von den auseinanderdriftenden Interessen seines Reiches zerrissen: Mit 55 Jahren dankte er ab und zog sich in sein spanisches Landhaus zurück.

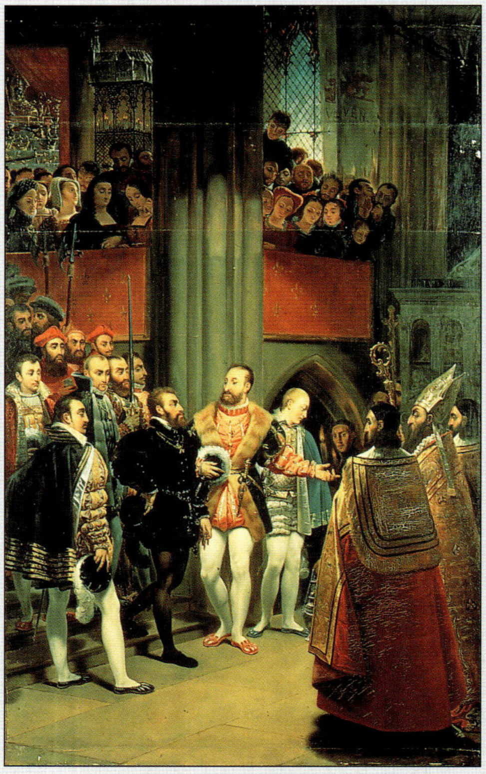

Einzug von Karl V. und Papst Clemens VIII. zur Kaiserkrönung in Bologna, 1530, Gemälde von Juan de la Corte, vor 1660

Sieben Jahre zuvor hatte er sich in Augsburg von Tizian, dem bedeutenden venezianischen Meister, den er zum Hofmaler ernannt und geadelt hatte, porträtieren lassen. Das Gemälde zeigt den Kaiser auf einem Lehnstuhl. In seiner Jugend frönte er dem Kleiderluxus; jetzt aber ist der Herrscher, der die Sparsamkeit so weit trieb, daß ein Besucher von seinem schäbigen Hut und seinem fadenscheinigen Rock berichtet, in eintöniges Schwarz gewandet. Sein sinnender Blick ist leer und scheint alle Zweifel seines Lebens widerzuspiegeln. Eine Stimme der Nachwelt: »Daß er in fast allen Punkten scheiterte, gibt seinem Tun um so mehr den Charakter der Menschlichkeit, seinem Leben um so mehr den Charakter eines tragischen Schicksals.«

TIZIANO VECELLIO, GEN. TIZIAN
(1487/90–1576)
Kaiser Karl V. im Lehnstuhl

1548, Öl auf Leinwand, 205 × 122 cm
Alte Pinakothek, München

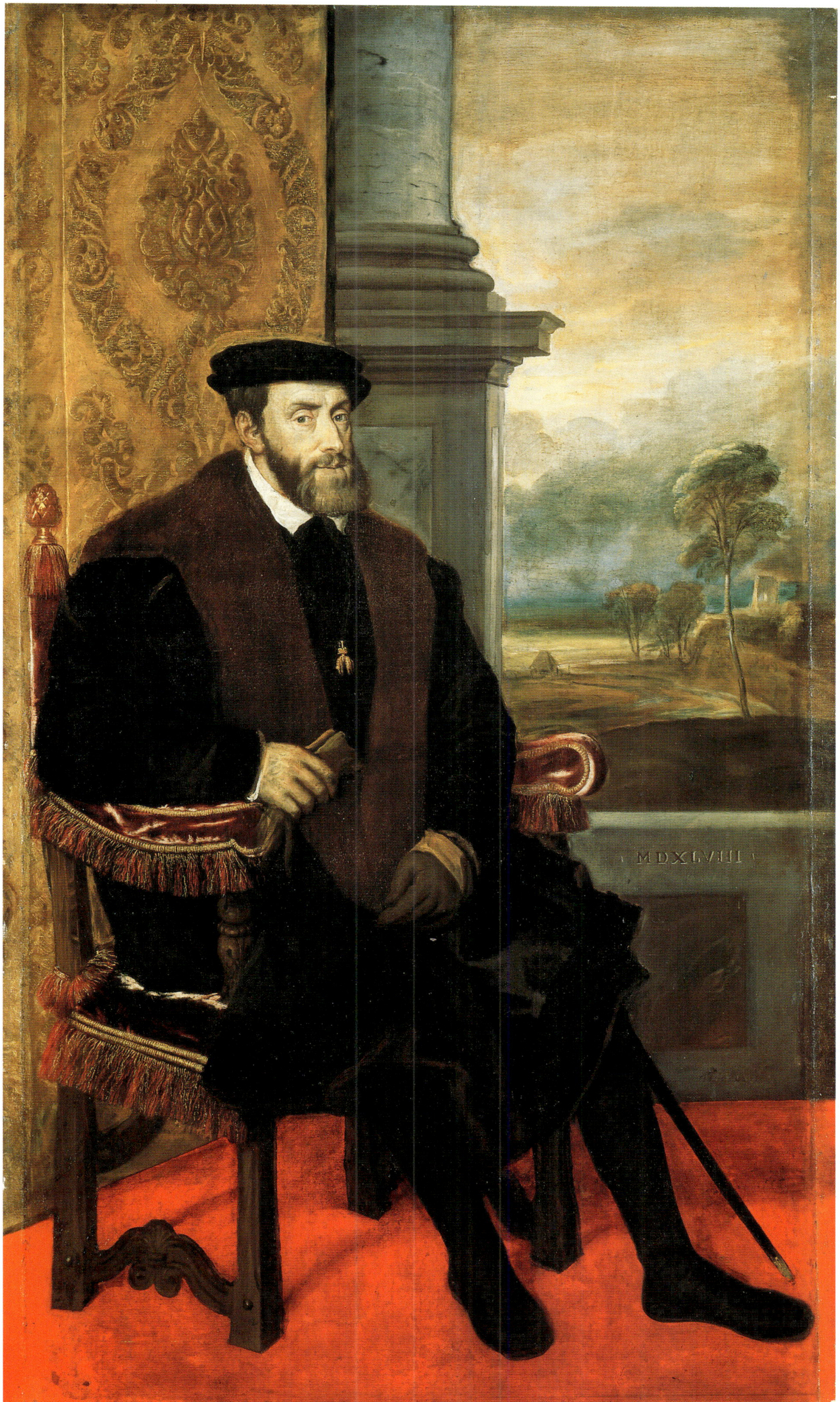
MDXLVIII

Als aus Hochmut ein Turm entstand

Die Welt als Baustelle

König Nimrod, der Enkel von Chamas, dem Sohn Noahs, sagte, er wolle sich an Gott rächen, falls dieser mit einer neuen Sintflut die Erde bedrängen sollte. Deshalb werde er einen Turm bauen, so hoch, daß die Fluten der Wasser seine Spitze nicht erreichen können.

Josephus Flavius, *Jüdische Altertümer,* 1. Buch, 4. Kapitel, 1. Jh. n. Chr.

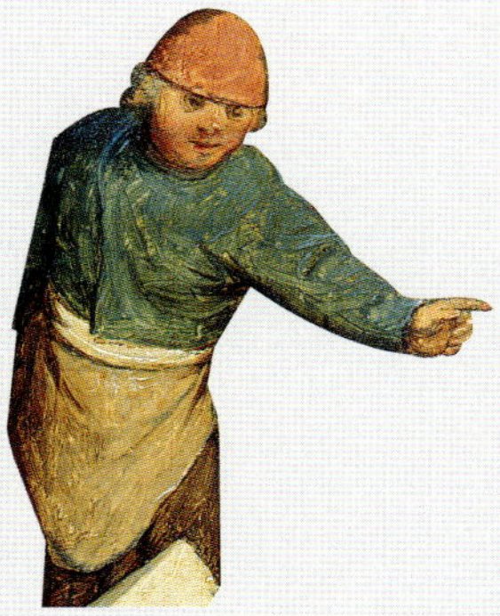

Baumeister, Zimmerleute, Steinmetzen, Kalkbrenner und Maurer – eine Großbaustelle glich schon immer einem Ameisenhügel. Diesmal aber war der Aufwand besonders gewaltig: Galt es doch, einen Turm bis in den Himmel hinein zu bauen. Er sollte nicht nur einer neuen Sintflut standhalten. Wenn man dem Alten Testament, dem römischen Schriftsteller Josephus Flavius und den Weissagungen der Sibyllen Glauben schenken will, war der Turm vor allem als Symbol menschlicher Auflehnung gegen die Allmacht Gottes gedacht. Offenbar verfehlte der Bau seine Wirkung nicht: »Der Herr ward zürnend aufgebracht, als man in Hoffart den Turm erdacht«, dichtete der Straßburger Humanist Sebastian Brant 1494 in seiner Satire *Das Narrenschiff.* Und der Herr ließ sich diese Ungebührlichkeit auch gar nicht gefallen: Er fuhr hernieder und bestrafte die Bauleute, die vorher in derselben Sprache miteinander geredet hatten, mit einer nachhaltigen Sprachverwirrung. Keiner verstand mehr den anderen. So konnte der Turm nicht vollendet werden und verkam als Denkmal menschlicher Selbstüberschätzung zu einer gigantischen Bauruine.

Stand dieser Turm wirklich in Babylon – in einer der ältesten Städte der Welt, die lange als das politische und kulturelle Zentrum Vorderasiens galt? Die Archäologen sind sich nicht einig. Doch 1899 legte die Deutsche Orientgesellschaft auf dem Terrain der Ruinenstadt Babylon Reste eines Tempelbezirks frei, in dessen Mittelpunkt einst ein quadratischer, der Stadtgottheit Marduk geweihter Tempelturm stand. Die Seitenlänge maß 91,5 Meter, seine Höhe wurde auf etwa 90 Meter geschätzt. Ist dieser Bau mit dem sagenhaften Babylonischen Turm identisch, den der gebürtige Niederländer Pieter Bruegel in seinem Gemälde kurzerhand nach Antwerpen versetzte, wo der Maler ab 1551 im Verzeichnis der ›Künstlergilde zum heiligen Lukas‹ auftaucht? Wie dem auch sei – daß Pieter Bruegel den Babylonischen Turm zum Thema eines Bildes gemacht hat, zeigt, daß der Maler, der in einer Zeit großer gesellschaftlicher, politischer und religiöser Umwälzungen lebte, über die Dinge nachdachte, für die der Turm zu Babel als Symbol steht: über Ehrgeiz, Hochmut und die Vergänglichkeit des Menschen. Insofern mag das Bild ein Zeichen sein, das inmitten des Entdeckungs- und Erneuerungstaumels jener Tage zur Besinnung ruft.

Der Turmbau von Babel könnte aber auch umgekehrt als aktuelles Manifest gegen Entrechtung, Unterdrückung und Bevormundung durch eine übergeordnete Macht verstanden werden: als Vision, die das baldige Ende der spanischen Vorherrschaft über die Niederlande beschwört oder als moralische Unterstützung der Reformation. Deren Wortführer geißelten damals das päpstliche Rom und die ihm treu ergebenen Fürsten als Wiedergeburt der gottlosen Stadt Babylon. Außerdem waren sie der Meinung, daß es nun eine größere Vielfalt der Sprache geben müsse, da die Kirche mit ihrem Latein am Ende sei.

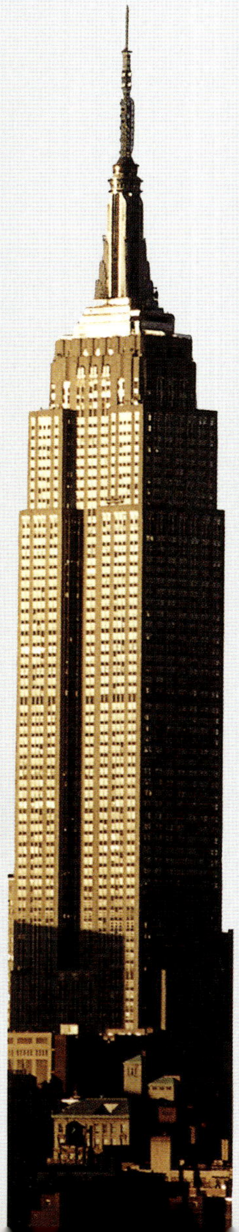

Wolkenkratzer von heute – das Empire State Building in New York

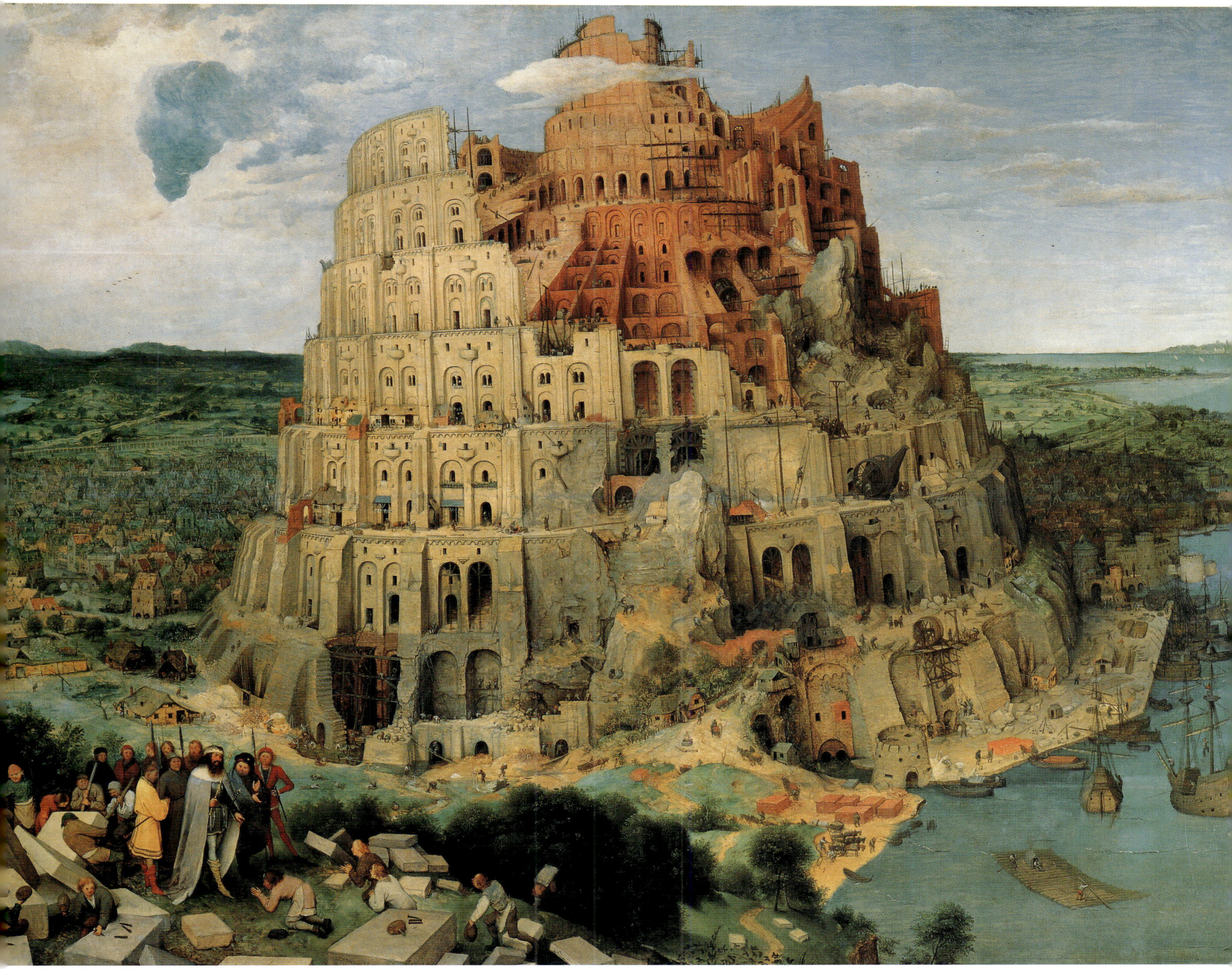

PIETER BRUEGEL D.Ä.
(zwischen 1525 und 1530–1569)
Der Turmbau von Babel

1563, Öl auf Eichenholz, 114 × 155 cm
Kunsthistorisches Museum, Wien

Feiglinge kommen nicht in den Himmel

Der erste Seesieg des christlichen Abendlandes über die Osmanen

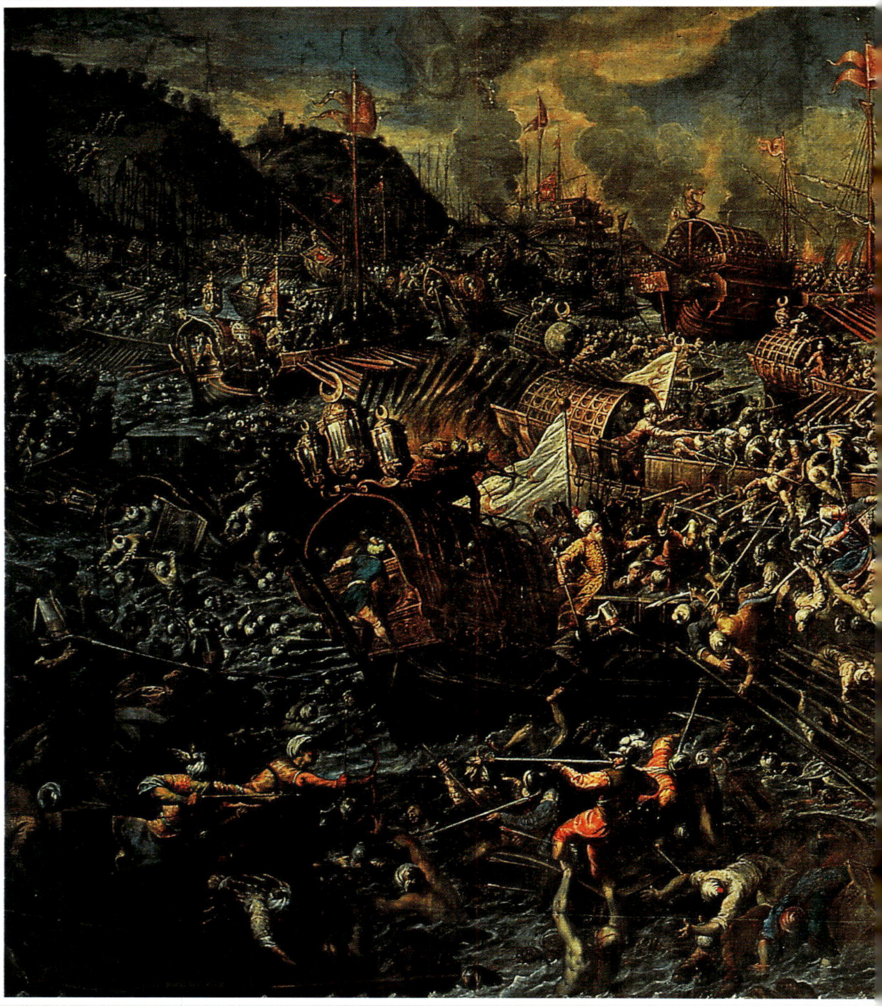

Wenn zwei Galeeren mitten auf dem Meer mit dem Bug aufeinanderstoßen, dann muß der Marinesoldat über eine nur zwei Fuß breite Planke am Schiffsschnabel, um die feindliche Galeere zu entern. Und auch wenn ihm bewußt ist, daß er beim ersten Fehltritt in den tiefen Schoß Neptuns hinabstürzen würde: Er stellt sich mit unverzagtem Herzen und angetrieben von seinem Ehrgefühl den gewaltigen Feuerschlünden und wird über diese enge Planke auf das feindliche Schiff hinübersteigen.

Nach Miguel de Cervantes, *Don Quijote de la Mancha*, 1605

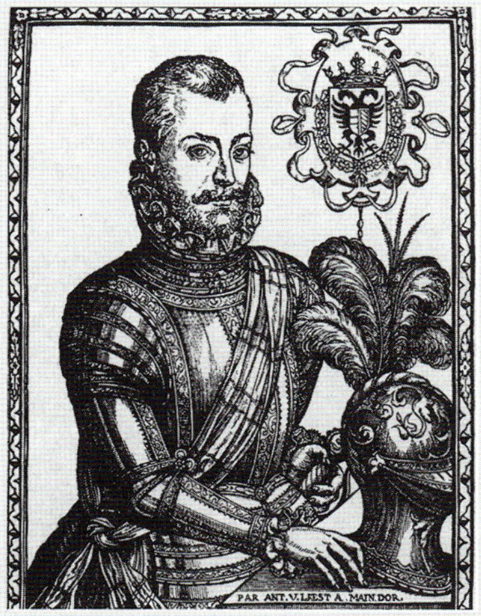

Sieger von Lepanto: *Don Juan d'Austria* Holzschnitt von Anton von Leest, Ende 16. Jh.

Naupaktos ist heute ein beschauliches, griechisches Hafenstädtchen am Eingang zum Golf von Korinth. Schon am Vormittag sitzen die alten Männer mit Ouzo und Kaffee auf blauen, wackeligen Stühlen an der Mole. Und Tag für Tag genießen sie das Naturschauspiel, wenn am gegenüberliegenden Ufer die Höhenzüge des Peloponnes schemenhaft aus dem Dunst auftauchen. Genau hier prallte am 7. Oktober 1571 die Kriegsflotte des christlichen Abendlandes auf die waffenstrotzenden Galeeren des islamischen Osmanenreichs. Als ›Seeschlacht von Lepanto‹ ist dieses Gemetzel in die Geschichtsbücher eingegangen – wobei Lepanto der italienische Name der Stadt Naupaktos ist.

Immer wieder – und nicht zu Unrecht – fürchtete Europa, von den Osmanen überrannt zu werden. Nachdem drei Jahrhunderte zuvor die christlichen Kreuzfahrer regelmäßig ganze Landstriche im Gebiet der heutigen Türkei verheert hatten, drehte sich jetzt der Spieß um: Während die Völker des Abendlandes verzweifelt zu ihren Heiligen flehten, brandschatzten die Osmanen Belgrad. 1526 eroberten sie Ungarn, 1529 standen sie vor Wien. Doch nun schlug das Abendland zurück. Nach der Morgenmesse am Sonntag, dem 7. Oktober 1571, umfuhren die Galeeren der ›Heiligen Liga‹, einer Allianz von Venezianern, Spaniern und päpstlichen Truppen, lauernd die nördliche Küste des Golfs von Korinth. Plötzlich sprang ein Gemurmel von

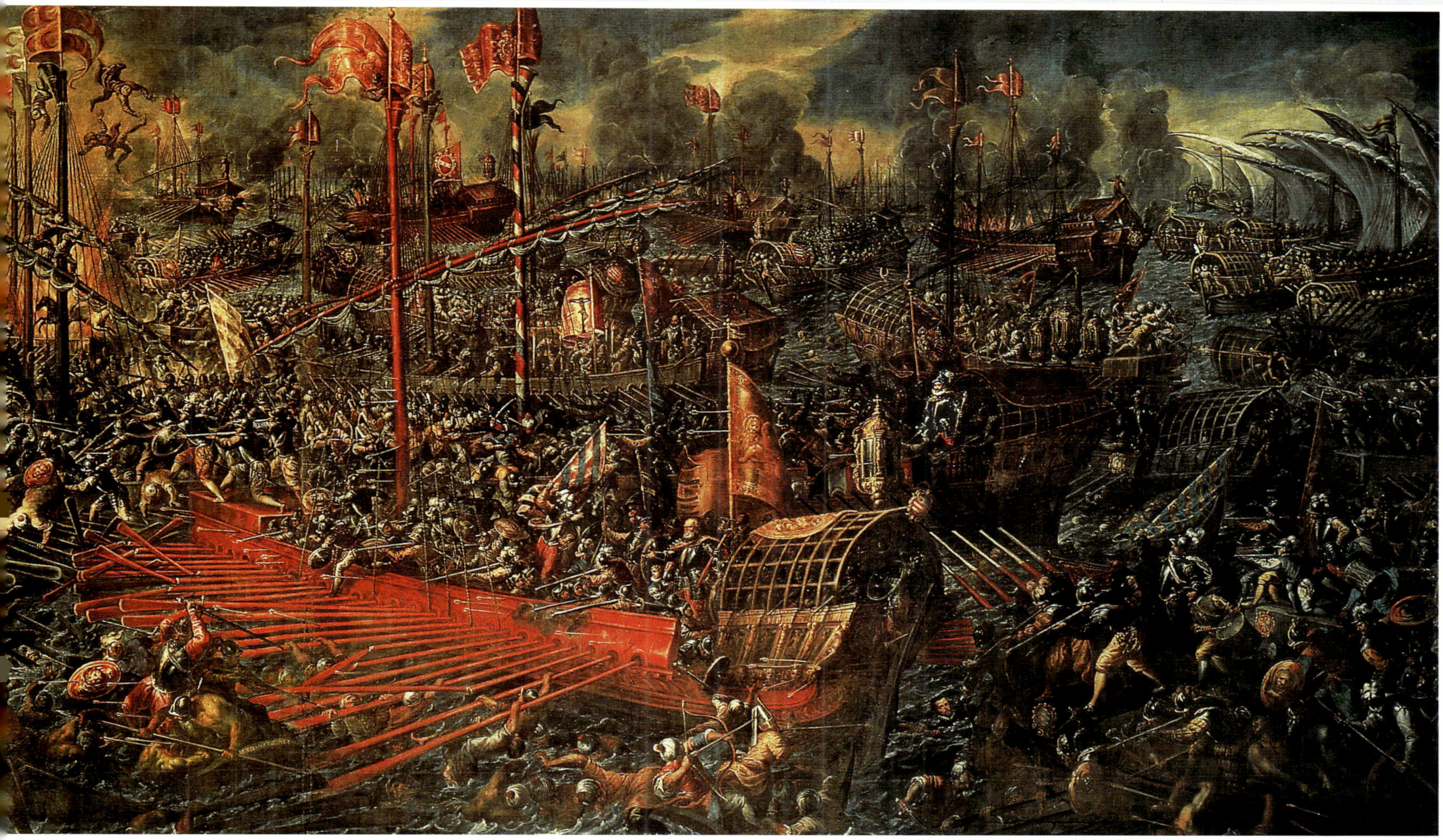

ANDREA DE MICHELIS VICENTINO
(1539–1614)
Die Schlacht von Lepanto

nach 1577–1614
Dogenpalast (Sala dello Scrutinio), Venedig

Schiff zu Schiff: Die Osmanen waren in Sicht. Ihre Flotte zählte 274 Kriegsschiffe, die sich zehn Seemeilen weiter östlich im Golf zu einem weit ausholenden Halbmond gruppiert hatten. In der Seekriegsführung galt damals, daß die Flaggschiffe nicht am Kampf teilnehmen. Doch diesmal war es anders: Als sich der Rammsporn der osmanischen *Sultana* unter krachendem Splittern ins Vorderdeck der spanischen *Real* fraß, nahm das osmanische Verhängnis seinen Lauf. Es endete, als um zwei Uhr mittags ein Spanier dem osmanischen Oberbefehlshaber im Getümmel den Kopf abschlug und die schaurige Trophäe den Osmanen entgegenreckte: Der Anblick verbreitete lähmendes Entsetzen, die *Sultana* wurde überrannt, die Schlacht war geschlagen. Die ›Heilige Liga‹ beklagte in ihren Reihen 7000 Tote, die Osmanen 40000. Einer der prominentesten Überlebenden war Miguel de Cervantes. Der spanische Dichter, der eine verstümmelte linke Hand zurückbehielt, verarbeitete seine Erlebnisse in seinem Roman *Don Quijote*. Der Held des Tages aber hieß Don Juan d'Austria. Der Oberbefehlshaber der siegreichen abendländischen Truppen, ein unehelicher Sohn von Kaiser Karl V. und einer Regensburger Gürtlerstochter, war bis dahin als Bastard gebrandmarkt gewesen. Bei Lepanto wurde er zum Retter Europas – dem nun sogar der Papst huldigte.

Gesegnet mit den Früchten der Kultur
Prag um 1600

Schau den Apfel, schau den Pfirsich, wie sie rund und voller Leben Wange rechts und links mir geben: Merke auch auf meine Augen, deren eines kirschenfarben, doch das andre maulbeerrötlich. Schein ich außen Ungeheuer, trag ich innen hehre Züge und verberge Königsbild.

Nach Don Gregorio Comanini, *Der Vertumnus des Arcimboldo,* 1591

Alchimisten, die Gold herzustellen versuchten, Astrologen, die den Lauf der Sterne studierten, Physiker, die das Perpetuum mobile bauen und die Quadratur des Kreises bewerkstelligen wollten – es war ein ungewöhnlicher Gelehrtenkreis, der sich um Kaiser Rudolf II. geschart hatte, den bedeutendsten Habsburger, der je auf dem Prager Hradschin

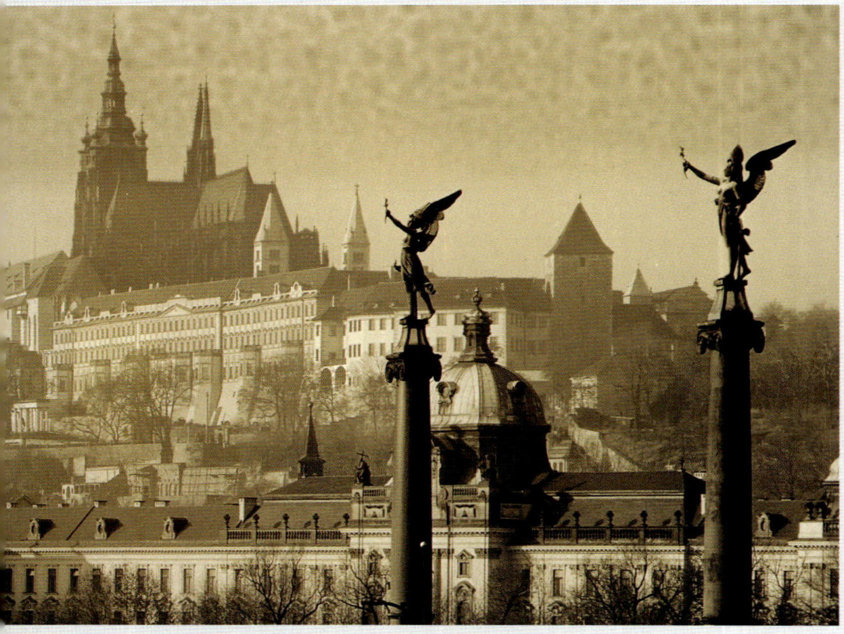

Die Krone Böhmens: Der Hradschin in Prag

residierte. Als Mäzen und Kunstfreund hat er sich großen Ruhm erworben. Doch viele Zeitgenossen waren der Überzeugung, seine Leidenschaft hielte ihn vom Regieren ab. Suspekt erschien ihnen vor allem das Interesse, mit dem sich der Kaiser der Mythologie, okkulten Phänomenen und den geheimnisvollen Kräften der Natur zuwandte. Er galt bald als introvertierter und entscheidungsschwacher Sonderling. Aber er ließ sich nicht beirren.

Halt gab ihm ein väterlicher Freund, ein Mann »von schärfstem Ingenium«, der wegen seiner universalen Belesenheit geschätzt wurde und die vielfältigen Interessen des Kaisers teilte: Giuseppe Arcimboldo. Arcimboldo stammte aus Mailand, wo er in seiner Jugend Glasgemälde für den Dom entworfen hatte, bevor er 1562 von Kaiser Ferdinand I., dem Großvater Rudolfs II., an den Hof der Habsburger berufen wurde und der Familie drei Generationen lang treu blieb. In den kaiserlichen Registern taucht er ab 1565 als »Hof-Conterfetter« auf. Doch er arbeitete nicht nur als Maler: »Der edle Geist Arcimboldo machte für die prunkvollen Feste des Hofes eine erkleckliche Anzahl kunstreicher, anmutiger und seltener Erfindungen«, heißt es in einem zeitgenössischen Bericht. Die Inszenierungen müssen höchst eindrucksvoll gewesen sein. So stellte Arcimboldo beispielsweise einen mythologischen Festzug auf die Beine – mit echten Elefanten und künstlichen Drachen, unter denen Pferde steckten. Begeisterung weckten aber vor allem seine allegorischen Bilder, die in einzigartiger Weise Blüten oder Früchte, Fische oder Bücher, Vögel oder Wurzeln zu Porträts wiedererkennbarer Persönlichkeiten arrangierten. Inspiriert von Botanik, Garten- und Jagdkunst, schöpfte Arcimboldo hier auch aus dem Fundus der habsburgischen Wunderkammern: Riesige Muscheln, Schwert- und Sägefische, Mumien, kostbare Steine, ausgestopfte Tiere und wertvolle Raritäten aus Indien waren dort zusammengetragen – angeblich sogar »in Glas gesperrte Teufel«. Arcimboldo verstand seine Gemälde allerdings nicht als humoristische Variationen, sondern als ernstzunehmende Sinnbilder. Rudolf II. in der Gestalt des Vertumnus, des römischen Gottes der Vegetation und der Jahreszeiten, ist keine Parodie, sondern eine Verherrlichung des Kaisers als Personifikation fruchtbaren Kulturschaffens. Politisch nutzte Rudolf diese Ehrung nichts; sein Bruder Matthias setzte den Schöngeist ab. Sein Urteil: Rudolf sei aufgrund seiner vielfältigen Interessen nicht mehr regierungsfähig.

GIUSEPPE ARCIMBOLDO
(1527–1593)
Kaiser Rudolf II. von Habsburg als Vertumnus

um 1591, Öl auf Holz, 70,5 × 57,5 cm
Schloß Skokloster, Schweden

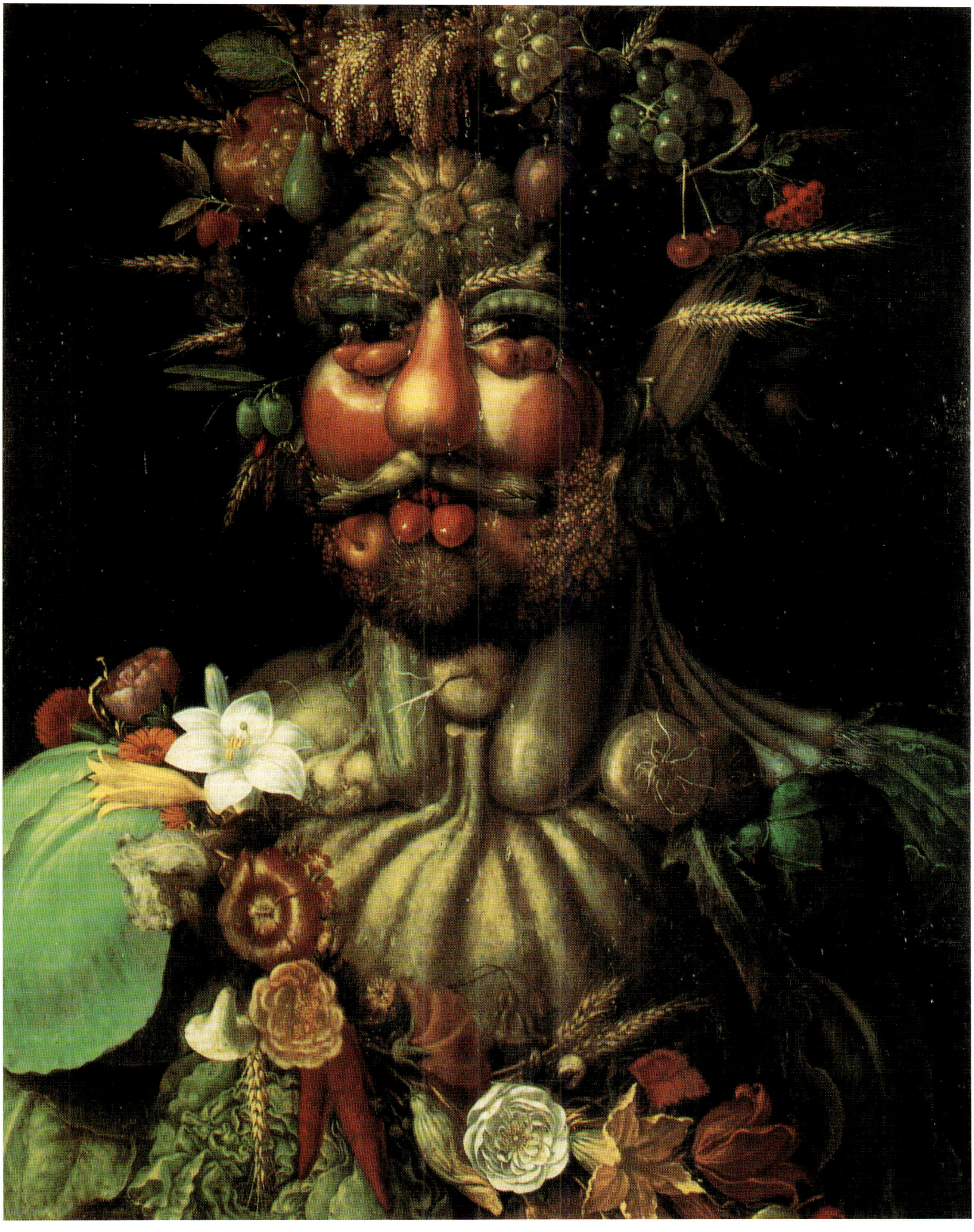

Nur schauriges Wetterleuchten?

Toledo zwischen Glanz und Unheil

Fluch sei dem Tag, o Herr, der mich zur Welt gebracht, verwünscht die Nacht, da ich empfangen wurde. Daß nie ein Strahl sie erhelle! Nie Sonne sieghaft durch ihre Nebeldünste breche! Immer nur Nacht, nur Nacht, damit ich den Himmel nicht sehen muß. Keinen Mond, keine Sterne. Nur schauriges Wetterleuchten, das die Finsternis noch vertieft.

›Der arme Mann‹, in: Calderón de la Barca, *Das große Welttheater*, um 1635

Toledo ist ein einzigartiges Freilichtmuseum spanischer Geschichte: Über dem Ostabhang der orientalisch anmutenden Stadt thront an ihrem höchsten Punkt der Alcázar, der alte Palast. Weiter links erhebt sich der Turm der Kathedrale aus dem mittelalterlichen Häusermeer. Ein Kranz gotisch-maurischer Befestigungsanlagen umschließt die Stadt wie eine Krone, und am Fuß der imposanten Granithöhe frißt sich der Rio Tajo an drei Seiten durch malerisch eingeschnittene Schluchten.

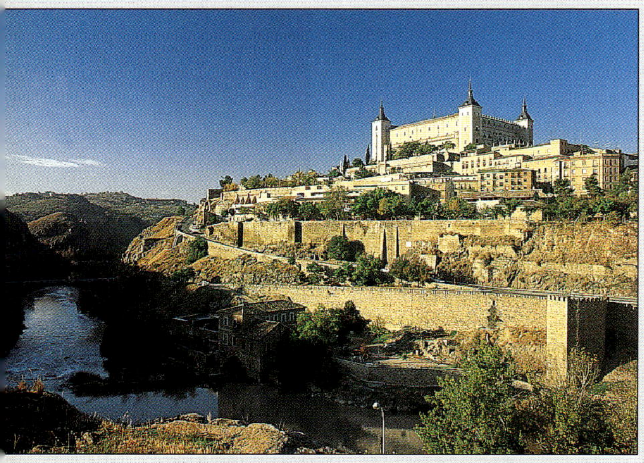

Hoch über dem Rio Tajo: Der Alcázar zu Toledo

Die Stadt erlebte glanzvolle Zeiten. Und doch braute sich über Toledo auch immer wieder Unheil zusammen – zum ersten Mal im Jahr 192 v. Chr., als die Stadt, die zu den ältesten Spaniens zählt, von den Römern erobert wurde. Fast 700 Jahre später, zur Zeit der Völkerwanderung, bezwangen die Westgoten Toledo und machten es zur Residenz ihrer Könige. Doch während die Stadt noch leuchtete, taumelte das westgotische Reich in den Niedergang. Als die Araber auf der iberischen Halbinsel einfielen, öffneten ihnen Angehörige der jüdischen Gemeinde am 11. November 711 die Stadttore – und rächten damit das Ungemach, das sie von Seiten ihrer Mitbürger hatten erdulden müssen. Toledo verlor seinen Status als Metropole und wurde zu einer der fünf Distrikthauptstädte des islamischen Spanien degradiert.

Mit Mühe befriedet, dann aber im fruchtbaren Dialog zwischen jüdischer, christlicher und islamischer Kultur zur größten Blüte von Wissenschaft und Kunst herangereift, stand Toledo ab 1085 wieder unter christlicher Herrschaft und wurde nicht nur zur Hauptstadt Kastiliens, sondern auch zu einem Hort ungewöhnlicher Toleranz: Noch im 12. Jahrhundert pries ein arabischer Gelehrter die Stadt als »Mittelpunkt Europas«. Doch dann erschütterten Palastrevolten, Bürgerkriege und kirchliche Auswüchse die Stadt. Ihr Stern sank: Der Einzug der Inquisition, die Vertreibung der arabischen und jüdischen Bevölkerung sowie die Verlegung der Königsresidenz nach Madrid vervollständigen im Jahrhundertraffer die Kapitel des Unheils.

Ob der Maler El Greco, der sich 1577 in der Stadt niederließ, mit seinem Gemälde *Gewitter über Toledo* die tragische Seite seiner Wahlheimat betonen wollte? Auf der Insel Kreta geboren und mit 24 Jahren in Venedig Lehrling Tizians, war er nach längeren Aufenthalten in Parma und Rom nach Toledo gekommen. Die Stadt hatte damals ihre Bedeutung als politisches Zentrum verloren, besann sich vielleicht aber gerade deshalb auf ihre unbenommene Rolle als bedeutendste kirchliche Metropole des Landes: Für den Mystiker El Greco mag Toledo, wo die Gegner der Reformation eifriger gegen die Neuerer predigten als anderswo, ein Ort des ›wahren‹ Glaubens gewesen sein – ein Ort, den der Maler bedroht sah von verderblichen Kräften, die an den alten Ordnungen rüttelten.

DOMENIKOS THEOTOKOPOULOS
GEN. EL GRECO
(1541–1614)
Gewitter über Toledo

um 1595/1610
Öl auf Leinwand, 121 × 109 cm
Metropolitan Museum of Art, New York

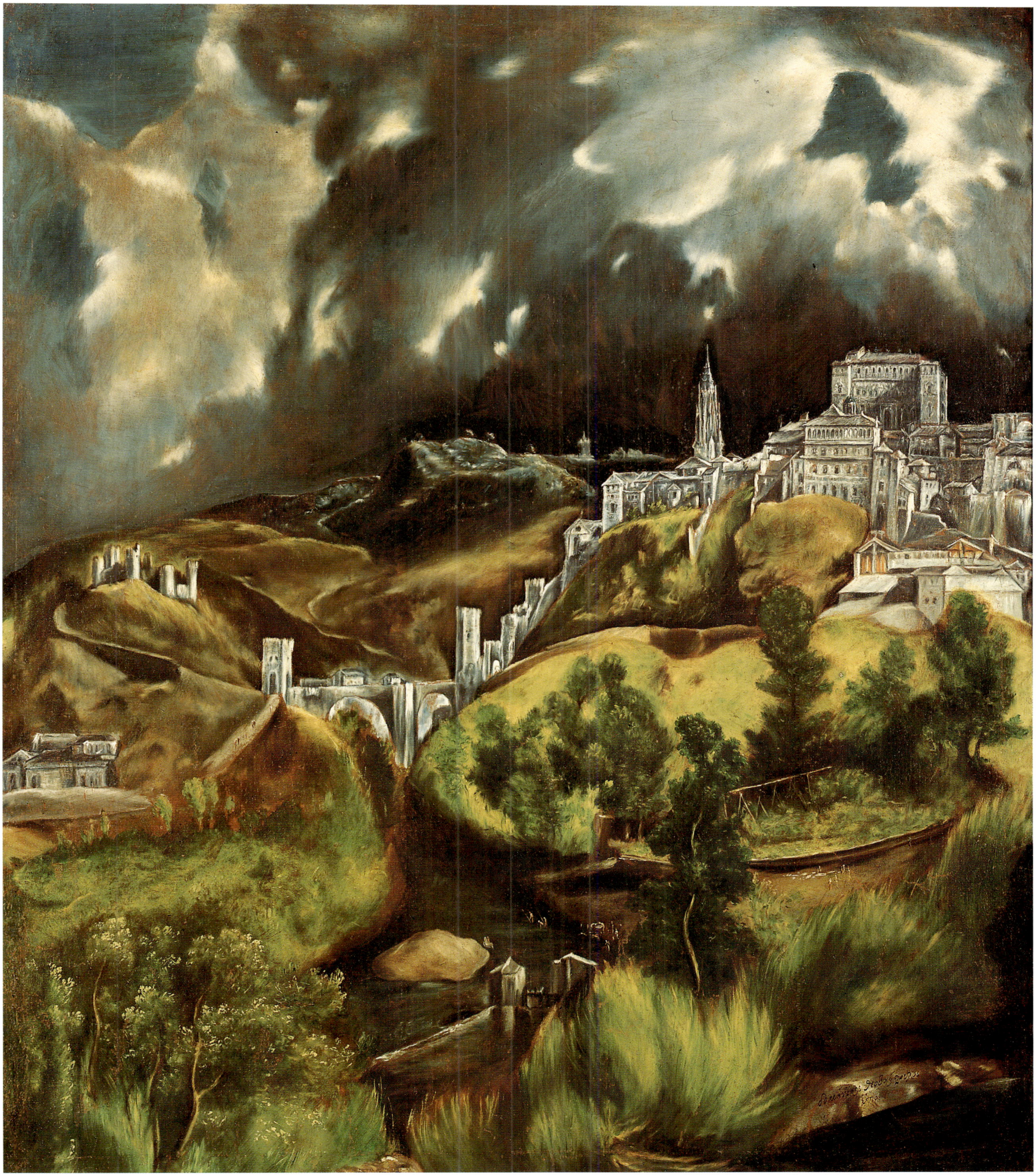

Sicherlich sind sie gute Dienstboten

Christoph Kolumbus auf dem Weg in die Neue Welt

Sie gehen alle nackt herum, sind gut gewachsen, haben schöne Körper und angenehme Gesichtszüge. Ihre Hautfarbe ähnelt der der Kanarier – sie sind weder weiß noch schwarz. Sicherlich sind sie gute Dienstboten. Ich bemerkte, daß einige ein kleines Stückchen Gold in einem Loch tragen, das sie sich in die Nase machen. Dieses Gold läßt sich wohl im Landesinneren finden.

Nach Christoph Kolumbus, *Tagebuchnotizen*, 1492

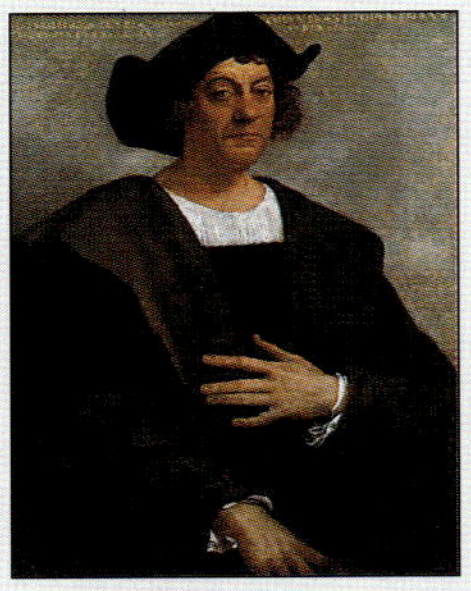

Sebastiano del Piombo, *Christoph Kolumbus*, 1519

Bei Tagesanbruch lichteten die Schiffe im Hafen der spanischen Stadt Palos de Frontera die Anker. Damit begann am 3. August 1492 ein Abenteuer, das die Welt verändern sollte. Denn das Kommando über die drei Schiffe mit ihren 88 Besatzungsmitgliedern führte der Mann, der als Entdecker Amerikas in die Geschichte einging: Der Italiener Christoph Kolumbus, 1451 in Genua geboren, konnte endlich einen langgehegten Plan verwirklichen und die Westroute nach Indien erkunden. Seit der Antike war behauptet worden, daß es sie gäbe. Bislang hatte es aber niemand gewagt, sie zu befahren, denn der lange Weg übers offene Meer bildete nicht nur ein orientierungstechnisches, sondern auch ein psychologisches Hindernis. Jahrhundertelang hatte man befürchtet, riesige Kraken und andere monströse Ungeheuer trieben im Ozean ihr Unwesen. Mit dem aufkommenden Humanismus war dieser Aberglaube über Bord gegangen. Und mit den neuartigen astronomischen Meßinstrumenten ließ sich die Position eines Schiffes ohne Blickkontakt mit der Küste exakt und verläßlich berechnen.

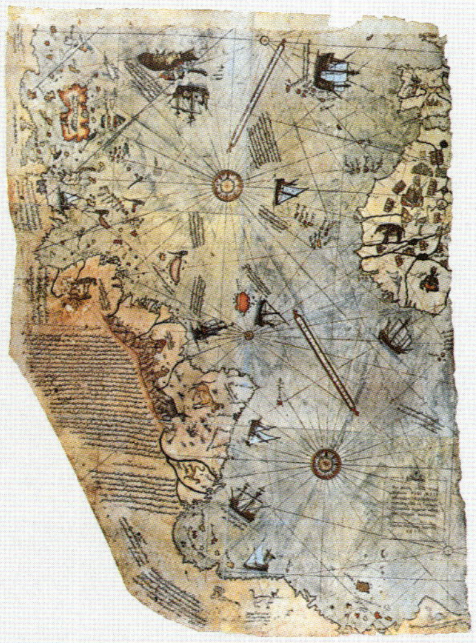

Die Neue Welt: Die karibischen Inseln auf einer der ersten Weltkarten nach Aufzeichnungen von Christoph Kolumbus, 1513

Der Weg über den Atlantik schien nun nicht nur machbar, sondern auch sinnvoll. Seit die Osmanen nämlich ihren Machtbereich im östlichen Mittelmeer ausgedehnt hatten, waren die traditionellen Handelswege nach Indien blockiert. Deshalb hatten Königin Isabella und König Ferdinand von Spanien Kolumbus schließlich grünes Licht gegeben. In einem Vertrag war zuvor unter anderem festgelegt worden, daß Kolumbus auf Lebenszeit zum Vizekönig über alle von ihm entdeckten Inseln und Länder ernannt und mit zehn Prozent am Gewinn beteiligt wird. Man hoffte auf reiche Gold- und Edelsteinfunde.

Mit einem Reisedokument in der Tasche, das als Ziel der Fahrt den »Dienst an Gott und die Verbreitung des rechten Glaubens« nannte, legte Kolumbus mit seiner Mannschaft ab – darunter vier begnadigte Gewaltverbrecher. Nach über 60 Tagen erreichten die drei Schiffe am 12. Oktober 1492 endlich Land: die Insel Guanahani, die heute zu den Bahamas zählt. Kolumbus glaubte, in Indien angekommen zu sein; tatsächlich aber betrat er als erster Europäer die Neue Welt. Er fiel auf die Knie, küßte unter Tränen die Erde und gab ihr zu Ehren Gottes den Namen San Salvador – heiliger Erlöser. Anschließend hißte er die königliche Flagge, ließ ein Kreuz aufrichten und nahm damit das Land im Namen Spaniens in Besitz. Die ›Indios‹, wie er die Eingeborenen nannte, lobte er für ihre Freundlichkeit und Sanftmut. Sie hätten keine Kenntnis von Waffen. »Ich glaube auch, daß man sie ohne Schwierigkeiten zu Christen machen kann«, vermerkte er in seinem Tagebuch. Nachdem er am 27. Oktober 1492 auch Kuba und am 6. Dezember 1492 Haiti entdeckt hatte, machte er sich am 4. Januar 1493 mit Kisten voll entdeckten Goldes auf den Rückweg nach Spanien. Angesichts der mitgebrachten Kostbarkeiten rüstete man hier schon bald für einen brutalen Eroberungskrieg, der schließlich die alten Kulturen Amerikas auslöschte.

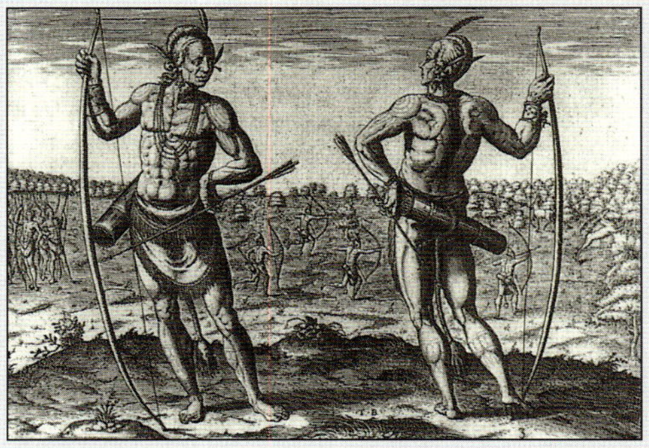

Wo der Tabak wächst: Einwohner Virginias, Kupferstich-Illustration von Theodor de Bry, 1591

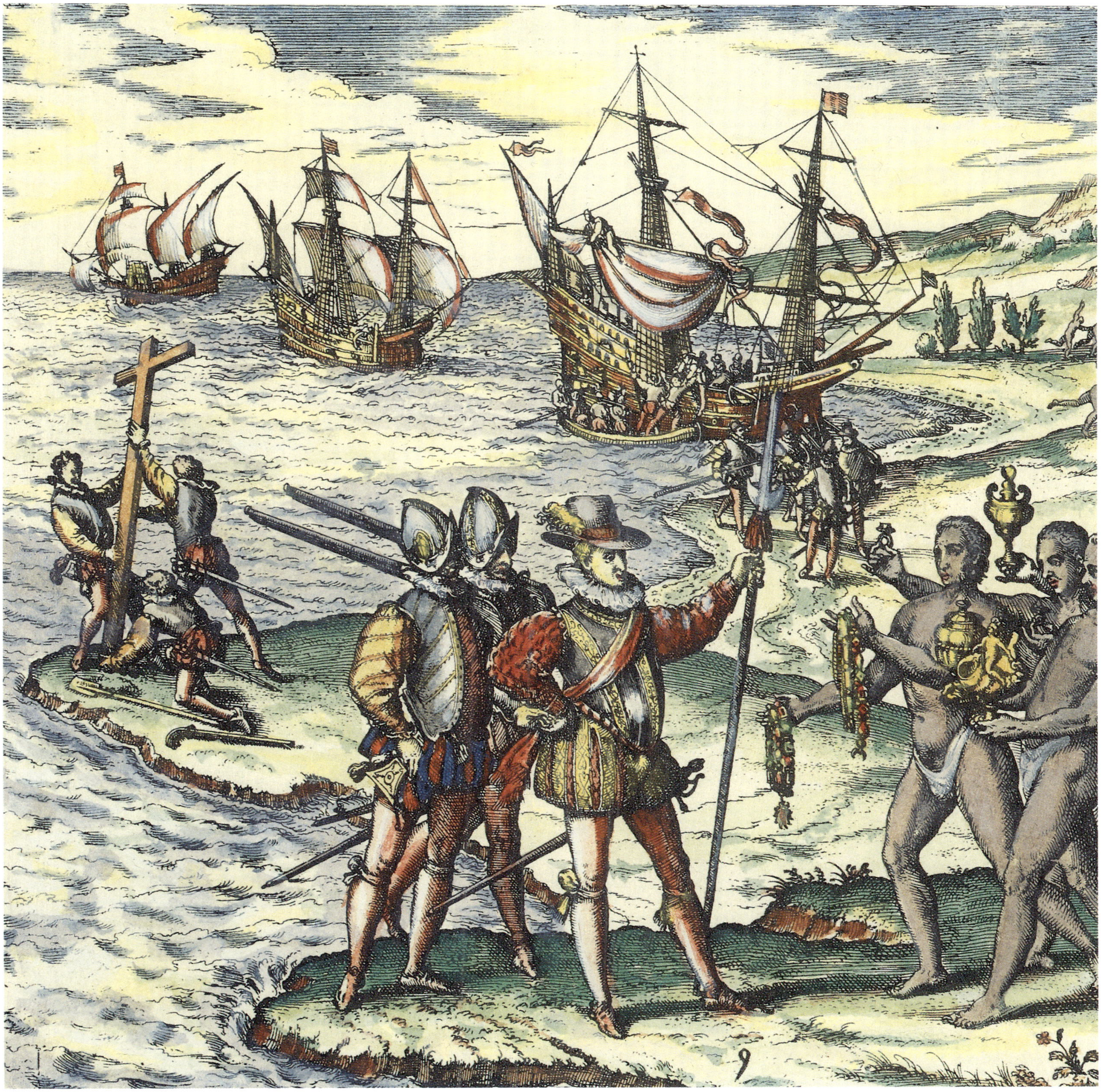

THEODOR DE BRY

(1528–1598)

Kolumbus betritt am 12. Oktober 1492 zum erste■ Mal die Neue Welt

1596, kolorierter Kupferstich, aus: *Americae Retectio*, 9. Buch, Staats- und Stadtbibliothek Augsburg

Amor ist der Herr der Welt

Licht und Schatten im Leben Caravaggios

**Amor erobert alles,
heißt es in den Schriften der Alten.
In Wirklichkeit erobert er
allein die Herzen. Nur Dein Amor,
Caravaggio, erobert die Herzen
und die Sinne.**

Nach Marzio Milesi, *Über Michelangelo aus Caravaggio,* um 1610

Amor, Eros, Cupido – hinter welchem Namen er sich auch versteckt: es ist immer der gleiche, vielbesungene Gott der Liebe mit seiner menschen- und weltbewegenden Macht. Doch sein Zauber ist nicht ohne Makel: »Amor bleibt ein Schalk. Wer ihm vertraut, ist betrogen«, wußte schon Johann Wolfgang von Goethe. Bereits in der Antike tritt Amor als knabenhafter, geflügelter Jüngling auf und seit dem 4. Jh. v. Chr. trägt er auch einen Bogen.

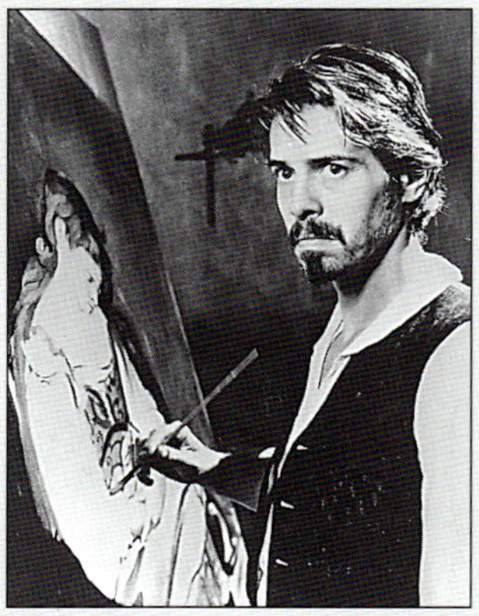

Leben ohne Moral: Nigel Terry in der Rolle des Caravaggio, 1986

Dieses Motiv hatte Michelangelo Merisi aus Caravaggio bei Bergamo vor Augen, als er um 1602 in Rom von Marchese Vincenzo Giustiniani den Auftrag zu einem Amor bekam. Doch Caravaggios Amor entspricht nicht den bislang üblichen Darstellungen mythologischer Figuren. Sein Eros ist frecher, er lacht – schlitzohrig und angriffslustig zugleich. Mit seiner lasziven Haltung ist er sinnlicher als alle Cupidos vor ihm: Die Spekulationen darüber, was seine linke Hand hinter dem Rücken tut, füllen Bücherregale. Das alles mag dazu beigetragen haben, daß Caravaggios Amor nicht nur zum berühmtesten Bild des Malers aus Norditalien wurde, sondern zum gefeiertsten Cupido der Weltgeschichte. Darüber hinaus spiegelt Amor, der für Homoerotik steht und von der Liebesgöttin Aphrodite mit dem Kriegsgott Mars gezeugt worden sein soll, die zwei Seiten wider, die den Charakter Caravaggios ausmachten: hingebungsvoll in der Liebe zu gleichaltrigen Männern einerseits, gefährlich jähzornig andererseits.

Der genialisch begabte Caravaggio, der auch für seinen bizarren Humor bekannt war und gern gitarrespielend durch römische Stadtviertel zog, galt ebenso als Hitzkopf und Raufbold. Dieser Hang beendete auf tragische Weise seine Karriere: Als er – nach Jahren in Lumpen – endlich anerkannt war und sich als äußeres Zeichen seines Erfolgs von einem Jungen sein Schwert tragen ließ, kam es am 29. Mai 1606 zu einer Schlägerei, nach der einer der Beteiligten tot am Boden liegenblieb. Der Mörder: Caravaggio. Man verbannte ihn aus der Stadt. Er flüchtete nach Neapel, nach Malta, nach Sizilien. Seinen Fluchtweg säumen Bilder über Bilder. Schließlich kam er an den toskanischen Monte Argentario und hoffte auf die Erlaubnis, nach Rom zurückkehren zu dürfen. Vergebens. Von der Malaria aufs Krankenlager

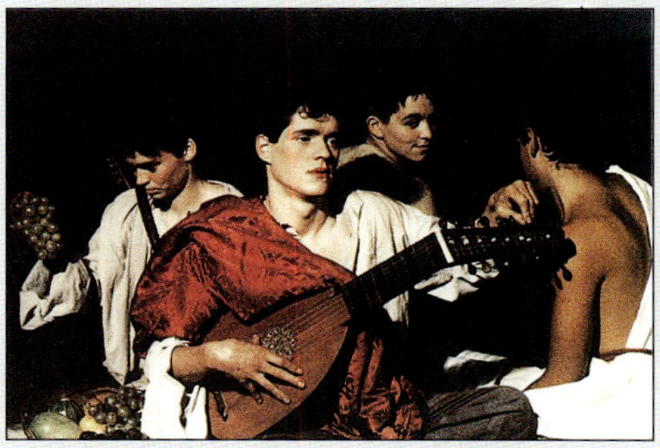

Szene aus dem Film *Caravaggio* von Derek Jarman, 1986

niedergeworfen, starb er, 36 Jahre alt, »elendiglich und ohne Pflege«. Ironie des Schicksals: Der päpstliche Brief, der ihm die Rückkehr nach Rom ermöglicht hätte, war bereits abgeschickt. Caravaggio, der mit seinem vorher nie dagewesenen Hell-Dunkel-Kontrast die dramatische Beleuchtung in die europäische Malerei einführte, hatte wie kaum ein anderer Maler dieses Licht und diesen Schatten selbst erlebt.

MICHELANGELO MERISI DA CARAVAGGIO
(1573–1610)
**Der siegreiche Amor oder:
Die weltliche Liebe**

1602/03, Öl auf Leinwand, 191 × 148 cm
Staatliche Museen Preußischer Kulturbesitz,
Gemäldegalerie, Berlin

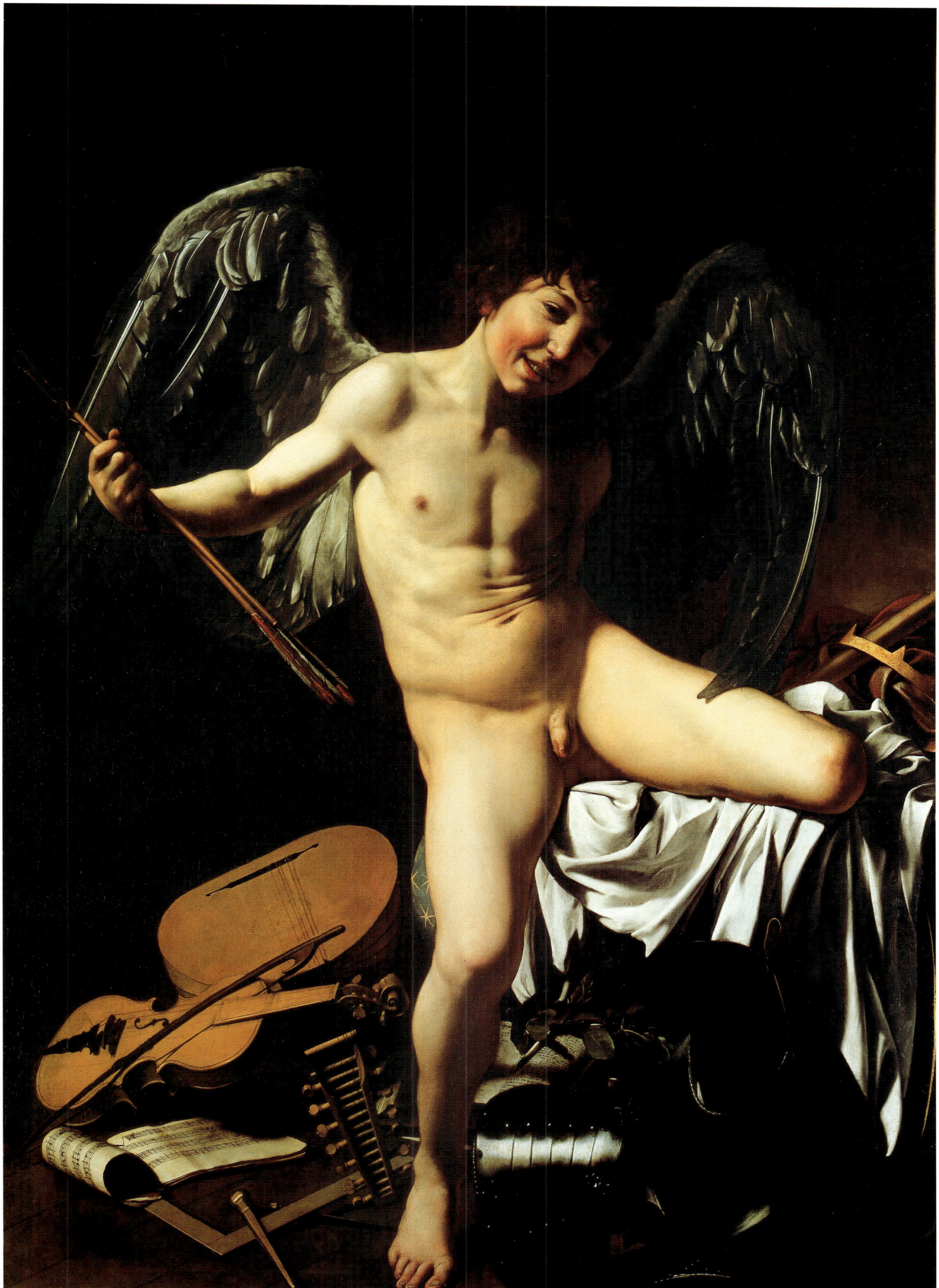

Sturm und Wollust
Von der Wildheit des Malens

Castor und Pollux, die Söhne des Zeus, hatten Leukippos' beide Töchter geraubt und brachten sie weg. Doch die beiden Brüder, Aphareus' Söhne, der mächtige Idas und Lynkeus, folgten ihnen im Sturm, denn sie waren verlobt mit den Mädchen: »So, liebe Freunde, gehört es sich nicht für Männer von Adel: Gattinnen freien zu wollen, die längst ihren Bräutigam haben.«

Theokrit, *Die Dioskuren*, 3. Jh. v. Chr.

Man sagt, Rubens habe mit Blut gemalt. Und tatsächlich: er liebte den Tumult, theatralische Szenen und den Sturm der Gefühle. Das Leben pulsiert. Es wird gezecht, getanzt, geraubt und gestorben. Im Gemetzel der Farben türmen sich massige Körper spektakulär übereinander. Und aus den Augen sprechen hilflose Angst oder lüsterne Begierde, verzweifelte Ohnmacht oder feurige Leidenschaft. Sinnlichkeit und der Hunger nach nackter Haut waren seine Markenzeichen. Als er einst für den Hochaltar einer Jesuitenkirche das Jüngste Gericht malte, mußte das Bild bald wieder entfernt werden, weil sich die Kleriker angesichts der »anstößigen Nacktheiten« weder auf ihr Stundengebet noch auf die Worte der Frohbotschaft konzentrieren konnten. Nicht nur an der Fleischeslust störten sich die Kritiker. Noch heute werden seine Bilder wegen ihrer kühnen Dramatik zuweilen als ›Donnerschinken‹ verhöhnt.

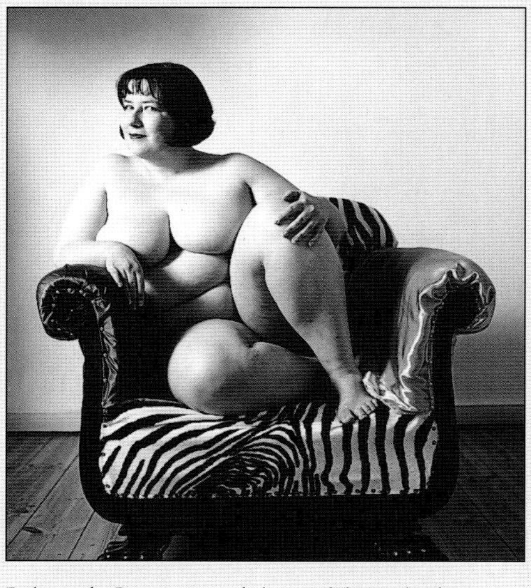

Rubenssche Proportionen haben auch heute durchaus ihren Charme (aus: *Starke Frauen* von Herlinde Koelbl)

Doch Peter Paul Rubens, ab 1598 Meister der Antwerpener ›Malergilde zum heiligen Lukas‹, scherte sich nicht um die hämischen Kommentare seiner Gegner. Der politisch engagierte Flame, der sich für einen dauerhaften Frieden einsetzte, viel reiste und auch in diplomatischen Missionen unterwegs war, hatte sich mit seiner Kunst schnell unabhängig gemacht: Nachdem ihm im Dienst mehrerer Fürsten bewußt geworden war, daß ihm »die Höfe ein Greuel« seien, blieb er zwar weiterhin für den spanischen Statthalter in den Niederlanden tätig. Er baute sich aber ein eigenes Haus in Antwerpen, wo er lebte und arbeitete. Später erwarb er sogar ein Schloß und rückte in den Landadel auf. Möglich war dieser Aufstieg nur, weil man Rubens mit Aufträgen überschüttete: Über 3000 Gemälde verließen seine Werkstatt, in der er zahlreiche Mitarbeiter beschäftigte. Etwa 600 Bilder stammen von ihm selbst. Viele ihrer Motive hatte er der antiken Dichtung entliehen, für die sich der literarisch interessierte Rubens ebenso begeisterte wie seine Zeitgenossen.

Aus diesem Fundus stammt auch die Vorlage zum *Raub der Töchter des Leukippos* – nach weniger wohlmeinenden Stimmen »ein Haufe von vielen Leibern, zu einem Knäuel verwickelt«. Wieder handelt es sich um die Darstellung eines menschlichen Dramas: Die unbekleideten Frauen sind die Töchter von Leukippos, dem König der Stadt Argos. Nach der Sage, die der griechische Schriftsteller Theokrit im 3. Jh. v. Chr. aufgeschrieben hat, wurden sie noch während ihrer Hochzeitsfeier mit Idas und Lynkeus von den Zwillingsbrüdern Castor und Pollux geraubt. Diese hatten sich ebenfalls in die beiden Schwestern verliebt. Den weiteren Fortgang der Geschichte schildert Rubens nicht, obwohl er rubensgerecht wäre: Es kam zur Verfolgung und am Ende gab es einen toten Entführer und einen toten Bräutigam. Der zweite Bräutigam wurde von einem Blitz des Göttervaters Zeus gerichtet. Nur einer überlebte das Ganze: Der unsterbliche Pollux.

PETER PAUL RUBENS
(1577–1640)
Raub der Töchter des Leukippos

um 1618, Öl auf Leinwand, 222,3 × 209 cm
Alte Pinakothek, München

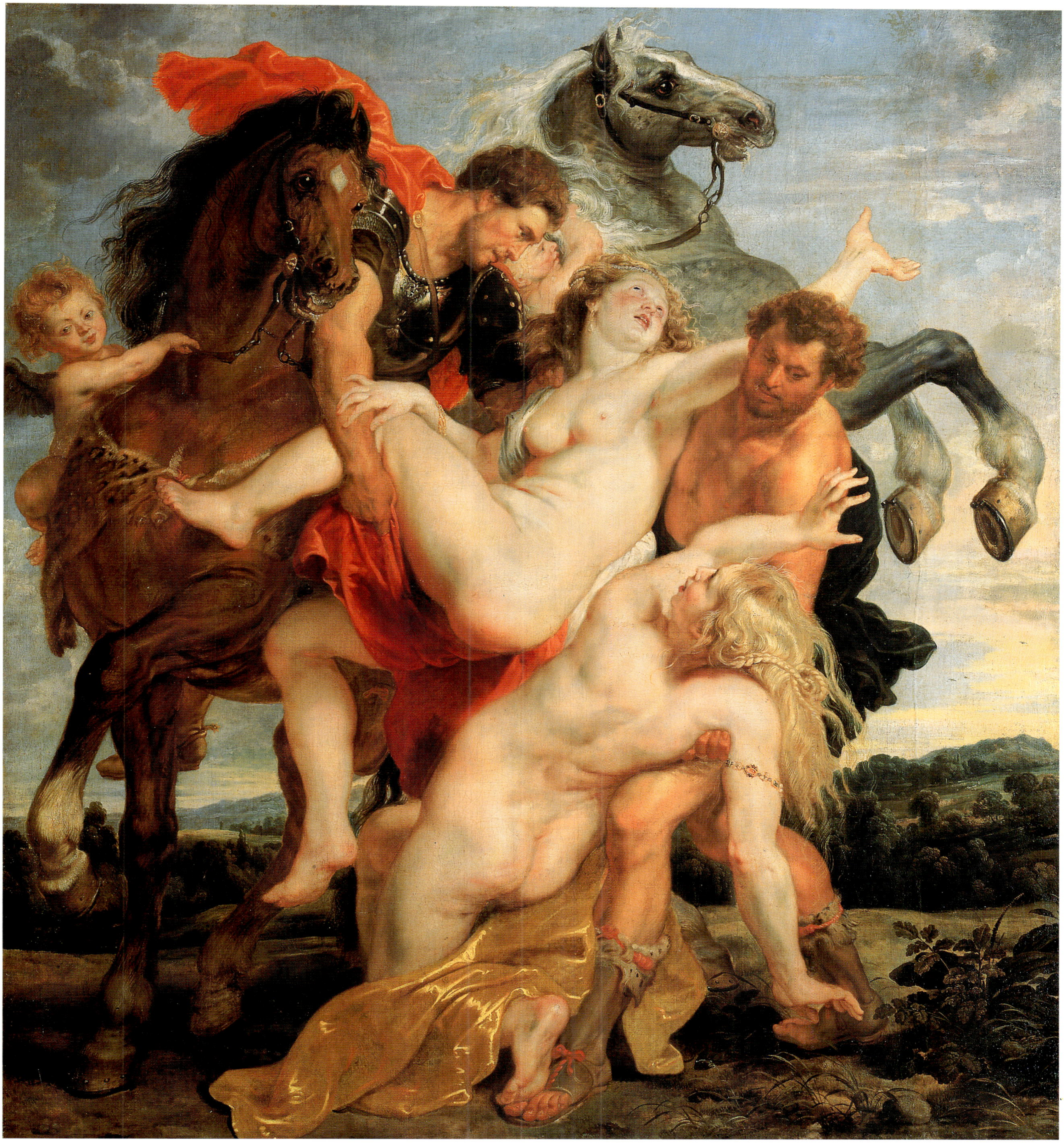

Behüt' dich Gott, mein Rebensaft

Mit Adriaen Brouwer im Wirtshaus

Den liebsten Buhlen, den ich hab,
der liegt beim Wirt im Keller.
Er hat ein hölzern Röcklein an,
er heißt der Muskateller.
Mich hat er nächtens trunken gmacht
und fröhlich heut den ganzen Tag.
Gott ist mit ihm, gar keine Frag'.
Er frischt das Blut und gibt mir Mut
durch seine Kraft und Eigenschaft.
Behüt' dich Gott, mein Rebensaft.

Nach Antonio Scandello, *Den liebsten Buhlen, den ich hab'*, vor 1580

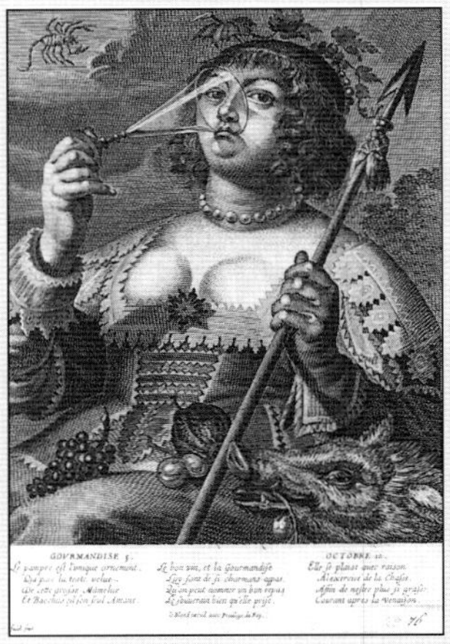

Fröhliches Prassen und Schlemmen: *Die Gourmandise* zwischen Trog und Tafel, Kupferstich von Jeremias Falck, 17. Jh.

Es war das klassische Zeitalter des Fressens und Saufens. Schon vom großen Reformator Martin Luther ist außer seinen 95 Thesen nichts besser in Erinnerung geblieben als seine Tischreden, in denen der wortgewaltige Vielfraß zwischen Würsten und Sauerkraut in ungemein plastischer Sprache seine theologischen Gedanken darlegte. Ob er von den Tischgesellschaften überhaupt verstanden wurde? Zweifel sind angebracht: Historische Berichte vermerken, daß viele Fürstlichkeiten täglich betrunken waren. Um Verständnis bemüht, mag man einwenden, daß die Unmengen von Lendenbraten, Pistazien und Lebkuchen, die damals serviert wurden, nach einem gewissen Alkoholspiegel verlangten, um Verdauungsunpäßlichkeiten niederzuhalten. Doch nicht anders als bei Hofe tranken auch einfache Bürger und Handwerker reichlich. Zu Bier, Wein oder Schnaps traf man sich bevorzugt in Wirtshäusern, die in der Regel auch Übernachtungsgelegenheiten boten. Über das Leben und Treiben dort berichtet der Philosoph Erasmus von Rotterdam anläßlich einer Reise: »Die geheizte Stube ist allen Gästen gemeinsam. Hier kämmt sich der eine das Haupthaar, ein anderer reinigt sich Schuhe oder Reitstiefel. Zur guten Bewirtung gehört, daß alle vor Schweiß triefen. Endlich wird Wein von bedeutender Säure aufgesetzt. Es ist zum Verwundern, welches Schreien und Lärmen anhebt, wenn die Köpfe vom Trinken warmgeworden sind. Häufig mischen sich Possenreißer und Schalksnarren in diesen Tumult, und es ist kaum glaublich, welche Freude die Anwesenden an solchen Leuten finden, die durch ihren Gesang, ihr Geschwätz und ihr Geschrei, ihre Sprünge und Prügeleien ein solches Getöse machen, daß der Stube der Einsturz droht.«

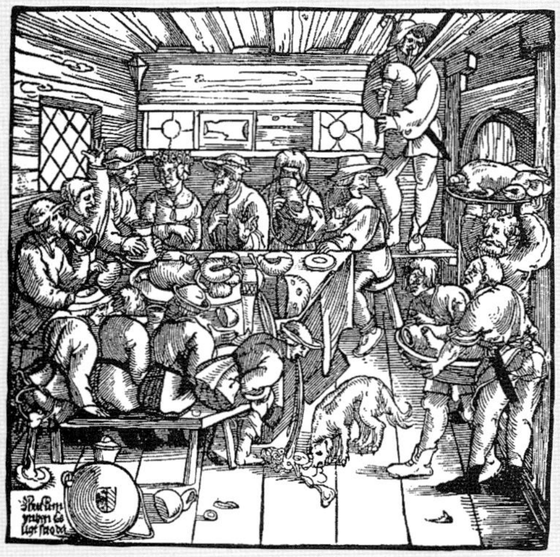

Bäuerliches Hochzeitsmahl, Holzschnitt von Nikolaus Solis (?), um 1550

Unter den Malern scheint der größte Wirtshausbruder aller Zeiten der Flame Adriaen Brouwer gewesen zu sein. Als glänzender Erzähler, begabter Verseschmied und geistreicher Unterhalter verkehrte er zwar auch in den literarischen Zirkeln von Antwerpen. Wirklich zu Hause habe sich das »verbummelte Genie« wegen seines Drangs zu »Trunk und Freizügigkeit« aber in Gaststuben gefühlt, heißt es in den Berichten seiner Biographen. Entsprechend liest man auch, Brouwer sei »träg im Malen, aber gar flink im Verzehren« gewesen. Die Szenen, die er dargestellt hat – wie beispielsweise die *Schlägerei zwischen zwei Bauern* – mag er in Antwerpener Wirtshäusern selbst erlebt haben.

So sehr er bereits zu Lebzeiten zum anerkannten und hochbezahlten Meister dieses Genres wurde, so sehr gereichte ihm seine Leidenschaft zum Nachteil: Rubens, der ihn sehr schätzte und 17 Bilder von ihm besaß, soll ihn als Hausgenossen aufgenommen, wegen seines zügellosen Lebenswandels aber bald wieder hinausgeworfen haben. Etwa 33 Jahre alt, starb Brouwer – ein »Adonis in Lumpen« – angeblich an der Pest, mit der er sich im Wirtshaus angesteckt haben soll.

ADRIAEN BROUWER
(1605/1606–1638)
Schlägerei zwischen zwei Bauern

o. J., Öl auf Holz, 30 × 25 cm
Alte Pinakothek, München

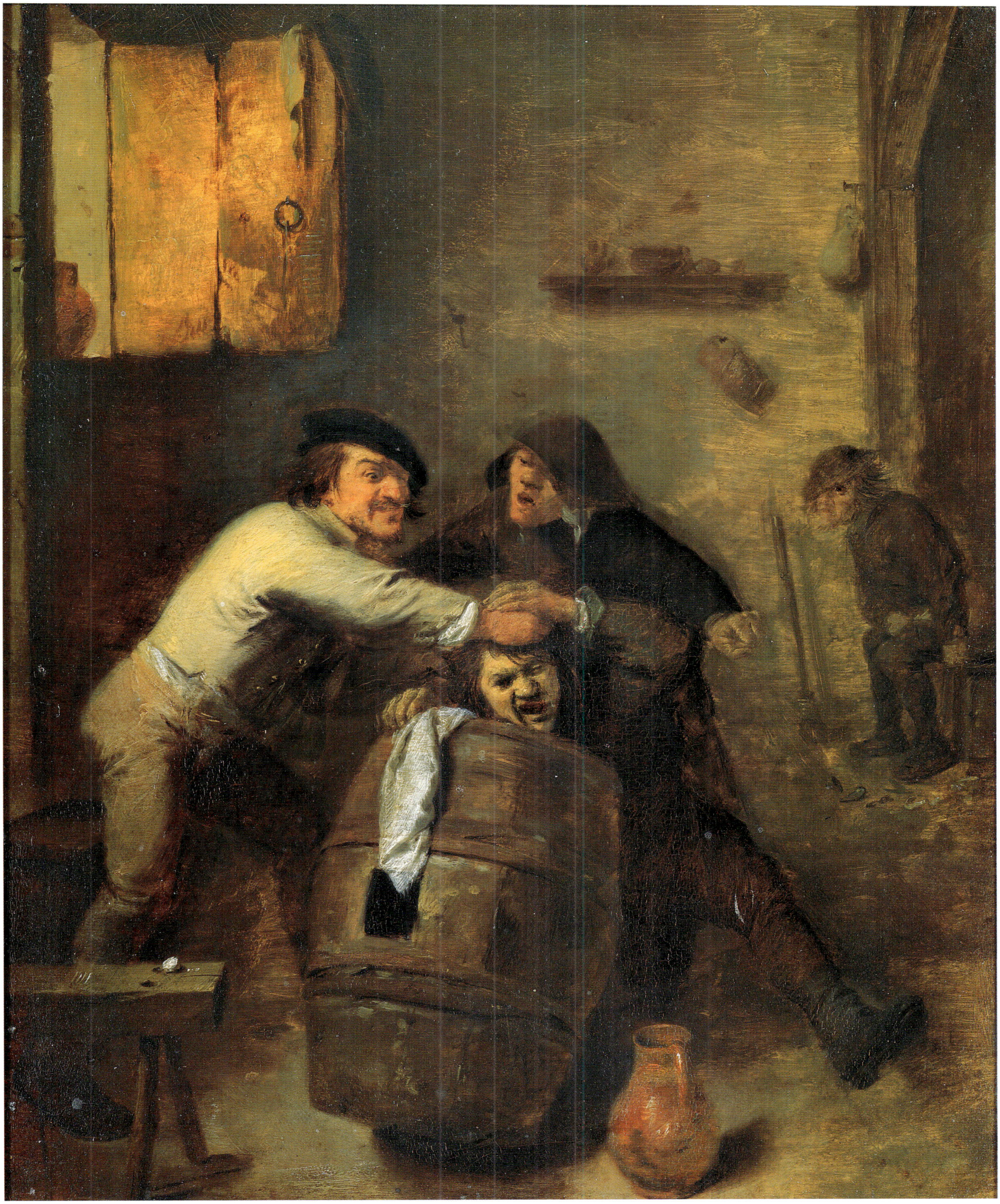

Wo wir hin nur schaun, ist Feuer, Pest und Tod

Europa in den Wirren des Dreißigjährigen Krieges

Wir sind doch nunmehr ganz,
ja mehr denn ganz verheeret!
Die Türme stehn in Glut,
die Kirch ist umgekehret.
Das Rathaus liegt im Graus,
die Starken sind zerhaun.
Die Jungfern sind geschändt,
und wo wir hin nur schaun,
ist Feuer, Pest und Tod.

Nach Andreas Gryphius,
Tränen des Vaterlandes, um 1640

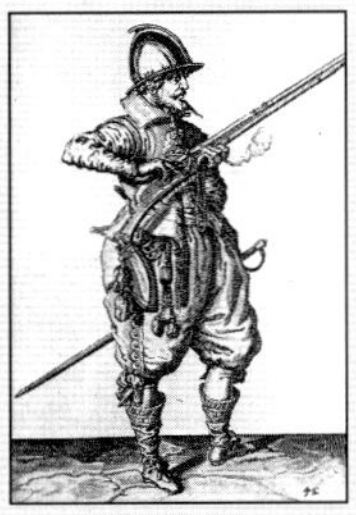

Das Abendland stand in Flammen. Von Frankreich bis zum Baltikum und von Schweden bis nach Spanien verwüsteten marodierende Truppen ganze Landstriche. Es brannten nicht nur Städte und Märkte, sondern auch Höfe und Scheunen – sogar erntereife Felder wurden niedergewalzt. Nie zuvor hatte eine Katastrophe Europa in solchem Maß heimgesucht wie der Dreißigjährige Krieg: Zwischen 1618 und 1648 verlor das Abendland mehr als ein Drittel seiner Bewohner. Ganze Regionen wurden entvölkert – durch barbarische Übergriffe, aber auch durch die Pest, die in Not, Elend und Krieg einen üppigen Nährboden fand. Besonders schlimm waren die deutschen Länder betroffen. Hier entpuppte sich vor allem die schwedische Soldateska als Geißel Gottes. Um den Widerstand zu brechen, überfielen die Schweden ein Dorf nach dem anderen und ließen fast überall verbrannte Erde zurück: »Fast das ganze obere Dorf lag in der Asche, wozu die Feinde am 24ten Feuer angelegt«, notierte beispielsweise der Abt des bayerischen Klosters Andechs im Juni 1632: »Niemand durfte etwas retten. Alles Bitten, alles Heulen war fruchtlos.« Besonders entsetzt war der fromme Mann »über die sonderliche Grausamkeit der Feinde gegen die alten Bresthaften und Einfältigen, die sie allerorten gezeiget. Von derley Gattung der Menschen sind in Erling 12 Personen ihre Schlachtopfer geworden, die sie nach vielen Plagen und Martern getötet haben. Als Beispiel mag die Tat in Traubing dienen, mit einem alten Mann und Weib, das sie abscheulich geschändet, darnach gestimmelt, dem Mann aber die Augen ausgestochen und darnach beide ins Feuer geworfen.« In jenen Tagen sangen die Kinder auf den Straßen düstere Lieder: »Die Schweden sind gekommen, haben alles mitgenommen, haben's Fenster eingeschlagen, haben's Blei davongetragen, haben Kugeln draus gegossen, und die Bauern dann erschossen.«

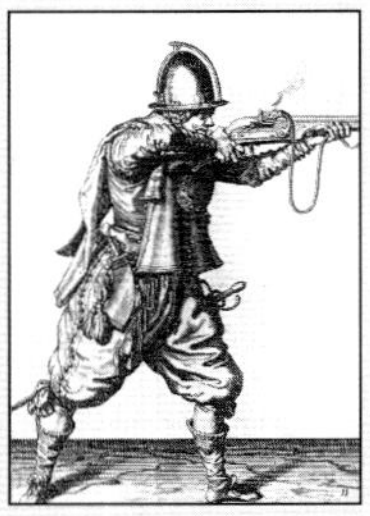

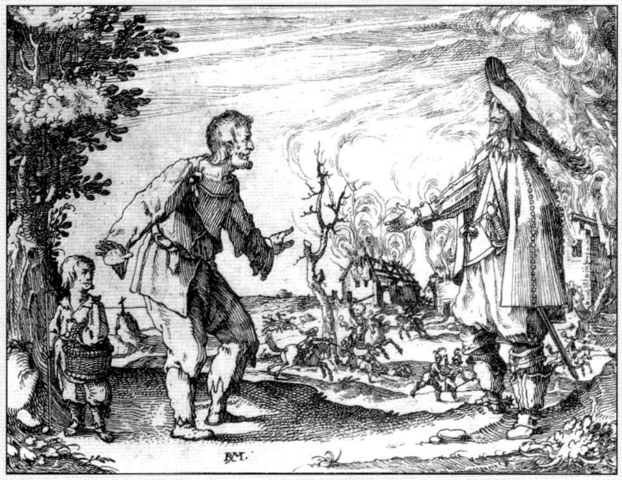

Ohne Gnade: Der Bauer steht mit hilfloser Geste einem herrisch fordernden Offizier gegenüber. Kupferstich von Rudolf Meyer, vor 1638

Im Herbst 1632 keimte Hoffnung: Eine entscheidende Schlacht gegen die schwedische Armee zeichnete sich immer deutlicher ab. Am 16. November stießen die beiden feindlichen Heere bei Lützen, einer Stadt südwestlich von Leipzig, schließlich aufeinander – und der Schwedenkönig, Gustav Adolf II., fiel. Weil er an Kurzsichtigkeit litt, war er in die kaiserlichen Linien geraten, wo ihm »alsbalden der linke Arm über dem Gelenk zu Stücken geschossen« wurde, bevor ihn weitere Musketenkugeln und zwei Schwerthiebe töteten. Trotzdem entschieden die Schweden, die mit 19 000 Mann und 60 Geschützen in der Übermacht waren, die Schlacht für sich. Und das qualvolle Sterben zog sich noch weitere 16 Jahre hin. Erst mit dem Westfälischen Frieden von 1648 war auch das Zeitalter der Religionskriege beendet. Nun begann eine neue Epoche europäischer Geschichte – eine Epoche, in der das Glück der Fürstentümer und Königreiche nicht mehr von der Konfession ihrer Untertanen abhängig sein sollte.

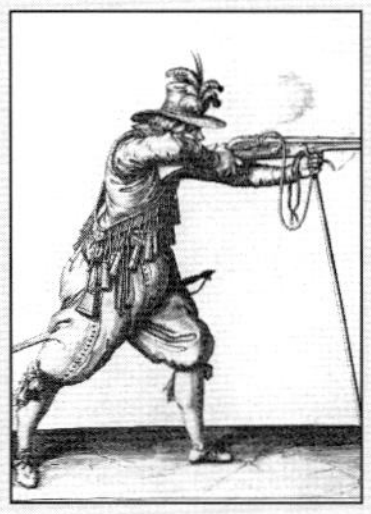

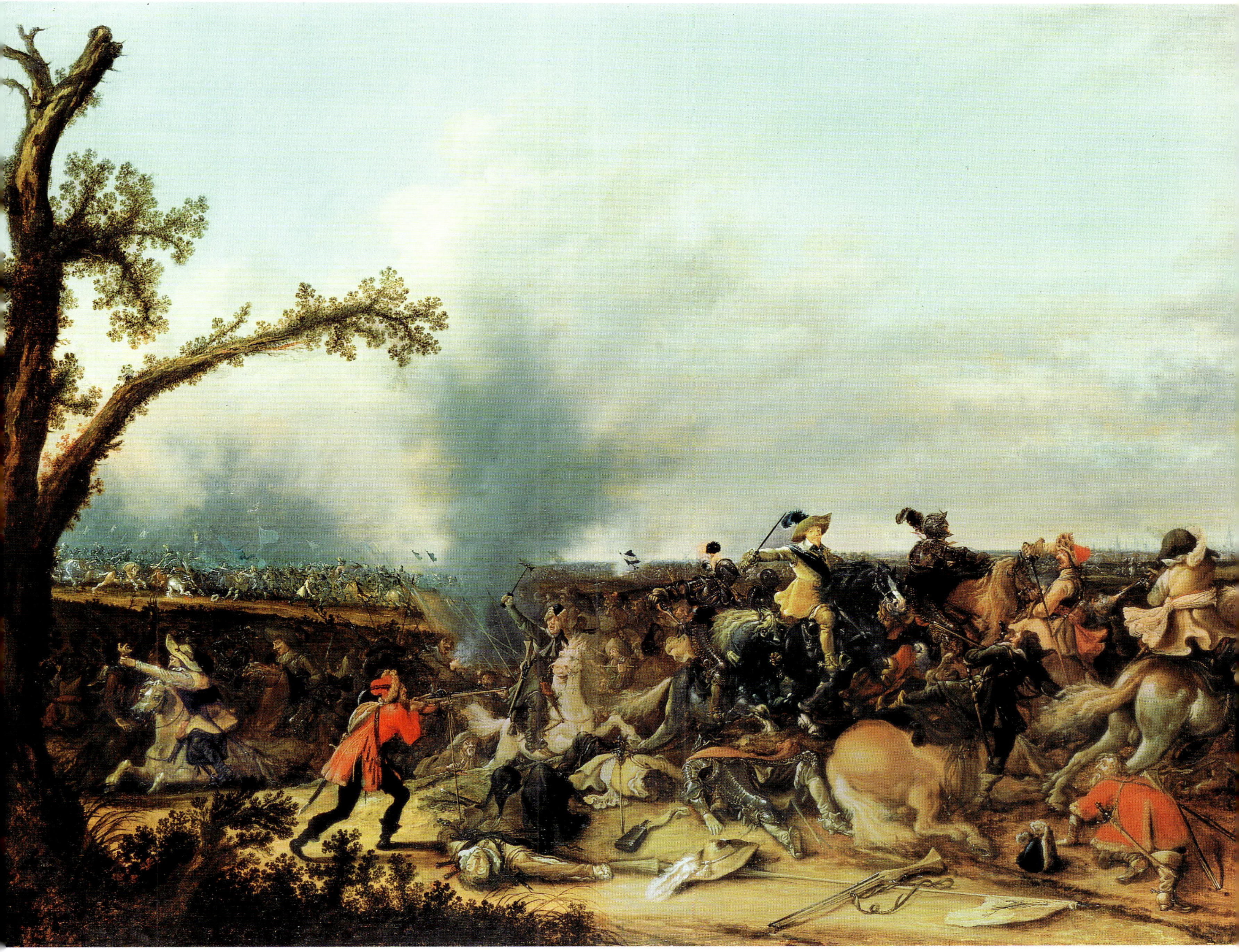

JAN ASSELYN
(1610–1652)
Gustav Adolf in der Schlacht bei Lützen

um 1650, Öl auf Holz, 90 × 122 cm
Herzog Anton Ulrich-Museum,
Braunschweig

Frisch auf, ihr Burschen

Die vermeintliche Nachtwache

Wie die Trommel ertönt,
wie die Pfeife singt,
wie Schalmei, wie Trompete
und Pauke erklingt,
Ei, schauet,
wie frisch die Fahne
sich schwingt,
daß billig das Herz
vor Fröhlichkeit springt.

Johannes Grob, *Soldatenlied*, 17. Jh.

Das Leben pulsiert: Eine Trommel wird geschlagen, ein Hund bellt, Spieße und Gewehre werden erhoben, eine Fahne reckt sich in die Höhe, Kinder laufen umher: *Die Nachtwache* gilt als das Meisterwerk des großen holländischen Malers Rembrandt Harmensz van Rijn. Die Sache hat nur einen Haken: Das Bild zeigt gar keine Nachtwache. Der Titel tauchte erst gegen Ende des 18. Jh. auf, als die zahlreichen Firnisschichten des Gemäldes extrem nachgedunkelt waren – weswegen die dargestellte Szenerie wie eine nächtliche Momentaufnahme wirkt. Ursprünglich hieß das Bild *Die Kompanie des Hauptmanns Frans Banningh Cocq*. Und statt einer Nachtwache zeigt es das Gruppenporträt einer Amsterdamer Bürgerwehr. In Amsterdam, der damals bedeutendsten Handelsmetropole Europas, gab es zur Zeit Rembrandts drei Bürgerwehren. Nach ihren im Mittelalter bevorzugten Waffenarten bezeichneten sie sich als Armbrust-, Handbogen- oder Büchsenschützengilde. Ihre Angehörigen rekrutierten sich aus den wehrfähigen Männern der Stadt; jeder Bezirk stellte eine eigene Kompanie. In Kriegsnot und bei Unruhen sollten sie das Gemeinwesen gegen den Feind verteidigen, aber auch das nächtliche Patroullieren auf der Stadtmauer und auf den Tortürmen gehörte zu ihren Aufgaben.

In Rembrandts Tagen – er lebte und arbeitete seit 1633 dauerhaft in Amsterdam – hatten die Bürgerwehren noch immer militärische Bedeutung. Im Vordergrund aber stand ihre gesellschaftliche Funktion: Die traditionsreichen Gilden mit ihrer geschichtsträchtigen Vergangenheit repräsentierten den Stadtteil, verkörperten zuweilen auch politische Gruppierungen der Bürger und paradierten als Vertreter ihres Viertels bei städtischen Feierlichkeiten. Um 1640 von den Amsterdamer Büchsenschützen mit dem Bild beauftragt, hat Rembrandt wohl den Auftakt einer solchen Parade festgehalten. Wahrscheinlicher Anlaß: der Besuch der französischen Königin Maria von Medici in Amsterdam im Jahr 1638. Zeitgenössische Quellen berichten, daß die Königin vor der Stadt von den Schützengilden empfangen und in feierlichem Zug zu einem der bewirtschafteten Gildehäuser geleitet worden sei. In dessen Festsaal habe man anschließend prunkvoll Mahl gehalten. Wahrscheinlich zeigt Rembrandts vermeintliche *Nachtwache* die Versammlung der Büchsenschützen am frühen Morgen dieses Tages: Unter der Führung ihres Hauptmanns Frans Banningh Cocq, eines angesehenen Amsterdamer Kaufmanns, sind die Mitglieder der Gilde im Aufbruch begriffen, um die französische Königin vor der Stadt zu empfangen. Ursprünglich hing das großformatige Bild mit seinen lebensgroßen Gestalten im Prunksaal des Gildehauses der Büchsenschützen. 1715 wurde es ins Amsterdamer Rathaus gebracht – und aus Platzmangel kurzerhand empfindlich beschnitten.

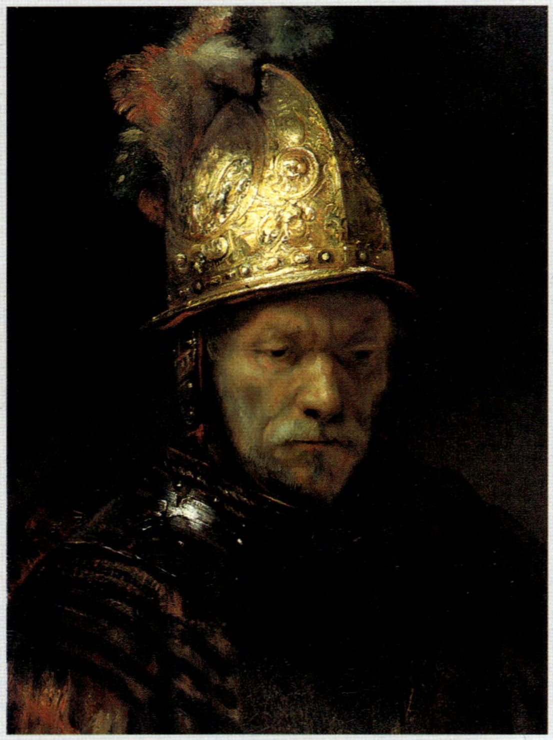

Aberkannt – zugeschrieben – aberkannt ... :
Der Mann mit dem Goldhelm – doch nicht von Rembrandt?

REMBRANDT HARMENSZ VAN RIJN
(1606–1669)
Die Kompanie des Hauptmanns
Frans Banningh Cocq (Die Nachtwache)

1642, Öl auf Leinwand, 370 × 445 cm (Fragment)
Rijksmuseum, Amsterdam

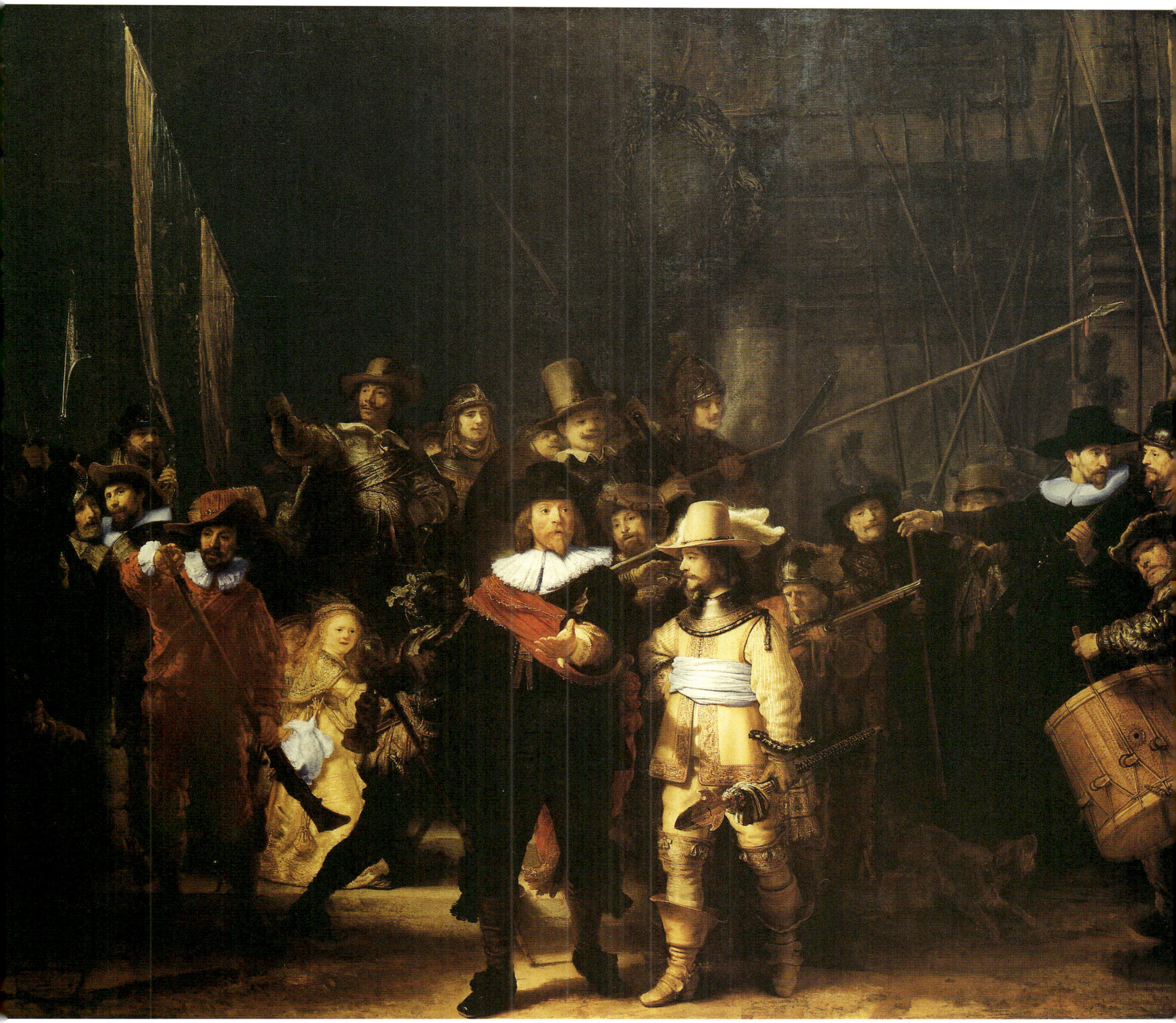

Das Licht beglückenden Friedens

Claude Lorrain und die Königin von Saba

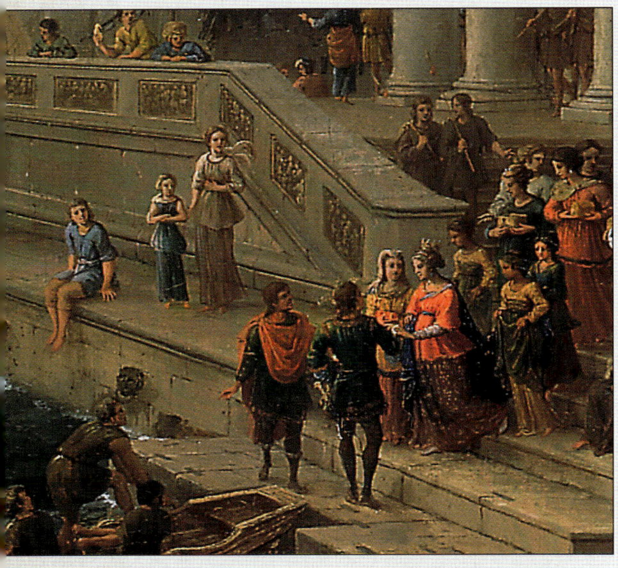

Im sagenumwobenen Land des Weihrauchs: Die Königin von Saba bei der Einschiffung nach Jerusalem (Detail)

Ein unaussprechlicher Zauber liegt über seinem Werk. Claude Lorrain, als reingestimmte Seele, vernimmt in der Natur diejenige Stimme, die vorzugsweise den Menschen zu trösten bestimmt ist. Er spricht ihre Worte nach. Wer sich in seine Bilder vertieft – schon ihre gleichmäßige, schöne Vollendung macht dies zu einem dankbaren Vergnügen –, für den ist kein weiteres Wort vonnöten.

Nach Jacob Burckhardt, *Cicerone*, 1855

Der Papst, der spanische König, Kardinäle und römische Adelige zählten zu seinen Auftraggebern. Auch Ludwig XIV. von Frankreich, der erste große Sammler seiner Bilder, schätzte den Maler, der sich nach seiner lothringischen Heimat Claude Lorrain (der Lothringer) nannte – statt Claude Gellée, wie er eigentlich hieß. Mit 13 Jahren war er nach Rom gekommen – wo er mit Ausnahme eines zweijährigen Aufenthalts in Frankreich zeitlebens wohnte – und hatte sich von der dortigen Begeisterung für die Antike und das Mittelalter anstecken lassen. Mit Vorliebe malte er phantastische Landschaften mit Tempeln, Palästen, Ruinen und prächtigen Bäumen. Er komponierte sie nicht nur – er inszenierte sie. Als besonders ausgefallen galt seine Lichtregie: Gerühmt dafür, daß es ihm als einem der ersten Maler geglückt sei, die vielfältigen Wirkungen von Licht und Atmosphäre sichtbar zu machen, gelten vor allem seine Hafenbilder mit ihren sonnenbeglänzten Wasserflächen als Meisterwerke der Landschaftsmalerei. Der »milde Hauch südlicher Lüfte« sei hier »mit ihrer ganzen brusterweiternden Klarheit zur Empfindlichkeit« gebracht, schwärmte der romantische Naturphilosoph Carl Gustav Carus. Und Johann Wolfgang von Goethe, der 27 Originalradierungen von Lorrain besaß, äußerte auf seiner Italienischen Reise: »Mit keinen Worten ist die dunstige Klarheit auszudrücken, die um die Küsten schwebte, als wir am schönsten Nachmittage gegen Palermo anfuhren: die Reinheit der Konturen, die Weichheit des Ganzen, das Auseinanderweichen der Töne, die Harmonie von Himmel, Meer und Erde. Wer es gesehen hat, der hat es sein ganzes Leben. Nun versteh' ich erst Claude Lorrain.«

Auf der Landschaft lag zwar immer sein Hauptaugenmerk. Doch im schattigen Bildvordergrund finden sich bei Claude Lorrain häufig Szenen aus der Mythologie oder aus der biblischen Geschichte – auch bei seinem Gemälde *Hafen mit der Einschiffung der Königin von Saba.* Allerdings wird die hier gezeigte morgendliche Abfahrt der Königin nach Jerusalem nirgendwo in der Literatur erwähnt. Das Alte Testament schildert nur den Aufenthalt der legendären Monarchin in Jerusalem, wo sie im 10. Jh. v. Chr. König Salomon besucht haben soll, um sich von seiner Weisheit zu überzeugen. Der Bildinhalt dieses Gemäldes, das 1648 – im letzten Jahr des Dreißigjährigen Krieges – im Auftrag eines Neffen von Papst Innozenz X. entstand, scheint allein der künstlerischen Phantasie Claude Lorrains entsprungen zu sein. Allerdings war er nicht der einzige, den die geheimnisvolle Figur der Königin von Saba zu jener Zeit in ihren Bann zog. 1661 dichtete der spanische Dramatiker Calderón de la Barca in seinem Stück *Die Sibylle des Orients oder Die große Königin von Saba:* »Wo der Sonne erste Wiege steht, wo das Licht beginnt die Mühe seines Tageslaufs, dort liegt ein fruchtbar reiches Land gleich tausenden Narzissengärten. Dieser Ort, der so anmutig in des Tages jungem Glanz erstrahlt, hat als Herrscherin die Königin von Saba.«

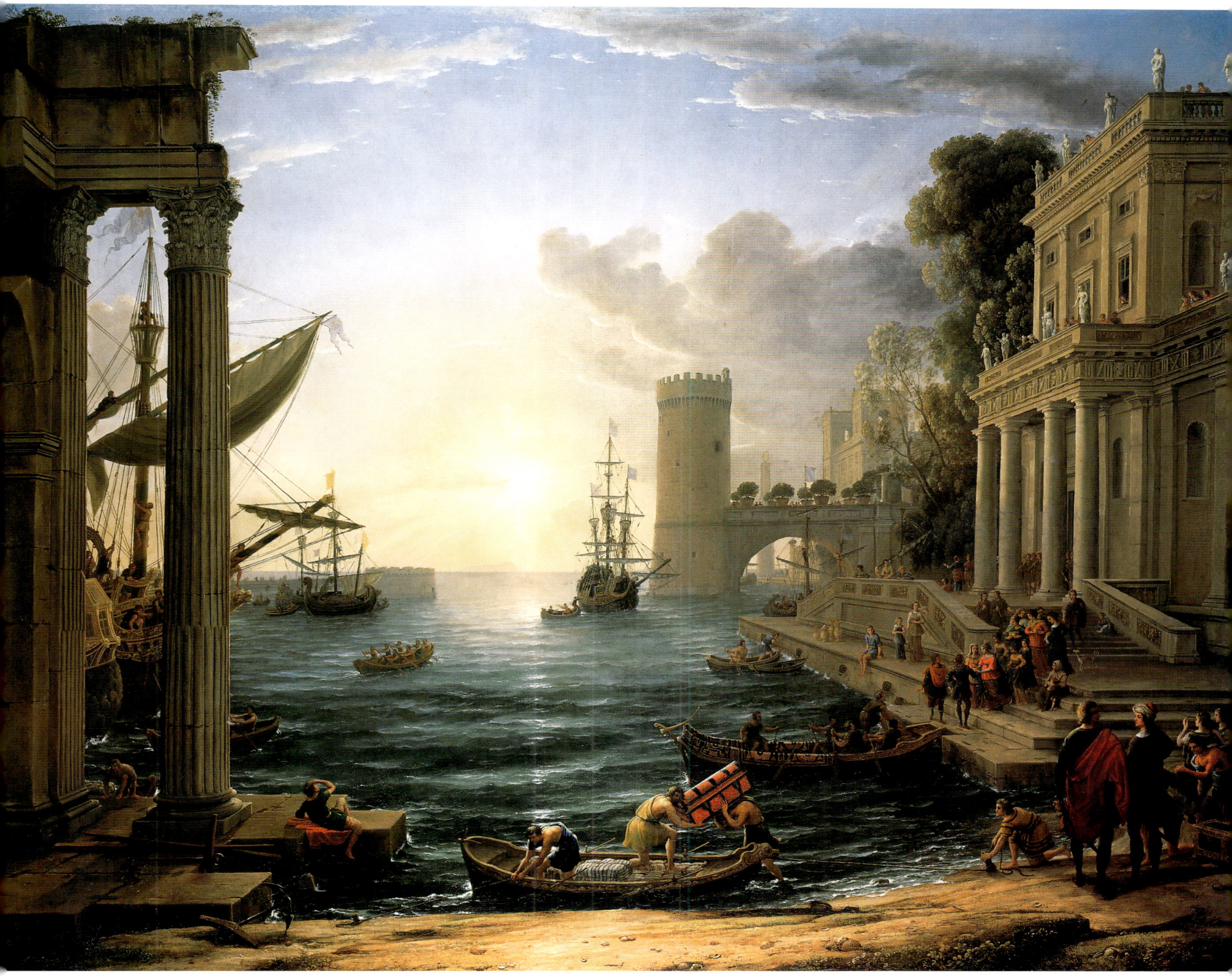

CLAUDE LORRAIN
(1600–1682)
Hafen mit der Einschiffung der Königin von Saba

1648, Öl auf Leinwand, 148,5 × 194 cm
The National Gallery, London

Hinter den Kulissen

Im Palast König Philipps IV. von Spanien

Paläste und Tempel werden errichtet, Heere ringen, die Elemente sind in Aufruhr – und der König ist in Wirklichkeit nichts als ein vermummter Komödiant, sein goldener Thron ein Lattengerüst. Die Blitze sind aus Kolophonium, und um Mitternacht ist alles aus. Alles Maske und Schminke, Täuschung und Verstellung – das ist Theater.

Richard Alewyn über das Leben am Hof König Philipps IV. von Spanien, 1985

30000 Freudenmädchen soll es am Hof König Philipps IV. gegeben haben, der von 1621 bis 1665 über Spanien herrschte. Kein Wunder, daß der Monarch die Regierungsgeschäfte schon bald dem Grafen Olivares überlassen mußte. Denn neben den Frauen beschäftigte er sich auch noch mit der Jagd, mit Kunst und Literatur. Vor allem das Theater hatte es ihm angetan. Weil das Land im Zerfall begriffen war, flüchtete der König, ebenso wie seine Landsleute, in die Welt der Illusionen. Allerdings saß Philipp IV. nicht nur im Publikum. Er schrieb auch selbst – mit Vorliebe Komödien. Und wenn er nicht gerade auf der Bühne der Welt in der Rolle des Königs von Spanien auftrat, konnte man ihn als Schauspieler bei verschiedenen höfischen Aufführungen sehen. Philipp IV. lebte in einer Theaterwirklichkeit – und deren künstlerische Gestaltung lag mehr und mehr in den Händen des Malers Diego Velázquez. 1623 an den spanischen Hof gekommen, machte er eine beispiellose Karriere als Hofbeamter und bekleidete zuletzt als Oberhofmarschall das höchste Amt im Gefolge des Königs. Unter seiner Federführung wurden die Königspaläste restauriert, ausgebaut und neu eingerichtet. Und für jedes der zahllosen höfischen Feste, darunter die Hochzeit der Infantin Maria Teresa mit Ludwig XIV. von Frankreich, entwarf Velázquez rastlos Dekorationen und Draperien, Aufbauten und Schaubilder. Bald war er, modern gesprochen, nicht nur der Chefdesigner des königlichen Hofes, sondern auch ein Installationskünstler allerersten Ranges.

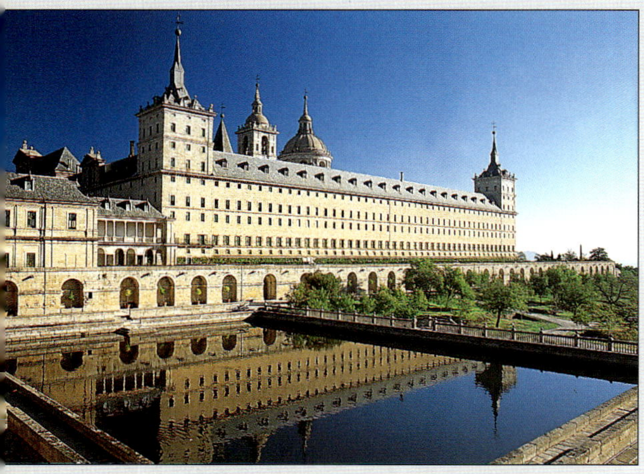

Mönchskloster und Königspalast: El Escorial, im 17. Jh. von Diego Velázquez verwaltet

Philipp IV. brachte dem Schöpfer seiner Traumwelt höchste Sympathie entgegen. Er besuchte ihn in der Werkstatt, die im Palast untergebracht war und gab ihm eine Wohnung in der Nachbarschaft der königlichen Gemächer: Velázquez, zum Freund geworden, durfte Philipp IV. jederzeit stören und bekam intimste Einblicke in das Leben der Königsfamilie. Wie eng diese Beziehung war, zeigt kaum ein Bild deutlicher als *Las Meninas*. Die Szene wirkt wie der Schnappschuß eines Photographen, der eine beiläufige, aber mitten aus dem Leben gegriffene Anekdote am Rande des eigentlichen Geschehens festhält: Die kleine Infantin Margarete taucht in der Werkstatt von Velázquez auf, während dieser ein Porträt ihrer Eltern malt, das der Spiegel an der Rückwand reflektiert.

Am Ende wurde es Velázquez zuviel. Neben den Bauten und Festen auch für die Reisen des Königs verantwortlich, für Bettwäsche, Brennholz, Dienerschaft, Fußbodenbeläge, Gästebetreuung, Küchenpersonal und Kunstwerke, brach er am 6. August 1660 unter der Last seiner Aufgaben tot zusammen. Im Ornat des Santiago-Ritterordens wurde er beigesetzt. Danach soll König Philipp IV. höchstpersönlich zum Pinsel gegriffen haben, um in *Las Meninas* das Ritterkreuz auf der Brust von Velázquez zu ergänzen. Als das Bild entstand, hatte der Maler diesen Orden noch nicht besessen.

DIEGO RODRÍGUEZ DE SILVA Y VELÁZQUEZ
(1599–1660)
Velázquez und die königliche Familie (Las Meninas)

1656, Öl auf Leinwand, 318 × 276 cm
Museo del Prado, Madrid

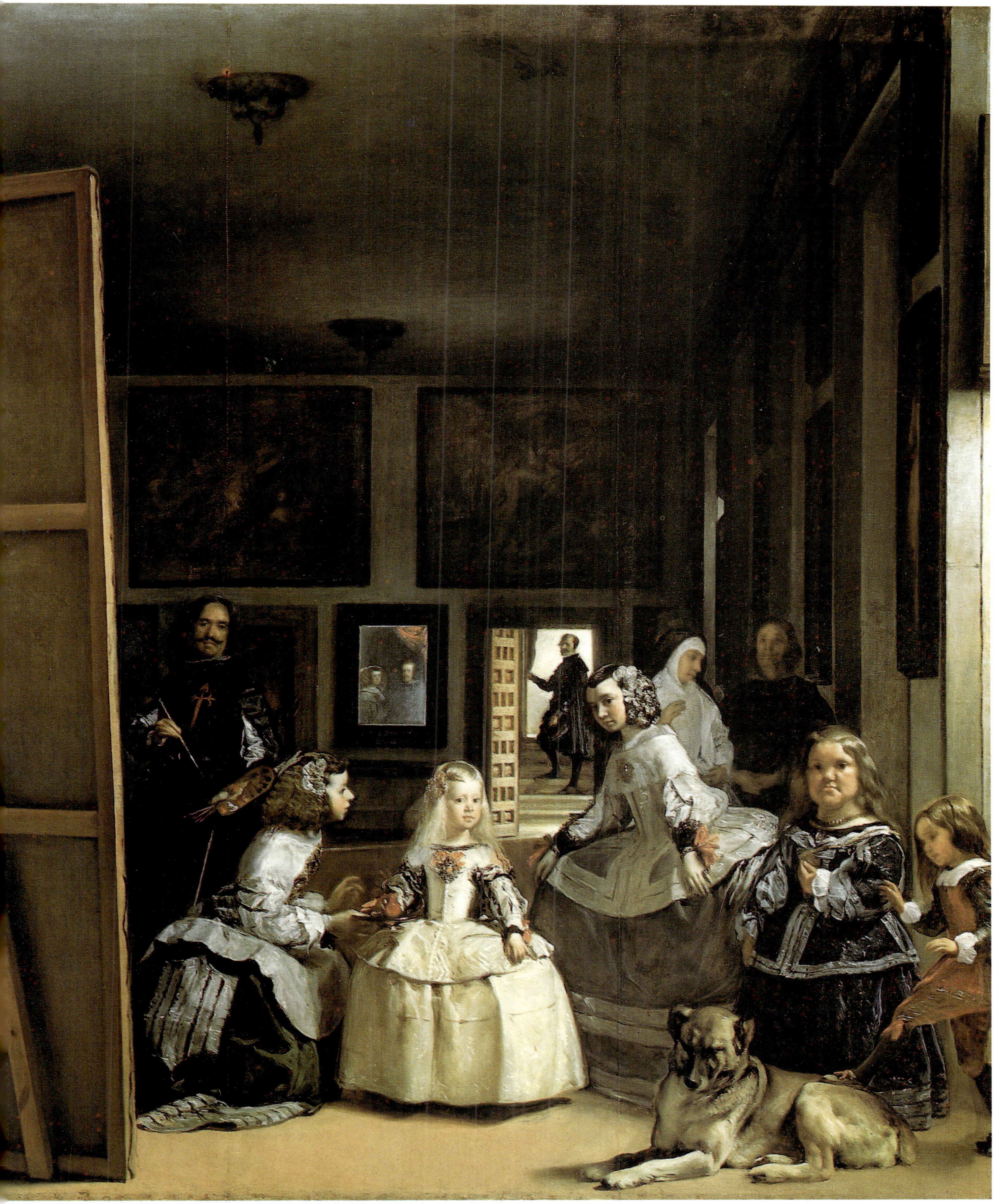

Musen, erhöret mein Flehen!

Die Malerei – nicht im Olymp vertreten

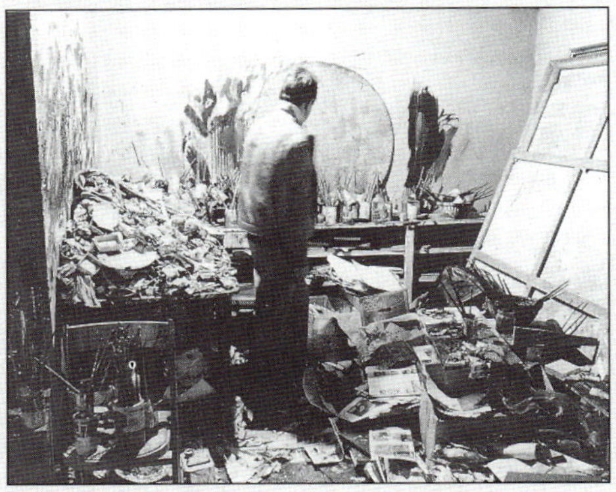

Kreativität und Chaos: Francis Bacon in seinem Atelier

Wir hätten ein ganzes Buch vonnöten, wenn wir die Kunst der Malerei beschreiben wollten. Uns soll sie vorgebildet sein als eine schöne, junge Weibsperson mit schwarzen, krausen Haaren und zugebundenem Mund, auch einer güldenen Kette an dem Hals, an welcher eine Larve hänget. In der einen Hand fasset sie verschiedene Pinsel samt dem Beiwort: Imitatio – das ist: die Nachahmung.

Cesare Ripa, *Die Malerei*, erste deutsche Ausgabe der *Iconologia* von 1704

Sie haben klingende Namen: Kalliope heißt eigentlich ›die Schönstimmige‹, Euterpe ›Frohsinn‹, Terpsichore ›Freude am Tanz‹, Erato ›die Liebliche‹, Melpomene ›die Singende‹, Thalia ›die Fülle‹ oder ›froher Mut‹, Polyhymnia ›viele Lieder‹ und Urania ›die Himmlische‹. Die Musen, Töchter des Zeus und der Titanin Mnemosyne, galten bei den alten Griechen als Göttinnen der schönen Künste, der Musik und der Literatur. Nach antiken Sagen soll der Parnaß ihr Sitz gewesen sein – ein hoch aufragendes Kalksteingebirge in Mittelgriechenland, an dessen südlichen Hängen das Apollo-Orakel von Delphi seine verrätselten Auskünfte gab. Die ›Zuständigkeiten‹ der Musen wurden nie einhellig festgelegt. Und doch bildeten sich, wenn auch mit Überschneidungen, einzelne Domänen heraus: Dichtung und Flötenspiel, Gesang und Tanz, Komödie und Tragödie, Pantomime und Astronomie. Neben weiteren Künsten ging die Malerei bei dieser Zuordnung leer aus.

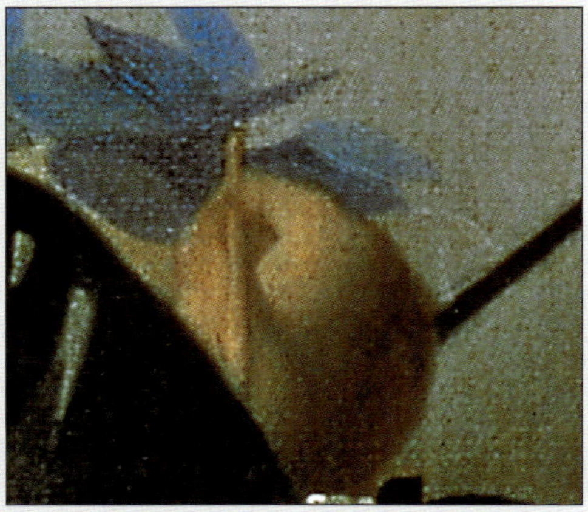

Pinsel und Leinwand, Detail des nebenstehenden Gemäldes

Der Niederländer Jan Vermeer van Delft war sicher nicht der erste Maler, den dieser Umstand schmerzte. Aber als einer von wenigen sah er sich zum Handeln aufgerufen: Kurzerhand nahm er für seine Kunst die neunte dieser Göttinnen in Beschlag: die Muse Klio, deren Name soviel wie ›Ansehen‹ oder ›Ruhm‹ bedeutet. Als ihr Zuständigkeitsbereich galt die Geschichte. Warum hat Vermeer gerade auf sie zurückgegriffen und nicht auf die dichterische Allegorie des damals weit verbreiteten italienischen Schriftstellers Cesare Ripa? Wahrscheinlich sah er wie seine Zeitgenossen in der mythologischen Historienmalerei – in der Darstellung biblischer und allegorischer Szenen – die bedeutendste Gattung der Malerei. In seinem Bild *Die Malkunst* hat Vermeer also die Muse Klio dargestellt – als Mädchengestalt mit einem Geschichtsbuch in der einen und der ruhmverkündenden Trompete in der anderen Hand. Doch allzuoft scheint er von seiner Muse nicht geküßt worden zu sein. Der Künstler aus Delft malte in seinem Leben wohl nur die 34 Bilder, die von ihm bekannt sind. War Jan Vermeer überhaupt ein hauptberuflich tätiger Maler? 1652 soll er von seinem Vater das Wirtshaus ›Mechelen‹ an der Nordseite des Delfter Marktplatzes geerbt haben, später zudem als Kunsthändler aufgetreten sein. Aber auch das bescherte ihm offenbar keine soliden Finanzen: Als Jan Vermeer, heute neben Frans Hals und Rembrandt der bedeutendste holländische Meister des 17. Jahrhunderts, 1675 starb, hinterließ er acht unmündige Kinder und eine verzweifelte Witwe. Als erstes übereignete sie dem Delfter Bäckermeister Hendrick van Buyten zwei Gemälde ihres Mannes, um die noch ausstehenden Schulden in Höhe von 617 Gulden und 6 Stüver zu begleichen.

JAN VERMEER VAN DELFT
(1632–1675)
Die Malkunst

um 1666/67
Öl auf Leinwand, 120 × 100 cm
Kunsthistorisches Museum, Wien

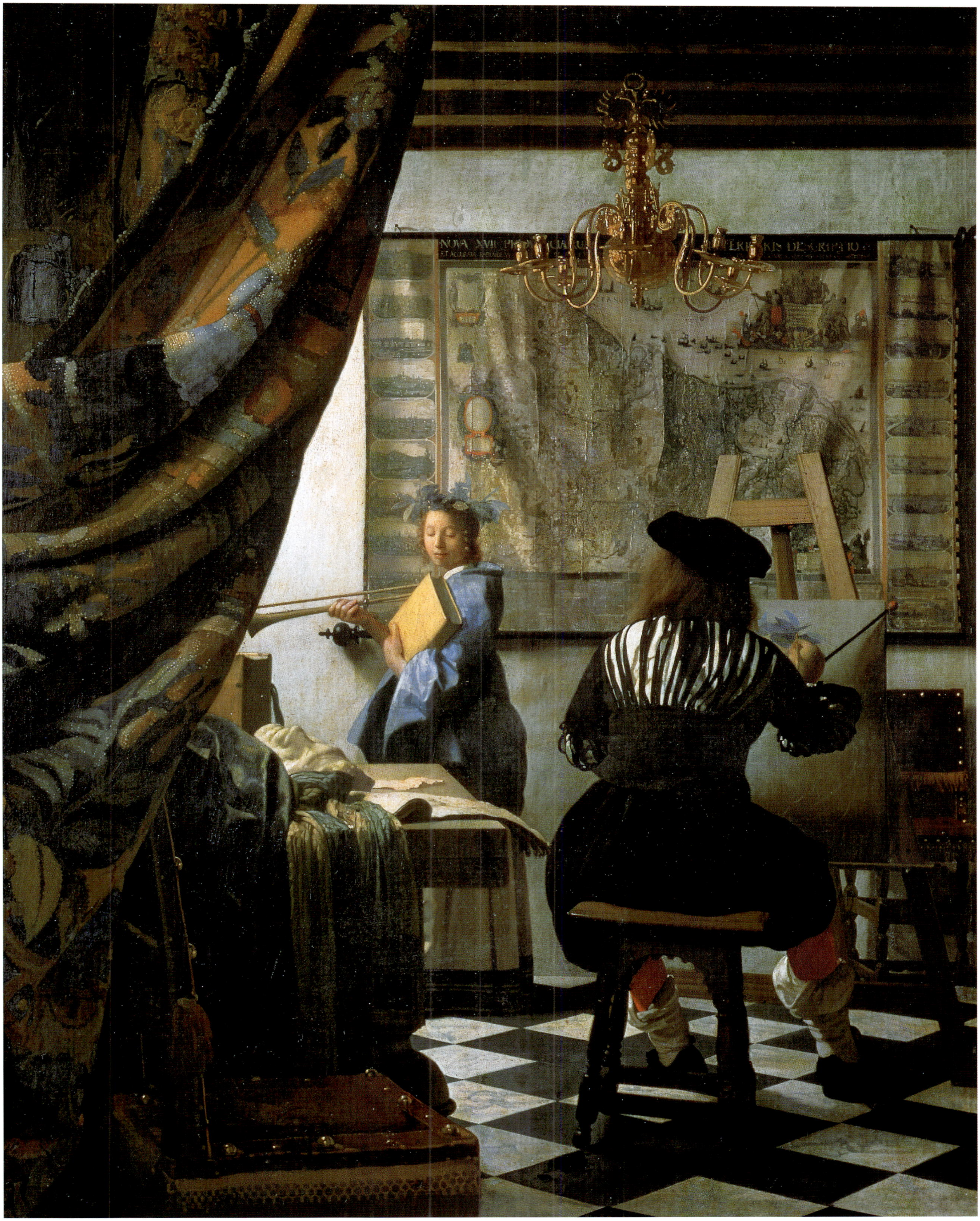

Der Staat bin ich

Ludwig XIV. und sein dentales Desaster

Der König ist der Statthalter und das Bild Gottes auf Erden, seine Majestät Abglanz des göttlichen; der ganze Staat, der Wille des Volkes sind in ihm beschlossen. Nur wer dem König dient, dient dem Staat.

Jacques Bénigne Bossuet (1627–1704), Bischof von Meaux, *Politik nach den Lehren der Heiligen Schrift* (begonnen 1678/79)

Er wollte imponieren – und er war gefürchtet: Ludwig XIV. von Frankreich, der Sonnenkönig, die Symbolfigur des Absolutismus. Mit Vorliebe ließ er sich als Imperator darstellen: mächtig, prächtig, selbstherrlich. Er besaß eine beneidenswerte Konstitution und entwickelte auch auf sexuellem Gebiet beachtenswerte Vitalität: In seinem prunkvollen Schloß Versailles, mit dem er sich selbst ein Denkmal gesetzt hatte, soll kein weibliches Wesen vor ihm sicher gewesen sein. Durchsetzungsfähig zeigte er sich auch in der Politik. Sein Überfall auf Holland, der Raub Straßburgs, die Besetzung deutscher Gebiete, die Einäscherung von Heidelberg und Mannheim entrüsteten nicht nur die Zeitgenossen:

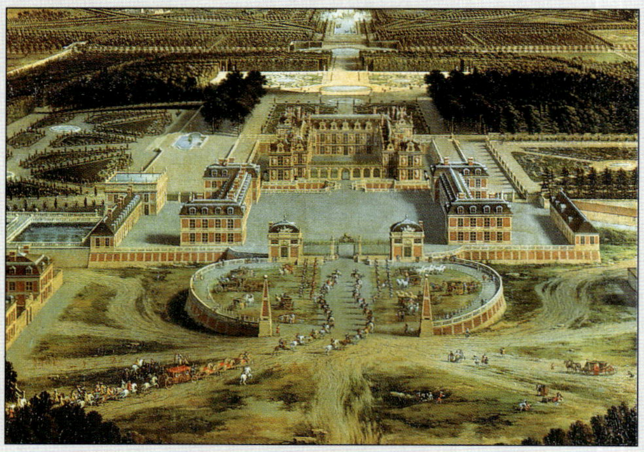

Mittelpunkt der absolutistischen Welt: Schloß Versailles, Gemälde von Pierre Patel, 1668

Ludwig XIV. erfuhr auch von späteren Beurteilern großen Tadel. Sein Verhalten galt als Musterbeispiel für Rücksichtslosigkeit und Brutalität, Widerrechtlichkeit und Perfidie.

Doch am Ende seines Lebens, in dem er so gern die Zähne gezeigt hatte, besaß er gar keine mehr. Er war zum Opfer irriger hygienischer Vorstellungen geworden: In einer Zeit, in der man sich lieber parfümierte als wusch, war man der Überzeugung, die Zähne seien ein gefährlicher Infektionsherd. Um drohendes Ungemach vom König abzuwenden, schlugen ihm seine Leibärzte vor, er solle sich die Zähne ziehen lassen, solange sie noch gesund seien. Zu seinem Unglück willigte Ludwig XIV. ein. Denn nun reihte sich ein Kunstfehler an den anderen – und die achtunggebietende Herrschergestalt schrumpfte zur erbarmungswürdigen Kreatur: Kaum war die erste, höchst schmerzhafte, weil ohne Betäubung durchgeführte Teiloperation überstanden, bildete sich ein Abszeß. Zur Linderung der Schmerzen zog man alle übrigen Zähne. Fatalerweise brach dabei ein Teil des Gaumenbeines mit heraus. Das entstandene Loch im Gaumen wurde »zum Zweck der Desinfektion seiner Majestät mit einem glühenden Eisenstab« ausgebrannt. Tapfer trotzte der König den Malträtierungen, doch sein Gesicht blieb entstellt. Und jede Mahlzeit gestaltete sich von nun an schwierig: Weil das Loch im Gaumen Mundraum und Nase miteinander verband, sprudelte beim Trinken die Hälfte des Weins bei der Nasenöffnung heraus. Trotz dieser leidvollen Erfahrung soll Ludwig XIV. jedoch – ganz im Gegensatz zu seinen öffentlichen Auftritten als Machtmensch – in der Rolle des Mitmenschen bis zu seinem Tode beherrscht, taktvoll und liebenswürdig gewesen sein und nie jemanden gedemütigt haben.

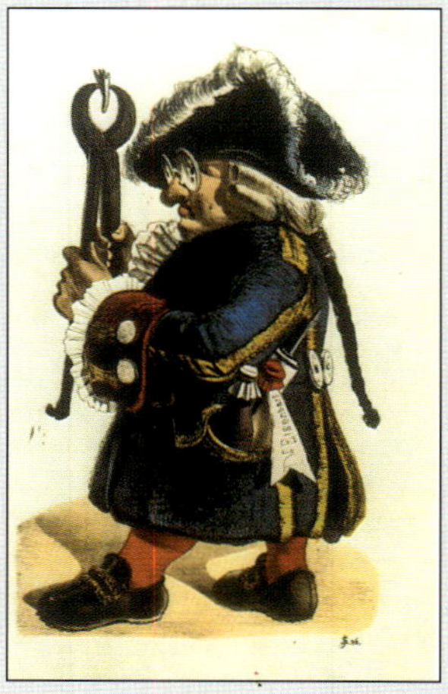

Der Zahnbrecher, Entwurf des Meißener Porzellanplastikers Johannes Joachim Kändler, 18. Jh.

HYACINTHE RIGAUD
(eigentlich Rigau y Ros, 1659–1743)
Ludwig XIV. von Frankreich im Krönungsornat

1701/02, Öl auf Leinwand, 277 × 194 cm
Musée du Louvre, Paris

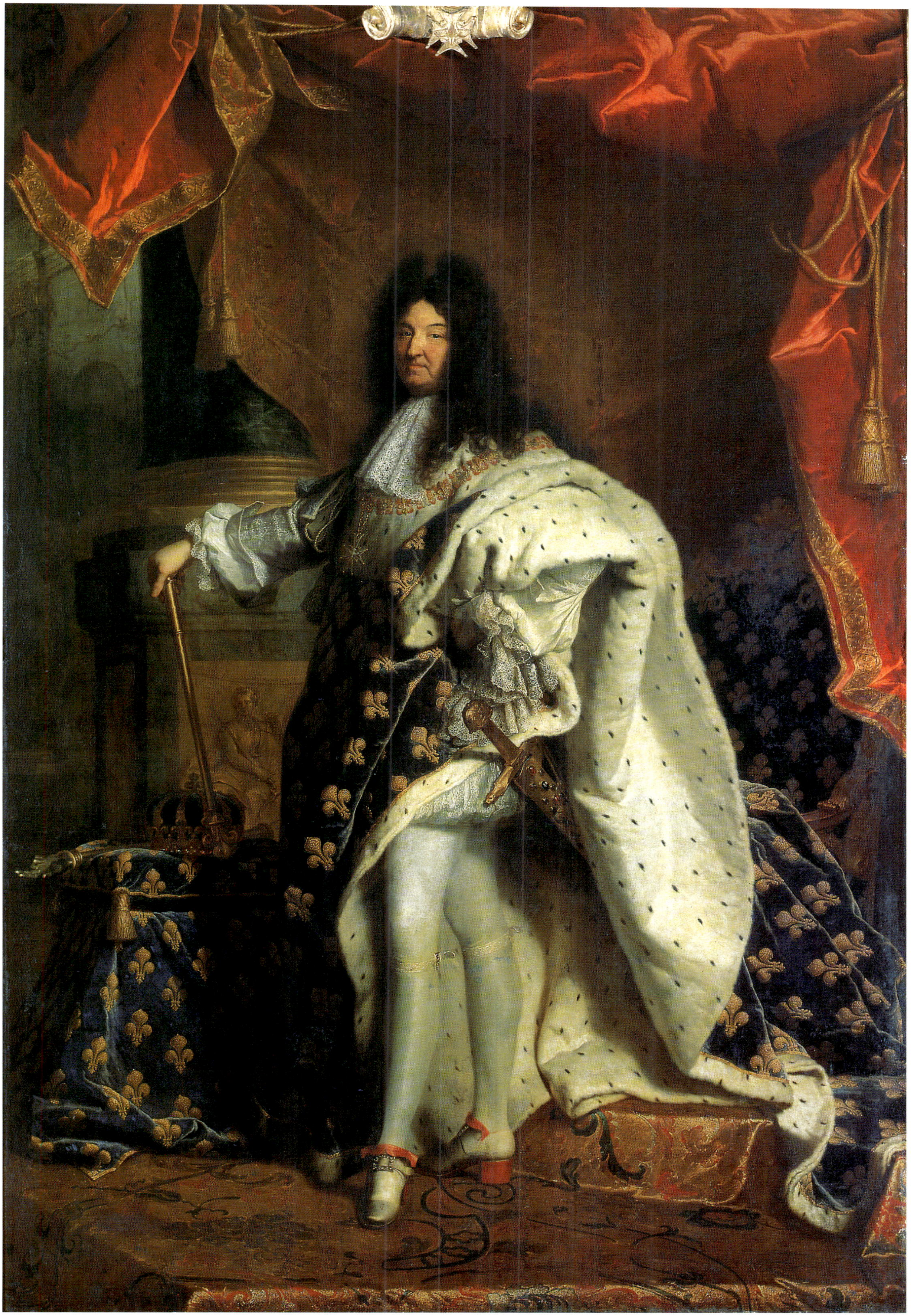

Die Welt der Clowns
Komödie und Melancholie

Schaut, daß Ihr Eure Requisiten herbringt! Gute Schnüre an Eure Bärte! Neue Bänder an Eure Schuh'! Wir treffen uns am Palast. Lest nochmal Eure Rollen, bevor unser Spiel beginnt. Auf alle Fälle laßt Thisbe frische Wäsche anziehen – und daß sich der, der den Löwen mimt, die Fingernägel nicht schneidet! Sie sollen aus dem Ärmel hängen wie Krallen. Und, allerliebste Acteurs, eßt keine Zwiebeln, keinen Knoblauch! Wir wollen süßen Odem von uns geben!

Zettel, in: William Shakespeare, *Ein Sommernachtstraum*, 1600

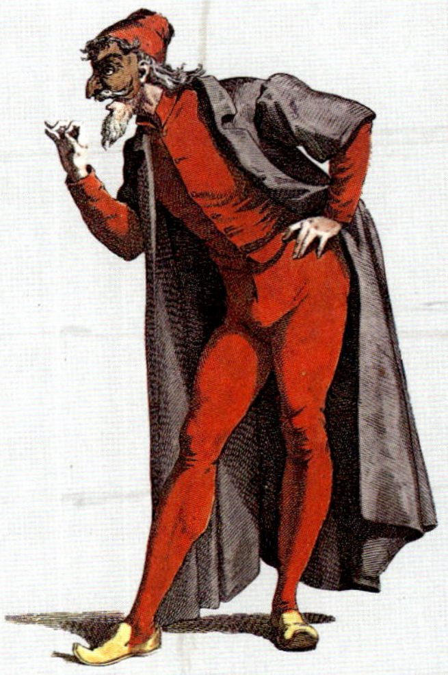

Am französischen Hof amüsierte man sich im 18. Jahrhundert vortrefflich: »Vorgestern gab es in Versailles eine große Maskerade«, berichtet ein Brief aus dem Jahr 1700: »Die Herzogin von Burgund, als Dorfbraut verkleidet, kam mit ihrer Schar von Hofdamen, die wie sie alle maskiert und mit vielen Blumen im Haar geschmückt waren ... Vor acht Tagen gab es in Marly eine weitere hübsche Maskerade. Das schönste waren die Savoyarden mit ihren Hausiererbündeln auf dem Rücken, die sie dann aufmachten. Heraus kamen zwei kleine Harlekine und zwei Harlekinessen, kleine Jungen und Mädchen, die sehr hübsch tanzten.« Selbst der noch unmündige König Ludwig XV. beteiligte sich 1721 mit seinen 11 Jahren an einem solchen ›galanten Fest‹ – als Ballettänzer in einer Choreographie mit dem Titel *Die Elemente*.

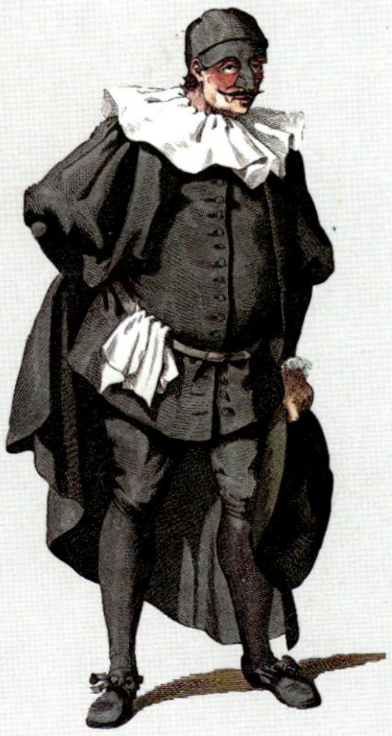

Die Lust an Verkleidung und Theater hatte nicht nur die Adelsgesellschaft durchdrungen. Wie viele seiner Zeitgenossen teilte sie auch der Maler Antoine Watteau. Besonders angetan war er von den Figuren der italienischen Stegreifkomödie, der Commedia dell'arte. Sie brachte auch den armen Leuten Kurzweil und Vergnügen. Um 1550 in der Lombardei entstanden, wurde sie als Straßentheater von Berufsschauspielern aufgeführt. Das jeweilige Stück lag nur in Handlungsverlauf und Szenenfolge fest. Der Dialog wurde improvisiert und lebte hauptsächlich von clownesken Späßen. Außer dem obligatorischen Liebespaar traten deshalb nur burleske Charaktere in Erscheinung, in stets gleicher Maske und gleichem Kostüm – darunter Pantalone, ein alter venezianischer Kaufmann, Il Dottore, der Gelehrte aus Bologna, und der pfiffige Diener Arlecchino, dessen linkisch-melancholische Seite sich bald unter der Bezeichnung Pedrolino selbständig machte.

Als die Commedia dell'arte auch in Frankreich an Fürstenhöfen, auf Jahrmärkten und auf den Straßen Fuß faßte, wandelte sich Pedrolino zu einem bemitleidenswerten Tolpatsch, der unterschiedslos Pierrot oder Gilles genannt wurde. Er galt als scheuer, stets abgewiesener und deshalb ewig trauriger Liebhaber. Seine Markenzeichen waren das weiße, weitärmelige Kostüm, die weiße Maske und die weiße Tellermütze. Hat Antoine Watteau seinen *Gilles* als Porträt eines zu seiner Zeit als Pierrot-Darsteller berühmten Schauspielers gemalt? War dieses lebensgroße Gemälde möglicherweise als Reklametafel vor einem Café oder Theater aufgehängt, in dem dieser Schauspieler auftrat? Der traurige Clown, den alle Welt wegen seiner eselhaften Hilflosigkeit verspottete, war in seiner erbarmungswürdigen Tristesse jedenfalls eine Lieblingsfigur von Antoine Watteau, die mehrfach in seinem Werk auftaucht. Ein autobiographischer Hinweis? Der Maler kannte das Zurückgeworfensein auf sich selbst nur zu gut: Seine letzten Lebensjahre waren von Krankheit und Schwermut überschattet, bevor er mit 37 Jahren starb.

Masques et Buffons: Pantalone (1550, oben), Il Dottore (1653, links) und Arlecchino (1671, rechts), publiziert von Maurice Sand, 1860

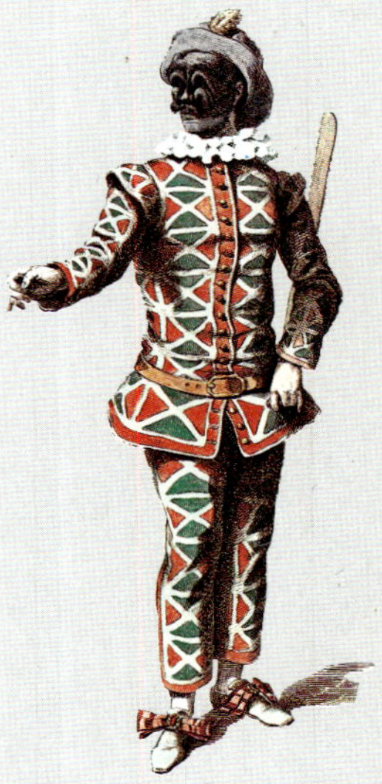

JEAN-ANTOINE WATTEAU
(1684–1721)
Gilles

um 1718/19
Öl auf Leinwand, 184 × 149 cm
Musée du Louvre, Paris

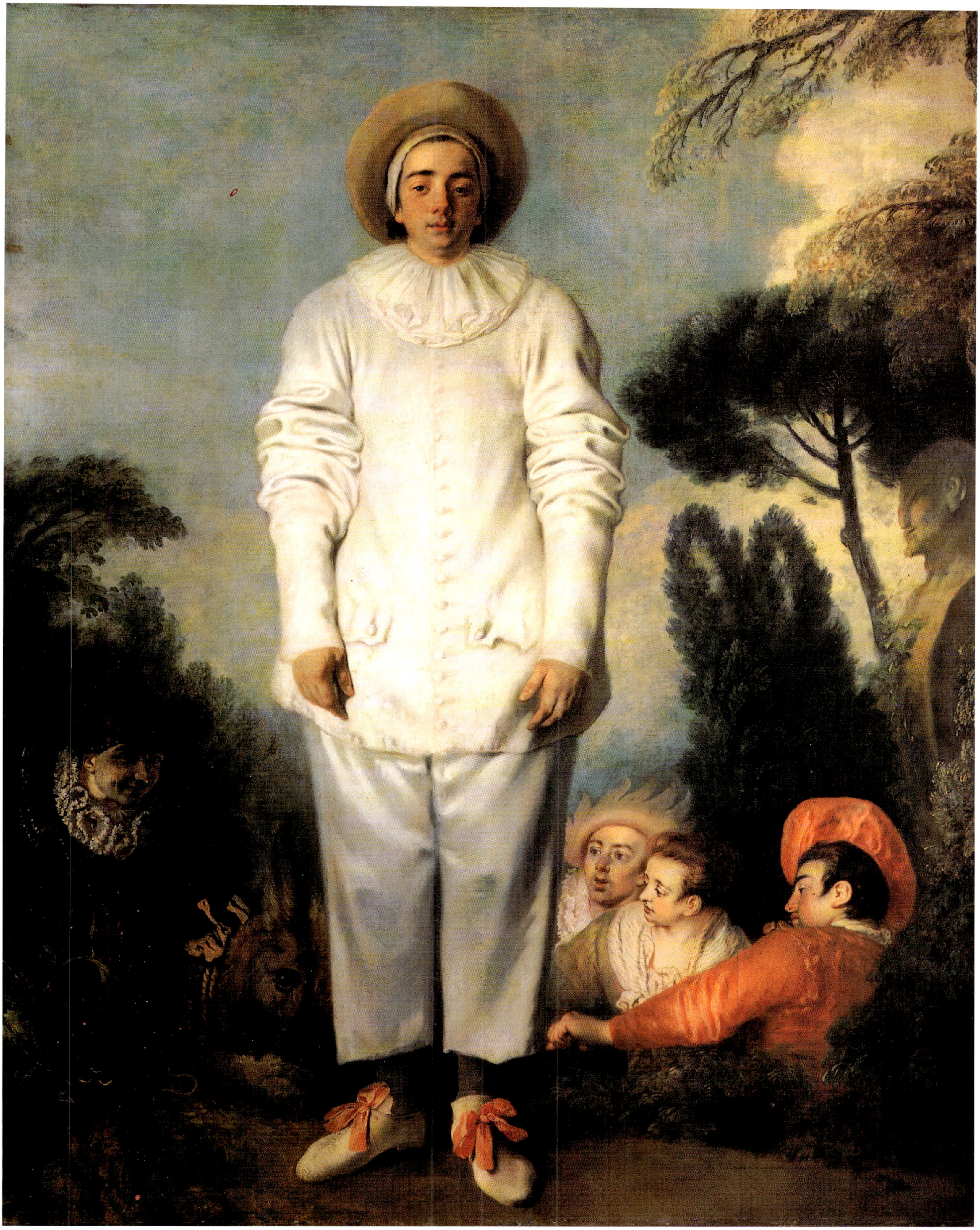

Eine Stadt, die reich ist an Gold

Venedig und das Meer

So sah ich ihn denn wieder, den erstaunlichsten Landungsplatz, jene blendende Komposition phantastischen Bauwerks, welche die Republik den ehrfürchtigen Blicken nahender Seefahrer entgegenstellte, die leichte Herrlichkeit des Palastes und die Seufzerbrücke, die Säulen mit Löw' und Heiligem am Ufer, die prunkend vortretende Flanke des Märchentempels, den Durchblick auf Torweg und Riesenuhr.

Thomas Mann, *Der Tod in Venedig*, 1912

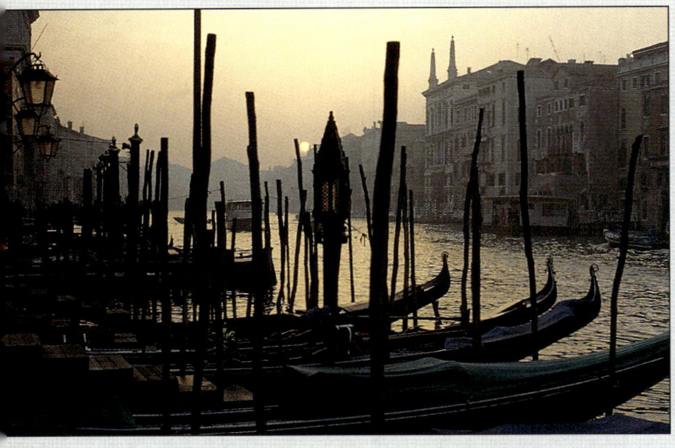

Nicht wegzudenken aus Venedig – die Gondeln

Kaum eine Stadt ist mit so viel Überschwang besungen worden wie Venedig. Es sei »die glückstrahlendste Stadt«, die er jemals gesehen habe, jubilierte der französische Botschafter Philippe de Commines um 1495 und erwähnte Fassaden von weißem Marmor, Gemächer mit vergoldeten Dielen und reichverzierte Kamine. Als Napoleon 1797 Venedig erobert hatte, meinte er, der Markusplatz sei »der schönste Salon Europas, dem als Decke zu dienen nur der Himmel würdig ist«. Und Johann Wolfgang von Goethe, der auf seiner Italienischen Reise im September 1786 an der Lagune logierte, sprach respektvoll von der »wunderbaren Inselstadt«, die er »besuchen durfte« und in der er bleiben wolle, »bis ich mich am Bild dieser Stadt sattgesehen habe«.

Seit Venedig 1380 nach endlosen Kriegen endgültig den Sieg über das rivalisierende Genua errungen hatte, war die Lagunenstadt das unangefochtene Zentrum des Welthandels. 1423 gebot die ›Republik von San Marco‹, wie sich Venedig nach seinem Schutzpatron, dem Evangelisten Markus, nannte, über eine Kriegsflotte von 45 Galeeren und eine Handelsflotte von 300 Überseeschiffen. Venedig war damals mit seinen 200 000 Einwohnern eine der größten und die bei weitem reichste Stadt des Abendlandes. Wohlstand, Optimismus und Frohsinn regierten: »Man singt auf den Plätzen, auf den Straßen und auf den Kanälen. Die Kaufleute singen, wenn sie ihre Waren anpreisen, die Arbeiter singen, wenn sie ihre Werkstätten verlassen, die Gondolieri singen, wenn sie auf Kundschaft warten«, vermerkte der italienische Dramatiker Carlo Goldoni im 18. Jahrhundert. Ob auch der Doge, das Oberhaupt der Republik San Marco, bei der Ausübung der Amtsgeschäfte gesungen hat, entzieht sich unserer Kenntnis; jedenfalls hatte er alljährlich am Himmelfahrtstag beim bedeutendsten Ereignis im Festkalender der Stadt die immergleichen salbungsvollen Worte zu sprechen: »Wir heiraten dich, o Meer, zum Zeichen wahrer und dauernder Herrschaft«. Mit diesem stets erneuerten, magischen Treueversprechen wollten die Venezianer die Urgewalten des Meeres beschwören – auf daß sie der Stadt gewogen bleiben und ihren Teil dazu beitragen, die Vorherrschaft der Republik von San Marco über die Adria zu sichern.

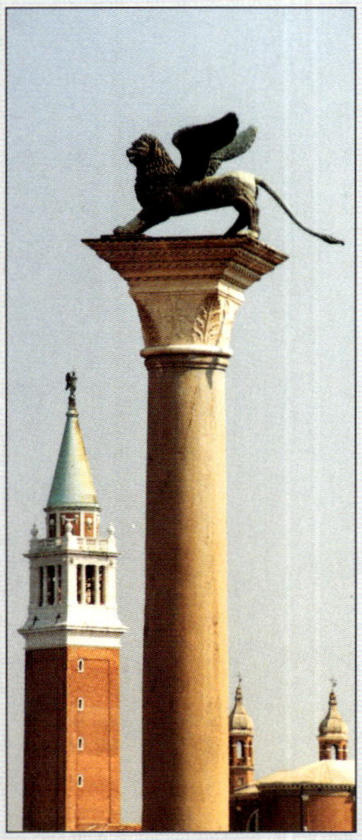

Die Markussäule, das Wahrzeichen der Lagunenstadt

Zur Zeit des Vedutenmalers Canaletto war die ›Hochzeit mit dem Meer‹ eine opulente, farbenprächtige Inszenierung: Vor seinem Palast bestieg der Doge das prunkvolle Staatsschiff namens ›Bucintoro‹, um nach San Nicolò auf dem Lido hinauszufahren. Hier wurde die ›Vermählung mit dem Meer‹ vollzogen, indem der Doge mit feierlicher Gebärde einen goldenen Ring ins Wasser warf. In jüngster Zeit wurde das Ritual wiederbelebt. Diesmal allerdings nicht, um Macht, Einfluß und Reichtum Venedigs zu mehren, sondern um den drohenden Untergang der ehemaligen ›Serenissima‹ in den Sturmfluten entfesselter Naturgewalten zu verhindern.

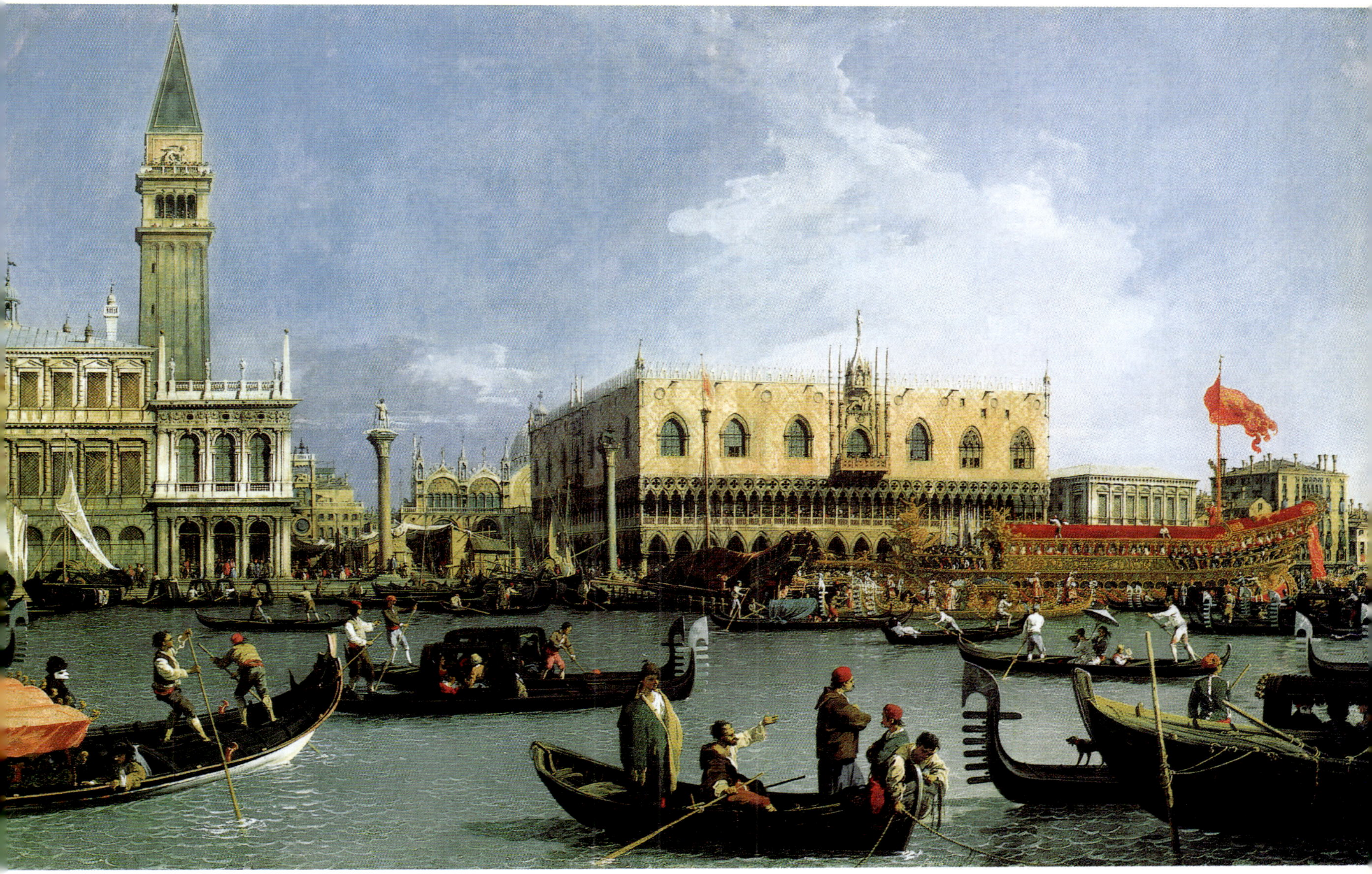

GIOVANNI ANTONIO CANAL
GEN. CANALETTO (1697–1768)
Rückkehr des Bucintoro zur Mole am Himmelfahrtstag

um 1732, Öl auf Leinwand
77 × 126 cm
The Royal Collection, Windsor

Die kluge Mätresse

Die Marquise de Pompadour an der Seite von Ludwig XV.

Man legt mir das allgemeine Elend zur Last, die abwegigen Pläne des Kabinetts, den Mißerfolg des Krieges und den Triumph unserer Feinde. Man klagt mich an, daß ich alles verkaufte, in allem meine Hände hätte, alles beherrschte. Eines Tages, beim Diner, bat den König ein alter Mann, er möchte ihn doch gütigst der Marquise de Pompadour empfehlen. Alle lachten hell auf über die Einfalt des armen Mannes. Aber ich – ich lachte nicht.

Marquise de Pompadour (1721–1764), *Briefe*

Im Schloß Versailles gab es eine Geheimtreppe. Sie führte vom Arbeitskabinett des Königs in den zweiten Stock. Dort wohnte in einem exklusiven Dachzimmer eine Dame namens Jeanne-Antoinette Poisson – berühmt unter ihrem Titel: ›Marquise de Pompadour‹. Ludwig XV. von Frankreich, Urenkel und Nachfolger des Sonnenkönigs, besuchte sie häufig. Bevorzugt soll er sich während der Ministerratssitzungen zu ihr geschlichen haben. Die Minister hatten solange in seinem Arbeitskabinett zu warten, bis Ludwig XV. zurückkehrte. Nur mit ihm gemeinsam durften sie den Raum verlassen. Auf diese Weise sollte bei den Höflingen der Eindruck erweckt werden, der König habe die ganze Zeit konferiert. Die gebildete, geistreiche und schöne Marquise de Pompadour, Tochter eines herzoglichen Stallmeisters, war – nach drei abgelegten Vorgängerinnen – die vierte offizielle Geliebte Ludwigs XV. Dieser war seit 1725 mit der polnischen Prinzessin Maria Leszczynska verheiratet, begann aber wohl 1733 sein erstes außereheliches Verhältnis. Die Königin fühlte sich tief gedemütigt, vor allem, als die ersten drei Mätressen ab 1738 nacheinander offiziell am Hof lebten, auf Kosten des Königs rauschende Feste feierten und auch sonst ein Verhalten an den Tag legten, das zur allgemeinen Entrüstung Anlaß gab. Noch Jahre später klagte die Königin, daß sie von den verhaßten Mätressen ihres Gatten in Alpträumen heimgesucht werde.

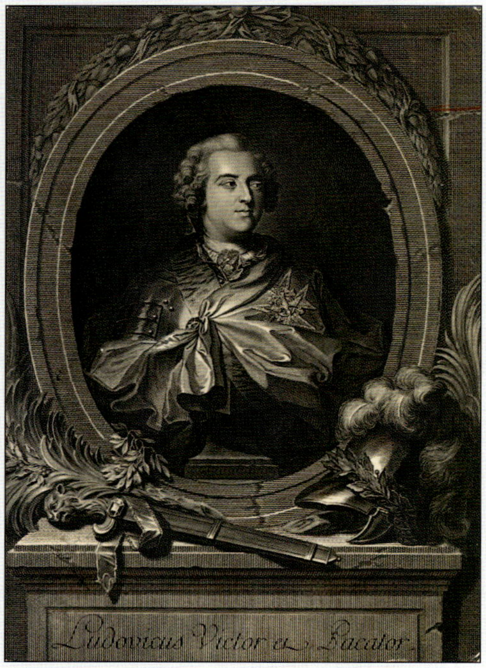

Ludwig XV, König von Frankreich (1710–1774), Stich von Johann Georg Wille, 18. Jh.

Mit der Marquise de Pompadour verhielt sich alles ganz anders: Sie war eine ›Grande Dame‹. Und in ihren Gemächern fanden keine zügellosen Orgien statt, sondern exklusive Diners mit dem König, zu denen eingeladen zu werden als großer Gunstbeweis galt. Außerdem lag der Pompadour an einem guten Verhältnis zur Königin: Jeden Tag machte sie ihr die Aufwartung, brachte ihr Blumen und betrieb vertrauensvoll Konversation mit ihr. Nicht selten vermittelte die Marquise sogar zwischen den Eheleuten: Als sie eines Tages erfuhr, die Königin habe beim Spielen eine große Summe verloren, wage es aber nicht, ihrem Gatten davon zu berichten, bat sie selbst den König, die Schulden seiner Frau zu begleichen. Sanftmütig und fromm hatte sich Maria Leszczynka in ihr Schicksal gefügt und überließ der Pompadour ohne Klage die Rolle an der Seite Ludwigs XV. So wurde die Stallmeisterstochter zur mächtigsten Institution in Versailles: Bei der Besetzung politischer Ämter, bei wichtigen Entscheidungen – immer zog Ludwig XV. seine Mätresse zu Rate. Deshalb hielt sie François Boucher, ihr damaliger Zeichenlehrer und zugleich der ›Erste Maler des Königs‹, in einem sogenannten Staatsporträt fest: Das Siegel und der Brief mögen auf ihre politischen Ambitionen hinweisen. Auf ihre Qualitäten als Sängerin deuten die am Boden liegenden Notenblätter. Auch die Spanielhündin ist keine Erfindung des Malers: Es hat sie wirklich gegeben. Sie hieß Mimi.

FRANÇOIS BOUCHER
(1703–1770)
Bildnis der Marquise de Pompadour

1756, Öl auf Leinwand, 201 × 157 cm
Alte Pinakothek, München, Sammlung der Bayerischen Hypotheken- und Wechselbank

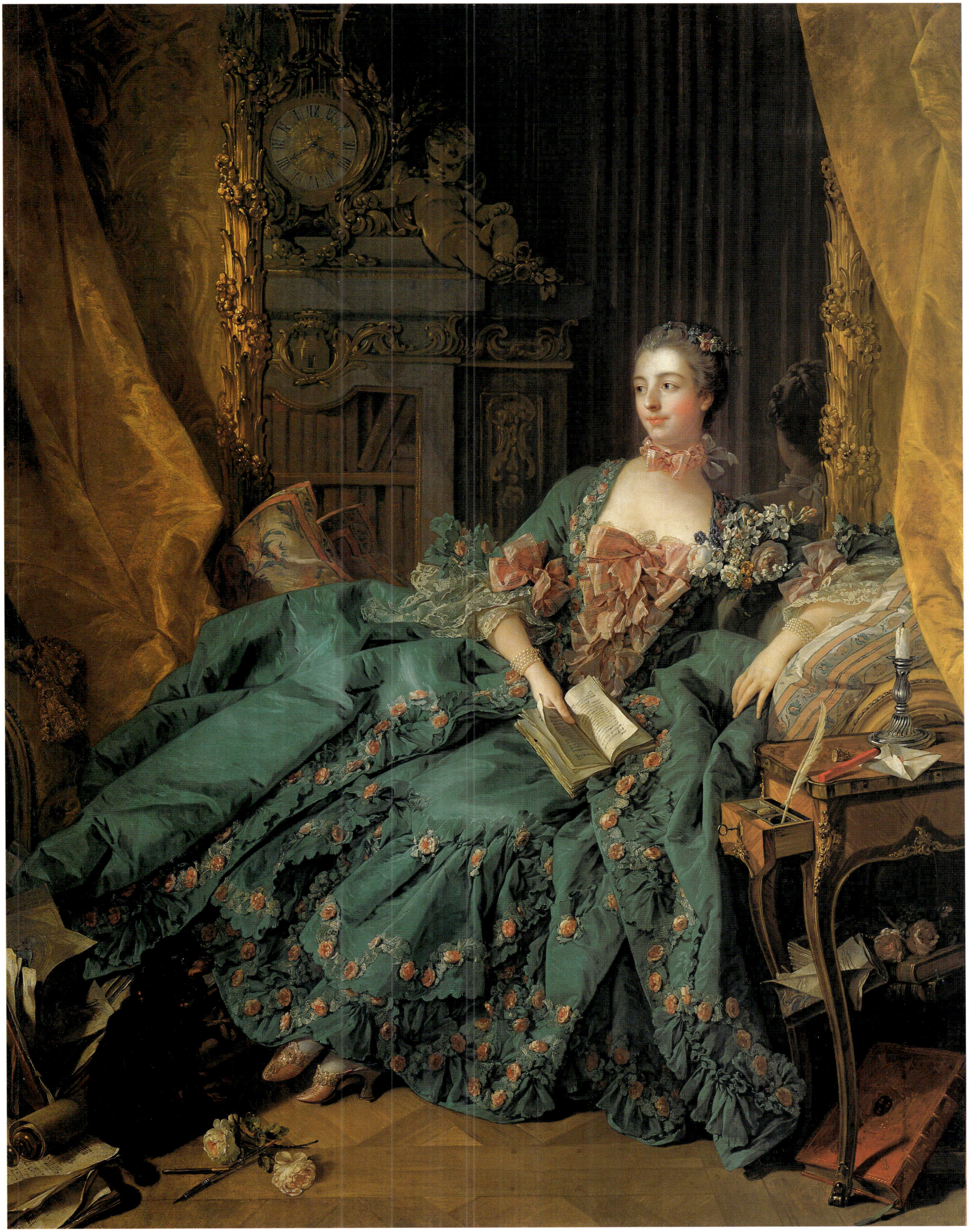

Den Kopf verdreht sie mir

Im Garten der Sünde

Frohes Gesicht, Nymphengestalt,
Kirschenaugen, siebzehn Jahre alt,
Geplapper allerliebst von ihr.
Den Kopf verdreht sie mir.

Nach Bernard Chevalier de Bonnard (1744–1784),
Poésies diverses, herausgegeben 1791

Eines Tages im Oktober 1766 wurde der Maler Jean-Honoré Fragonard aus Paris in das Lusthaus von Baron Saint-Julien gerufen. Der adelige Herr, Schatzmeister der katholischen Kirche Frankreichs, deutete auf seine Mätresse und meinte: »Ich möchte, daß Sie Madame auf einer Schaukel malen, die ein Bischof in Bewegung hält. Mich plazieren Sie bitte so, daß ich die Beine dieses hübschen

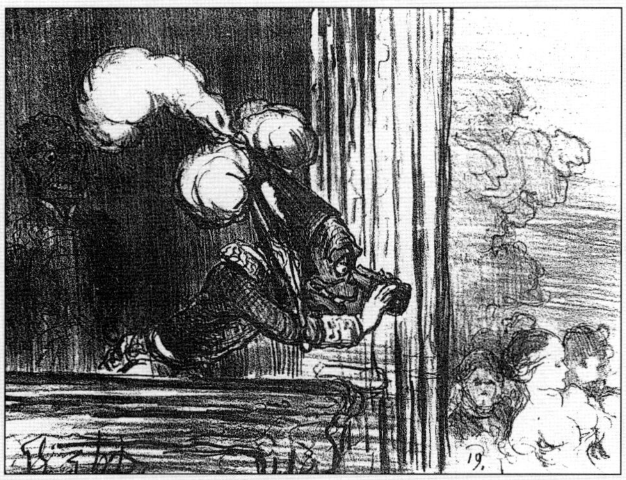

Tiefe Einblicke: Lithographie von Honoré Daumier, 1859

Mädchens in Augennähe habe, oder noch näher, wenn Sie das Bild dadurch gefälliger machen wollen.« Baron Saint-Julien galt als Mann von lustbetontem Charakter und war mit seinem Ansinnen bei einem von Fragonards Malerkollegen bereits auf Ablehnung gestoßen. Dieser Kollege, der sich mit der Darstellung von Heiligen und Pestkranken einen Namen gemacht hatte, war zutiefst irritiert gewesen ob des anstößigen Auftrags und hatte auf Fragonard verwiesen. Der sagte zu und malte *Die Schaukel,* glaubte er doch, daß ihm seine bisherigen Bilder, in denen er unverfängliche Szenen dargestellt hatte, die Annahme dieses delikaten Auftrags nicht verbieten würden.

Fragonard war wohl selbst ein Lebemann. »Sein ganzes Werk ist den Frauen gewidmet, soll es dann etwa sein Leben nicht auch gewesen sein?« fragt einer seiner Biographen. 1756 war Fragonard als 24jähriger mit einem Stipendium der Académie de France nach Rom gegangen, um die alten Meister zu studieren. Man sagt, er habe sich nicht nur ihnen gewidmet, sondern mindestens genauso leidenschaftlich den sinnlichen, schwarzäugigen Mädchen aus dem römischen Stadtteil Trastevere, die wegen ihrer Freizügigkeit berüchtigt waren. Der Präsident der Académie de France in Rom soll aus diesem Grund des öfteren ins Grübeln über seinen Zögling gekommen sein. Weiter heißt es, daß sich für Fragonard, als er wieder nach Paris zurückgekehrt war, alle Boudoirs geöffnet hätten – die von berühmten Modeschönheiten ebenso wie die von Tänzerinnen mit bekanntermaßen »unbeständigem Herzen«. Der Schriftsteller Bernard Chevalier de Bonnard hatte den Malern seiner Zeit geraten: »Mache allen Schönen den Hof beim Malen und laß Dich für Deine Porträts in den Armen Deiner Modelle bezahlen.« Ob Fragonard diesen Rat befolgte, ist nicht bekannt. Für die unterstellten Liebschaften gibt es keine Beweise. Und als der geschätzte Maler, der bald ein eigenes Atelier im Louvre besaß, zur Bestürzung seiner Biographen heiratete – »einen verdrießlichen Drachen« wie gemutmaßt wurde –, soll er nicht nur die Fürsorglichkeit in Person gewesen sein, sondern auch noch »der beste aller Gatten«. Zurückhaltung zeigte er in einem Punkt übrigens auch gegenüber dem lüsternen Baron Saint-Julien: Den gewünschten Bischof, der die Schaukel bewegen sollte, ersetzte er durch einen höfischen Galan.

JEAN-HONORÉ FRAGONARD
(1732–1806)
Die Schaukel

1767, Öl auf Leinwand, 81 × 65 cm
The Wallace Collection, London

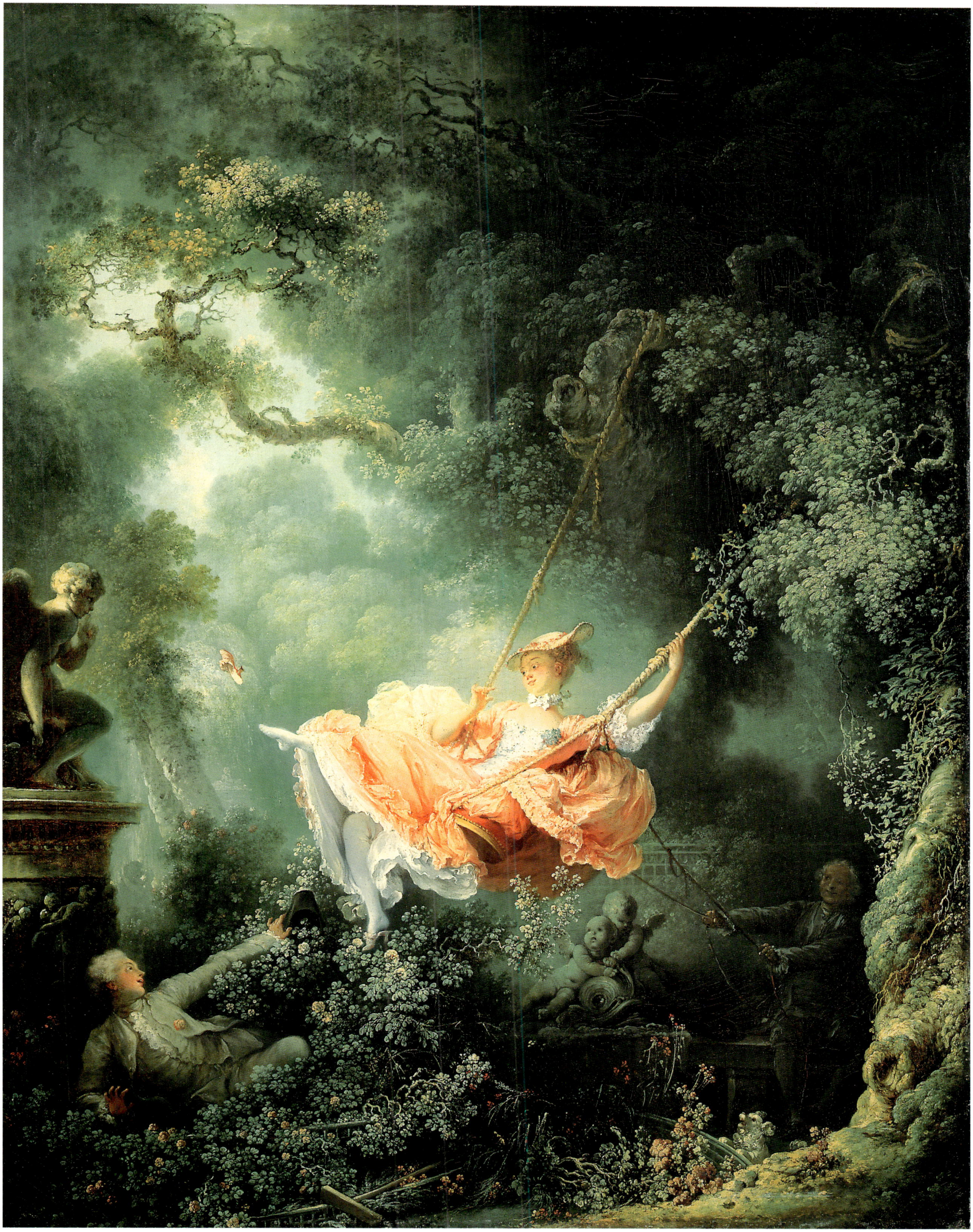

Ein Jüngling, der nie Glück und Ruhm gekannt?

Mondänes Leben in England

Sanft legt sein Haupt hier in der Erde Schoß
Ein Jüngling, der nie Glück und Ruhm gekannt.
Der Muse Lächeln ist sein Los,
Und Schwermut hat zum Liebling ihn ernannt.

Thomas Gray, *Die Grabinschrift*, um 1750

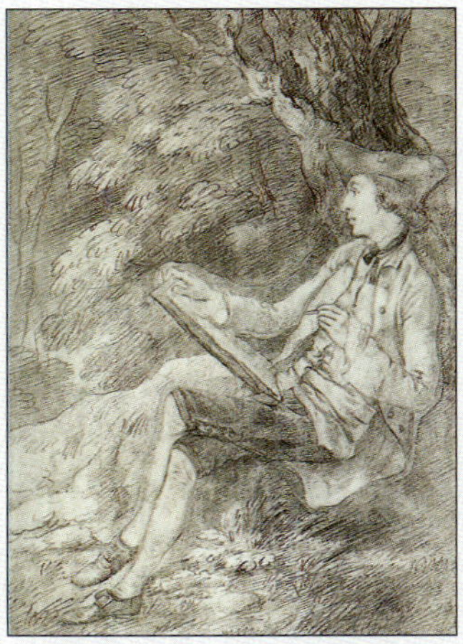

Thomas Gainsborough, *Selbstporträt*, 1750/55

Was ist das für ein junger Mann, den der englische Maler auf seinem Gemälde *Der blaue Knabe* für die Nachwelt festgehalten hat? Seine Identität galt lange als Geheimnis. Und bis heute weiß man nicht wirklich, wen das Bild darstellt und warum Gainsborough diesen etwa 16jährigen Knaben gemalt hat. In-

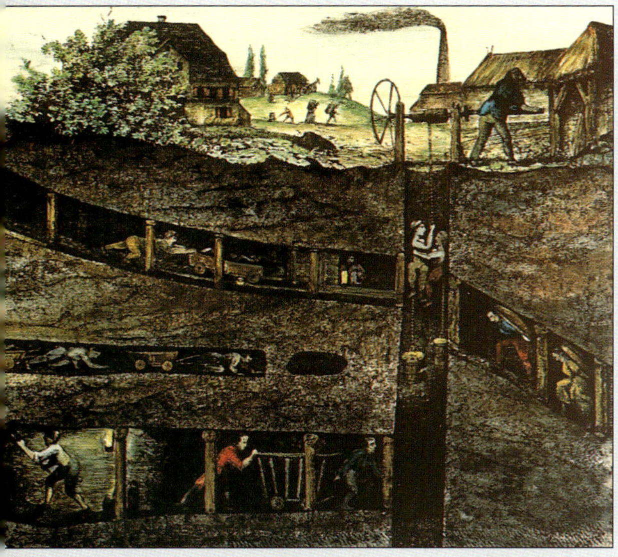

Die wenigstens seiner Altersgenossen waren so privilegiert wie Jonathan Buttall: Kinderarbeit in einem englischen Steinkohlebergwerk, 1844

zwischen aber gibt es Vermutungen: Bei dem jungen Mann könnte es sich um Jonathan Buttall handeln, den halbwüchsigen Sohn eines wohlhabenden Eisenhändlers aus London. Man nimmt an, daß Gainsborough die Familie in Bath kennenlernte. Wegen ihrer warmen Quellen war die Stadt im Südwesten Englands seit dem Beginn des 18. Jahrhunderts zu einem mondänen Badeort und zum Mekka der britischen Modewelt aufgestiegen – Reichtum und Eleganz gaben sich dort die Hand.

Die Sitten an diesem auf Schicklichkeit bedachten Ort der Erholung, den auch die königliche Familie zum Kuren aufsuchte, waren streng: Um sechs Uhr morgens stand man auf, öffentliche Nacktheit war verpönt. Bei den etwa einstündigen Bädern im warmen Wasser trugen die Frauen lange Gewänder aus undurchsichtigem Stoff, die im nassen Zustand unter keinen Umständen verräterisch am Körper kleben durften. Auch die Männer mußten vollbekleidet baden und behielten sogar ihren Dreispitz auf. Natürlich schäkerten ältere Herren dennoch mit blutjungen Damen. Und außerhalb des eigentlichen Kurbetriebs herrschte sowieso ausgelassenes Amüsement: Neben verschiedenen offiziellen Treffpunkten gesellschaftlichen Austauschs, zu denen die Spielbanken zählten, sorgte ein stattliches Angebot schöner Halbweltdamen für das Vergnügen unternehmungslustiger Herren, während den Damen der Klatsch beim Tee vorbehalten blieb. Bath war für seine Intrigen bekannt, weshalb der englische Schriftsteller Horace Walpole damals bemerkte, es tue ihm zehnmal so gut, die Stadt zu verlassen, wie sie zu betreten. Auch an Eitelkeit mag es unter den wohlhabenden Gästen von Bath nicht gefehlt haben.

Wohl aus diesem Grund war Thomas Gainsborough 1759 mit 32 Jahren aus Ipswich im Osten Englands nach Bath gezogen. Seine Rechnung ging auf: Mit Aufträgen für Porträts regelrecht überschüttet, konnte er sich schon bald eine luxuriöse Wohnung am Royal Circus leisten. In Bath gab sich jedoch nicht nur der Adel ein munteres Stelldichein, sondern auch die bürgerliche Oberschicht, die mit der beginnenden Industrialisierung zu Geld und Einfluß gekommen war. Wesentliche Fortschritte hatte es seit 1750 vor allem im prosperierenden Bereich der Eisen- und der Baumwollproduktion gegeben, und nun kamen eben auch reiche Fabrikbesitzer und Kaufleute zur Erholung nach Bath. In ihren Reihen mag Gainsborough auf die Eisenhändlerfamilie Buttall gestoßen sein, deren Sohn er nicht zufällig in der Mode des 17. Jahrhunderts und im Stile des Malers Anthonis van Dyck abbildete: Gainsborough hatte seine Karriere mit dem Kopieren und Restaurieren flämischer Meister begonnen.

THOMAS GAINSBOROUGH
(1727–1788)
Jonathan Buttall – Der blaue Knabe

um 1770, Öl auf Leinwand, 177,8 × 121,9 cm
Henry E. Huntington Library and Art Gallery, San Marino/Kalifornien

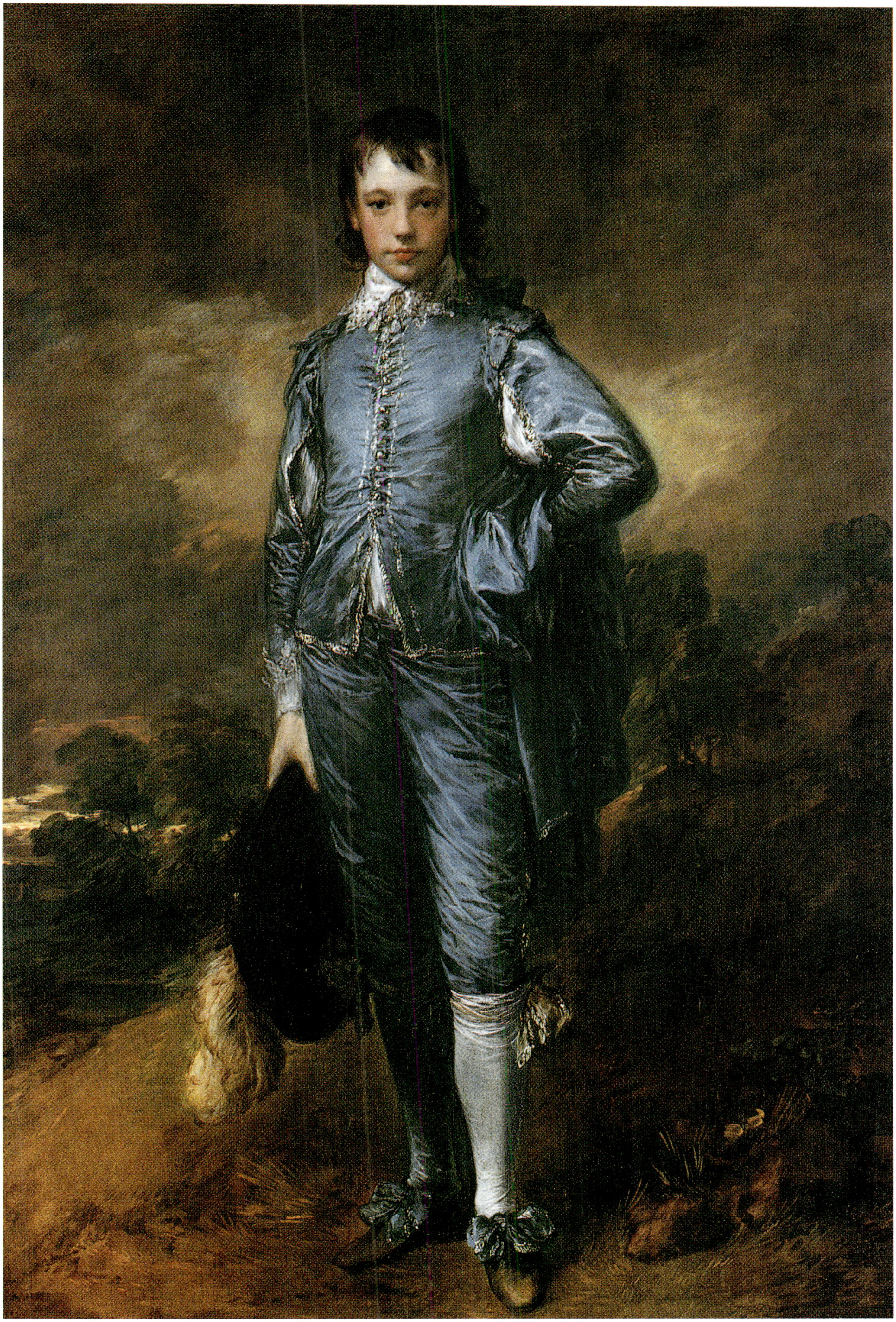

Wie eine Kuh auf der Wendeltreppe

Eislaufen als Wintervergnügen

Den Tag lobe, wenn es Abend ist, die Frau, wenn sie verbrannt, das Schwert, wenn es erprobt ist, das Mädchen nach der Hochzeit, das Bier, wenn es getrunken ist. Wenn es stürmt, fälle Bäume, ist der Wind gut, steche in See. Met trink am Herd. Und auf dem Eis laufe Schlittschuh.

Der Göttervater Wotan zu Siegfried, *Edda*, Handschrift des 13. Jh.

Die ersten Schlittschuhe waren gespaltete und flachgeschliffene Rinderknochen. Wer sie mit Schweineschmalz eingefettet hatte, konnte mit der Unterstützung von Stöcken

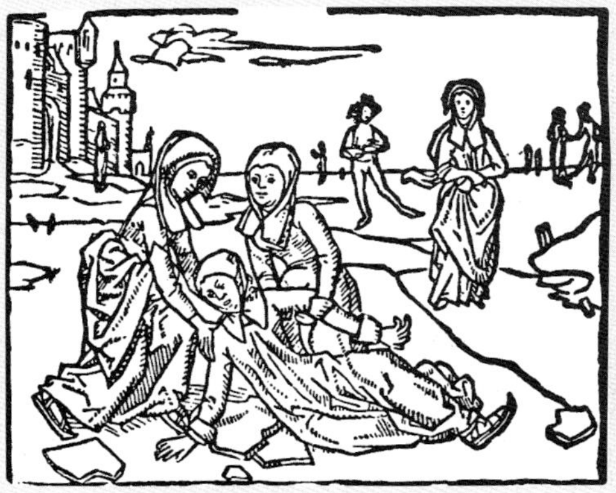

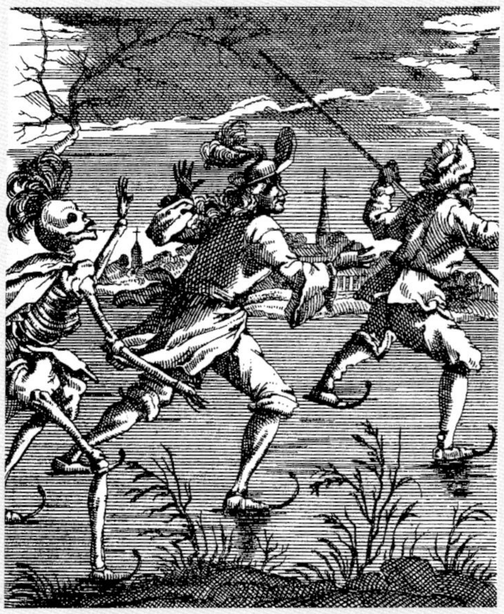

Oben: Hingefallen und heiliggesprochen: Lidwina von Schiedam, Holzschnitt aus Brugmans *Vita Lydvinae*, 1498

Unten: Auch auf dem Eis wartet der Tod: Totentanzbild von Salomon van Rusting, 1707

schon vor 4000 Jahren auf zugefrorenen Seen und Flüssen beachtliche Geschwindigkeiten erreichen. Im Winter mögen sie in nordischen Ländern und in den Pfahlbausiedlungen Mitteleuropas Kanus oder Boote ersetzt und als bequemes Fortbewegungsmittel gedient haben – beispielsweise bei der Jagd.

Für England stammt der erste literarische Hinweis auf das Schlittschuhlaufen aus dem 12. Jahrhundert: Die *Chronik der ansehnlichen Stadt London* berichtet, daß man die Themse auf diese Weise auch im Winter als Verkehrsader habe nutzen können, während sich die Jugend aus dem Eislaufen einen Spaß gemacht habe und »dahingeflogen« sei, »so schnell wie die Vögel in der Luft oder die Bolzen einer Armbrust«. Allerdings war offenbar schon in der Geschichte nicht jeder Schlittschuhläufer gleich begabt. In der *Heimskringela*, einer norwegischen Schrift aus dem 13. Jahrhundert, schmäht der Bruder des Königs einen unbekannten Adressaten mit den Worten: »Ich konnte auf Schlittschuhen laufen, so daß keiner gegen mich antreten wollte – während Du auf dem Eis getanzt hast wie eine Kuh auf der Wendeltreppe.« Im Jahr 1395 kam sogar eine spätere Heilige beim Schlittschuhlaufen zu Fall: Lidwina von Schiedam brach sich eine Rippe und wurde zu einer vielverehrten Leidensmystikerin.

Daß man sie – derart prädestiniert – nicht zur Schutzpatronin der Eisläufer ernannte, hat einen banalen Grund: Schon hundert Jahre vor ihrer Geburt war das Patronat vergeben worden – an die Schutzheiligen der Schuhmacherzunft, Crispin und Crispinian.

Sie hatten alle Hände voll zu tun, als das Schlittschuhlaufen, eine ursprünglich vor allem in Holland gepflegte ›nationale Lustbarkeit‹, im 17. Jahrhundert auch in England eine große Blüte erlebte: Mit gepuderten Perücken und in seidenen Brokatgewändern glitt der Adel über zugefrorene Kanäle – in mühsam und unter vielen Stürzen trainierten Posen, die höfische Erhabenheit und Hochrangigkeit demonstrieren sollten. 1742 konstituierte sich mit dem herzoglichen ›Edinburgh Skating Club‹ der erste Eislaufverein der Welt. Wer sich als Mitglied qualifizieren wollte, mußte mit den Schlittschuhen an den Füßen über drei Hüte springen und auf einem Bein im Kreis laufen. Hat der schottische Maler Henry Raeburn, der vermutlich Mitglied im ›Edinburgh Skating Club‹ war, mit seinem Gemälde *Reverend Robert Walker beim Schlittschuhlaufen* eine solche Aufnahmeprüfung festgehalten? Die Szene spielt am Duddingston Loch und zeigt den neuernannten Pfarrer der Edinburgher Canongate Kirk. Jedenfalls bestätigt das Bild, was der Wiener Lustspiel-Dichter Perinet wenige Jahre zuvor abschätzig über das Eislaufen geschrieben hatte: »Das Wintervergnügen einiger Gassenbuben ist tatsächlich zum glatten Studium alternder Stutzer geworden!«

HENRY RAEBURN
(1756–1823)
Reverend Robert Walker beim Schlittschuhlaufen

1784, Öl auf Leinwand, 76,2 × 63,5 cm
National Gallery of Scotland, Edinburgh

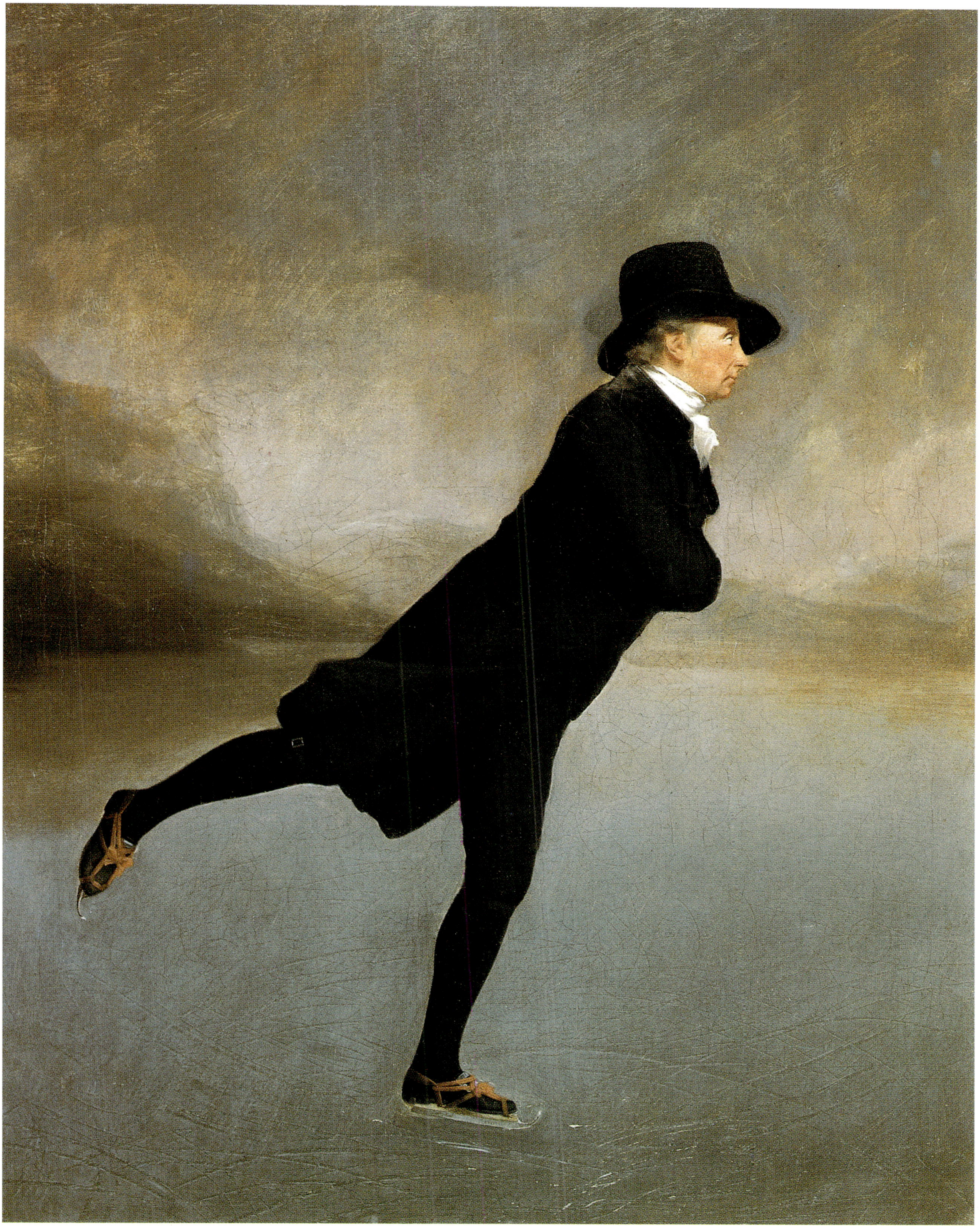

Vom Teesturm zur Demokratie

Die amerikanische Unabhängigkeitserklärung

Folgende Wahrheiten halten wir für selbstverständlich: daß alle Menschen gleich geschaffen sind; daß sie von ihrem Schöpfer mit gewissen, unveräußerlichen Rechten ausgestattet sind; daß dazu Leben, Freiheit und das Streben nach Glück gehören, daß, wann immer irgendeine Regierungsform sich als diesen Zielen abträglich erweist, es das Recht des Volkes ist, sie zu ändern oder abzuschaffen und eine neue Regierung einzusetzen.

Unabhängigkeitserklärung der Vereinigten Staaten, 4. Juli 1776

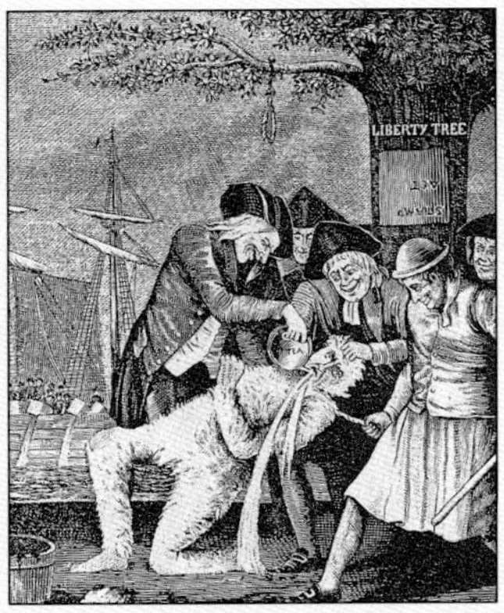

Amerikanische Revolutionäre prügeln einen britischen Zöllner, zeitgenössische amerikanische Karikatur

In Boston wütete der Teesturm. Das englische Mutterland hatte 1767 neue Zölle in seinen amerikanischen Kolonien eingeführt, was den Unmut der Kolonialbevölkerung heraufbeschwor und im Boykott englischer Waren gipfelte. Die Zölle wurden zwar schnell wieder abgeschafft, doch um das grundsätzliche Recht zur Besteuerung zu demonstrieren, ließ England den Teezoll bestehen. Dieser Schritt bescherte der englischen East India Company ein Monopol und den amerikanischen Teehändlern hohe Importzölle.

Die amerikanischen Kolonisten, die schon seit geraumer Zeit über eine mögliche Unabhängigkeit vom englischen Königreich nachdachten, werteten dies als Kampfansage. Am 16. Dezember 1773 brachen die Feindseligkeiten offen aus: Eine Gruppe von Revolutionären warf eine ganze Schiffsladung ostindischen Tees ins Meer. 342 Kisten Tee im Wert von 10000 Pfund Sterling versanken im Wasser des Bostoner Hafenbeckens. Über 2000 Menschen sahen dem Unternehmen applaudierend zu: »Die Tea Party hatte eine Würde, eine Majestät, eine Erhabenheit an sich, die ich bewundere. Das Volk sollte sich nie erheben, ohne etwas Erinnerungswürdiges zu tun«, schrieb ein Augenzeuge am nächsten Tag. Es kam zu harschen Straf- und Zwangsmaßnahmen der englischen Regierung. Doch damit wuchs sich der lokale Widerstand zum offenen Aufruhr aller 13 amerikanischen Kolonien aus: Der Bevormundung müde und längst an parlamentarische Selbstverwaltung gewöhnt, zeigten sich die amerikanischen Siedler nicht mehr gewillt, ihre wirtschaftliche und politische Freiheit der Tausende von Seemeilen entfernt residierenden britischen Monarchie zu überlassen. Durch die Ereignisse von Boston zusammengeschweißt, traten die Amerikaner auf dem Kontinentalkongreß von Philadelphia im Jahr 1774 zum ersten Mal als Volk auf. England blieb unnachgiebig – und es kam zum Krieg. Während George Washington als Oberbefehlshaber die amerikanischen Truppen von einer Schlacht zur nächsten führte, wurde die Unabhängigkeitserklärung der Vereinigten Staaten formuliert und am 4. Juli 1776 im State House von Philadelphia unterschrieben. Unter den Unterzeichnern befanden sich unter anderen Thomas Jefferson und Benjamin Franklin, der während der Zeremonie meinte: »Nun müssen wir uns alle zusammenhängen, sonst werden wir einzeln gehängt«.

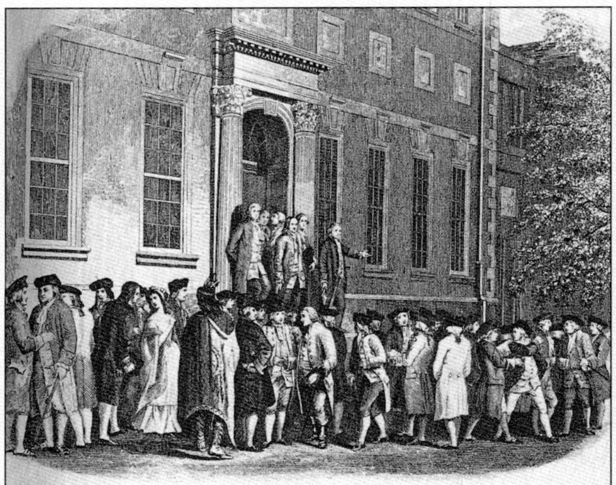

Verkündung der Unabhängigkeitserklärung in Philadelphia

Als glühender Verfechter der Unabhängigkeit galt auch der Maler John Trumbull, der spätere Gründer und erste Präsident der American Academy of Fine Arts in New York. Der Farmersohn, dessen Vater trotz seines Amtes als englischer Kolonialgouverneur von Connecticut die Revolution maßgeblich unterstützt hatte, diente im Unabhängigkeitskrieg als Adjutant bei George Washington. Sein berühmtestes Gemälde, das zu einem Sinnbild Amerikas geworden ist, zeigt die Unterzeichnung der Unabhängigkeitserklärung, wie sie ihm von Thomas Jefferson selbst geschildert wurde.

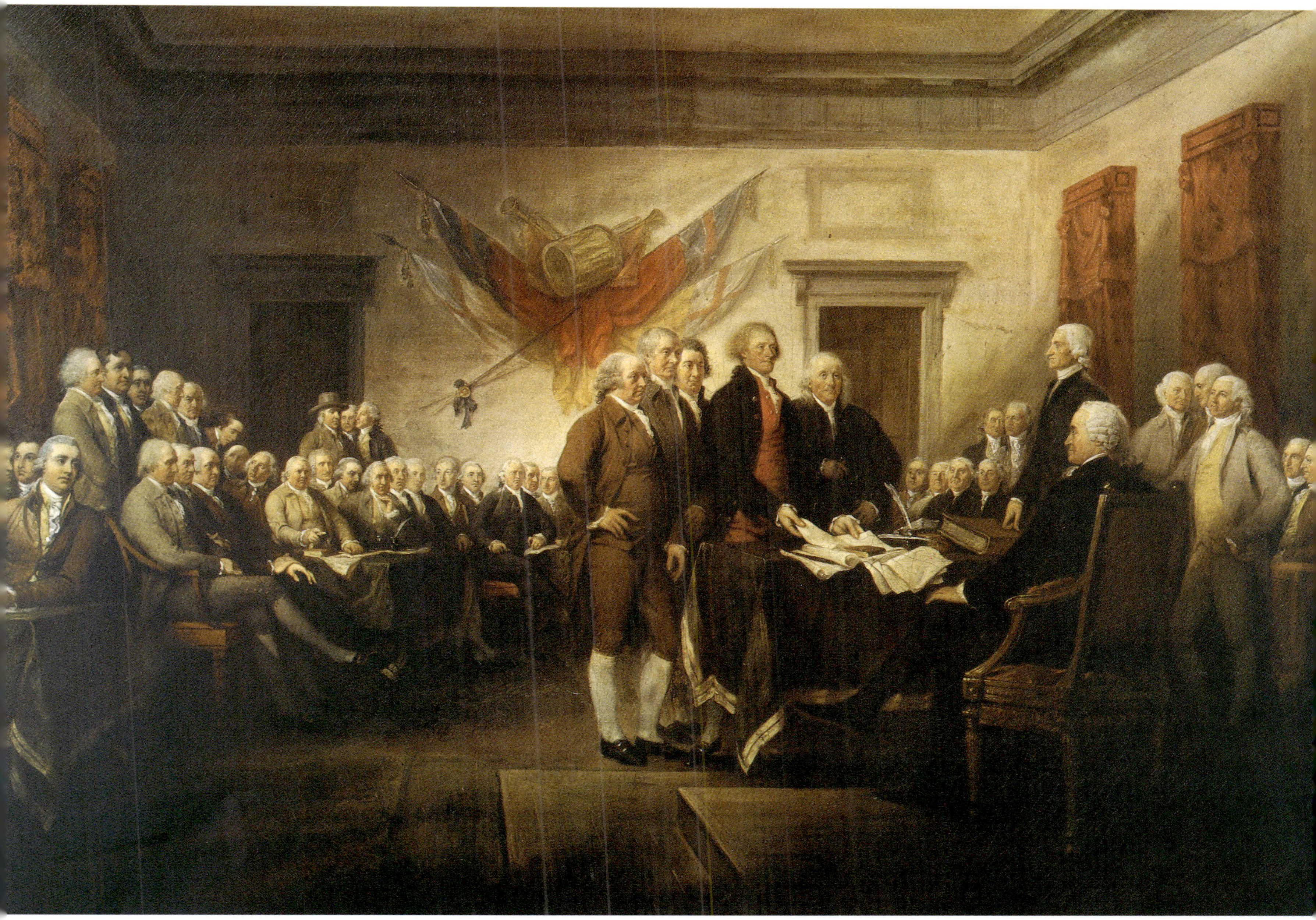

JOHN TRUMBULL
(1756–1843)
Die Unterzeichnung der Unabhängigkeitserklärung der Vereinigten Staaten

1787/1820, Öl auf Leinwand, 53,7 × 79,1 cm
Yale University Art Gallery, New Haven, CT

Ich glaube an Marat, den Allmächtigen

Die Französische Revolution von 1789

Ich glaube an Marat, den Allmächtigen, Schöpfer der Freiheit und der Gleichheit, unsere Hoffnung, den Schrecken der Aristokraten, der hervorgegangen ist aus dem Herzen der Nation und offenbart ist in der Revolution, der ermordet ist von den Feinden der Republik, der ausgegossen hat über uns seinen Gleichheitsatem, der niedergefahren ist zu den elyseeischen Feldern, von dannen er eines Tages kommen wird, zu richten und zu verdammen die Aristokraten.

Zeitgenössisches anonymes ›Gebet‹ aus der Zeit zwischen Juli 1793 und Februar 1795

Jean Paul Marat saß in der Badewanne, als am 13. Juli 1793 seine letzte Stunde schlug. Der Sprachlehrer, Publizist und Arzt hatte sich während der Revolution von 1789 als einer der radikalsten Volksführer entpuppt und war nun Präsident des Jakobinerclubs. Er wollte den Juckreiz stillen, unter dem er wegen eines Hautausschlags litt. Zur Linderung seiner Kopfschmerzen trug er Kompressen um die Stirn. Während des Badens las er einen Brief. Absender: Charlotte de Corday, Urenkelin des Bühnendichters Pierre Corneille. Die junge Adelige hatte vergeblich versucht, bei Marat vorgelassen zu werden. Nun ließ sie ihm einen Brief zustellen, in dem sie listig um ein Gespräch unter vier Augen bat. Sie wurde tatsächlich empfangen – und stach zu: Marat war sofort tot.

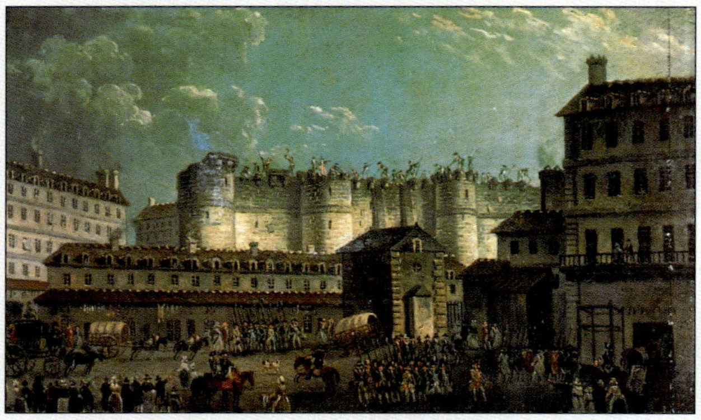

Nieder mit der Bastille! Zerstörung des königlichen Gefängnisses als Symbol des bourbonischen Despotismus, Gemälde von P.-A. Demachy (1723–1807)

Manche mögen Genugtuung darüber empfunden haben. Denn Marat war zeitlebens wenig zimperlich: Im Namen seines Vernichtungskrieges gegen politische Feinde hatte er unter anderem die Errichtung von 860 Galgen und die Hinrichtung von 200000 Menschen durch die Guillotine gefordert. Seine Gegner werteten seinen Tod möglicherweise als Rache, als gerechte Strafe. Seine Mitstreiter hingegen feierten ihn als Märtyrer. Der Maler Jacques-Louis David, feuriger Anhänger der Revolution und Freund Marats, wurde zum Regisseur der Beerdigungsfeierlichkeiten ernannt. Er stellte die Leiche Marats auf seinem Gemälde so dar, wie er sie hatte aufbahren lassen: mit entblößtem Oberkörper und sichtbarer Stichwunde. Am 15. Oktober 1793 übergab David das Bild der Nationalversammlung. Es wurde zum Symbol der Revolution schlechthin: Kopien stellte man unter Wolken von Weihrauch auf den Altären der Kirchen zur Schau. Sogar in Amtsräumen sollten sie als Ersatz für Kruzifixe und Königsbilder aufgehängt werden. Doch letzterem kamen der Sturz Robespierres und die Inhaftierung von Jacques-Louis David zuvor. Am 10. Februar 1795 entfernte man das Gemälde aus dem Sitzungssaal der Nationalversammlung. Das Herz Marats, das im ›Club des Cordeliers‹ aufbewahrt worden war, wurde verbrannt. Die Asche schüttete man in die Kloake des Montmartre.

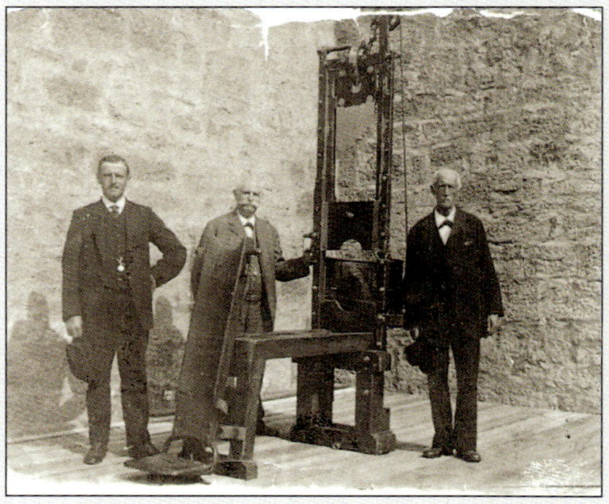

Die Guillotine, bevorzugte Hinrichtungsmaschine der Französischen Revolution, diente noch im 20. Jahrhundert zu Exekutionen

JACQUES-LOUIS DAVID
(1748–1825)
Der Tod des Marat

1793
Signiert und datiert ›L'An deux‹
Öl auf Leinwand, 165 × 128 cm
Musées Royaux des Beaux-Arts, Brüssel

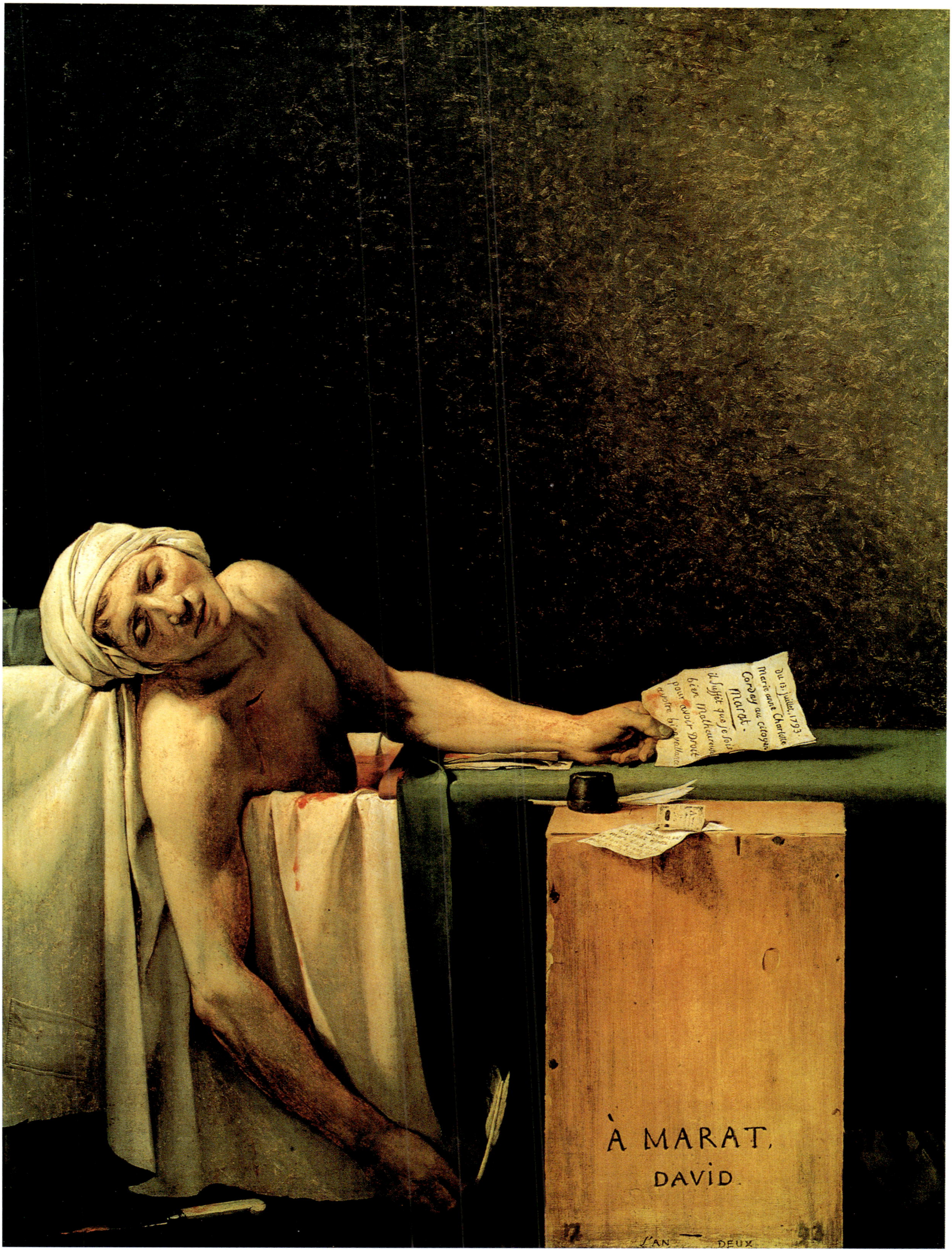
À MARAT,
DAVID
L'AN DEUX

Als würde ich von den Lüften fortgetragen

Der korsische Teufel auf dem Weg zur Macht

Soldaten, ihr seid nackt und schlecht ernährt. Ich werde euch zu den fruchtbarsten Ebenen der Erde führen. Reiche Provinzen und große Städte werden in eure Hände fallen. Dort werdet ihr Ehre, Ruhm und Reichtum finden.

Napoleon Bonaparte, Rede an die Soldaten nach der Ernennung zum Oberbefehlshaber in Italien, 1796

Napoleons französische Orthographie galt als abenteuerlich, sein starker korsischer Akzent als provinziell. Und weil er seinen Vornamen so ähnlich aussprach wie »Napolioné«, nannten ihn seine Mitschüler spöttisch »la-paille-au-nez« – Strohnase. Seine Leistungen blieben mittelmäßig, und der Deutschprofessor hielt ihn für einen Dummkopf. Doch er las wie ein Besessener – und überraschend früh schwierige Kost: Corneille, Montaigne, Montesquieu, Plutarch, Tacitus. Er vergaß nichts: Sein Gedächtnis muß brillant gewesen sein. Ein ebenso vereinzelter wie hellsichtiger Pädagoge erkannte in ihm einen »Granit, den ein Vulkan erhitzt«. Doch noch kochte alles auf kleinem Feuer: Napoleon Bonaparte, geboren am 15. August 1769 in Ajaccio auf Korsika, galt als verschlossener, düsterer und sensibler Junge. 1784 als Kadett in die Militärschule von Paris aufgenommen, konnte er sich eineinhalb Jahre später Leutnant nennen. Als Offizier zu einem Artillerieregiment versetzt, liebäugelte er mit den Ideen der Französischen Revolution und schloß sich als glühender Korse einem Volksaufstand gegen die französische Obrigkeit an. 1793 kam es zum Bruch zwischen ihm und den korsischen Nationalisten, weshalb er samt seiner Familie zur Flucht aufs französische Festland gezwungen war. Er trat wieder in die Armee ein, zählte zu den Anhängern Robespierres, wurde Bataillons- und Artilleriekommandeur. Jetzt konnte auch die vorübergehende Inhaftierung nach dem Sturz Robespierres seine Karriere nicht mehr verhindern. Geschätzt als taktisch genialer und hochgebildeter Kopf mit ungewöhnlichen Führungsqualitäten, wurde Bonaparte mit 26 Jahren zum Oberbefehlshaber der französischen Armee in Italien ernannt. Die dienstälteren Generäle tobten: Man habe ihnen einen Grünschnabel vor die Nase gesetzt, der auch noch lange, ungekämmte Haare habe und kleinwüchsig sei. Doch Bonaparte wußte sich durchzusetzen. Im Kampf gegen Österreich gelang ihm in Oberitalien ein raffinierter Schachzug nach dem anderen. Er wurde gerühmt als der »neue Alexander«, der »wie ein Halbgott von Schlacht zu Schlacht und von Sieg zu Sieg« schreite.

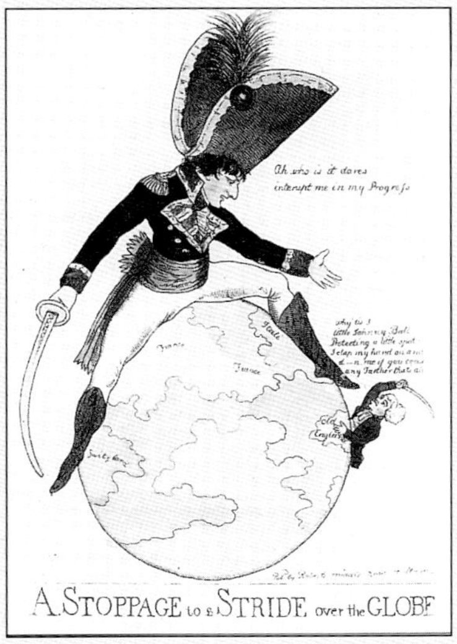

Old England – ein Hindernis auf Napoleons Marsch über den Globus, Ende 18. Jh.

Der Maler Antoine-Jean Gros hat eine Szene aus diesen Tagen festgehalten: Die Schlacht bei Arcola, einem Dorf 24 Kilometer südöstlich von Verona. Zwischen dem 15. und 17. November 1796 schlug Napoleon Bonaparte hier ein Entsatzheer, das den in Mantua festsitzenden österreichischen Truppen zu Hilfe eilen wollte. Frankreich feierte ihn als »Glückskind des Schlachtfelds«, und Friedrich Hölderin jubelte voller Überschwang: »Heilige Gefäße sind die Dichter, worin des Lebens Wein, der Geist der Helden sich aufbewahrt. Aber der Geist dieses Jünglings, der schnelle, müßt' er es nicht zersprengen, wo es ihn fassen wollte, das Gefäß?« Doch Napoleon blieb ruhig, kühl und berechnend: Als ihn nach dem Sieg von Arcola ein Abgesandter des Direktoriums, der damaligen obersten französischen Regierungsbehörde, aufsuchte, meinte er prophetisch: »Was ich hier getan habe, ist noch gar nichts. Ich stehe erst am Anfang meiner Karriere. Glauben Sie, daß ich mir in Italien Siegerlorbeeren hole, nur um das Direktorium großzumachen?« Nach seinen eigenen Worten fühlte er sich »wie von den Lüften fortgetragen«.

ANTOINE-JEAN GROS
(1771–1835)
Napoleon Bonaparte bei der Brücke von Arcola, 17. November 1796

1801
Öl auf Leinwand, 73 × 59 cm
Musée du Louvre, Paris

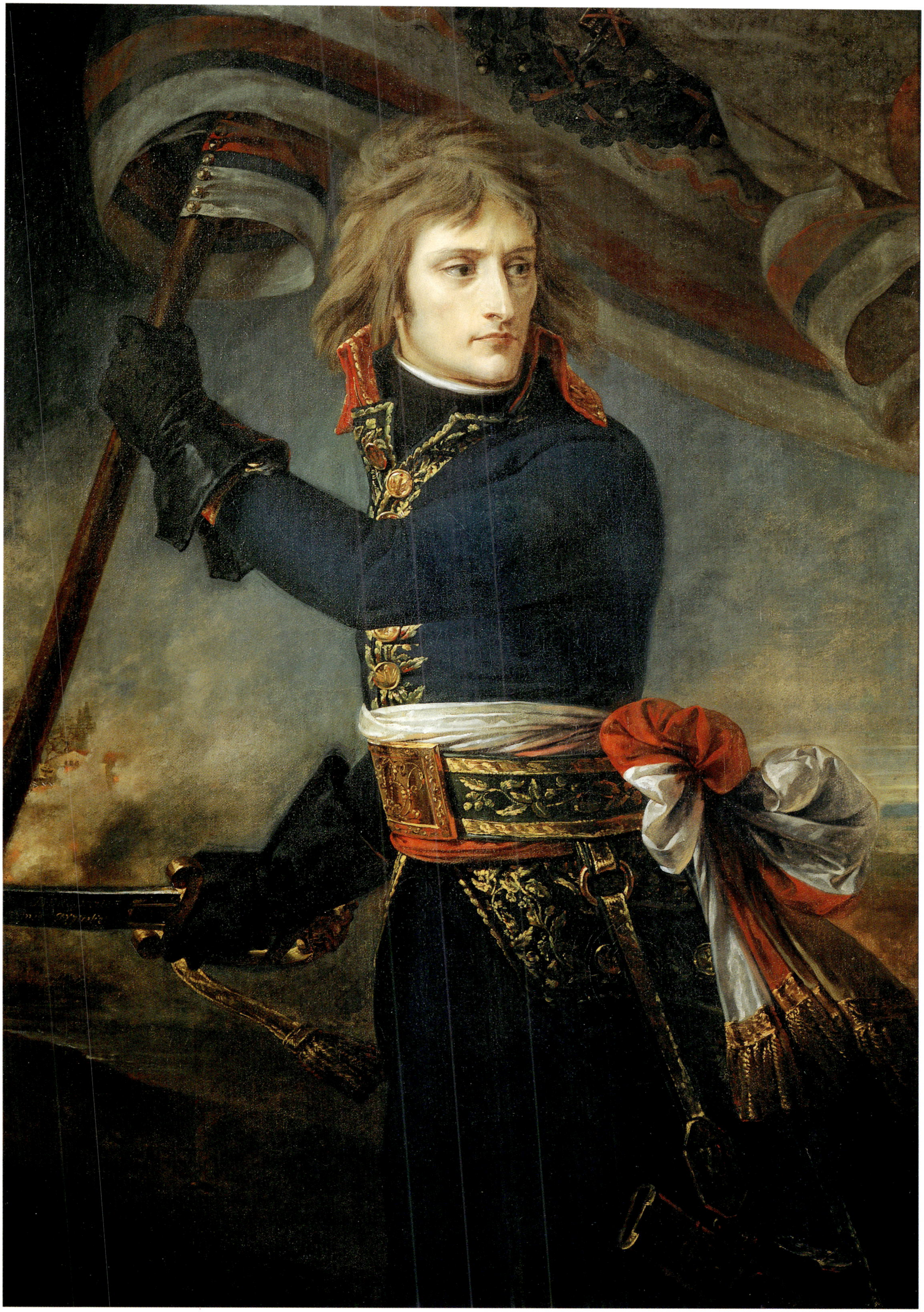

Der Widerschein des Entsetzens

Die spanischen Aufstände gegen Napoleon

Niemand ist unschuldig, sobald er das gesehen hat, was ich gesehen habe. Ich war Zeuge, wie sich die edelsten Ideen von Freiheit und Fortschritt in Lanzen, Säbel und Bajonette verwandelten. Feuersbrünste, Plünderungen und Vergewaltigungen, die eine neue Ordnung bringen sollten, tauschten in Wirklichkeit nur den Galgen gegen das gemeine Würgeisen.

Francisco de Goya, Tagebuch, 1808

Napoleon tobte: Den »verwünschten spanischen Affären« war nicht Herr zu werden. Anfangs hatte der machthungrige Kaiser der Franzosen noch geglaubt, leichtes Spiel zu haben. Denn der willensschwache König Karl IV. von Spanien war in den Hintergrund getreten, um die Regierung seiner Frau Marie Luise und deren Liebhaber Manuel Godoy zu überlassen. Und Napoleon hatte den ehrgeizigen Godoy – als leitender Minister war er der eigentliche Herrscher Spaniens – auf seine Seite ziehen können. Doch das Bündnis mit Napoleon, das einen verlustreichen Krieg mit Großbritannien zur Folge hatte, machte Godoy im ganzen Land verhaßt. Unter Druck geraten und nur knapp der Lynchjustiz entkommen, flüchtete er ins sichere Frankreich.

Der listenreiche Napoleon, der das verbündete Spanien schon immer wie eine besiegte Nation behandelt hatte und es nun mit seinen Truppen besetzt hielt, gab jedoch nicht auf: Angeblich, um zu schlichten, berief er das spanische Königspaar samt Thronerben nach Frankreich. Tatsächlich aber wollte er die Familie festhalten und seinen ältesten Bruder, Joseph Bonaparte, als neuen König der iberischen Halbinsel einsetzen. Als diese Absicht in Spanien bekannt wurde, brach am 2. Mai 1808 eine verzweifelte Revolte los: Auf der Puerta del Sol, einem Platz im Herzen von Madrid, griff das hoffnungslos unterlegene Volk mit Messern und Spießen die übermächtigen und berittenen französischen Besatzungstruppen an. Es war ein blindwütiger, zorniger, zum Scheitern verurteilter Aufstand. Aber er gab der Welt ein Signal: Denn hier begehrte ein Volk gegen Napoleon auf, der zu diesem Zeitpunkt am Zenit seiner Macht stand. Napoleon rächte sich furchtbar: Jeder, der aufständlerischer Umtriebe verdächtigt war, wurde noch in der Nacht zum 3. Mai im Kugelhagel französischer Erschießungskommandos hingerichtet.

Niemand hat die Brutalität dieser Ereignisse ungeschminkter dargestellt als Francisco de Goya. Der Hofmaler Karls IV. hatte die ursprünglichen Ideale Napoleons begrüßt und ganz im Sinn der Französischen Revolution in seinen Bildern die inzestuöse Dumpfheit der spanischen Herrscherfamilie ohne Beschönigung zur Schau gestellt. Doch jetzt erwies sich Napoleon, der angetreten war, den Völkern die Freiheit zu bringen, genau als das Gegenteil: als Tyrann und Despot. Die Werte hatten sich verkehrt. Und Goya drehte sie in seinem Bild nochmals um: Sein Held ist das Opfer, das als nächstes erschossen wird. Denn dieser Mann im weißen Hemd breitet die Arme aus wie Christus am Kreuz, trägt an den Händen sogar dessen Wundmale. Und seine Botschaft lautet: Ich werde sterben, damit ihr anderen leben könnt. Erst fünf Jahre später gelang es den Spaniern, die Franzosen endgültig zu vertreiben.

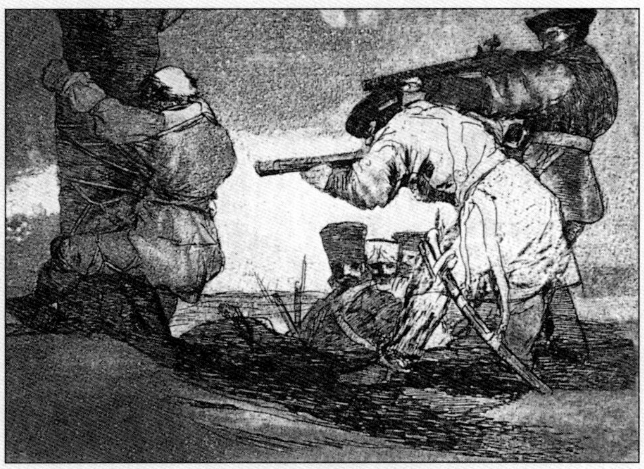

Barbaren! Radierung 38 aus Goyas *Desastres de la Guerra*, um 1812–15

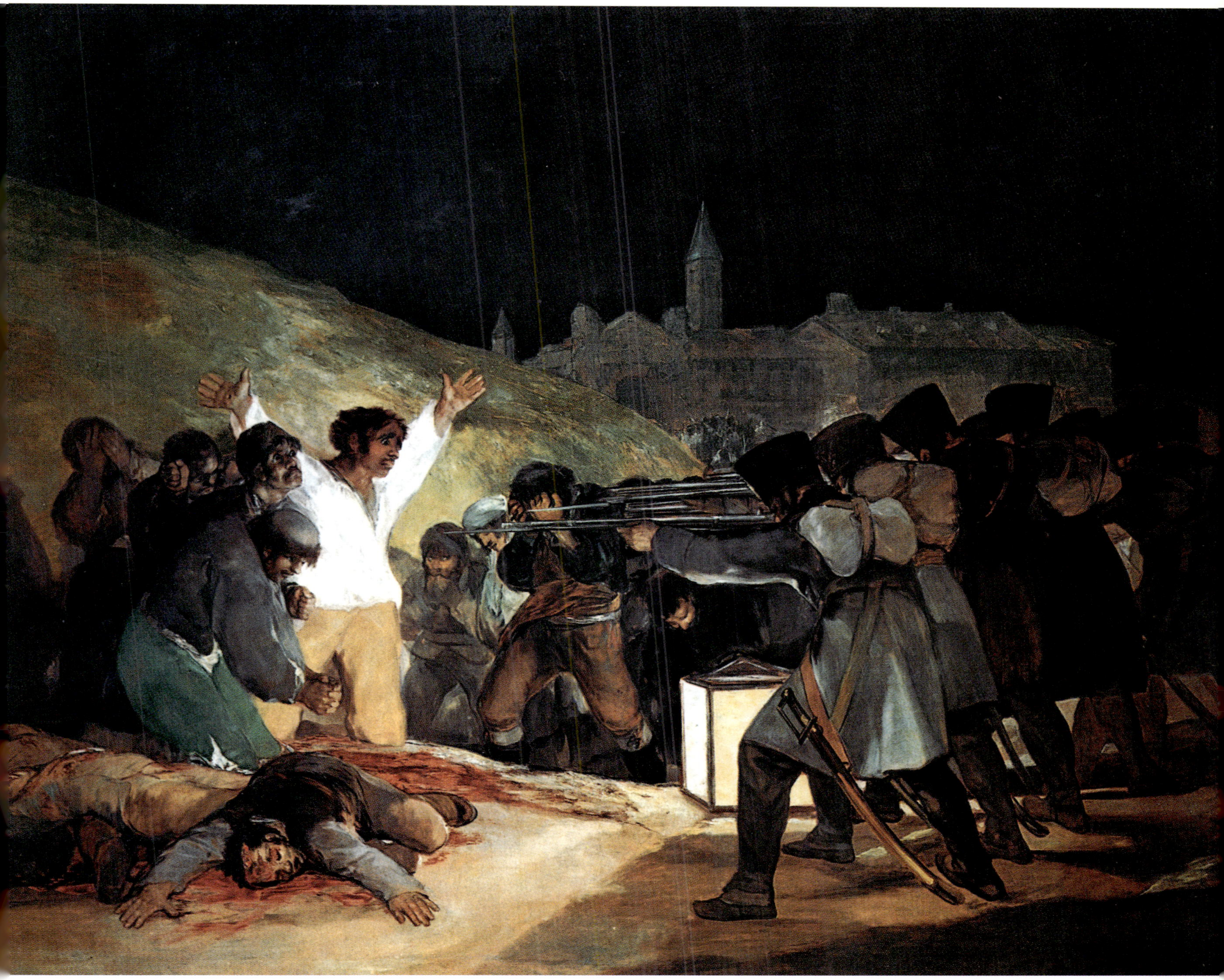

FRANCISCO DE GOYA
(1746–1828)
Der 3. Mai 1808
(Die Erschießung der Aufständischen)

1814, Öl auf Leinwand, 268 × 347 cm
Museo del Prado, Madrid

»Feuern Sie die Notraketen ab!«

Von der Vermessenheit des Menschen

»Was war das für eine Kollision?« fragte Kapitän Smith. »Ein Eisberg, Sir«, erwiderte der Erste Offizier Murdoch. »Wir haben dem Schiff hart Steuerbord gegeben und die Maschinen volle Kraft zurückfahren lassen. Aber wir waren schon zu nahe dran. Ich wollte den Eisberg noch umfahren. Aber es war schon zu spät.«

Nach der Aussage des Zweiten Offiziers der Titanic, Charles Herbert Lightoller, vor der Untersuchungskommission des US-Senats, April 1912

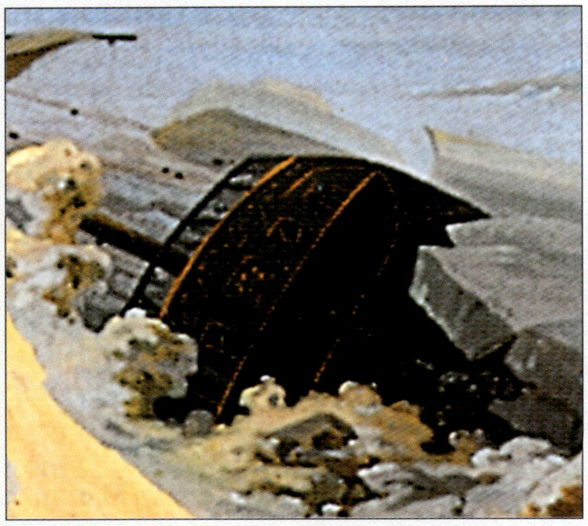

Von Eismassen zermalmt: Das Wrack eines Expeditionsschiffs, Detail aus Caspar David Friedrichs Gemälde *Das Eismeer*

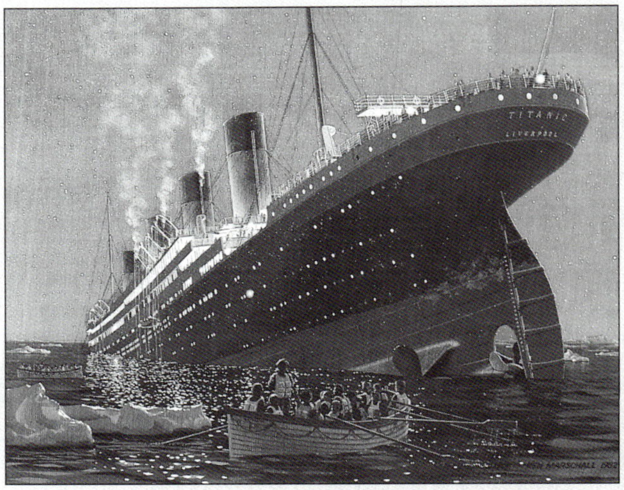

Montag, 15. April 1912, 2.00 Uhr: Das Heck der sinkenden Titanic ragt bereits so weit aus dem Wasser, daß die riesige Schiffsschraube sichtbar wird

Die Nachricht traf die Welt wie ein Keulenschlag: »Titanic sinkt vier Stunden nach Zusammenstoß mit Eisberg; wahrscheinlich 1250 Menschen umgekommen.« So titelte die *New York Times* am 16. April 1912. Kaum 24 Stunden zuvor hatte sich 400 Seemeilen vor Neufundland im Atlantik die beispiellose Tragödie abgespielt, bei der mehr als die Hälfte der Passagiere ums Leben gekommen war.

Untergegangen war nicht nur ein Dampfer von atemberaubender Eleganz, sondern auch der Mythos der modernen Welt. Die Menschen der Gründerzeit hatten geglaubt, man könne die Natur mit Technik überlisten: Die *Titanic,* die sich auf der Jungfernfahrt von Southampton nach New York befand und als Wunderwerk der Ingenieurskunst galt, war als »unsinkbar« bezeichnet worden. Doch sie fiel den Tücken der Natur ebenso zum Opfer wie Dutzende von Expeditionsschiffen, die sich im Jahrhundert davor in gefährliches Fahrwasser begeben hatten. Bei Caspar David Friedrichs Eismeer-Wrack handelt es sich möglicherweise um das Schiff *Griper,* das 1819/20 und 1824 an damals vieldiskutierten Nordpolexpeditionen teilnahm. Der britische Polarforscher Sir William Edward Parry war auf der Suche nach einer Nordwest-Passage vom Atlantik zum Pazifik in eine gefährliche Situation geraten. Von Zeitungen, die darüber berichteten, und vom Eisgang der Elbe im Winter 1820/21 könnte Friedrich zu seinem Gemälde angeregt worden sein. Das Bild wurde gelegentlich religiös gedeutet: es zeige die Vergänglichkeit des Menschen vor der Ewigkeit Gottes. Es gibt auch politische Interpretationsversuche: die Resignation angesichts der ergebnislosen Freiheitskriege. Und doch bleibt *Das Eismeer* in erster Linie ein Sinnbild für die Schrecken der Polarwelt – und für den vermessenen Glauben des Menschen, die Natur nicht mehr fürchten zu müssen.

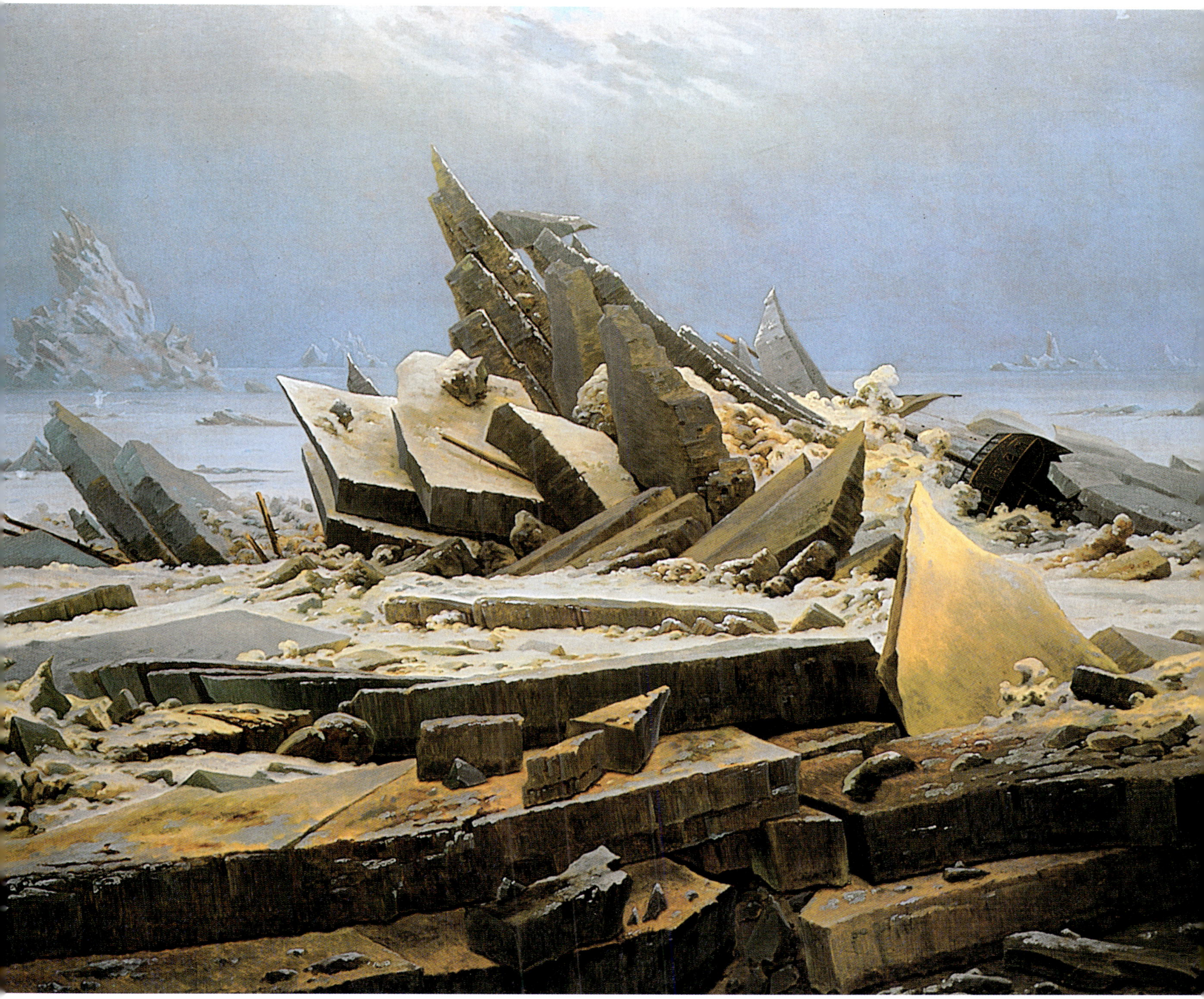

CASPAR DAVID FRIEDRICH
1774–1840
Das Eismeer

um 1823/24, Öl auf Leinwand, 96,7 × 126,9 cm, Kunsthalle, Hamburg

auch unter folgenden Titeln bekannt:
Ideale Scene eines arktischen Meeres, ein gescheitertes Schiff unter den aufgetürmten Eismassen (Katalog Prag 1824, wo das Bild erstmals ausgestellt war)
Die verunglückte Nordpolexpedition (so aufgeführt im Nachlaß Friedrichs)
Die verunglückte Hoffnung
Die gescheiterte Hoffnung (Hoffnung war ein beliebter Name für Schiffe)

Das Wunder Britanniens

Stonehenge und sein Mythos

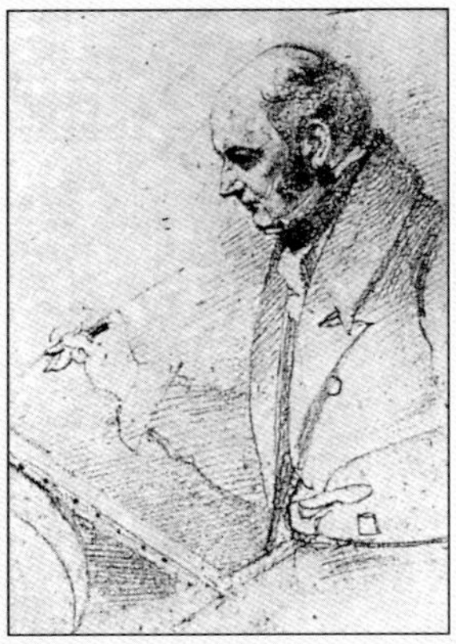

Constable beim Malen, Gemälde von Daniel Maclise, 1831

Wenn abends im Schein der Dämmerung ein schwacher Strahl den fliehenden Tag vergoldet, erschaudert der säumige Schäfer ob der alten Mär, daß zur Mitternacht in des Mondes kaltem Glanz unirdische Schatten sich reihen zum Tanz. Dann hört der Schäfer in jedem flüsternden Wehen mit atemlosem Blick und vor Grauen erbleichter Wange den Klang dumpfer Seufzer.

Nach Thomas Stokes Salmon, *Stonehenge*, 1823

Im Süden Englands, in der Grafschaft Wiltshire, ragen seit Jahrtausenden mächtige Findlinge in den Himmel. Wer hat sie hierher gesetzt? Handelte es sich um das Tempelrund einer bedeutenden Muttergottheit? Wurden hier Menschen geopfert? Wirkte der sagenhafte Zauberer Merlin an diesem Ort? Der fast sechs Meter hohe Steinkreis von Stonehenge, der sich als geheimnisvolles Denkmal einer längst vergessenen Welt über die kahle Ebene von Salisbury erhebt, wurde im 12. Jahrhundert zum ersten Mal als »Wunder Britanniens« bezeichnet. Seither hat jede Epoche über die Beweggründe spekuliert, die zur Errichtung der einzigartigen Anlage geführt haben könnten.

Besonders ambitioniert unterhielt man sich darüber zur Zeit der Romantik, als der große englische Landschaftsmaler John Constable auf der Grundlage zahlreicher Skizzen, die er 1820 bei einem Besuch in Stonehenge angefertigt hatte, sein berühmtes Aquarell malte. Doch bis heute ist die Bedeutung der 30 Pfeiler, die durch Decksteine miteinander verbunden sind und eine hufeisenförmige Anordnung weiterer Findlinge ringförmig umschließen, nicht geklärt. Allerdings gehen die Archäologen davon aus, daß religiöse Motive bei der Errichtung der Anlage eine wesentliche Rolle gespielt haben. Die Faszination von Stonehenge wirkt bis in unsere Tage fort: Im fahlen Zwielicht des Morgens bietet die Stätte mit den übereinandergetürmten Findlingen eine bedrohliche, fast apokalyptische Kulisse. Und sobald die Sonne ihre ersten Strahlen schickt, zeichnen die Schatten der tonnenschweren Steine geheimnisvolle Linien auf den Boden. Nach einer alten Sage konzentriert sich auf ihren Schnittpunkten die Kraft und Macht der Druiden, der keltischen Priester, die als Mittler zwischen Göttern und Menschen, als Wahrsager, Heilkundige, Richter und Erzieher adeliger Söhne die eigentlichen Herrscher ihrer Zeit waren. Gegner dieser These weisen darauf hin, daß der Steinkreis von Stonehenge schon über 2000 Jahre alt war, als das keltische Britannien und damit das Druidenwesen seine Blüte erlebte. Außerdem wisse man, daß die Druiden selbst keine Tempel bauten, sondern ihre Zeremonien auf Waldlichtungen abhielten. Es könne aber sein, daß das Wissen um die Sterne durch jahrhundertelange mündliche Überlieferung von den Erbauern des Steinkreises bis zu den Druiden weitervererbt worden sei. Denn soviel scheint festzustehen: Das Volk, das Stonehenge errichtete, hatte astronomische Kenntnisse. Den Eingang zur Anlage markiert ein Stein, über dem, von der Mitte des Tempelrundes gesehen, die Sonne am Tag der Sommersonnenwende aufgeht. Könnte der Ring geheimnisvoller Löcher, der den Steinkreis umgibt, als vereinfachtes Modell der Umlaufbahnen von Sonne und Mond benutzt worden sein, um Sonnenfinsternisse vorherzusagen? Stonehenge – eine vorgeschichtliche Sternwarte? Noch ist alles ein großes Rätsel.

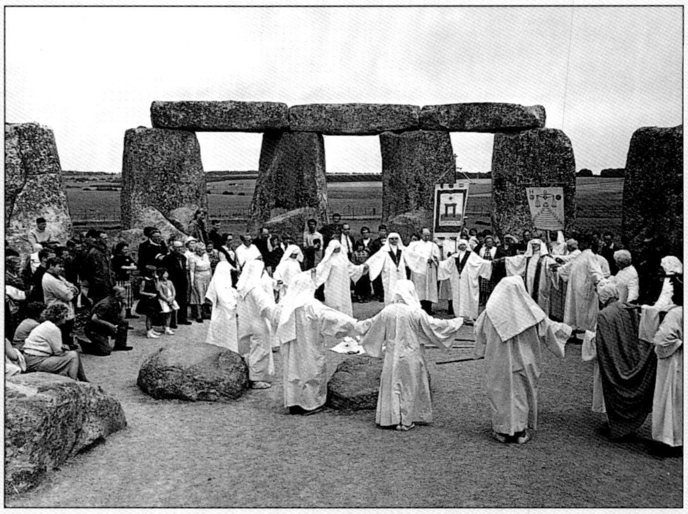

Im Steinkreis von Stonehenge: Beschwörung der Druiden

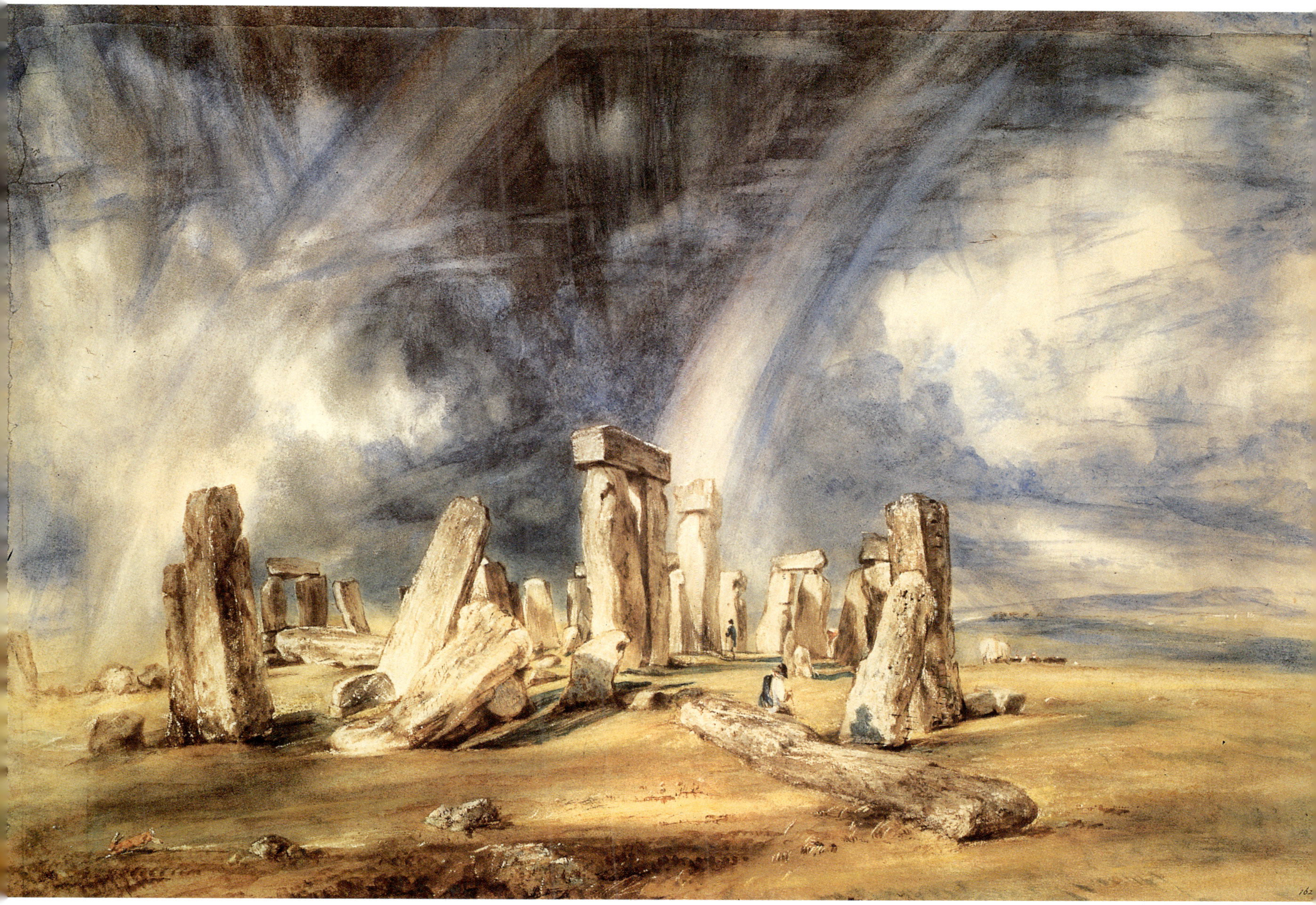

JOHN CONSTAELE
(1776–1837)
Stonehenge

1836, Aquarell, 38,7 × 59,1 cm
Victoria & Albert Museum, London

Mit Pinsel und Palette auf den Barrikaden

Die Revolution von 1830

Ach, die große Woche von Paris! Der Freiheitsmut, der von dort herüberwehte, hat freilich hie und da die Nachtlichter umgeworfen, so daß die roten Gardinen an einigen Thronen in Brand gerieten und die goldenen Kronen heiß wurden unter den lodernden Schlafmützen. Aber die alten Häscher schleppen schon die Löscheimer herbei und schnüffeln jetzt um so wachsamer.

Heinrich Heine, *Englische Fragmente*, November 1830

Victor Hugo blieb zu Hause. Der Dichter, eben mit den Recherchen für seinen Roman *Der Glöckner von Notre Dame* beschäftigt, wollte seine Frau nicht alleine lassen, die vor vier Tagen mit einer Tochter niedergekommen war. Doch der junge Alexandre Dumas, der später mit seinem 18 bändigen Werk *Der Graf von Monte Christo* weltberühmt werden sollte, war zur Stelle. Todesmutig hatte er eine doppelläufige Flinte geschultert, um an der Seite von Tausenden von Studenten, Geschäftsleuten, Arbeitern und Schauspielern sein Leben einzusetzen für die Freiheit. Paris bot wieder den Anblick wie zur Zeit der Revolution. Die Straßen waren voll erregter Bürger, die mit Pistolen und Holzprügeln, Gewehren und Messern königlichen Soldaten gegenüberstanden. Man fürchtete, das alte, abgeschafft geglaubte System fürstlicher Unterdrückung könnte wiederauferstehen. Schon 1814 hatte das frühere Königsgeschlecht der Bourbonen erneut die Macht ergriffen: Ludwig XVIII., der jüngere Bruder des während der Revolution hingerichteten Königs Ludwig XVI., war aus dem Exil gerufen worden, um nach Napoleons Ende Frankreich zu regieren. Gemäßigt und umsichtig hatte er eine liberale Politik verfolgt – eine Verbindung des modernen Freiheitsbegriffs mit den Grundsätzen des Ancien régime.

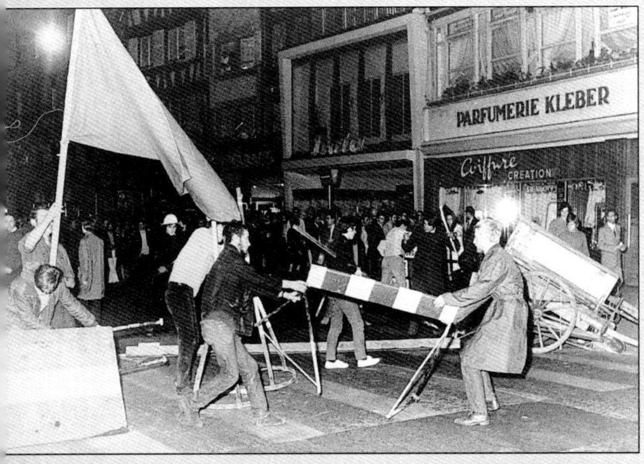

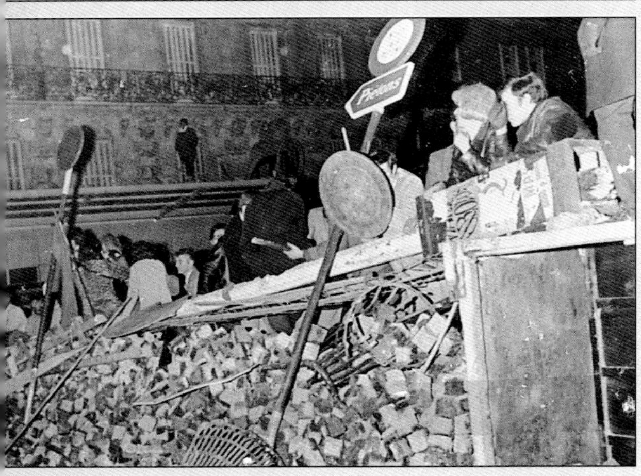

1968: Revolution und Gewalt auf den Straßen von Paris

Als Ludwig XVIII. 1824 starb, ließ sich Karl X., der jüngste der drei Brüder, mit mittelalterlichem Pomp in Reims zum französischen König krönen. Nach dem Urteil aufgeschlossener Zeitgenossen ebenso reaktionär wie unbesonnen, wollte er die vorrevolutionären Verhältnisse wiederherstellen. Der Adel sollte nicht nur seine alten Titel und Privilegien zurückbekommen, sondern auch eine Milliarde Francs erhalten – als Entschädigung für den während der Revolution verlorenen Besitz. Als Karl X. am 25. Juli 1830 in einem diktatorischen Akt auch noch die Pressefreiheit abschaffte, die Abgeordnetenkammer auflöste und einem Großteil der Bürger das Wahlrecht entzog, kochte der Kessel über: Am 28. Juli 1830 brach in Paris der Aufstand los – nicht weit entfernt vom Atelier des Malers Eugène Delacroix. Während sich die Söldner Karls X. ihren Weg durch enge Straßenschluchten freischossen, warfen die Aufständischen Möbel und Waschzuber, Dachziegel und Werkzeugkisten aus den Fenstern, kippten den königlichen Truppen ganze Fuhrwerksladungen von Melonen zwischen die Beine. Drei Tage lang tobte der Straßenkampf, aus dem der Maler und Karikaturist Honoré Daumier einen Säbelhieb mitten ins Gesicht davontrug. Doch der Sieg gehörte den Bürgern: Am 3. August 1830 dankte Karl X. ab und flüchtete ins Exil. Und Eugène Delacroix, der den Aufstand aus sicherer Entfernung beobachtet hatte, griff zu Pinsel und Palette. In einem Brief an seinen Bruder bekennt er im Oktober 1830: »Habe ich schon nicht gekämpft, so will ich zumindest für unser Land malen!« So entstand sein Gemälde *Der 28. Juli 1830: Die Freiheit führt das Volk an* – das Revolutionsbild schlechthin.

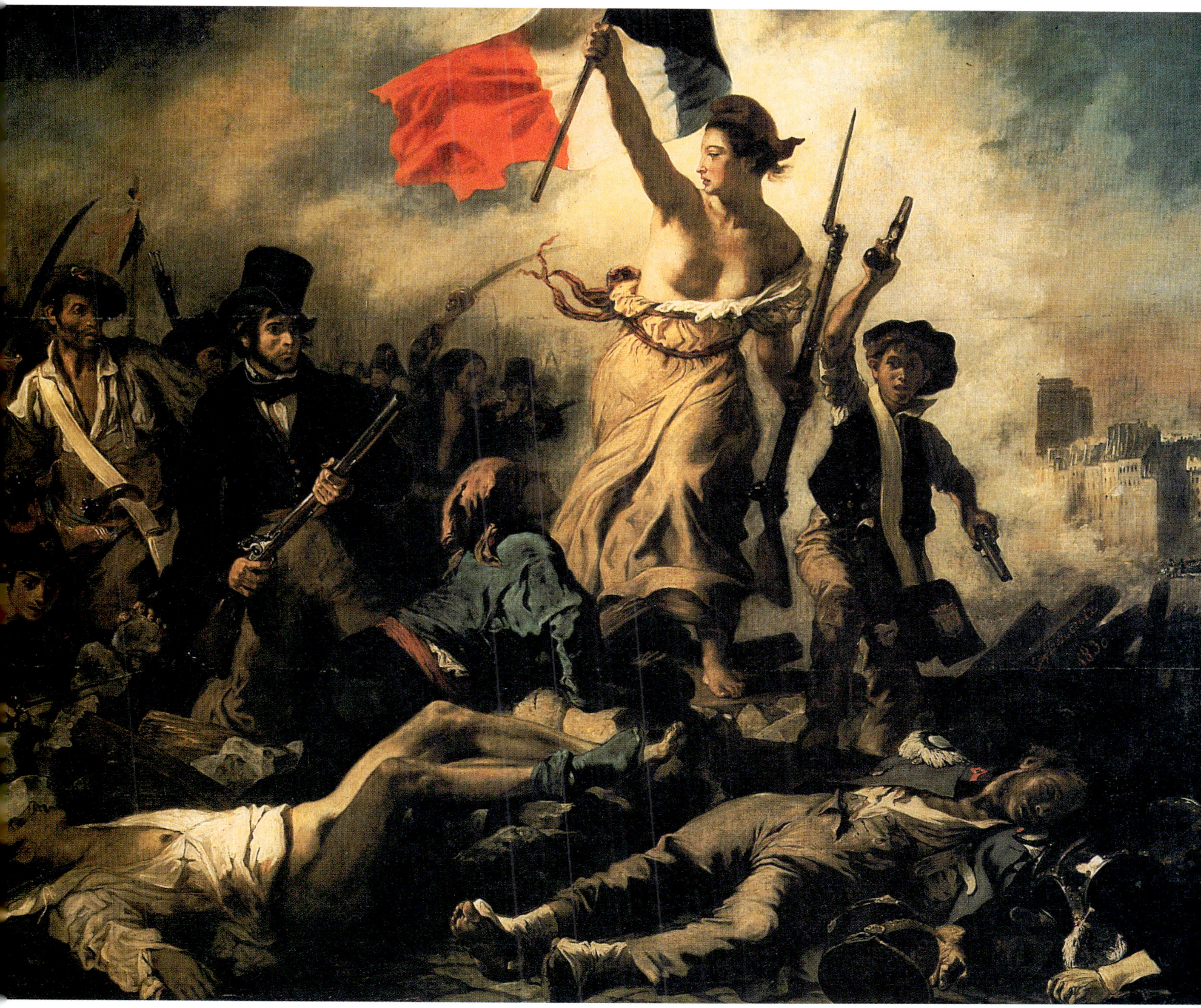

Eugène Delacroix
(1798–1863)
Der 28. Juli 1830:
Die Freiheit führt das Volk an

1830, Öl auf Leinwand, 260 × 325 cm
Musée du Louvre, Paris

Die alte Welt im Schlepptau der neuen

Der Beginn des modernen Zeitalters

Der kleine Dämon eines Dampfschiffs stößt eine stinkende, gespenstische, rotglühende, bösartige Rauchfahne aus, während dahinter langsam, traurig und majestätisch das tapfere alte Schiff folgt, gewissermaßen vom Tod gezeichnet.

William Makepeace Thackeray, nach 1839

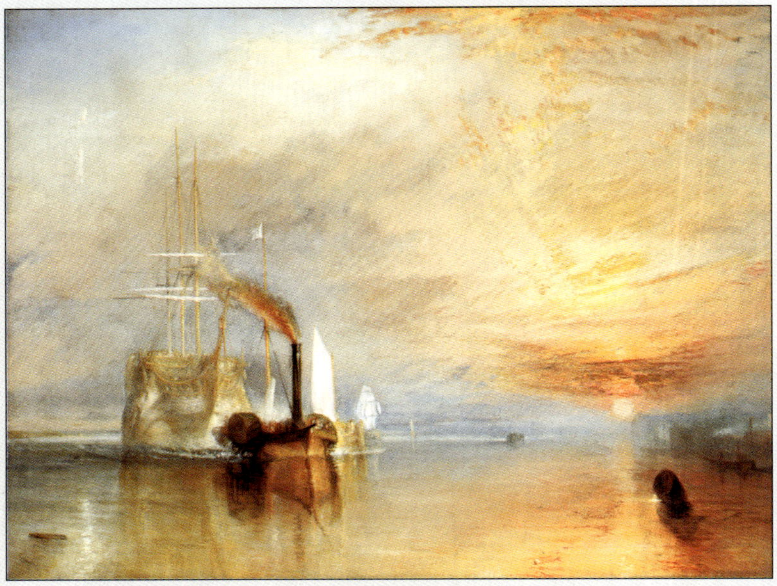

Sie hatte ausgedient – und England trauerte. Für die Briten war die ›Tollkühne‹, wie das legendäre Schiff mit dem Namen ›Téméraire‹ übersetzt hieß, das Symbol des Seefahrerheldentums: Als am 21. Oktober 1805 bei Trafalgar die britische und die französische Flotte aufeinanderprallten, trug die ›Téméraire‹ die Nummer Zwei in der Schlachtordnung der Briten. Admiral Nelson, der Oberbefehlshaber der britischen Flotte, erlag damals zwar auf dem Nachbarschiff ›Victory‹ einer gegnerischen Salve, doch der Sieg war schon seiner: Mit 27 Schiffen hatte er die 33 feindlichen vernichtend geschlagen. An diesem Erfolg, der für ein Jahrhundert die britische Seeherrschaft sicherte, war die ›Téméraire‹ wesentlich beteiligt: Sie hatte nicht nur versucht, das gegnerische Feuer, das auf Nelson und seine ›Victory‹ gerichtet war, auf sich selbst umzulenken, sondern auch noch ansehnliche Beute gemacht: Am Ende der Schlacht »war zu ihren beiden Flanken je ein französisches Schiff mit vierundsiebzig Geschützen festgezurrt, das eine an ihrem Hauptmast, das andere an ihrem Anker«, so ein zeitgenössischer Bericht.

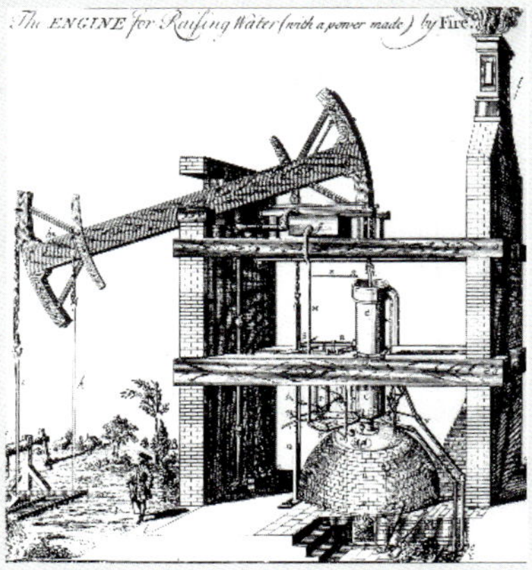
The ENGINE for Raising Water (with a power made) by Fire.

Noch vor James Watt: Atmosphärische Feuerdampfmaschine von Newcomen zur Entwässerung von Gruben und zum Betrieb von Wasserspielen, Kupferstich von H. Beighton, 1717

Über dreißig Jahre später sah William Turner dieses Schiff, wie es morsch und voller Kriegswunden von Sheerness zum Abwracken nach Deptford geschleppt wurde. Tief bewegt soll er dabei gewesen sein, der englische Landschafts- und Seemaler. Doch der Spezialist für die atmosphärischen Stimmungen natürlichen Lichts hatte nicht nur den Abschied im Blick, sondern auch den Neubeginn. 1765, zehn Jahre vor Turners Geburt, hatte sein Landsmann James Watt die Dampfmaschine erfunden und damit die industrielle Revolution ausgelöst. Von der rasch entstehenden neuen Wunderwelt der Technik ließ sich auch William Turner faszinieren. Er experimentierte mit den Frühformen der Photographie und zählt zu den ersten, die moderne Verkehrsmittel wie Eisenbahnen oder Dampfschiffe in der Malerei abbildeten – sowohl in ihrer Großartigkeit, als auch in ihrer Bedrohlichkeit. Mancher Betrachter mag vor diesem Hintergrund in der letzten Fahrt der ›Téméraire‹ ein Sinnbild sehen: Der dampfbetriebene Schlepper als Symbol der neuen Welt – mit der alten Welt, dem Segelschiff, im Schlepptau.

JOSEPH MALLORD WILLIAM TURNER
(1775–1851)
Die Fighting Téméraire wird an ihren letzten Ankerplatz geschleppt

1838, Öl auf Leinwand, 91 × 122 cm (Detail)
The National Gallery, London

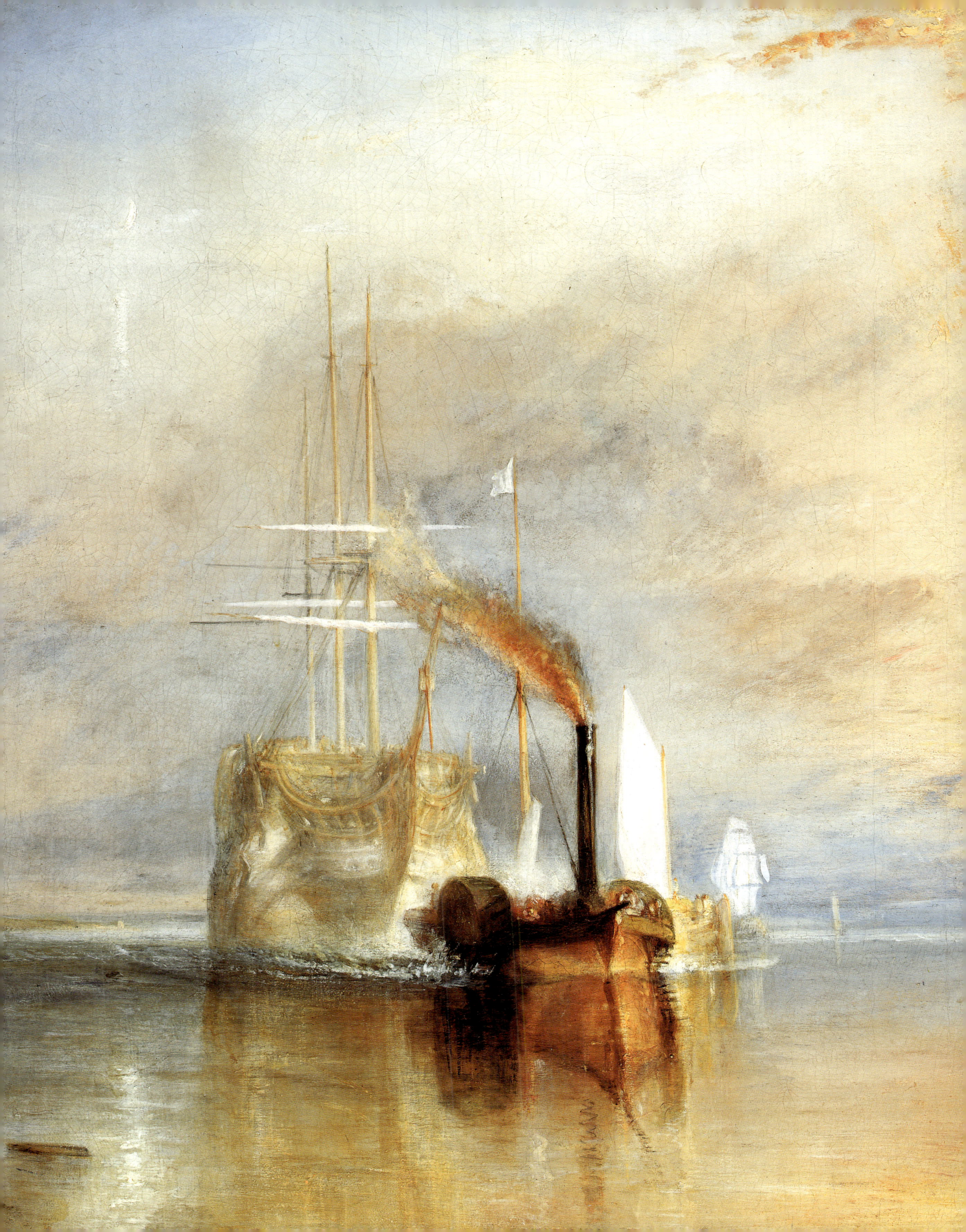

Alle waren im Stande der Natur, ganz nackt

Die Lust im Bad

In der Frauenabteilung gab es gut und gern zweihundert Badende. Die Sofas der ersten Reihe waren mit Kissen und kostbaren Teppichen belegt. Die Damen ließen sich dort nieder, die Sklavinnen kämmten sie, alle waren im Stande der Natur, ganz nackt ... Ich war von ihrer Schönheit bezaubert. Für einen jeden Mann, den man in einem Frauenbad anträfe, wäre die Folge nichts weniger als der sichere Tod.

Lady Mary Wortley Montagu, Brief an Elisabeth Rich über ihre Erlebnisse im Frauenbad von Sofia, 1. April 1717

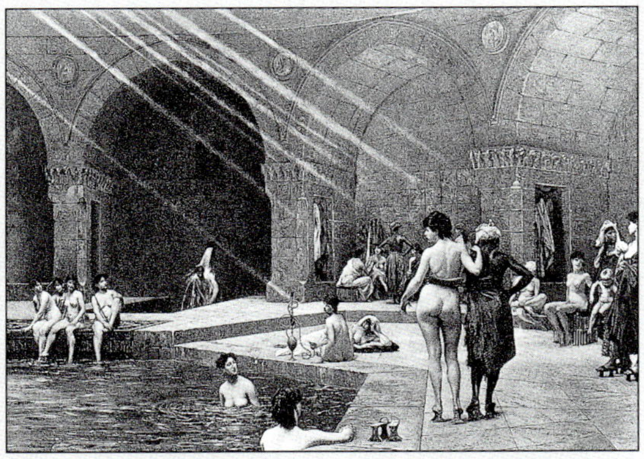

Dem Auge entzogen: Terrasse eines Serails, Photogravüre von Jean-Léon Gérôme, 1886

Die Badewanne kannten schon die alten Griechen. Unter den Römern machte sie – in ihrer erweiterten Form – noch in der Antike eine steile Karriere: Die Thermen, in denen neben den Wasserbecken selbst Wände und Fußböden geheizt wurden, galten als Inbegriff römischer Zivilisation. Mit ihrer repräsentativen Architektur waren sie nicht nur Stätten der Körperpflege und der Leibesübungen, sondern vor allem gesellschaftliche Treffpunkte. Nicht selten fällten Staatsmänner während der gemeinsamen Schwitzkur und mit Badeschlappen an den Füßen Entscheidungen von welthistorischer Bedeutung.

Mit dem Untergang Roms verschwand diese Badekultur in Europa. An ihre Stelle trat ein bescheidenes Vergnügen: Im mittelalterlichen Nürnberg beispielsweise gab es statt prachtvoller Thermen 13 öffentliche ›Badstuben‹, in denen hölzerne Zuber mit heißem Wasser und oft auch ein Schwitzbad bereitstanden. Neben der Körperpflege war der Bader – inmitten dampfender Leiber – auch für medizinische Eingriffe zuständig: Zähneziehen, Aderlassen, Schröpfen, selbst kleinere Operationen. Doch nicht deshalb wurden die ›Badstuben‹ von der Kirche mißtrauisch beäugt: Anstoß erregten die Vergnügungen, die hier stattfanden. Die freizügigen ›Badfrauen‹ sollen auch für König Wenzel IV. von Böhmen der Grund gewesen sein, daß er die ›Badstuben‹ seiner Residenzstadt Prag häufiger aufsuchte, als es seiner empfindlichen Haut zuträglich war.

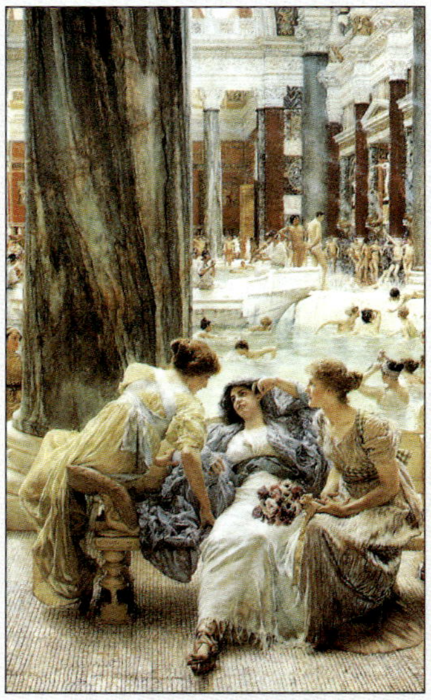

Rückbesinnung auf die Antike: *Die Caracallathermen*, Gemälde von Sir Lawrence Alma-Tadema, 1899

Im Orient hingegen überlebte die spätantike Badekultur, weil der Besuch des ›Hammam‹ genannten Bades in der islamischen Kultur vorgeschrieben ist. Angeregt durch einen Bericht der Schriftstellerin Lady Mary Wortley Montagu hat der französische Maler Jean-Auguste-Dominique Ingres die Frauenabteilung eines solchen Badehauses gemalt. Der zu diesem Zeitpunkt schon vielfach geehrte Meister war 83 Jahre alt, als er mit dem *Türkischen Bad* das Resümee seines Œuvres präsentierte. Viele Skizzen waren der ersten Fassung des Bildes vorausgegangen, die Ingres im Dezember 1859 dem Prinzen Napoleon überreicht hatte. Nur wenige Wochen später erhielt Ingres das Gemälde zurück – angeblich, weil die Gattin des Prinzen über die Nacktheit der Frauen entsetzt war. Doch genau das war es, was das Publikum begeisterte, als das *Türkische Bad* in seiner unwesentlich veränderten zweiten Fassung gezeigt wurde: Anerkennend war von einem »Stelldichein orientalischer Koketterie« die Rede, von einem »Fest des Fleisches« und einem »Stilleben der Sinnlichkeit«, dessen Komposition und Form entscheidend auf Picasso und andere spätere Künstler wirkte. Nach diesem Meisterwerk der Erotik galt Ingres nun auch nicht mehr als »blutleerer Klassizist«, sondern als bahnbrechender »Revolutionär«.

JEAN-AUGUSTE-DOMINIQUE INGRES
(1780–1867)
Das Türkische Bad

1863, Öl auf Leinwand, Durchmesser: 108 cm
Musée du Louvre, Paris

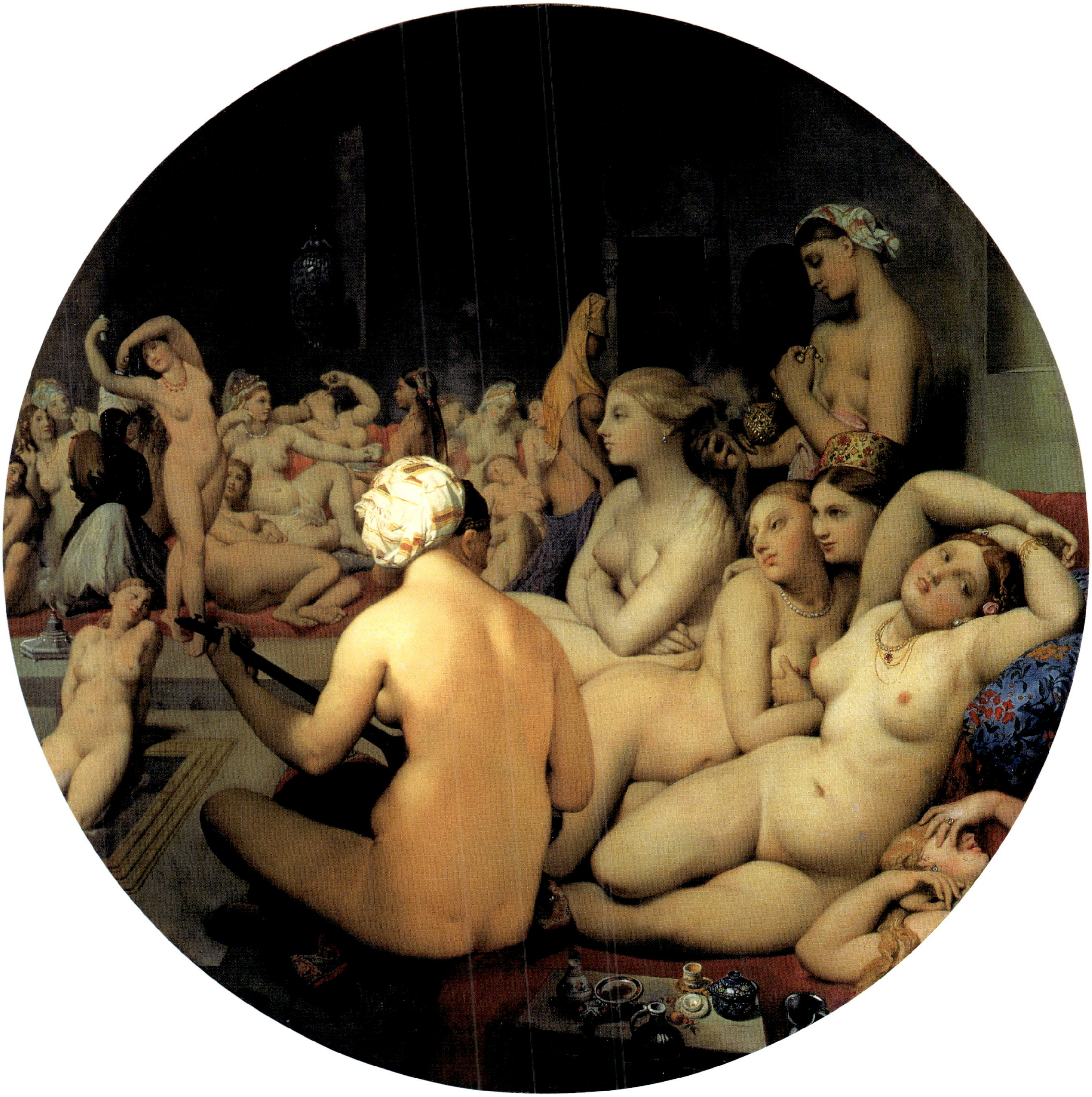

Eros erwacht im Sturm der Entrüstung

Paris und der ›Salon der Zurückgewiesenen‹

Angesichts der schamlosen Unanständigkeit, mit der sich sein Frühstück im Freien dem ehrenwerten Besucher aufdrängt, bleibt festzustellen: Der Maler Edouard Manet besitzt alle Vorzüge, derer es bedarf, um von allen Jurys der Welt einstimmig abgelehnt zu werden.

Nach einem anonymen Leserbrief in der *Gazette de France,* 1863

Kaiser Napoleon III. war durchaus wohlwollend: Unter seiner Schirmherrschaft fand 1863 der ›Salon der Zurückgewiesenen‹ statt, eine Schau, die die Bilder zeigte, die der offizielle Kunstbetrieb der französischen Hauptstadt Paris für seine Ausstellung nicht zugelassen hatte. Und doch erlitt Seine Majestät, als sie bei einem Besuch durch die Räume wandelte, plötzlich einen Tobsuchtsanfall: »Wer hat diese Scheußlichkeit gemalt?« Als Napoleon III. erfuhr, der Maler des inkriminierten Werks heiße Edouard Manet, gesellte sich zum hellen Zorn blankes Entsetzen. Denn das 32jährige Enfant terrible kam aus einem guten, bislang hochangesehenen Haus: Manets Vater war Personalchef im Justizministerium, und seine Mutter stammte aus einer der ersten Diplomatenfamilien des Landes.

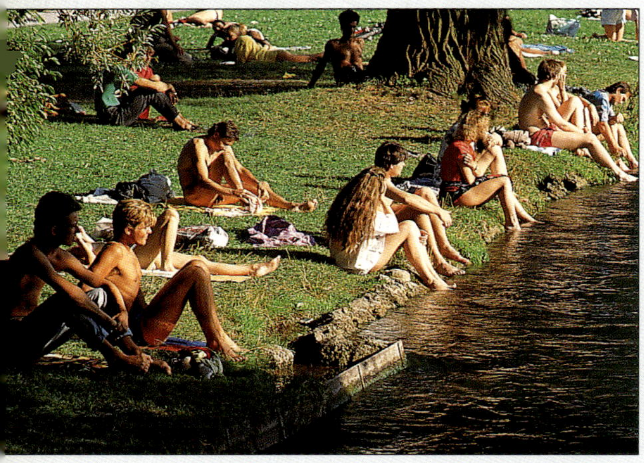

Kaum mehr Stein des Anstosses: Nackt im Englischen Garten in München

Edouard galt als mißratener Sohn: Jurist hätte er werden sollen. Doch bei den Aufnahmeprüfungen fiel er durch. Also steckte man ihn in die Uniform eines Matrosen. Als Kadett stach er auf der *Havre et Guadeloupe* in See. Als er zurückkehrte, hatte sein Gesicht eine ungesunde grünliche Färbung. Den Seemannsknoten beherrschte er auch nicht – aber er brachte künstlerische Eindrücke mit und wollte nun, zur Bestürzung seines Vaters, Maler werden. Letztendlich fügte sich die Familie. Und nun der Skandal: Da saß eine nackte Frau unter angezogenen Männern. Dies war wirklich eine Frau – keine allegorische Gestalt wie die ›Sünde‹ oder die ›Wollust‹, keine Figur der Mythologie. Man sah eine Nacktheit, die sich nicht hinter Symbolen verschanzt, sondern das Leben in seiner Wahrhaftigkeit und Natürlichkeit zeigt. Außerdem war die Dargestellte eine Frau der Gegenwart – und sie war in Gesellschaft von Männern, die nach der Mode des 19. Jahrhunderts gekleidet und in Paris namentlich bekannt waren. Das Bild erntete vernichtende Kritik. Beißender Spott und amüsierte Häme bestimmten die Kommentare der arrivierten Gesellschaft. Nur der Dichter Emile Zola und einige wenige aufgeschlossene Kunstfreunde verteidigten Manet, nannten ihn »eine der bedeutendsten Persönlichkeiten dieser Epoche« und einen »Mutigen«, der der Ausstellung »Glanz, geistigen Schwung, Würze und den Reiz der überraschenden Neuheit« gegeben habe.

EDOUARD MANET
(1832–1883)
Das Frühstück im Freien

1863, Öl auf Leinwand, 214 × 279 cm
Musée d' Orsay, Paris

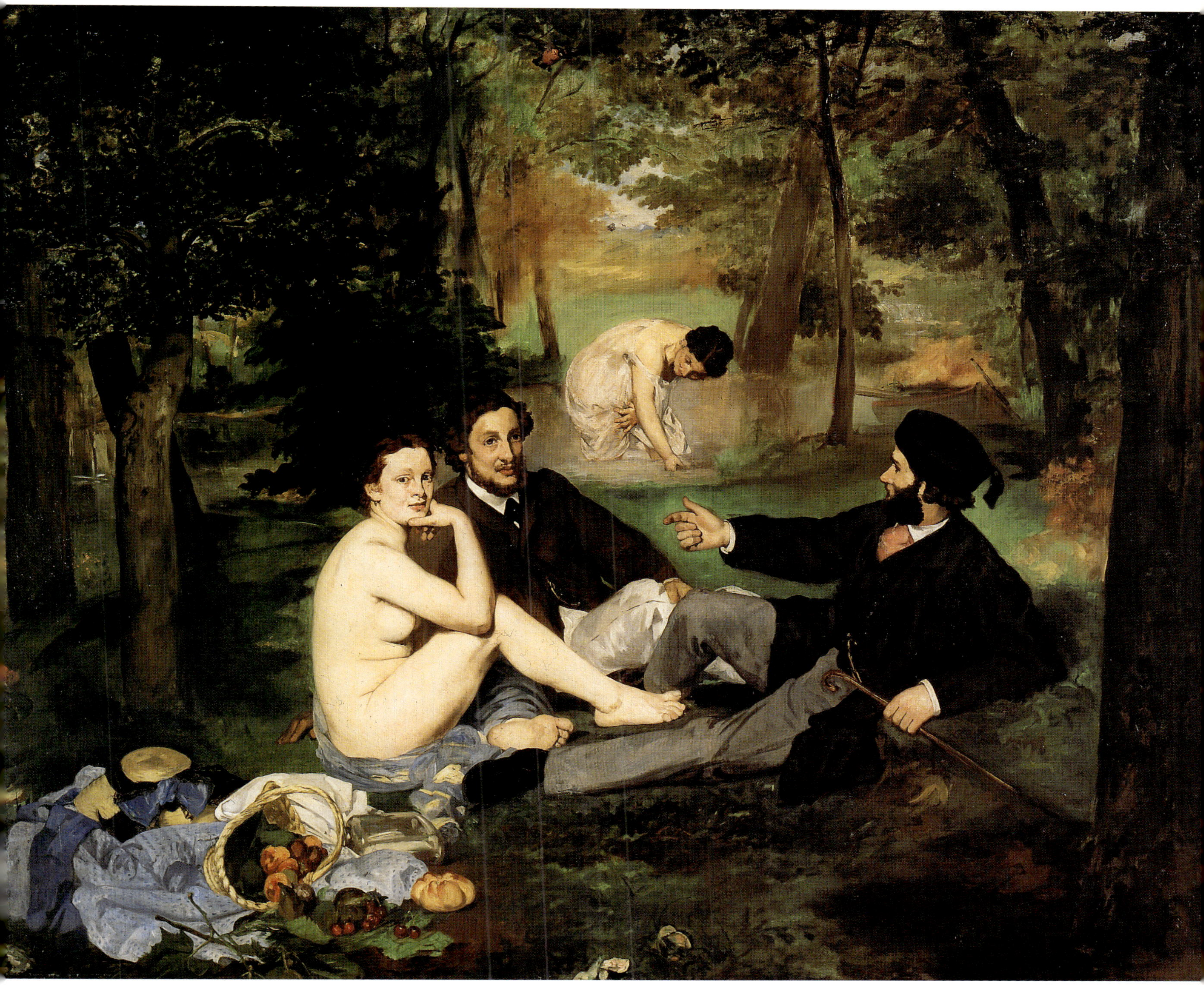

Der böse Blick

Antike und Industrialisierung

Perseus überraschte die Gorgonen in tiefem Schlaf. Auf ihren Häuptern trugen sie Schlangen und Drachenschuppen. Jeden, der sie ansah, verwandelten sie in Stein. Perseus wußte davon. Mit abgewandtem Gesicht fing er in seinem glänzenden Schild ihr dreifaches Bild auf und erkannte die Gorgo Medusa. Leise bat er die Göttin Athene, ihm die Hand zu führen. Dann trennte er dem schlafenden Ungeheuer das Haupt ab.

Nach Ovid, *Metamorphosen*, 8 n. Chr.

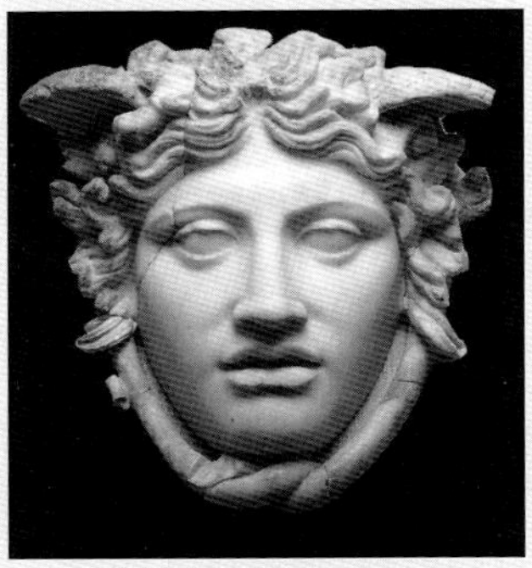

Zu Stein verwandelt: Das Schicksal aller, die das Haupt der Medusa erblickten, *Medusa Rondanini*, Kopie des antiken Vorbilds von Phidias

Schon Odysseus fürchtete die Medusa. Der griechische Held brach der Sage nach seinen Besuch in der Unterwelt ab – aus Angst, das abgeschlagene Haupt dieses Ungeheuers gezeigt zu bekommen und dadurch in Stein verwandelt zu werden. Der Schriftsteller Hesiod, der den tapferen Versuch unternahm, die antike Götterwelt zu ordnen, zählte die Medusa zu den Gorgonen – drei Schwestern, die jenseits des Ozeans im äußersten Westen wohnten, wo dem Mythos nach schon immer das Böse zu Hause war. Wegen ihres furchteinflößenden Aussehens galten sie neben den Rachegöttinnen als die Schreckgespenster der Antike. Aus ihren breiten Gesichtern, so erzählte man, blitzten grauenerregende Augen. Außerdem streckten sie hämisch die Zungen heraus. Ihre Haare und Gürtel sollen gefährlich zischende Schlangen gewesen sein. Man hielt die drei Schwestern für unsterblich – mit einer Ausnahme: Medusa. Also wurde Perseus, ein Sohn des Zeus, beauftragt, sie zu töten. Listenreich schlug er sich zu den Gorgonen durch, kam unterwegs zu einem Helm, der ihn unsichtbar machte, zu Flügelschuhen, die ihn über den Boden erhoben und zu einem Sichelschwert, mit dem er schließlich das Haupt vom Rumpf der schlafenden Medusa trennte. Nach der geglückten Tat steckte er das schreckliche Antlitz als Trophäe in einen Sack. Doch schon bald holte er es wieder hervor: Auf seiner Rückkehr in die Heimat hatte er sich in Äthiopien in die schöne Andromeda verliebt und sie erfolgreich gegen ein Seeungeheuer verteidigt. Nun zeigte er seiner Angebeteten im Wasserspiegel eines Brunnens das Haupt der Medusa, um auf seinen Heldenmut und seine göttliche, alle Mächte des Bösen überwindende Herkunft zu verweisen.

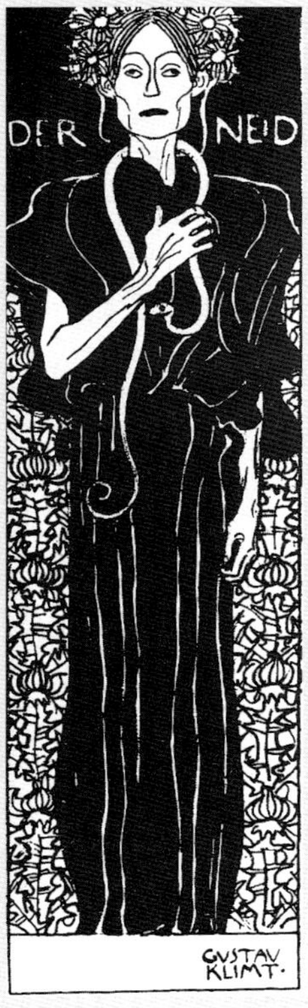

Der Neid in der Gestalt der Medusa, Gustav Klimt, Illustration für *Ver Sacrum*, 1899

Der englische Maler Edward Burne-Jones griff diese antike Sage Ende des 19. Jahrhunderts auf und entwarf einen ganzen Perseus-Zyklus – mit dem Schreckenshaupt als Schlußbild. Als studierter Theologe mag er in Perseus ein antikes Vorbild für den christlichen Drachentöter Georg gesehen haben. Auch das friedliche Idyll des Gartens könnte ein Symbol sein – ein Sinnbild der Sehnsucht nach einer heilen, von allem Grauen befreiten Welt. Insofern wird dieses Bild dem Anspruch des Malers gerecht, daß Kunst »entweder gefallen oder erbauen« sollte. Aufgewachsen in der Nähe eines wild wuchernden Industrieslums teilte er ohne Zweifel die Kritik des mit ihm befreundeten Schriftstellers William Morris, der einst geschrieben hatte: »Vergiß die Landschaft, verhangen von Rauch, vergiß den dumpfen Schlag des Kolbens, vergiß das Wuchern der häßlichen Stadt.« Vor diesem Hintergrund formulierte Burne-Jones sein künstlerisches Credo: »Unter einem Bild verstehe ich den schönen, romantischen Traum von etwas, das nie war, nie sein wird – in einem Land, das niemand beschreiben oder erinnern, sondern nur ersehnen kann.« Der Käufer des Bildes, der spätere britische Premierminister Arthur James Balfour, mag im Schreckenshaupt eine Vision zur Überwindung einer wildwuchernden Welt gesehen haben, der auch seine Politik dienen sollte.

SIR EDWARD BURNE-JONES
(1833–1898)
Das Schreckenshaupt

1887, Öl auf Leinwand, 155 × 130 cm
Staatsgalerie, Stuttgart

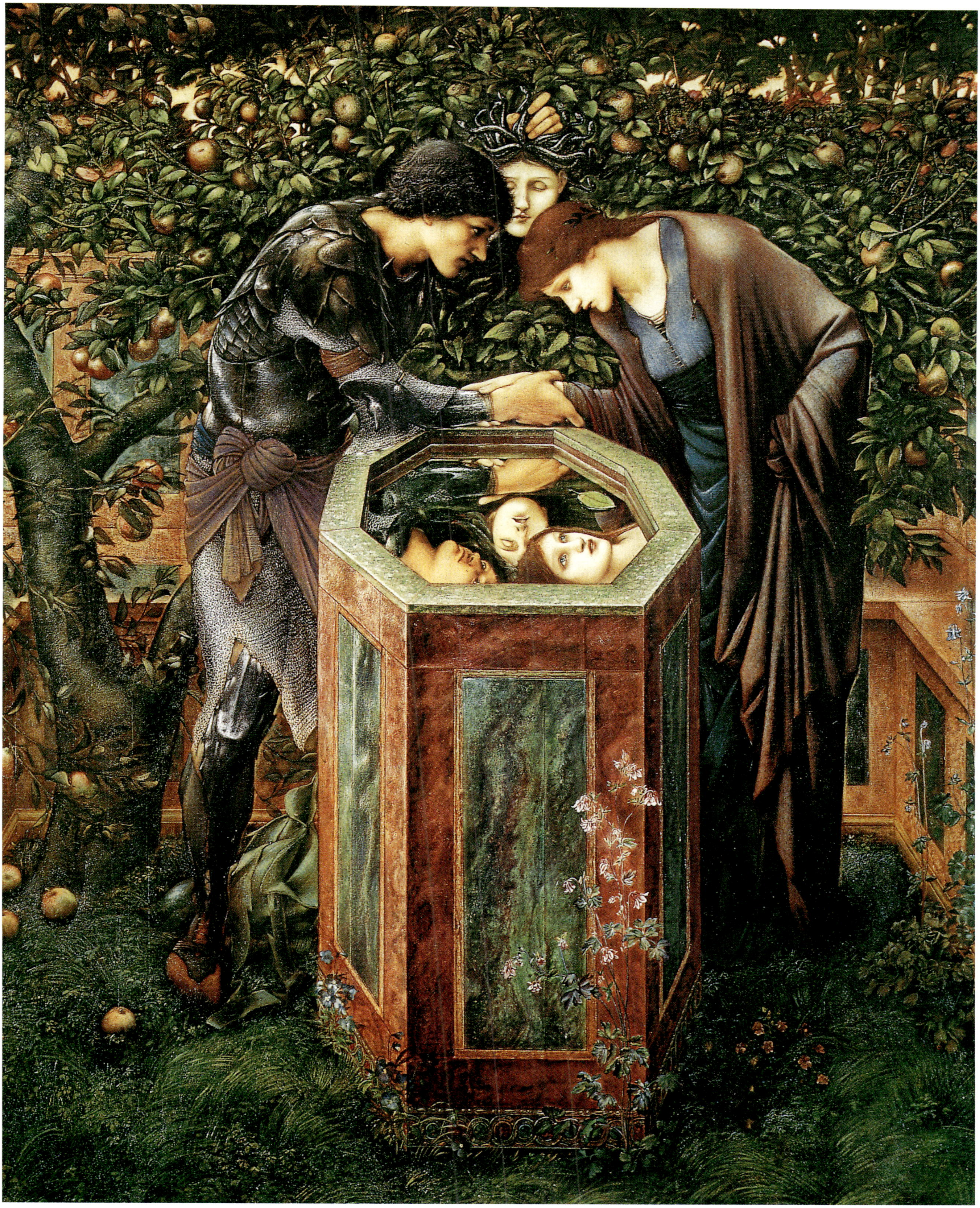

In der Hitze eines Sommertages

Ein Nachmittag an der Seine

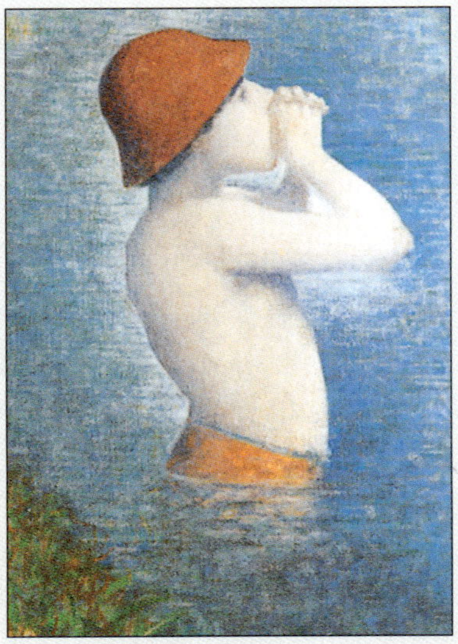

Der Rufer, Detail aus *Badende in Asnières*

Despotisch, farblos, schwer
reckt sich der Sommer weit –
wie wenn ein müßiger König
Todesqual verhängt –
in weißer Glut des Himmels,
die sich dicht verfängt
und gähnt.
Der Mensch verließ sein Werk
und ruht befreit.

Paul Verlaine, Ausschnitt aus Allegorie, 1884

Keine Wolke drängt sich ins unerbittliche Blau des Himmels. Wespen schwirren umher. Die Luft flimmert. Die Hitze drückt. Und in Unbeweglichkeit schwelt die Stille. Nur der Junge im Wasser scheint einen Ton von sich zu geben: Ahmt er das Signalhorn eines Schiffes nach, wie vermutet wurde? Oder ruft er einem Freund in der Mitte des Flusses irgendetwas zu? Fast immer ist es Sommer in den Bildern des Malers Georges Seurat – schon in den ersten Ölgemälden des 1859 in Paris geborenen Künstlers, auf denen Männer und Frauen Ähren lesen, Pflasterer auf der Landstraße arbeiten oder Bauern ihre Getreidefelder mit der Sense mähen. Sommer war es auch, als der Dichter Gustave Kahn den Maler in seinem engen Atelier am Pariser Boulevard de Clichy besuchte, wo er gerade ein Bild vollendete – »mit so großem Eifer und bei so schwüler Hitze, daß er danach ganz abgemagert war«.

Daneben hatte Seurat, der als Einzelgänger zurückgezogen lebte, als sehr ernsthaft galt und kaum ein Wort redete, eine große Leidenschaft für das Wasser. Die ›Hundstage‹, die hochsommerliche Hitzeperiode, verbrachte er gerne am Meer. Aber er kannte auch die Grande Jatte, eine damals noch baumbestandene Insel inmitten der Seine, die zu seiner Zeit ein beliebtes Ausflugsziel der Pariser Bevölkerung war. Seurat, der von seinem Kollegen Edgar Degas spöttisch »der Notar« genannt wurde, weil er stets korrekt gekleidet, mit Zylinder und gemessenen Schritts von seiner Wohnung zum Boulevard Magenta ging, um pünktlich bei seinen Eltern zum Abendessen zu erscheinen, fuhr auf der Suche nach sommerlichen Bildmotiven sogar noch weiter hinaus – bis nach Asnières-sur-Seine im Nordwesten von Paris, heute mit rund 72 000 Einwohnern eine moderne Industrieansiedlung. Schon damals bestimmten Fabriken mit rauchenden Schloten die Silhouette dieser Stadt – Seurat hat sie auf seinem Gemälde *Badende in Asnières* festgehalten. Und schon damals kann das Baden in der Seine nicht als unbedenklich gegolten haben. Der Fluß, die »geliebte Schlampe der Pariser«, deren Wasser noch bis vor kurzem so sehr mit Schweb- und Schadstoffen gesättigt war, daß Taucher bereits in einem Meter Tiefe nicht mehr die Hand vor den Augen sehen konnten, galt schon gegen Ende des 18. Jahrhunderts als stark belastet: Bei einer sogenannten Riechvermessung am 14. Februar 1790 wurde der königliche Medizinalrat Boncerf »von einem beißenden, alkalischen, stechenden und stinkenden Geruch überwältigt, der seine Atemwegsfunktionen solchermaßen beeinträchtigte, daß ihm Hals und Zunge mächtig anschwollen.« Seit einigen Jahren werden die Abwässer der Millionenstadt zunehmend geklärt, bevor sie in die Seine eingeleitet werden. Damit steigt die Hoffnung, daß man in ferner Zukunft in Asnières sogar sorgloser baden kann als in den Tagen Seurats.

GEORGES SEURAT
(1859–1891)
Badende in Asnières

1883/84, Öl auf Leinwand, 201 × 301,5 cm
The National Gallery, London

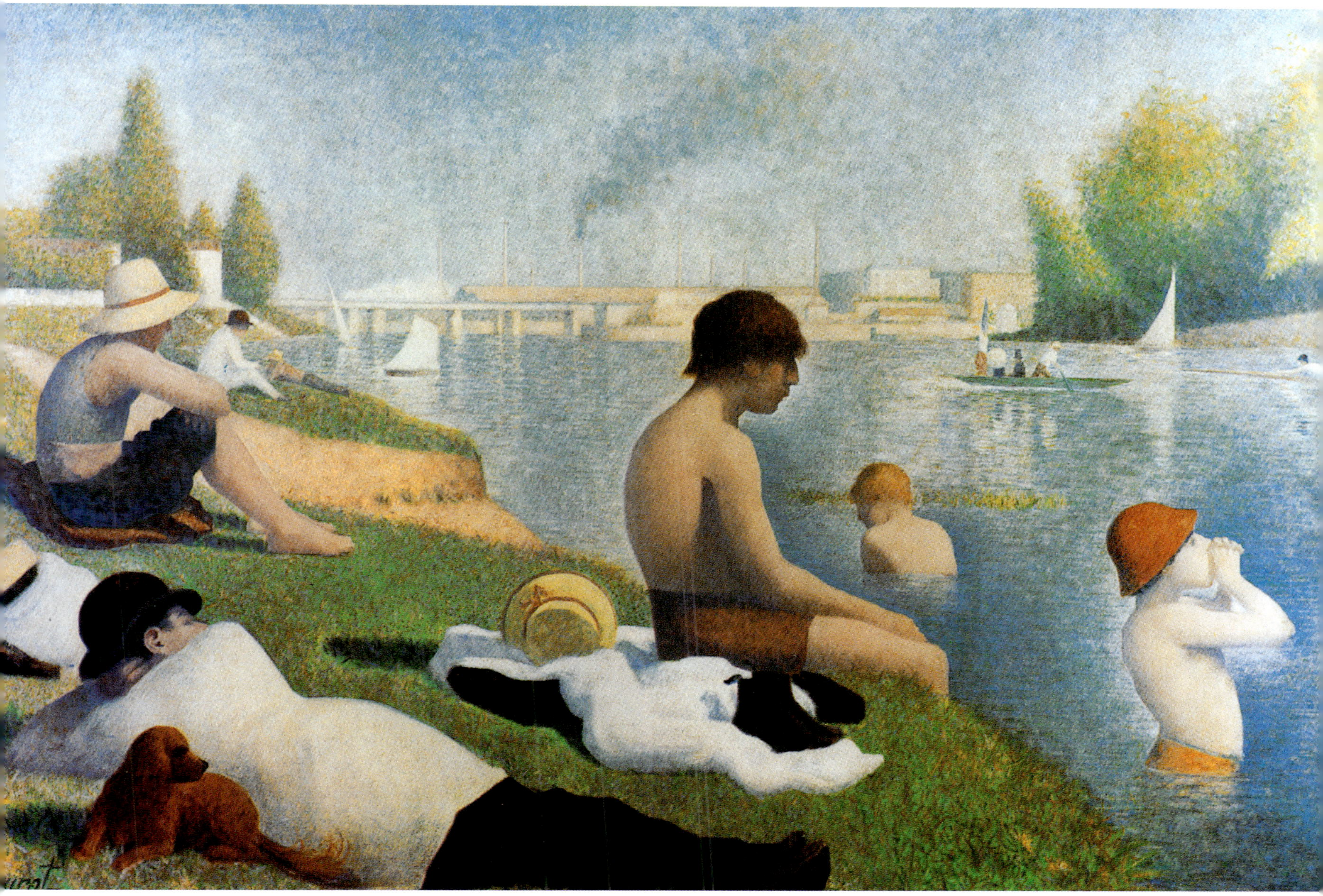

Ich glaube, Gauguin hat mich satt

Vincent van Gogh und der Verlust seines Ohrläppchens

**Es ist viel Streit zu streiten,
es ist viel Leid zu leiden
und viel Gebet zu beten –
dann ist das Ende Frieden.**

Vincent van Gogh, Predigt in Isleworth, Oktober 1876

Die Schule und die Kunsthändlerlehre abgebrochen, als Laienprediger gescheitert, dem Alkohol verfallen, nikotinsüchtig, bei Dirnen zu Hause, vom Bruder ausgehalten – Eckdaten einer verkrachten Existenz. Doch das war noch nicht alles: Im Wahn schnitt er sich das Ohrläppchen ab, kam ins Irrenhaus, wurde entlassen – und erschoß sich, eben erst 37 Jahre alt: Vincent van Gogh, Schwärmer, Träumer, Besessener, Maler.

Kollegen schätzten ihn. Monet hielt Vincents Bilder für die besten, die beim ›Salon des Indépendants‹ im März 1890 gezeigt wurden. Und Toulouse-Lautrec forderte einen Bekannten, der sich abfällig über van Goghs Bilder geäußert hatte, zum Duell. Trotzdem konnte dieser von seiner Kunst nicht leben: Sein Gemälde *Der rote Weinberg* dürfte das einzige sein, das er je verkauft hat.

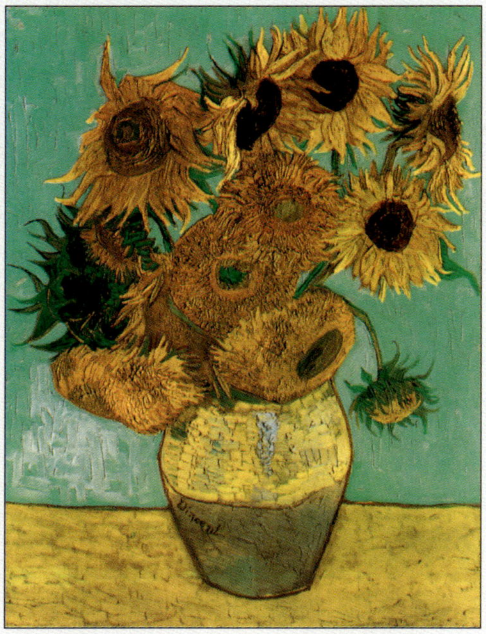

»Zu mir gehört die Sonnenblume«, Vincent an seinen Bruder Theo am 23. Januar 1889

Unter den vielen Schicksalstagen seines Lebens zwischen Halluzination und Schaffensrausch ragt einer heraus: der 23. Dezember 1888. Vincent war von Paris nach Arles in der Provence umgesiedelt – das Licht des Südens und die Wärme der Farben hatten ihn angezogen. Dort lebte nun auch sein Malerfreund Paul Gauguin unter dem Dach des kleinen, gelben Hauses an der Place Lamartine. Doch Gauguin hatte nach den wenigen Wochen seines Aufenthalts nicht nur die Stadt satt, sondern auch Vincent. Ihre gegensätzlichen Meinungen prallten so hart aufeinander, daß es ständig Streit gab. Am Abend dieses Tages gerieten sie wieder einmal aneinander. Gauguin fühlte sich bedroht und mietete sich für die Nacht in einem Gasthof ein. Als er am nächsten Morgen zurückkam, stand eine Menschentraube vor dem kleinen, gelben Haus. Gauguin wurde verhaftet, denn das Haus war voller Blut. Vincent war in der Nacht allein heimgekehrt und hatte sich mit einem Rasiermesser das Ohrläppchen abgeschnitten. Danach war er ins Bordell gegangen und hatte sein Ohrläppchen, in Zeitungspapier eingewickelt, einer Dirne namens Rachel als ›Geschenk‹ überreicht: »Wahrlich, ich sage Dir, Du wirst an mich denken.« Von den Ereignissen in Kenntnis gesetzt, war nun auch der van Gogh-Vertraute Emile Bernard überzeugt: »Mein bester Freund Vincent ist verrückt.«

Vincent kam in die Psychiatrie, malte sich dort selbst – und zeigte mit diesem Bild seinen angegriffenen Zustand. Er, der nach eigenen Worten mit den leuchtenden Farben seiner Bilder den Leidenden die Sonne hatte bringen wollen, war nun selbst nur noch ein

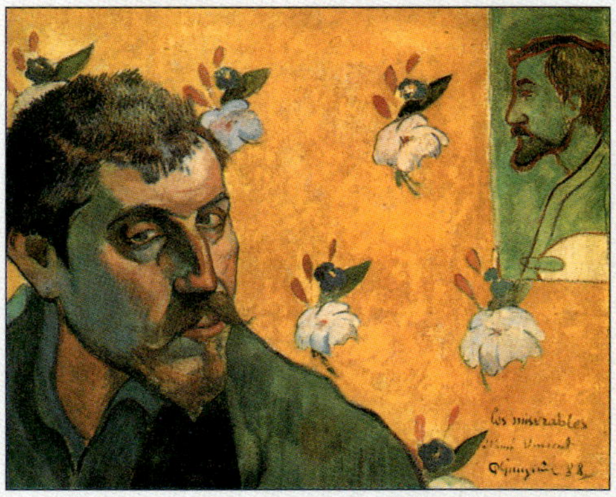

Van Goghs Malerfreund Paul Gauguin im Selbstbildnis von 1888 (*›Les Miserables‹*)

Schatten. Der Maler Camille Pissaro hatte einst über den jungen Vincent gesagt: »Dieser Mann wird entweder verrückt oder er läßt uns alle weit hinter sich.« Aus dem »entweder-oder« ist ein »sowohl-als auch« geworden.

VINCENT VAN GOGH
(1853–1890)
Selbstbildnis mit verbundenem Ohr

1889, Öl auf Leinwand, 60 × 49 cm
Courtauld Institute Galleries, London

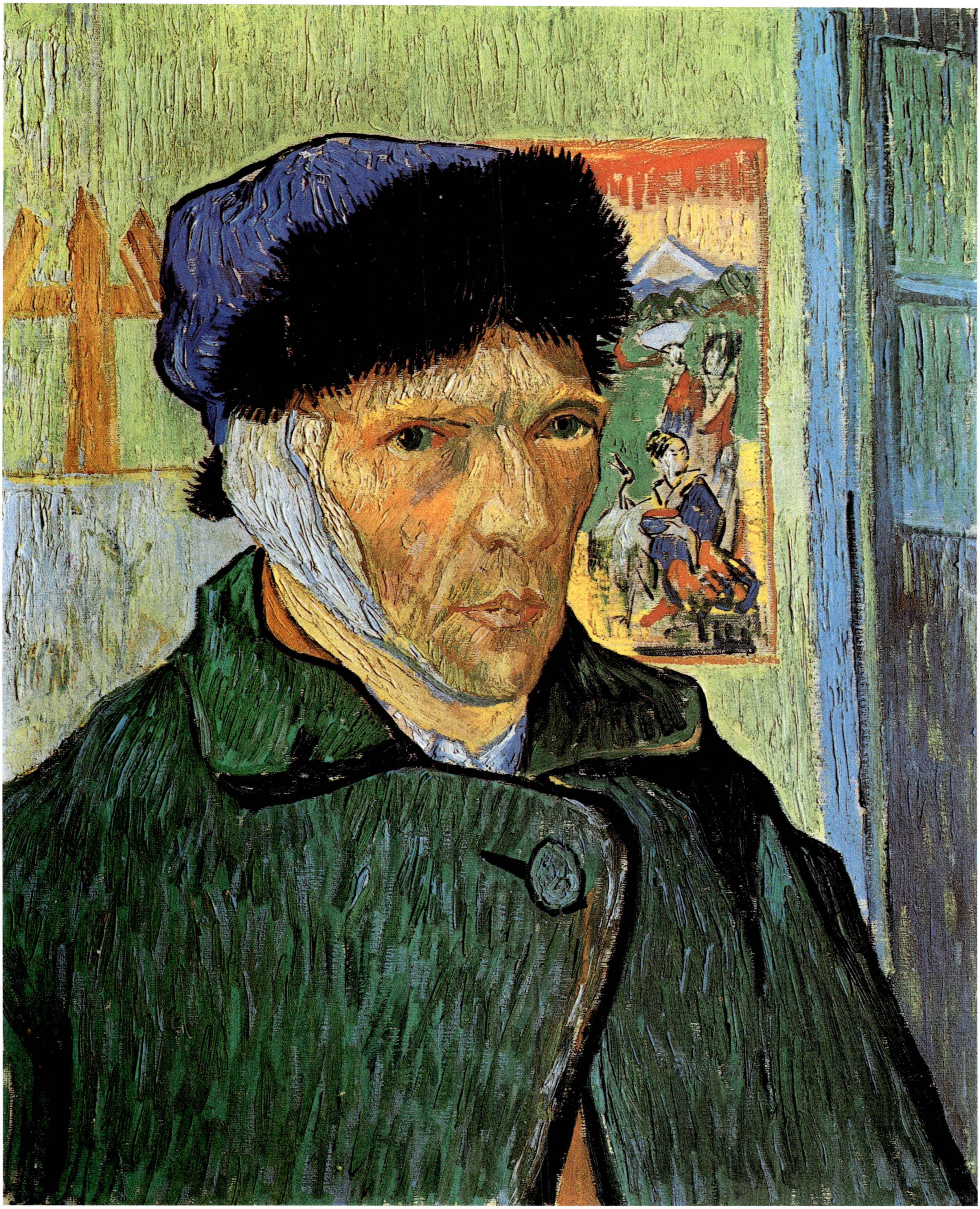

Paris hat alles, was du willst

Die Stadt des Chansons und des Kabaretts

Man findet hier zugleich den größten Luxus, die größten Schweinereien, Lärm, Geschrei, Krach und Dreck – mehr als man sich vorstellen kann. Man verschwindet in diesem Paris – und das ist bequem, weil sich niemand für das Leben interessiert, das man führt.

Frédéric Chopin, um 1831

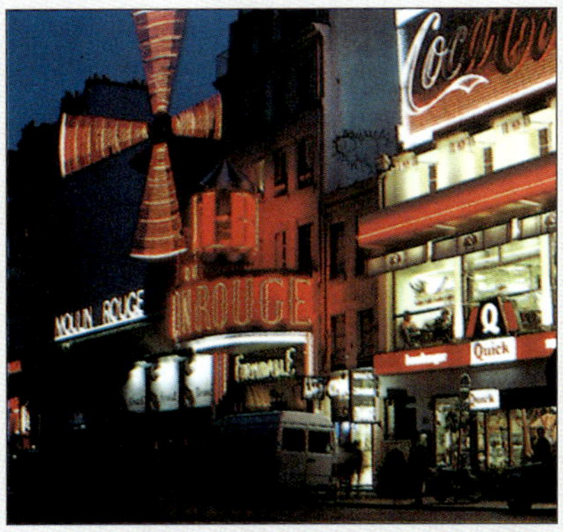

Im Zentrum des Montmartre: das Moulin Rouge

Paris – eine leichtlebige Stadt. Zu diesem Urteil kam schon der polnische Komponist Frédéric Chopin, als er 1831 das Pflaster der Seine-Metropole betrat: »Du kannst dich hier amüsieren, du kannst lachen – alles, was dir Freude macht. Und niemand wirft dir einen bösen Blick zu. Denn hier macht jeder, was ihm gefällt.« Ein halbes Jahrhundert nach Chopin galt insbesondere der Montmartre als Zentrum des Pariser Lotterlebens. In diesem eben erst eingemeindeten Viertel am Stadtrand, wo ursprünglich fromme Nonnen, dann brave Weinbauern ein beschauliches Leben geführt hatten, ließen sich Bettler, Prostituierte und Rauschgifthändler nieder. Und in deren Gefolge allerlei Sänger, Schriftsteller und Maler ohne Geld, Namen oder Ansehen. Die Künstlerkolonie brachte den Montmartre zu Weltruhm – zu einem zweifelhaften allerdings. Denn besungen, beschrieben und gemalt wurden weder Götter noch Helden, sondern Zuhälter, Messerwerfer, Taschendiebe und Strichmädchen. Die Damen der feinen Gesellschaft ergingen sich in spitzen Schreien, und die wohlanständigen Herren Bürger rümpften angewidert die Nase.

Aristide Bruant war einer der ersten Künstler, die hier mit Erfolg wirkten. Der 1851 geborene Lyriker, der wegen finanzieller Nöte seiner Eltern mit 17 Jahren das Gymnasium verlassen mußte und sich dann als Goldschmied und Eisenbahner durchs Leben schlug, kannte Armut und Unterwelt. Diese Erfahrungen gaben den Stoff für seine selbst vertonten und selbst vorgetragenen Texte. Damit war Aristide Bruant einer der ersten französischen Chansonniers.

Nachdem er am Montmartre seine eigene Kabarettbühne gegründet und mit Publikumsbeschimpfungen Furore gemacht hatte, begegnete er 1886 dem 22jährigen Maler Henri de Toulouse-Lautrec. Auch er, der Sproß adeliger Eltern, hatte sich von der verführerischen Welt am Montmartre einfangen lassen – und wurde nun als Bruants Freund zum bedeutendsten Chronisten des Pariser Nachtlebens: Er malte in Bars und Bordellen, in Ballsälen und Kabaretts. Daneben zeichnete er für Zeitschriften und illustrierte Chansons. Der Öffentlichkeit wurde Toulouse-Lautrec vor allem durch seine Plakate bekannt; sein erstes warb für das Unterhaltungs-Etablissement Moulin Rouge. Doch trotz gewogener Kommentare gab es auch heftige Widerstände gegen seine Auffassung, wie ein Plakat aussehen müsse. Als Bruant im Ambassadeurs, einem Konzert-Café im Pariser Stadtzentrum, auftreten sollte, kam es zum Schwur: Der Veranstalter hielt Toulouse-Lautrecs zu diesem Zweck entworfenes Plakat wegen der Ähnlichkeit mit billiger Reklame für eine »abscheuliche Schmiererei«. Der gefeierte Exzentriker Bruant setzte es durch: Er drohte, andernfalls nicht aufzutreten.

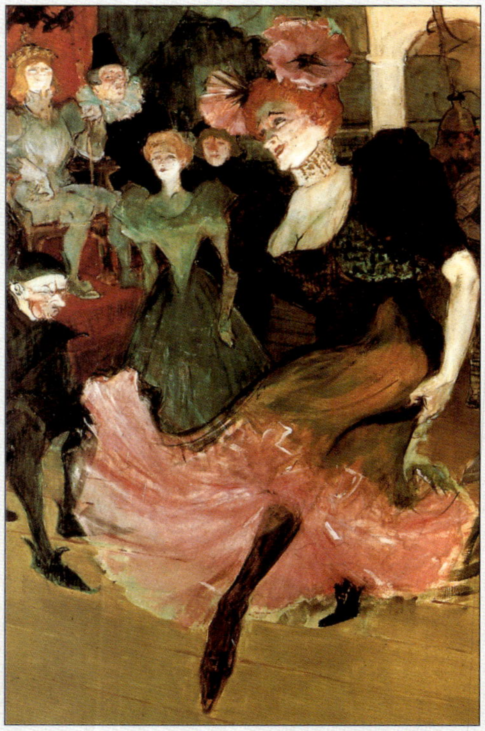

Henri de Toulouse-Lautrec, *Chilpéric (Mlle. Marcelle Lender tanzt den Bolero)*, 1896 (Detail)

HENRI DE TOULOUSE-LAUTREC
(1864–1901)
Ambassadeurs. Aristide Bruant in seinem Cabaret

1892, Farbige Lithographie/Plakat
133,8 × 91,7 cm

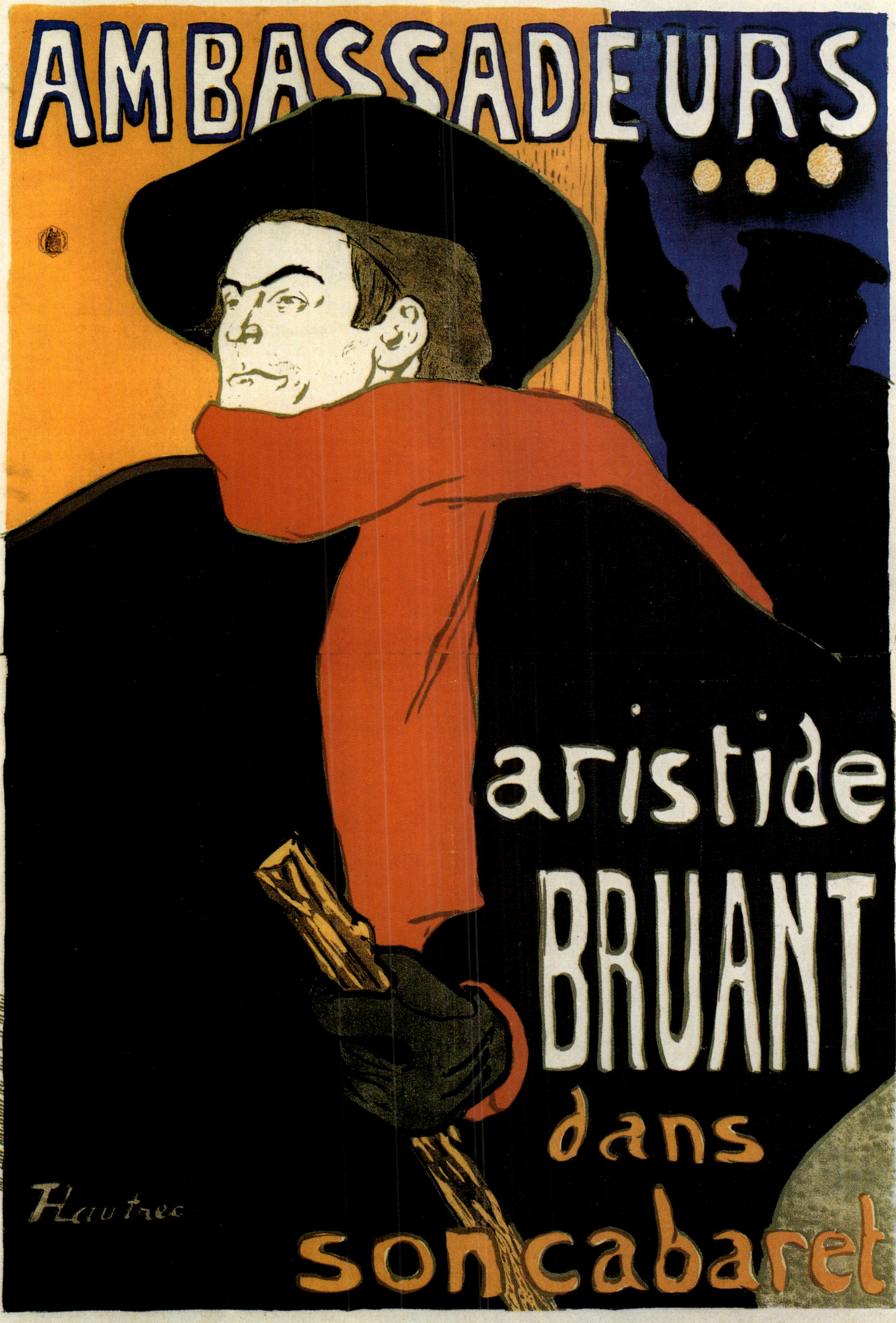
AMBASSADEURS
aristide
BRUANT
dans
son cabaret
H Lautrec

Ich malte die Wolken wie wirkliches Blut

Die Schatten einer düsteren Kindheit

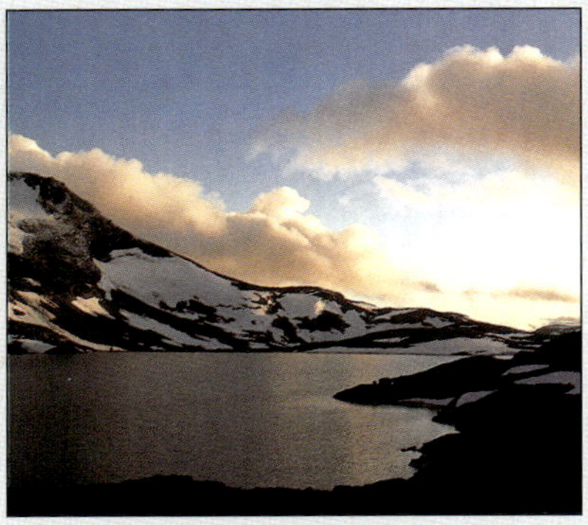

»Wie wirkliches Blut«: Norwegischer Wolkenhimmel

Eines Abends ging ich mit zwei Freunden müde und krank eine Straße entlang: Die Stadt und der Fjord lagen unter uns. Die Sonne ging unter, und die Wolken färbten sich rot wie Blut. Da hörte ich die Farben der Natur schreien – und dieser Schrei gellte über den Fjord.

Nach Edvard Munch, *Aus meinem Tagebuch*, 1929

Er hatte es nicht leicht: Hineingeboren in eine norwegische Arztfamilie, erlebte Edvard Munch in Oslo eine düstere Kindheit. »Mein Zuhause war ein Zuhause der Krankheit, der Agonie und des Todes«, schreibt er in seinen Erinnerungen. Seine Mutter litt an Tuberkulose. Sie starb im Alter von nur 30 Jahren und hinterließ vier Kinder, darunter den sechsjährigen Edvard. Ihr Abschiedsbrief klingt erschütternd: »Und jetzt, meine geliebten Kinder, meine süßen Kleinen, sage ich Euch Lebewohl. Euer Papa wird Euch über den Weg zum Himmel besser belehren. Ich werde dort auf Euch alle warten.« In ihrer Schicksalsergebenheit hatte die fromme Mutter ihr Glück nur noch im Jenseits gesehen und damit ihren Kindern alles andere mitgegeben als Lebensmut und Daseinsfreude: Noch mit 13 Jahren glaubte Edvard, er müsse sterben, als ihn Fieber ans Bett fesselte. Und er sah die negative Weltsicht seiner toten Mutter bestätigt: Denn es ging ihm besser, als er das Gelübde getan hatte, sich nie mehr über irgend etwas zu freuen. Auch der ansonsten grundgütige Vater verstörte die Kinder, von denen eine Tochter inzwischen ebenfalls an Tuberkulose gestorben war: Nach dem Tod seiner geliebten Frau hatte er sich in einen pietistischen Fanatismus geflüchtet und verrichtete strengste Gebetsübungen. Älter geworden, führte der Sohn deshalb verzweifelte Streitgespräche mit dem Vater – während eine weitere Schwester in religiösen Wahn verfiel und für geisteskrank erklärt wurde. Die Diskussionen mit dem Vater blieben ergebnislos.

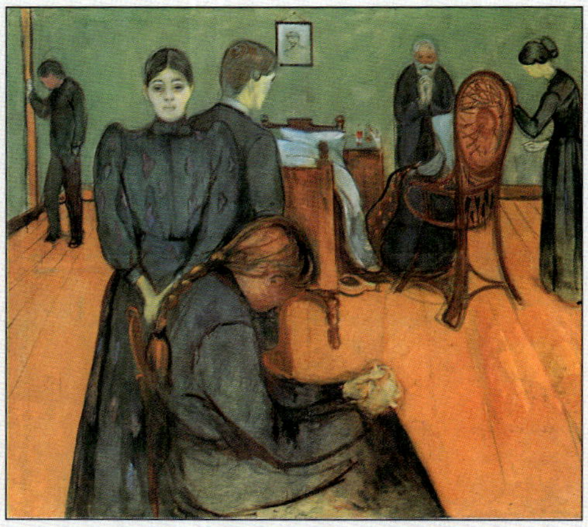

Gemalt nach dem Verlust von Mutter und Schwester: Edvard Munch, *Der Tod im Krankenzimmer*, 1893/94

Doch Edvard, ab 1889/90 zunehmend depressiv und von Attacken panischer Angst heimgesucht, hatte mit 17 Jahren eine andere Sprache entdeckt, die ihn ausdrücken ließ, was er fühlte: die Malerei. Sie versprach Trost und Hoffnung. Edvard malte sich seine ohnmächtige Verzweiflung von der brennenden Seele, bannte sie erregt auf die Leinwand: »Die menschliche Verdammnis wurde zum Unterton meiner Kunst – und meine Bilder wurden zu Seiten meines Tagebuchs.« Nach mehreren inspirierenden Aufenthalten in Paris und Berlin schuf er als 28jähriger den *Schrei* – ein Gemälde, das heute zu den Urbildern der Menschheit zählt: Alle Schrecken menschlichen Daseins scheinen aus diesem angstverzerrten Antlitz zu sprechen. Und wie manch anderes Bild von Edvard Munch ist auch der *Schrei* nach dem Selbstzeugnis des Künstlers »eine Szene von bitterstem Ernst – und ein Kind durchwachter Nächte, die Blut gekostet haben und Nerven.«

EDVARD MUNCH
(1863–1944)
Der Schrei

1893, Öl, Pastell und Kasein auf Pappe, 91 × 73,5 cm
Nasjonalgalleriet, Oslo

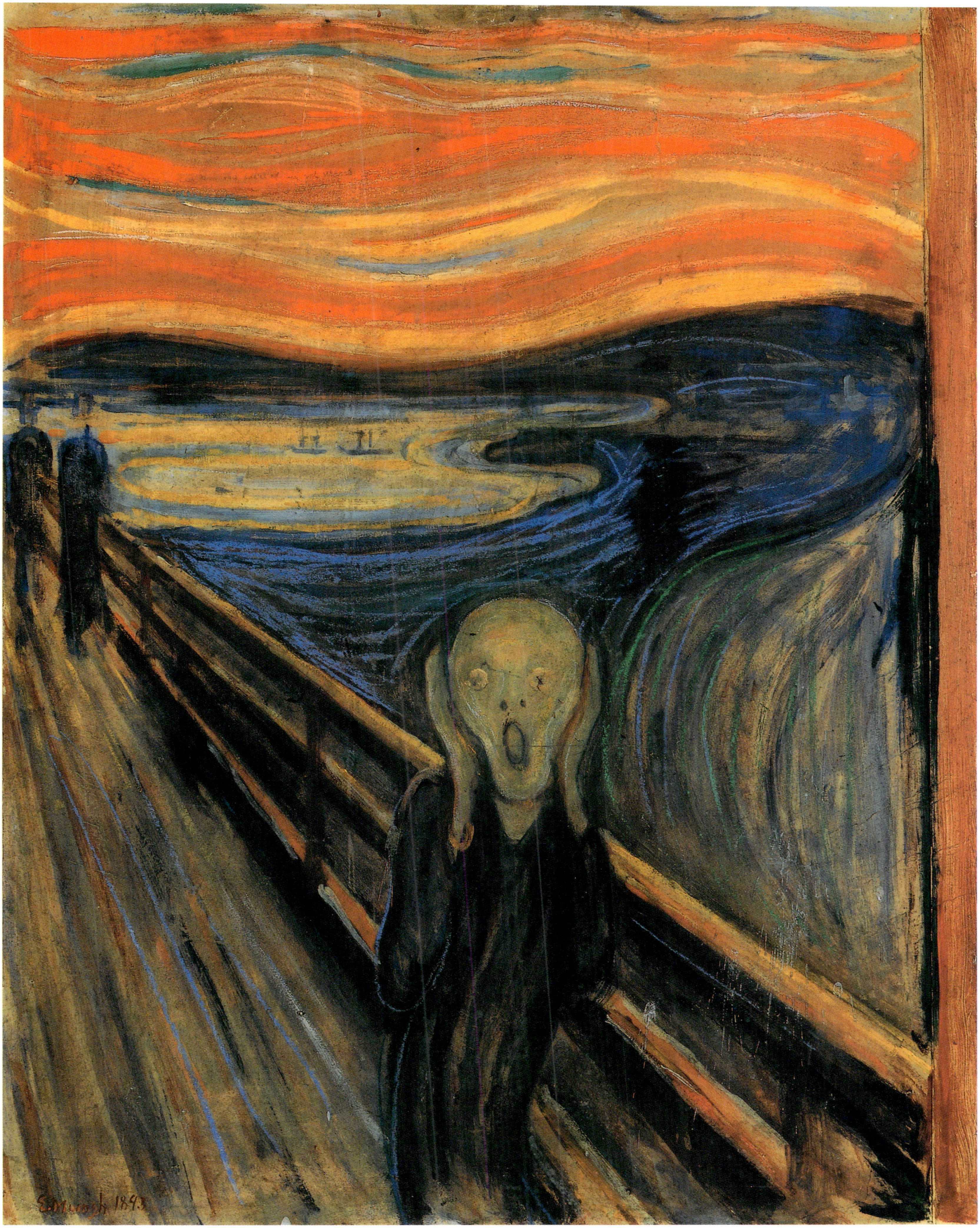

Die Faszination des Berges

Im Schatten der Montagne Sainte-Victoire

Am Nachmittag des 15. Oktober 1906 hatte es nach mehrstündigem Gewitterregen am Horizont aufgeklart. Breite Helligkeit strömte über die aufsteigende Ebene zwischen dem Chemin des Lauves und dem jäh emporragenden Bergmassiv der Montagne Sainte-Victoire. Auf der völlig ausgestorbenen Landstraße rollte ein Pferdekarren nach Aix-en-Provence hinunter – und mußte plötzlich scharf bremsen: Quer über die Straße lag eine dunkle Gestalt mit verschmutzten und durchnäßten Kleidern: Père Cézanne.

Kurt Leonhard, *Cézanne*, 1966

Tot war er nicht, aber bewußtlos. Unter Mühen hievten ihn die beiden Fuhrleute auf den Karren, brachten ihn in seine Stadtwohnung und überließen ihn zur Pflege seiner Wirtschafterin Madame Brémond. Aus der Ohnmacht erwacht, soll er als erstes gefragt haben, ob die Sonne schon wieder scheine. Denn er wolle gleich wieder hinaus in die Natur, um das Bild fertigzumalen, das er vor dem Regen begonnen hatte. Doch dazu kam es nicht mehr: Paul Cézanne, ein Jugendfreund von Émile Zola, starb sieben Tage später.

Er hatte schon sein Leben lang als Kranker gegolten: »Ohne die Bilder wäre sein Leben das eines scheuen, kontaktarmen, lebensunfähigen Psychopathen gewesen – ungefähr das, als was ihn seine Familie und der größte Teil seiner Aixer Mitbürger fast immer angesehen haben«, meint einer seiner Biographen. Tatsächlich gibt es zahllose Zeugnisse für seine sonderliche Art. Die Bandbreite reichte von nervöser Reizbarkeit über panische Angst vor körperlicher Berührung bis hin zum Verfolgungswahn. Er machte Phasen schwerster Niedergeschlagenheit durch, denen Perioden pathologischer Selbstüberschätzung folgten. In solchen Momenten schrieb Cézanne mit Blick auf ehemalige Pariser Malerkollegen wie Manet oder Renoir: »Alle meine Landsleute sind Arschlöcher neben mir.«

Der unberechenbare Provenzale, dessen Welt wie ein verwundetes Schiff in schwerer See wankte, fand seinen Halt in der Kunst. Am liebsten malte er unter freiem Himmel. Aber weil er es nicht ertragen konnte, daß ihm dabei jemand über die Schulter schaute, floh er aus der Stadt in die einsame Natur der nächsten Umgebung. Besonders fesselte ihn die Montagne Sainte-Victoire. Mehr als sechzig Mal zeichnete oder malte Cézanne diesen massigen Kalksteinrücken, der 15 Kilometer östlich von Aix 1000 Meter hoch aus der flachen Landschaft aufragt. Hier war er allein, hier vergaß er den Ärger über den Magistrat, der das Stadtbild von Aix mit Trottoirs, scheußlichen Quais und Gaslaternen seiner Ansicht nach heillos verschandelt hatte.

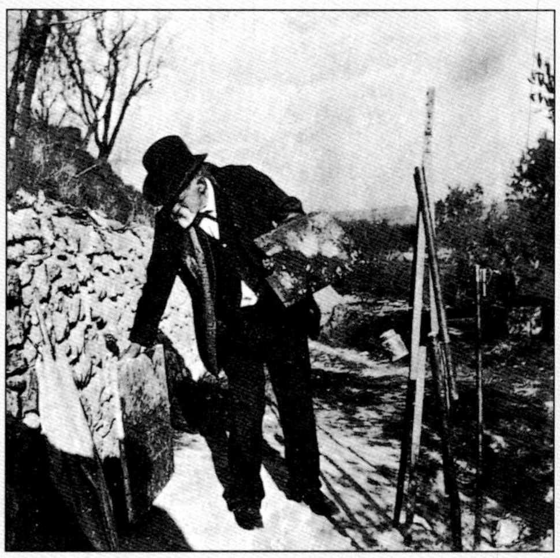

Malen in Gottes freier Natur: Paul Cézanne auf dem Hügel von Les Lauves, Photographie um 1905

Ein weiterer Vorteil des Gebirgsmassivs war dessen statische Ruhe. Der streitbare Cézanne arbeitete konzentriert und langsam, weshalb ihm beim Malen von Stilleben regelmäßig das Obst verfaulte. Fürs Porträtieren eines Menschen brauchte er einmal 115 Sitzungen, und er explodierte, sobald sein Modell auch nur eine Miene verzog. Insofern kam es ihm entgegen, daß sich die Montagne Sainte-Victoire nur im Licht der Sonne und im Wechsel der Jahreszeiten veränderte. So wurde der ›heilige Berg der Provence‹, wie man die Montagne Sainte-Victoire auch nennt, zu einem Motiv, das sich wie ein roter Faden durch Cézannes gesamtes Werk zieht: In seinem Schatten begann und vollendete sich das Schicksal eines Malers, der mit Menschen kaum noch ein Wort redete, aber mit der Sprache seiner Bilder die Welt bewegte.

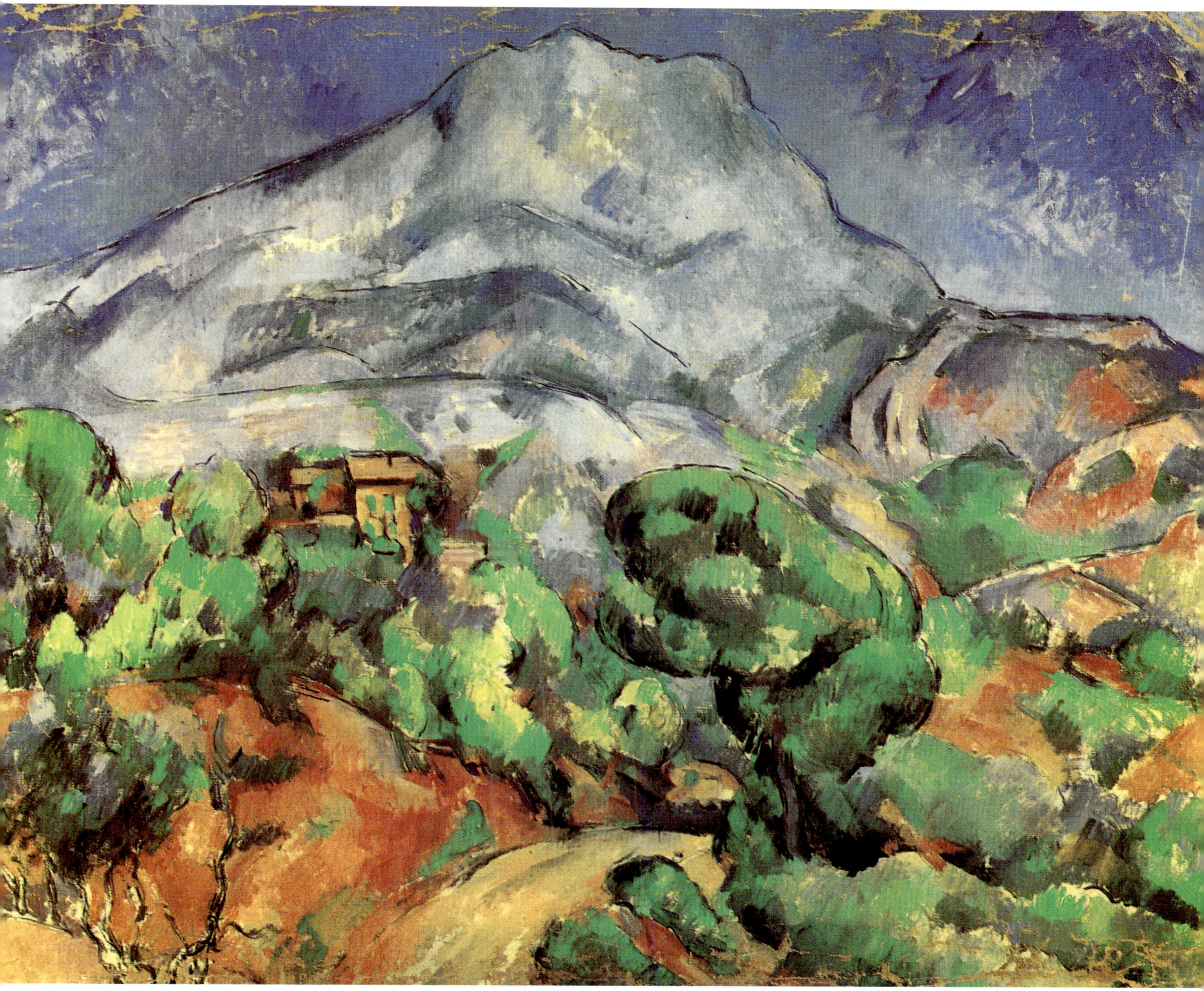

PAUL CÉZANNE
(1839–1906)
La Montagne Sainte-Victoire

um 1900, Öl auf Leinwand, 78 × 99 cm
Staatliche Eremitage, Sankt Petersburg

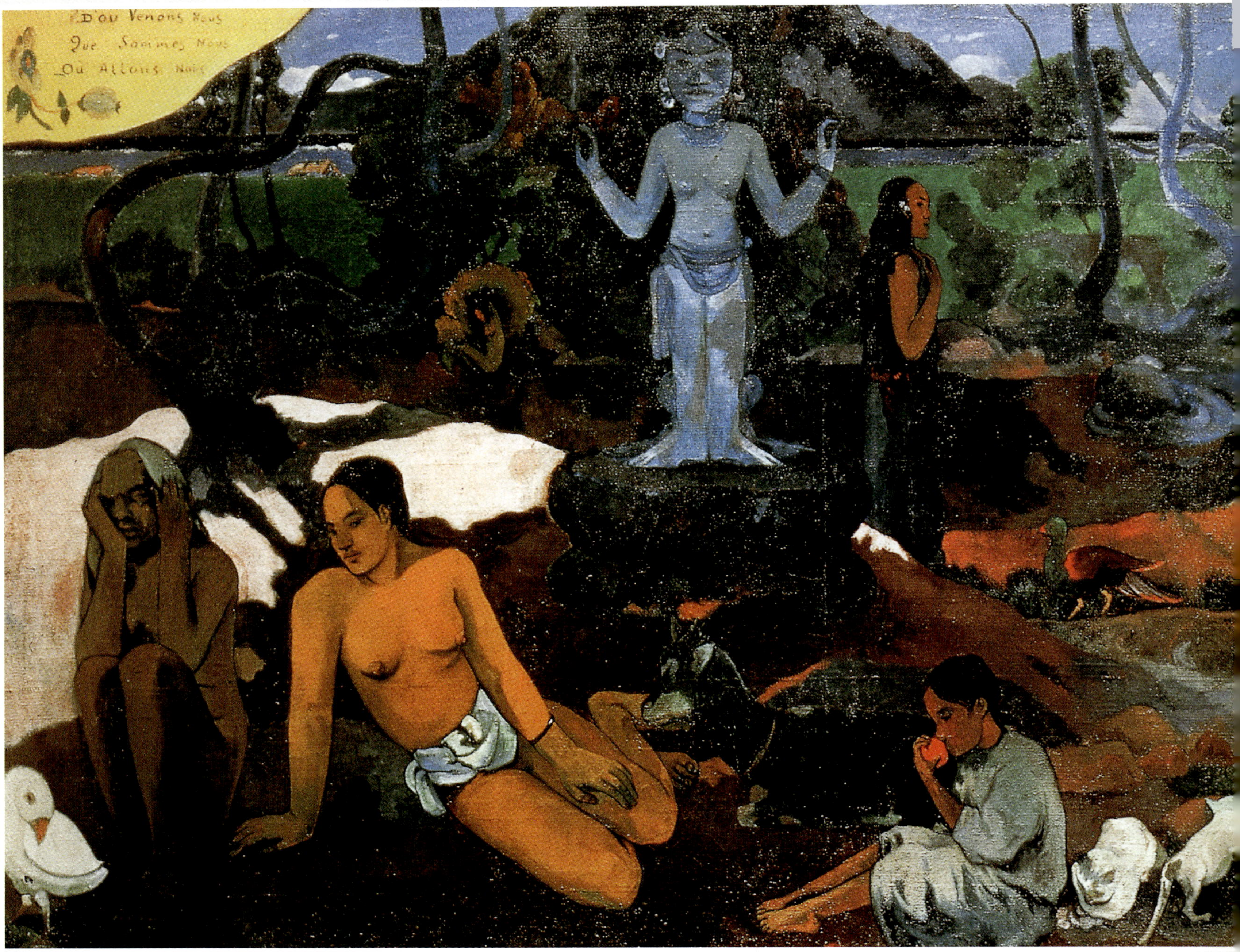

Ich pfeif' drauf

Paul Gauguin in der Südsee

In Tahiti haben die Menschen ein Wort erfunden: ›No artu‹, das ist unser ›Ich pfeif' drauf‹. Es bedeutet hier soviel wie vollkommene Ruhe und Natürlichkeit. Sie können sich nicht vorstellen, wie sehr ich mich an dieses Wort gewöhne. Ich sage es oft – und ich begreife es.

Paul Gauguin, Brief an Georges Daniel de Monfreid, 7.11.1891

Kokospalmen, unberührte Sandstrände, kristallklares Meerwasser, Ureinwohner, die ein bescheidenes, aber glückliches Leben in Harmonie und Frieden führen und farbenprächtige Stammesfeste feiern – von der Südsee träumten an der Wende zum 20. Jahrhundert viele Menschen in der Alten Welt. Industrialisierung und Verkehr schlugen damals mehr und mehr Wunden in Stadt- und Landschaftsbilder, förderten Streß und Hektik. Die kaum bewohnten Inseln nahe des südlichen Wendekreises galten dagegen als Paradies. Hier könne man in der Natur den Garten Eden finden und bei den Menschen eine Gelassenheit, die es sonst nirgends mehr gebe. Das war die Vision von Paul Gauguin. Der gebürtige Franzose war einige Jahre zur See gefahren, bevor er als Börsenmakler eine glänzende Karriere machte. Doch mit 34 Jahren hängte er den Beruf an den Nagel; er glaubte, auch vom Malen existieren zu können. Darin täuschte er sich allerdings, und die Situation spitzte sich zu: Vom teuren Pflaster Paris zog er in die Provinz – erst nach Rouen, dann in die Bretagne, dann zu Vincent van Gogh nach Arles und wieder zurück in die Bretagne. Wegen dieses Nomadenlebens, das Anregungen brachte, aber sonst nur bittere Not, kam es zum Bruch mit Frau und Kindern.

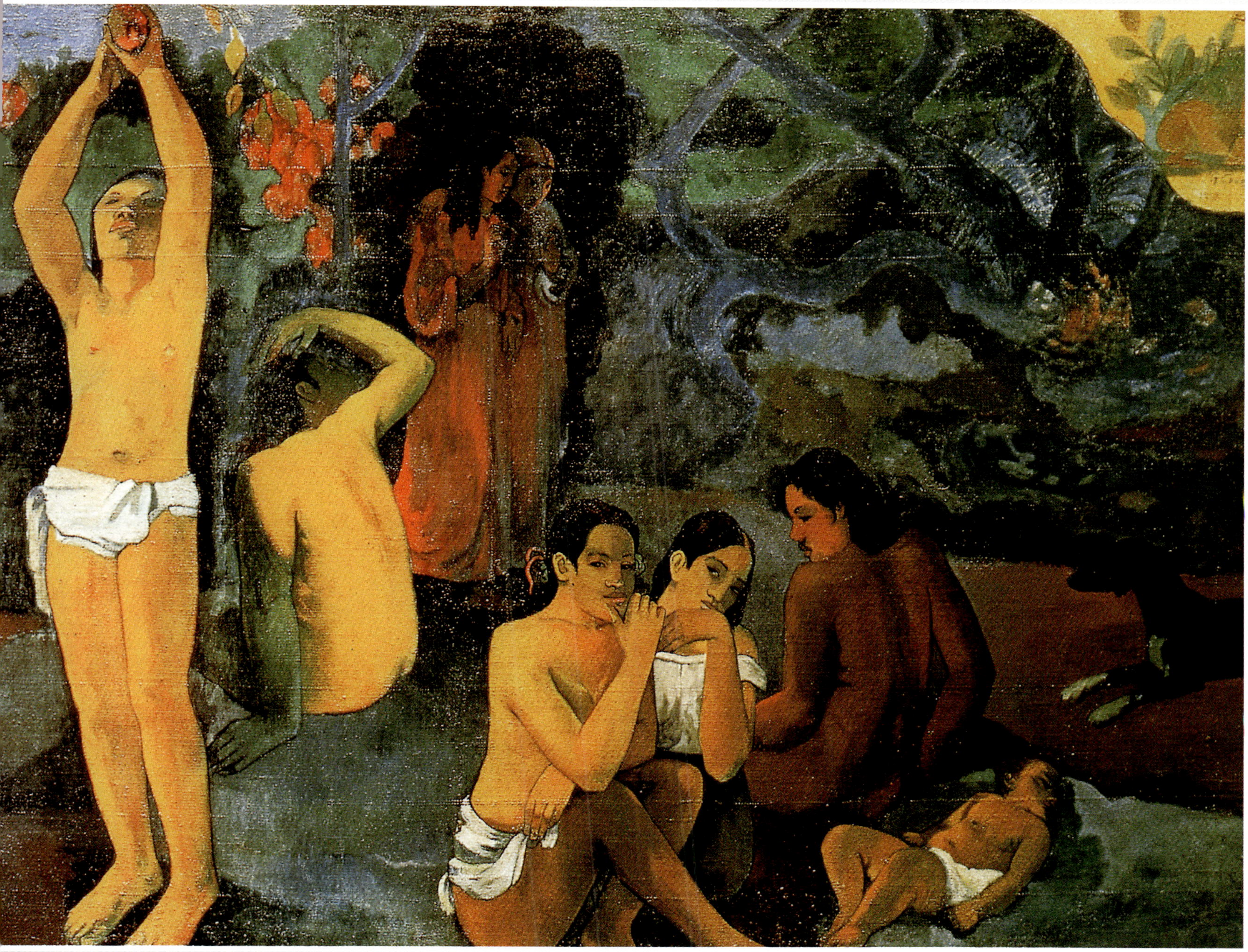

PAUL GAUGUIN
(1848–1903)
**Woher kommen wir?
Wer sind wir? Wohin gehen wir?**

1897, Öl auf Leinwand, 139 × 574,5 cm
Museum of Fine Arts, Boston,
Sammlung Tompkins

Der Gedanke, alles weit hinter sich zu lassen, mag seine Abenteuerlust beflügelt haben – jetzt machte er sich wirklich auf den Weg nach Tahiti: »Die Zukunft gehört den Malern der Tropen, die noch niemand dargestellt hat, und wir brauchen nun einmal Neues für das breite Publikum, die dummen Käufer.« Am 8. Juni 1891 kam Gauguin in der Inselhauptstadt Papeete an. Doch das Paradies der ›edlen Wilden‹, das er frei wähnte von den Versuchungen, Lastern und Mängeln der europäischen Welt, erwies sich als Trugbild. Das Licht, die überquellende Natur, die exotischen Gebräuche und die Freundlichkeit der Eingeborenen entsprachen seinen Vorstellungen. Nicht aber der schroffe Alltag, der mit der französischen Kolonialmacht eingezogen war. Betrug, Korruption und Unterdrückung hatten sich wie ein grauer Schleier über das leuchtende Arkadien der Südsee gelegt. Gauguin schlug sich auf die Seite der Ureinwohner, nahm eine Eingeborene zur Frau, richtete sich eine südseetypische Hütte ein und legte sich mit den französischen Kolonialbehörden an – ständig beeinträchtigt durch seine labile Gesundheit und seinen chronischen Geldmangel. 1893 wegen finanzieller Nöte nach Paris zurückgekehrt, floh er zwei Jahre später erneut in die Südsee, erst nach Tahiti, dann auf die Marquesas-Inseln, wo er 1903 in dem kleinen Häuschen starb, das er selbst ausgemalt hatte. Obwohl sein Traum von der heilen Welt nicht in Erfüllung gegangen war, hatte er in der Südsee lebensfrohe Bilder voller Kraft und Ruhe gemalt – und in einem Brief bekannt: »Das Leben hier ist so heiter und meine Arbeit so heilsam, daß es Wahnsinn wäre, woanders danach zu suchen.«

Die Wahrheit verzaubern

Edgar Degas und das Ballett

Ich spreche von der Vergangenheit, denn es scheint mir, daß alles nach und nach älter wird in mir – außer dem Herzen. Und sogar das Herz hat etwas Künstliches. Die Tänzerinnen haben es in ein Säcklein aus rosa Seide eingenäht, leicht verblichene rosa Seide, wie ihre Ballettschuhe.

Edgar Degas, Brief an den Bildhauer Albert Bartholomé, 17. Januar 1886

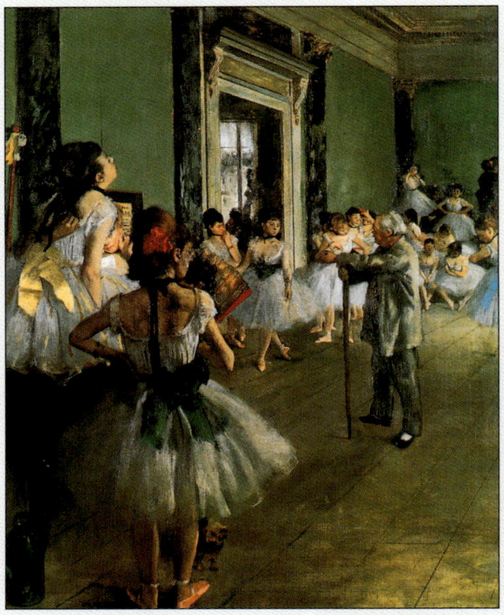

Grazie und Gliederschmerz: Edgar Degas, Alltag in der *Tanzklasse des Monsieur Perrot*, 1873–75

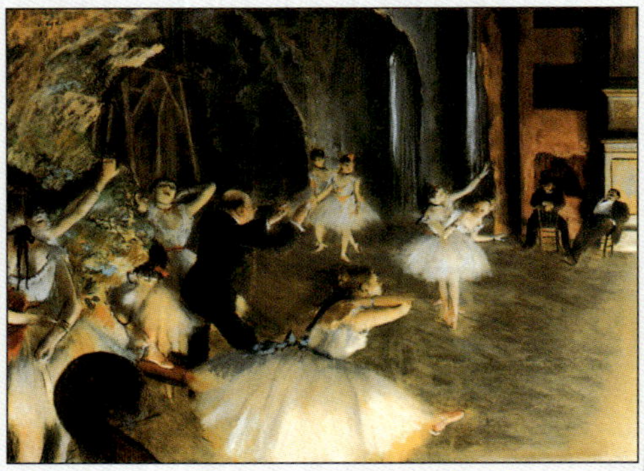

Edgar Degas, *Probe auf der Bühne*, 1874

Damals war es das größte Opernhaus der Welt: Zwischen 1862 und 1875 in der Nähe der Madeleine erbaut, bedeckt der üppige Prachtbau der Pariser Oper noch heute stattliche 11000 Quadratmeter Grundfläche. Und hinter der verspielten, mit allegorischen Figuren geschmückten Fassade warten aufs Publikum 2200 Sitzplätze. Doch der Maler Edgar Degas, der drei Ecken weiter in der Nähe der Rue Le Peletier wohnte, brauchte keinen. Schon Ende der sechziger Jahre hatte der geistreiche Unterhalter, der genausogut den störrischen Querkopf geben konnte, das Ballett als Sujet entdeckt. Und weil er Orchestermusiker zu seinen Freunden zählte, öffneten sich für ihn die Türen in den geheiligten Bereich hinter den Kulissen. Fast jeden Tag saß der gebürtige Franzose auf oder hinter der Bühne.

Schon früh hatte er sich für Motive begeistert, die mitten aus dem Großstadtmilieu gegriffen waren und den Arbeitsalltag oder das Vergnügen zeigten: Pferderennen, Büglerinnen, Passanten auf der Straße, Barbesucher, Zirkusleute. Doch billige Artistinnen und verruchte Dirnen mochte er nicht, der Sohn eines adeligen Bankiers italienischer Herkunft und einer Kreolin aus New Orleans. Was für Toulouse-Lautrec das Moulin Rouge war, war für ihn der Probensaal der Tänzerinnen.

Das Ballett der Pariser Oper zählte damals – mangels großer Namen – nicht gerade zu den Glanzpunkten des hauptstädtischen Kulturlebens: Angesichts einfallsarmer Choreographien fühlte sich das Publikum eher beschäftigt denn unterhalten. Doch Degas ging es nicht um Inszenierungen, sondern um die Bewegung, die Geschwindigkeit – um den Schneeflockenzauber des Balletts. Dieser duftigen Eleganz, dieser zarten Grazie setzte Degas ein Denkmal, das in der Malerei einzigartig ist. Ab 1870 zunehmend von einem Augenleiden heimgesucht, malte er seine Tänzerinnen wie ein Besessener in allen erdenklichen Situationen – und hielt peinlich genau jeden einzelnen Gestus fest: ob beim Spitzentanz, beim Pas de deux oder bei der Verneigung.

Noch mehr allerdings faszinierten ihn die Einblicke, die das Publikum nicht hatte: Tänzerinnen beim Hochziehen der Strümpfe oder beim Nesteln an den Schuhbändern. Selbst die Strapazen des Tanzens stellte er dar: Balletteusen, die an der Stange üben, sich die schmerzenden Knöchel reiben oder ihre erhitzten Häupter erschöpft auf Arme und Hände stützen. Doch selbst die Mühsal ist bei Degas voller Anmut. Und noch etwas führte Degas in die Malerei ein: die Effekte neuartiger Beleuchtung. In seinen Bildern mischt sich zum ersten Mal das Licht von Gaslaternen mit dem der untergehenden Sonne. So entstand ein gemaltes Zwielicht, wie es die Welt noch nicht gesehen hatte.

EDGAR DEGAS
(1834–1917)
Hinter der Szene

um 1898
Pastell auf Papier, 60 × 67 cm
Staatliches Puschkin-Museum für bildende Künste, Moskau

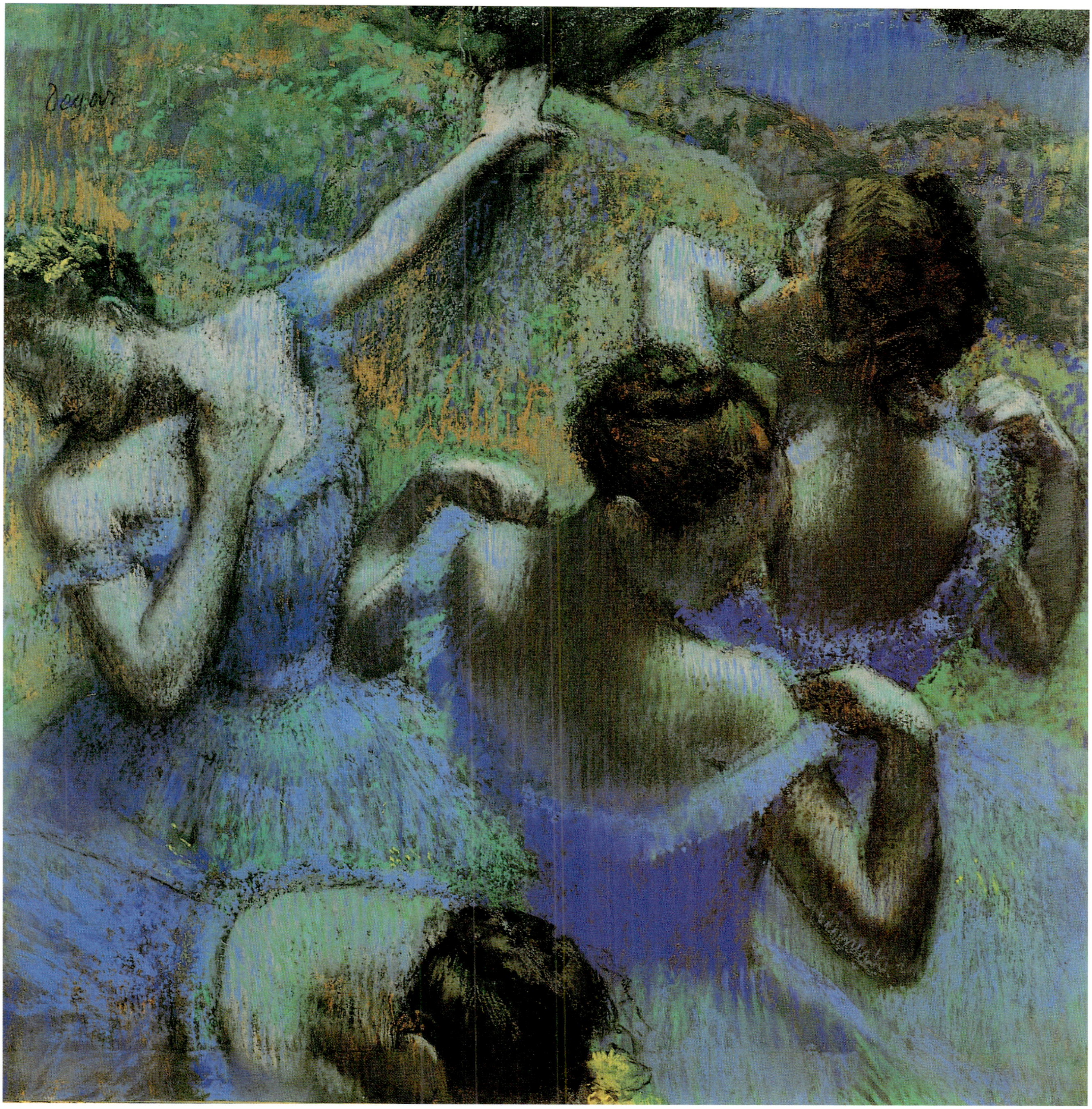
Degas

Die letzten Blüten

Wien um 1900: Das Ende eines goldenen Zeitalters

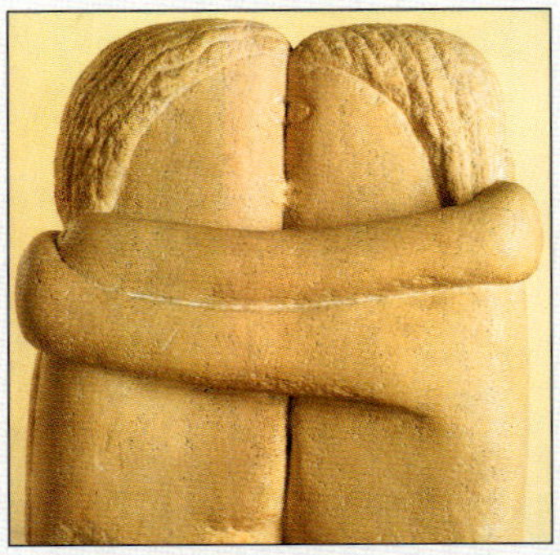

Zur gleichen Zeit wie Klimt: Constantin Brancusis *Kuß* von 1907

Ich liebe jene ersten bangen Zärtlichkeiten,
die halb noch Frage sind und halb
schon Anvertraun,
sie knistern schon wie rote Funken der
Verführung
und stürzen Feuergarben in der Nächte
Brand.

Stefan Zweig, aus: *Silberne Saiten*, 1901

Wien um 1900 – das war nicht nur die glanzvolle Metropole eines Vielvölkerstaates, sondern auch eine Welthauptstadt der Kultur. Dies gehörte zur Tradition in der Stadt der Walzer, der Kaffeehäuser und des Heurigen, wo die Liebe den Wein braucht und der Tod den Zentralfriedhof. Hier hatte mit Mozart, Beethoven und Schubert das unsterbliche Dreigestirn der Musik geleuchtet. Zudem vereinigten sich in Wien – dank der jahrhundertealten Bedeutung als Residenz der Habsburger – alle Ströme europäischer Kultur. Diese Kontraste mündeten in eine einzigartige Harmonie: »Es war lind hier zu leben«, schreibt Stefan Zweig, »denn unbewußt wurde jeder Bürger dieser Stadt zum Kosmopoliten, zum Weltbürger erzogen.« Nicht nur Stefan Zweig schätzte um 1900 dieses besondere Flair, sondern auch andere Persönlichkeiten mit klingenden Namen – Hugo von Hofmannsthal beispielsweise und Arthur Schnitzler, Karl Kraus und Theodor Herzl, Arnold Schönberg und Gustav Mahler.

Und doch ging eine Epoche zu Ende: Während die österreichisch-ungarische Monarchie vergreiste, die Ringstraßenpracht verblaßte und am Horizont Wolken künftigen Kriegsunheils aufzogen, trieb der Wiener Jugendstil die letzten Blüten dieses schon in Agonie befindlichen goldenen Zeitalters.

Als bedeutendste Malerpersönlichkeit dieser Periode gilt Gustav Klimt. Der Sohn eines Goldschmieds, der 1897 in Abgrenzung zur akademischen Maltradition die Künstlervereinigung ›Wiener Secession‹ gründete, hatte sich nicht nur von der Ringstraßenpracht inspirieren lassen, sondern auch von der byzantinischen und ostasiatischen Kunst. Entsprechend golden glänzten seine Bilder – er badete

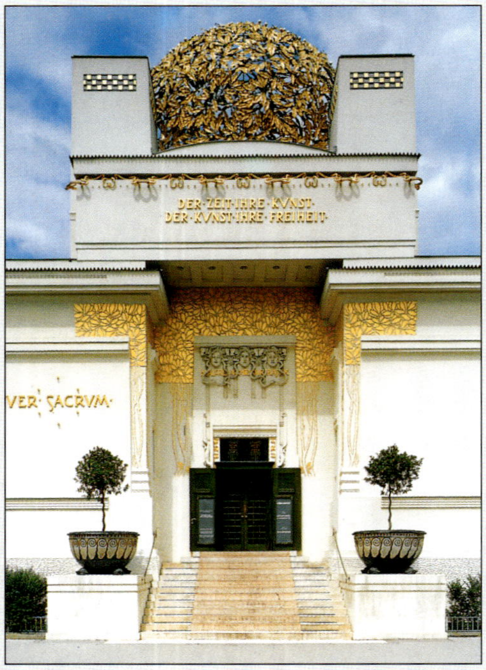

DER ZEIT IHRE KUNST
DER KUNST IHRE FREIHEIT
VER SACRUM

Künstlerische Heimat von Klimt und seinen Freunden: Das Sezessionsgebäude am Wiener Naschmarkt

regelrecht in symbolischen Ornamenten und Dekorationen. Das hätten ihm die Wiener vielleicht gar nicht übelgenommen. Denn daß der Luxus die Stadt an der Donau regiert, notierte schon hundert Jahre zuvor Giacomo Casanova. Der rastlose Frauenheld bemerkte auch, daß es wegen der »Keuschheitskommissäre« außerordentlich schwer sei, sich in Wien »aphrodisische Freuden zu verschaffen«. An dieser prüden Bigotterie hatte sich offenbar bis in die Zeit des Jugendstils nichts geändert: Als Klimt – beeinflußt von den Schriften seines Wiener Mitbürgers Sigmund Freud – Sinnlich-Erotisches freier und gewagter darstellte, erntete er Ablehnung und galt als ›obszön‹. Dabei war es ihm nur darum gegangen, den Weg des Menschen durch das Dunkel der Triebe zur Erlösung nachzuzeichnen. Und für diese Erlösung stand bei ihm *Der Kuß*, sein künstlerisches Hauptwerk. Ein Manifest der Dekadenz? Vielleicht auch. Mehr aber noch: ein letzter Lebenstraum vor den Todeswehen der kommenden Kriege.

GUSTAV KLIMT
(1862–1918)
Der Kuß

1907/08, Öl auf Leinwand, 180 × 180 cm
Österreichische Galerie Belvedere, Wien

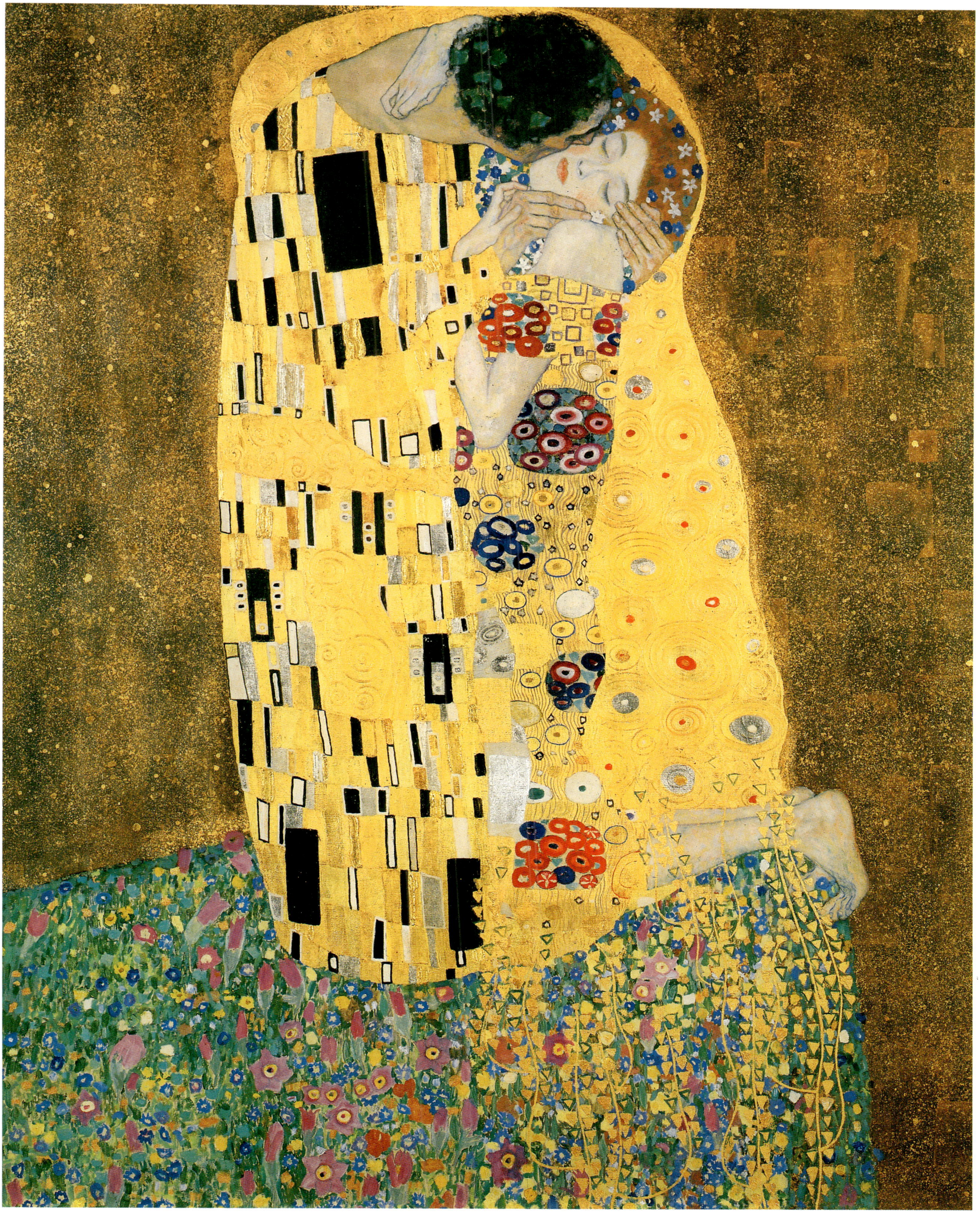

Wie mit der Axt behauen

Die Lust am Häßlichen

Sie erinnern sich ja, daß das Bild anfangs ›Le Bordel d'Avignon‹ hieß. Wissen Sie auch weshalb? Avignon ist ein Name gewesen, der mit meinem Leben in Barcelona verknüpft war. Ich wohnte damals nur ein paar Schritte von der Calle d'Avignon entfernt. Dort habe ich unter den Augen der Huren immer mein Papier und meine Farben gekauft.

Pablo Picasso, *Wort und Bekenntnis,* 1954

Das Neugeborene war blau angelaufen und gab keinen Mucks von sich. Die Hebamme hielt es für tot. Aber nicht Don Salvador, der Onkel und Arzt, der neben dem Geburtszimmer die Zeitung gelesen hatte. Geistesgegenwärtig blies er dem halb erstickten Kind den Rauch einer Zigarre ins Gesicht. Es holte Luft, begann zu schreien – und war gerettet.

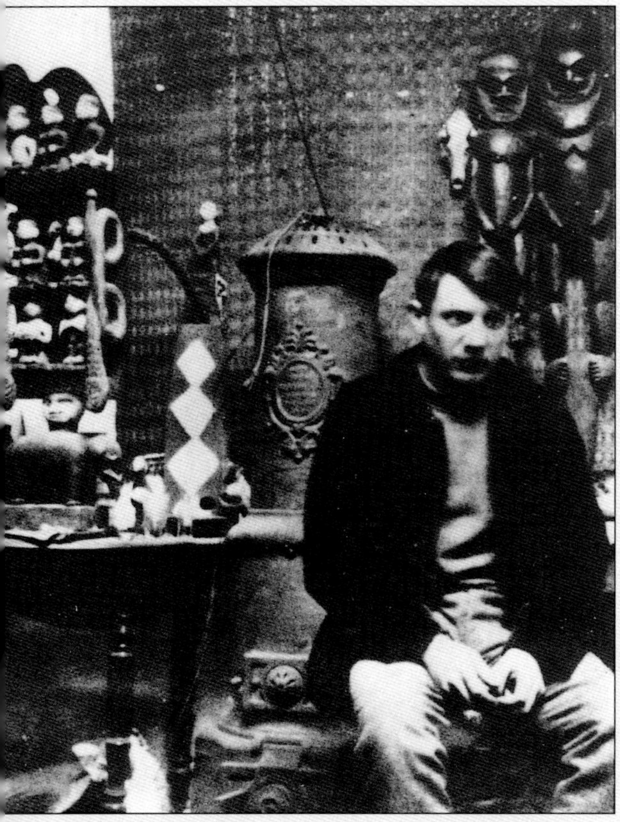

Pablo Picasso vor Skulpturen aus Afrika und Ozeanien in seinem Atelier im Bateau-Lavoir, Paris 1908

Schon im ersten Moment seines Lebens war Pablo Picasso also dem Tod begegnet – und hatte ihn besiegt. Was mußte er noch fürchten? Bis ans Ende seines fast 92 Jahre währenden Lebens bewunderte die Welt die beeindruckende Vitalität, die Arbeitswut und das Selbstbewußtsein des genialen Malers, der schon mit 14 zum ersten Mal ein Bild ausgestellt hatte und als grandioses Talent gefeiert worden war.

In Barcelona stieß der Achtzehnjährige im Künstlerlokal ›Die vier Katzen‹ auf die intellektuelle Avantgarde der Stadt. Er war der Jüngste und schnell der Beliebteste: »Er übte solch eine Anziehung aus, daß er zum Anführer der ganzen Gruppe wurde«, erzählt ein Zeitgenosse. 1904 zog er nach Paris. Um den Ofen heizen zu können, soll er seine Zeichnungen verbrannt haben, und die Wände seines leeren Zimmers bemalte er angeblich mit Möbeln. Das mögen Legenden sein. Aber sie verdeutlichen, was zur Realität seines Lebens gehörte: Weil er mit der akademischen Konvention gebrochen hatte und stattdessen Verelendete, Gaukler und Huren malte, mußte er in jungen Jahren um seinen Unterhalt kämpfen. Denn selbst unter Freunden blieb sein Werk umstritten. Der größte Skandal des jungen Revoluzzers: Sein Bild mit dem Titel *Les Demoiselles d'Avignon.*

Kurz zuvor hatte Picasso in der Wohnung des Malers Henri Matisse zum ersten Mal eine afrikanische Skulptur aus schwarzem Holz in Händen gehalten. »Er legte sie den ganzen Abend nicht mehr weg. Und als ich am nächsten Morgen in sein Atelier kam, war der Boden mit Blättern übersät. Sie zeigten immer das gleiche Motiv: den Kopf einer Negerin. Dieselbe Frau erschien dann auf Gemälden, zu zweien, zu dreien. Und plötzlich gab es die *Demoiselles d'Avignon,* ein Bild, groß wie eine Mauer«, so der Dichter Max Jacob. Die Schriftsteller und Künstler des 19. Jahrhunderts hatten ferne Länder als paradiesische Orte geschildert und die dortigen Lebensformen verklärt. Doch Picasso begeisterte sich nur für die fremde Ästhetik – und löste einen ungeheuren Schock aus. Die *Desmoiselles,* die einer »aggressiven Erotik« geziehen wurden, und ihre Gesichter, die auf Zeitgenossen »wie mit der Axt behauen« wirkten, wertete man als Huldigung an die grelle Welt der Deformation und der zerstörten Mythen – und damit als Generalangriff auf die Idealvorstellungen europäischer Kunst. Doch für die Malerei war dieses Bild mit seiner Gleichzeitigkeit verschiedener Perspektiven der Aufbruch in eine neue Zeit.

PABLO PICASSO
(1881–1973)
Les Demoiselles d'Avignon

1907, Öl auf Leinwand, 244 × 233,7 cm
The Museum of Modern Art, New York

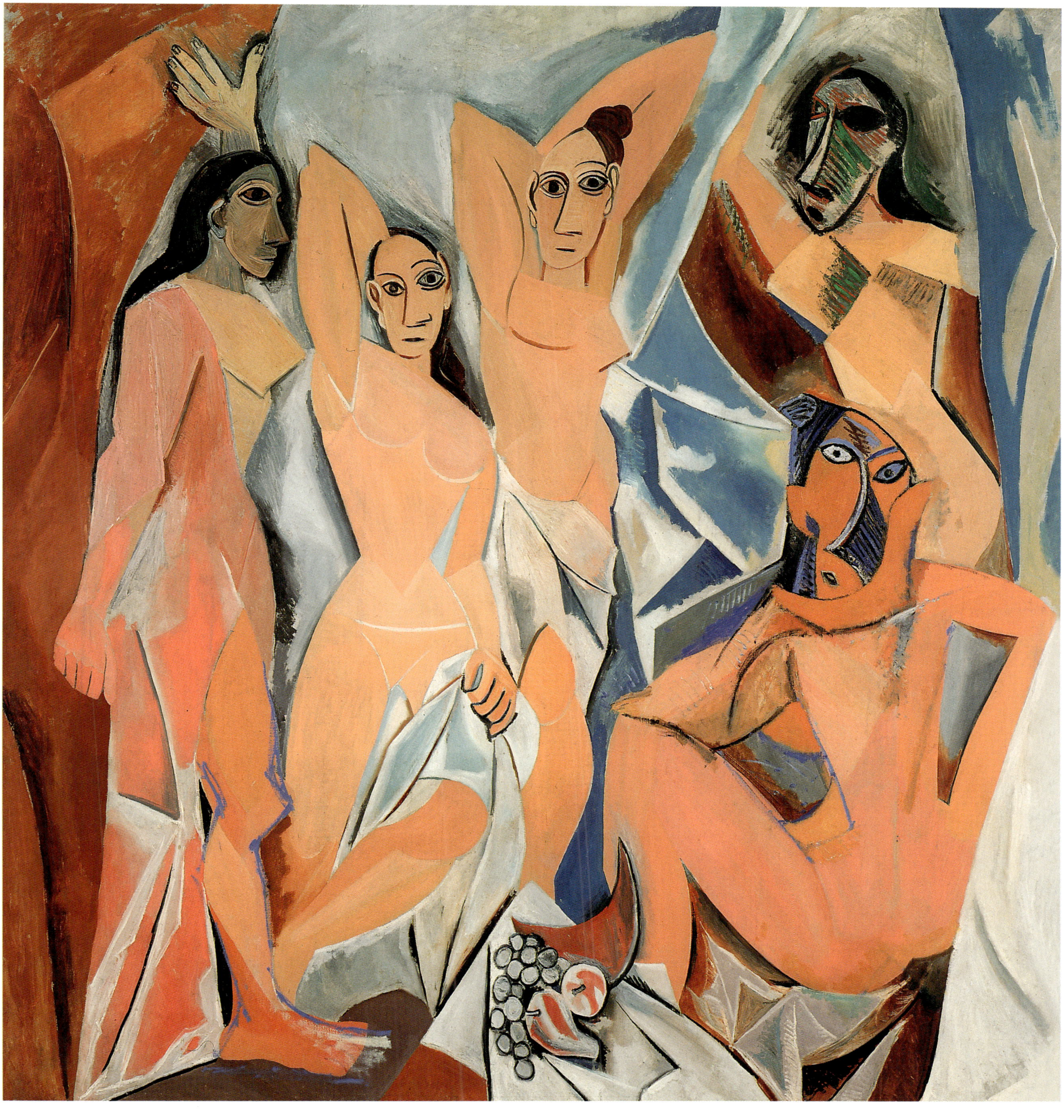

Das Blau der Côte d'Azur

Farben für den Lehnstuhl

Ich träumte von einer Malerei des Gleichgewichts, der Reinheit, der Ruhe, ohne Gegenstände, die verwirren oder sich aufdrängen – von einer Malerei, die für jeden, für den Geschäftsmann ebenso wie für den Literaten, ein Beruhigungsmittel ist, eine Erholung für den Kopf, so etwas wie ein guter Lehnstuhl, in dem man sich von den Anstrengungen des Tages ausruhen kann.

Henri Matisse, *Notizen eines Malers*, 1908

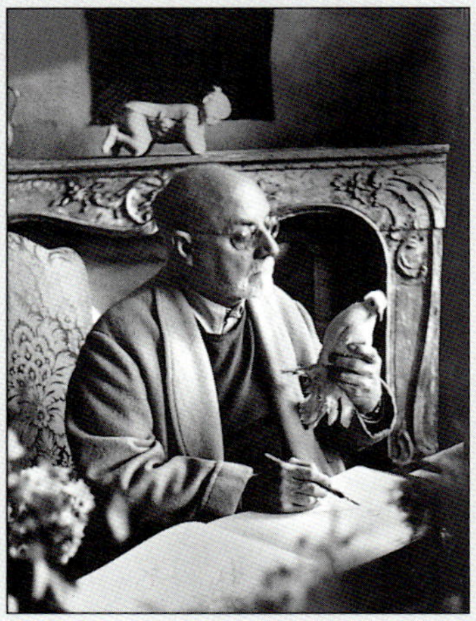

Henri Matisse in seinem Atelier in Vence

Der Mistral weht lau, am Strand spielt man gelassen eine Runde Boule. An der Küste reiht sich eine vornehme, weiße Villa an die andere. Auf den sanften Wellen der Hafenbuchten schaukeln die Yachten. Und die Menschen lassen vergnügt ihre Seele baumeln: eine Atmosphäre der Ruhe, der Erholung, der Sorglosigkeit. Der Maler Henri Matisse, 1954 in Nizza gestorben, mochte diese Stimmung. Und er wollte das Blau seiner geliebten Côte d'Azur ebenso auf die Leinwand bannen wie das Grün ihrer Schirmpinien. Diese Farbkombination sei das, was in der Musik Harmonie genannt werde, und sie verhelfe zu einer tiefen, inneren Ausgeglichenheit – so seine Überzeugung.

In seinem Gemälde *Der Tanz* erkundete er die Wirkung. Nicht nur hier mag er sich in der Rolle eines malenden Seelsorgers, als Priester an der Staffelei gefühlt haben: »Ich möchte, daß der müde, überlastete, gehetzte Menschen vor meinen Bildern etwas Ruhe und Frieden findet«, hatte er 1908 in den *Notizen eines Malers* geschrieben. Er liebte das Leben, die Sinnlichkeit, die Schönheit seiner Modelle und die Pracht der Natur. Mit seinen Bildern wollte er die ihm eigene Daseinsfreude weitergeben. Offenbar ist ihm das gelungen. Sein italienischer Malerkollege Renato Guttuso bezeichnet das Werk von Matisse als »Fest für die menschlichen Sinne« und als »Entwurf einer paradiesischen Welt«. Mit seiner Gelöstheit und Heiterkeit gäbe er ein »großartiges Zeugnis von der Liebe und vom Vertrauen in die Schönheit des Lebens«. Ähnlich überschwenglich äußert sich der französische Schriftsteller Louis Aragon, wie Matisse Mitglied der Kommunistischen Partei, über die Bilder seines Genossen: Sie zeigten »das sieghafte Lächeln unserer Tage, da der Mensch anfing, sich abzukehren von der Nacht, und mit eben diesem Lächeln den Tagen entgegengeht, die durch seinen Sieg für immer hell und friedvoll sind«. Bei Matisse scheint fast immer die Sonne, und seine Menschen wirken unbeschwert. Die Leichtigkeit des Seins beflügelt offenbar auch die fünf Frauen, die auf dem Gemälde *Der Tanz* wie traumverloren zwischen Himmel und Erde schweben.

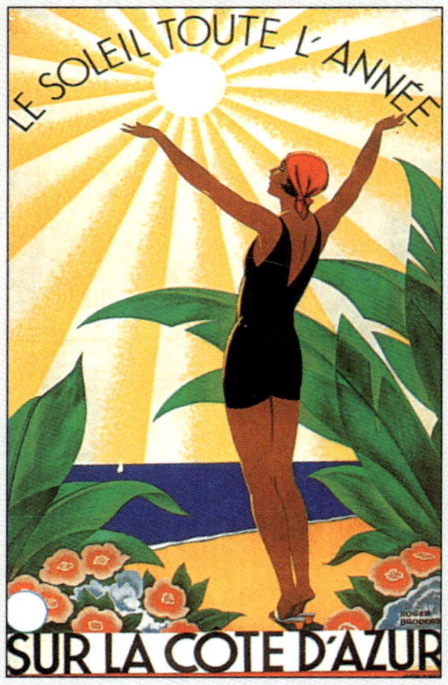

Matisse, der später Bühnenbilder für den russischen Choreographen Sergeij Pawlowitsch Diaghilew schuf, liebte das Ballett: Tanz sei Leben und Rhythmus zugleich, zudem sprühe er vor Vitalität und Jugendlichkeit. Am Strand von Collioure soll Matisse im Sommer 1905 katalanischen Fischern zugeschaut haben, als sie eine Sardana tanzten – einen alten Reigen, in dem Takt und Tempo häufig wechseln. Diese Szene mag das Vorbild für *Der Tanz* gewesen sein. Denn obwohl Matisse während seiner Arbeit an diesem Gemälde mehrmals das Pariser Lokal ›Moulin de la Galette‹ aufsuchte, wo am Sonntagabend zum Tanz aufgespielt wurde, fühlte er sich davon bildlich nicht inspiriert. Von dort habe er nur die Klänge der immer wieder gespielten provençalischen Farandole im Ohr behalten – was dem Rhythmus des Bildes zugute gekommen sei.

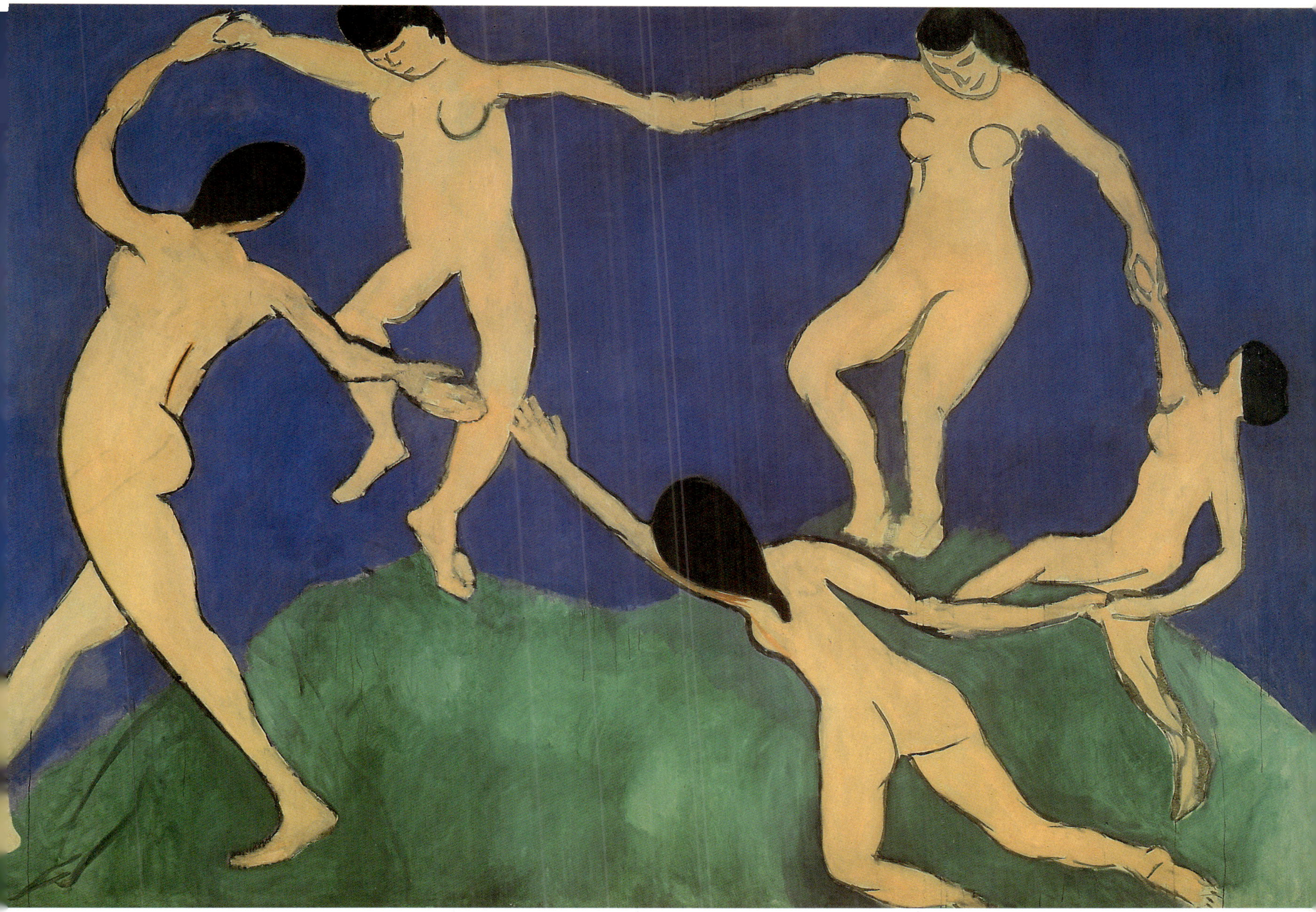

HENRI MATISSE
(1869–1954)
Der Tanz I

1909, Öl auf Leinwand, 259,7 × 390,1 cm
The Museum of Modern Art, New York

Der blaue Reiter präsentiert sein blaues Pferd

Die Kunststadt München um 1911

Der blaue Reiter ist da – ein schöner Satz, fünf Worte – lauter Sterne. Ich denke nun wie der Mond. Wohne in den Wolken namentlich am Abend, wenn Niemandwer mehr durch die Straßen geht … Meine Augen taten mir weh, als ob dein süßes Pferd Staub aufgewirbelt hätte. Komme zu mir, du und dein Gemahl, blauer Ritter, daß ich Euch liebe.

Else Lasker-Schüler, Brief an Franz Marc, 9. Dezember 1912

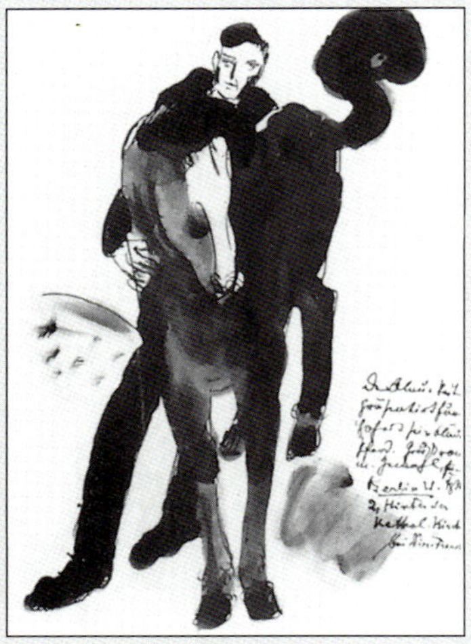

»Der blaue Reiter präsentiert sein blaues Pferd«, Brief von Franz Marc an Else Lasker-Schüler, 1912

30 Pfennige kostete 1911 eine Maß Bier in der königlich bayerischen Residenzstadt München. Und doch drehte sich in der Stadt an der Isar schon damals nicht alles ums Oktoberfest: Thomas Mann schrieb in jenen Tagen in seiner Schwabinger Wohnung am *Tod in Venedig* und Bruno Walter dirigierte in der Musikalischen Akademie die Uraufführung von Gustav Mahlers *Lied von der Erde.* München leuchtete. Und die Dichterin Else Lasker-Schüler vermerkte: »Ein Paradies ist München … Hier freut man sich seiner selbst.«

Doch auch der Münchner Grant fand Nachschub: Der Auftritt der Nackttänzerin Via-Villany erregte ziemlichen Anstoß. Und in einem ehemaligen Laden in der Türkenstraße malten – durchs Schaufenster von der Straße einsehbar – zwei Männer anstößige Bilder. Der eine von ihnen, Franz Marc, ein trotziges, selbstbewußtes Pferd – in Blau! Es kam zu lautstarken Protesten. Weil die herbeigeeilten Schutzleute den Malern ihre Tätigkeit nicht verbieten konnten, patroullierten sie vor dem Laden, um den Volkszorn im Auge zu behalten. Tatsächlich zählten sich Franz Marc und sein Mitstreiter Wassily Kandinsky zu den ›Wilden‹ – und sie rechneten mit Spott und Unverstand. Das seien »Rosen auf dem Wege«, hatte Franz Marc befunden. Engagiert setzten sie sich für einen Dialog zwischen Malerei, Literatur und Musik ein – mit dem Ziel, »die bisherigen Grenzen des künstlerischen Ausdrucksvermögens grundlegend zu erweitern«.

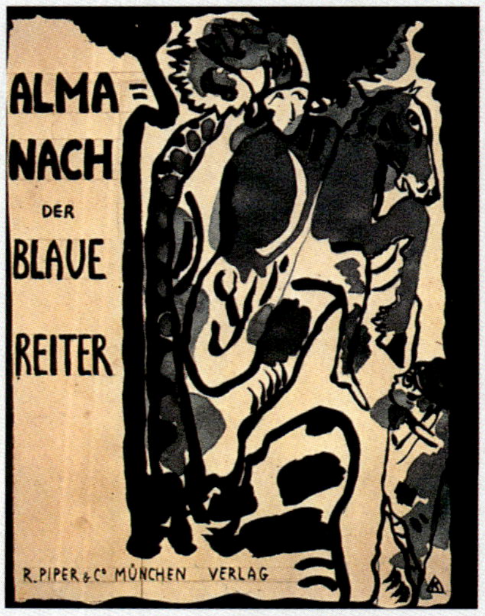

Entwurf für den Umschlag des Almanachs *Der Blaue Reiter,* 1911

1912 veröffentlichten sie einen aufsehenerregenden Almanach, der 19 Artikel und Zitate, drei Notentexte und 141 Reproduktionen enthielt – darunter Volks- und Kinderkunst, »primitive, römische, gotische Kunst«, »Kunst des XX. Jahrhunderts« und »ägyptische Schattenfiguren«. Die bunte Vielfalt sollte andere Künstler anregen, in der Kunst neue Wege zu beschreiten. Der Titel, den der Almanach trug, lautete: *Der Blaue Reiter.* »Den Namen … erfanden wir am Kaffeetisch in Marcs Gartenlaube«, so Kandinsky: »Beide liebten wir Blau, Marc – Pferde, ich – Reiter. So kam der Name von selbst.« Bald folgte die erste Ausstellung des Blauen Reiters, der nie eine organisierte Künstlergemeinschaft war, sondern ein wechselnder Kreis um Marc und Kandinsky. Hier fand sich auch *Das blaue Pferd.* Tiere hielt Marc für »reiner« als Menschen. Und die Farbe Blau stand bei ihm für das Männliche, Herbe und Geistige. Zudem war ihm das Pferd als Attribut der Volksheiligen Martin und Georg bewußt, die als Reiter zu himmlischen Bezwingern des Bösen und des Materiellen wurden. In der Kunst wollten Marc und Kandinsky dieselbe Rolle spielen. Doch schon bald wurde der Blaue Reiter selbst bezwungen. Seine Geschichte endete 1916 mit dem Tod von Franz Marc auf den Schlachtfeldern vor Verdun.

FRANZ MARC
Blaues Pferd I

1911, Öl auf Leinwand, 112,5 × 84,5 cm
Städtische Galerie im Lenbachhaus, München

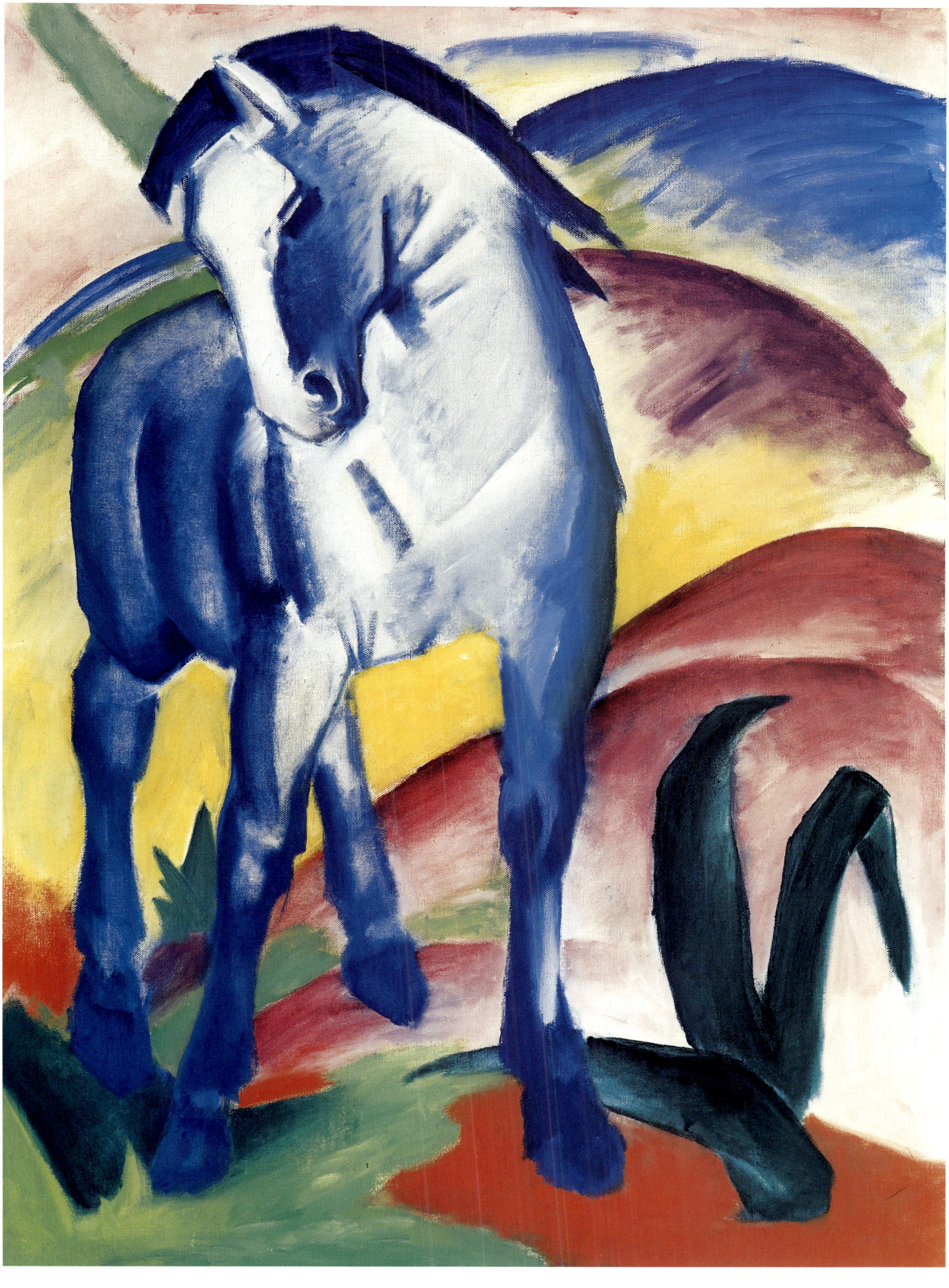

Wie man eine Symphonie malt

Von der sichtbaren Welt zum abstrakten Farbklang

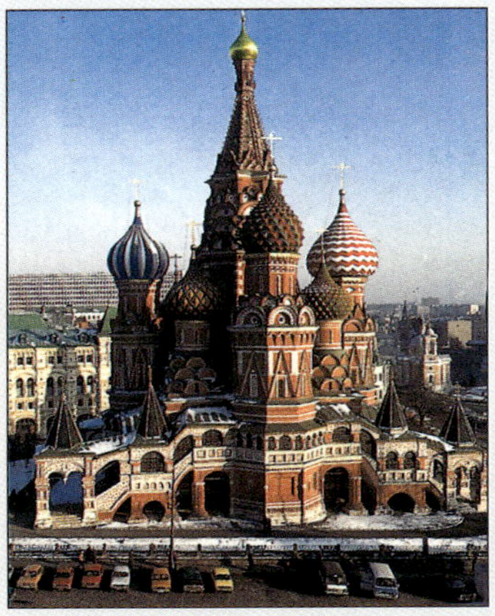

Die Farben von Moskau: Blick aus dem Zaren-Turm auf die Basilius-Kathedrale am Roten Platz

Die Sonne schmilzt ganz Moskau zu einem Fleck zusammen, der wie eine tolle Tuba das ganze Innere, die ganze Seele in Vibration versetzt ... Das ist nur der Schlußakkord der Symphonie, die jede Farbe zum höchsten Leben bringt ... Rosa, lila, gelbe, weiße, pistaziengrüne, flammenrote Häuser, Kirchen – jedes ein selbständiges Lied – der rasend grüne Rasen, die tiefer brummenden Bäume ... Diese Stunde zu malen, dachte ich mir als das unmöglichste und höchste Glück des Künstlers.

Wassily Kandinsky, 1912

Eines Abends im Jahr 1910 kam er in sein Atelier, traf dort eine zufälligerweise verkehrt aufgestellte Leinwand an und war völlig außer sich, als er in dem verdrehten Bild plötzlich ein Gemälde »von außergewöhnlicher Schönheit sah, voll innerer Ausstrahlung«. Damals, so sagte Wassily Kandinsky später, habe er schlagartig verstanden, was Abstraktion wirklich bedeute. ›Abstrahieren‹ meint im Zusammenhang mit der Kunst, »nicht etwas sinnlich Wahrnehmbares, sondern den gedanklichen Gehalt von etwas darzustellen suchen« – also beispielsweise kein sich küssendes Paar zu zeigen, sondern allein durch ungegenständliche Darstellungsweise das Gefühl für Freude, Liebe und Geborgenheit zum Ausdruck zu bringen.

Heftig und kontrovers wurde diskutiert, wer denn nun tatsächlich das erste ungegenständliche Bild gemalt habe und als Begründer der abstrakten Malerei gelten könne. Kandinsky war zeitlebens davon überzeugt, daß ihm diese Ehre zukomme. Inzwischen weiß man zwar, daß schon vor ihm, zum Beispiel von Hans Schmithals, abstrakte Bilder gemalt worden sind. Trotzdem kommt Kandinsky das Verdienst zu, daß sich in seinen Bildern Farben und Formen in einer für andere Maler wegweisenden Art verselbständigten. Doch bis dahin war es für den gebürtigen Russen, der eine Professur für Jurisprudenz ausgeschlagen hatte, um Maler zu werden, ein weiter Weg gewesen. Und anfangs hatte ihn jede Malerei, die nicht ganz der Realität entsprach, eher verwirrt. Als er mit 30 Jahren in Moskau eine Ausstellung französischer Impressionisten sah, blieb er lange vor Monets Bild *Der Heuhaufen* stehen und notierte anschließend: »Daß das ein Heuhaufen war, belehrte mich der Katalog. Erkennen konnte ich ihn nicht. Dieses Nichterkennen war mir peinlich. Ich fand auch, daß der Maler kein Recht hat, so undeutlich zu malen. Ich empfand dumpf, daß der eigentliche Gegenstand in diesem Bild fehlt.« Dann freundete er sich aber doch damit an und merkte, »daß das Bild nicht nur packt, sondern sich unverwischbar ins Gedächtnis einprägt und immer ganz unerwartet bis zur letzten Einzelheit vor den Augen schwebt ... Die Malerei bekam eine märchenhafte Kraft und Pracht. Unbewußt war aber auch der Gegenstand als unvermeidliches Element des Bildes diskreditiert. Im ganzen hatte ich den Eindruck, daß ein kleines Teilchen meines sonnendurchfluteten Märchen-Moskau doch auf der Leinwand schon existierte«.

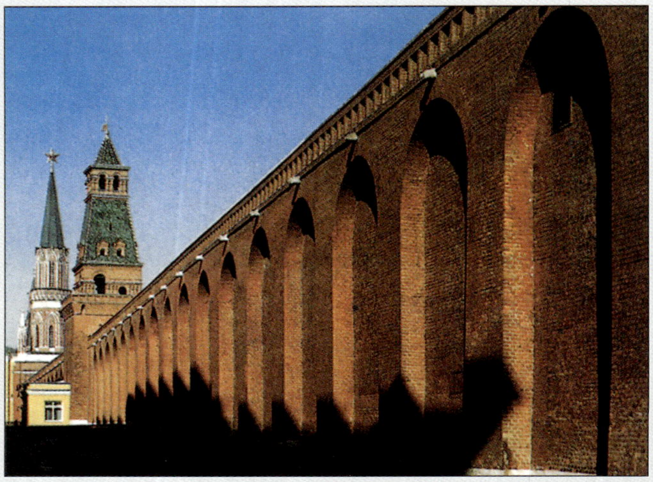

Die Innenseite der Moskauer Kremlmauer mit Senat- und St. Nikolai-Turm

Trotz seines Bekenntnisses zur Abstraktion: Seine Anregungen fand Kandinsky ausschließlich in der sichtbaren Welt – angefangen von den Schnitzereien russischer Bauernhäuser über afrikanische Masken bis hin zu oberbayerischen Votivtafeln. Und er versuchte mit seiner Gegenstandslosigkeit nicht das Nichts darzustellen, sondern das ursprüngliche Chaos, aus dem durch eine große Schöpferkraft erst alle Welt erstand. Insofern ist auch die *Komposition VII*, Kandinskys bedeutendstes Bild aus der Zeit vor dem Ersten Weltkrieg, kein Zeugnis des Untergangs, sondern eine Botschaft schöpferischen Anfangs.

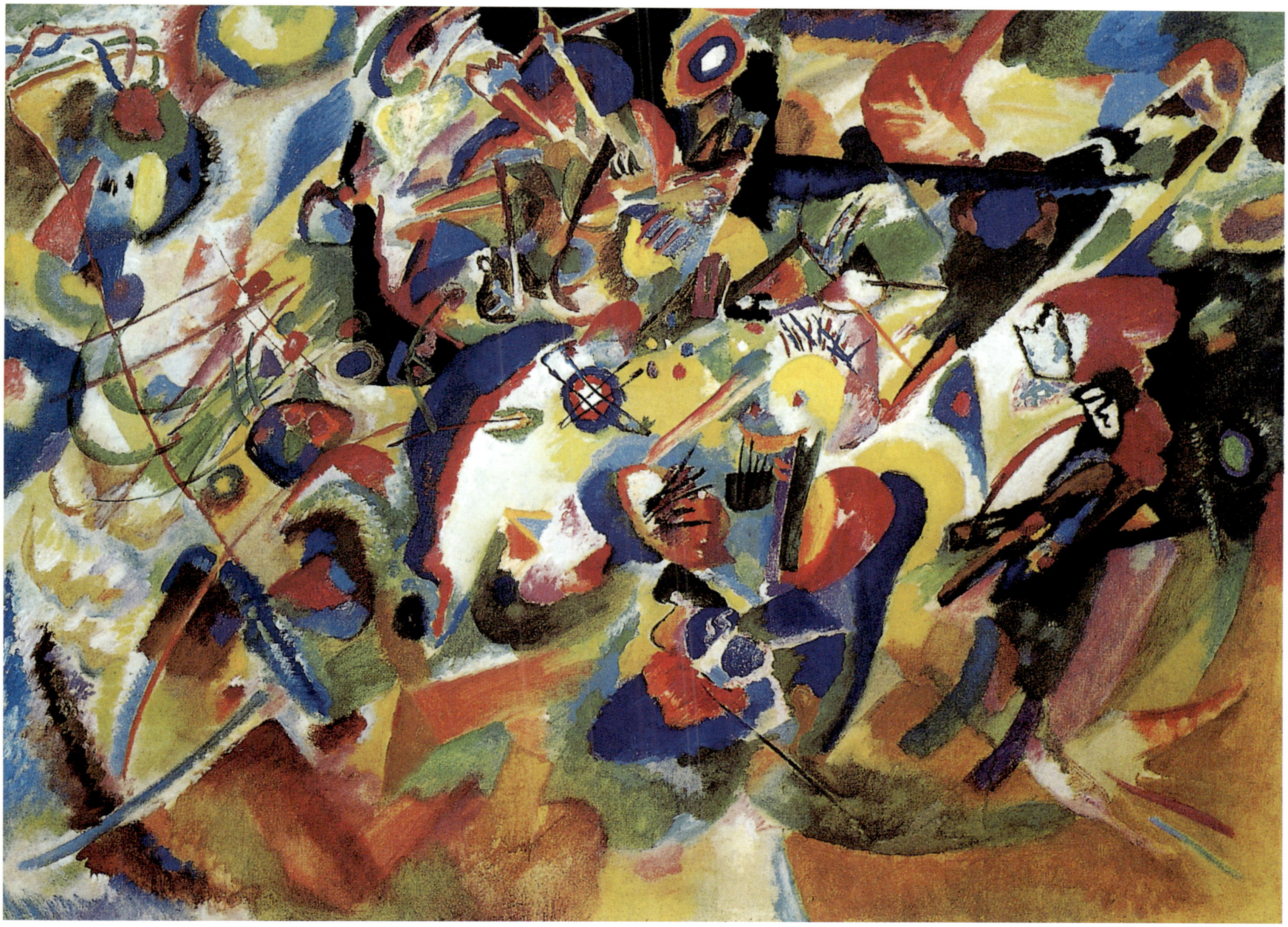

WASSILY KANDINSKY
(1866–1944)
Entwurf 3 zu ›Komposition VII‹

November 1913, Öl und Tempera auf Leinwand,
90,2 × 125,2 cm
Städtische Galerie im Lenbachhaus, München

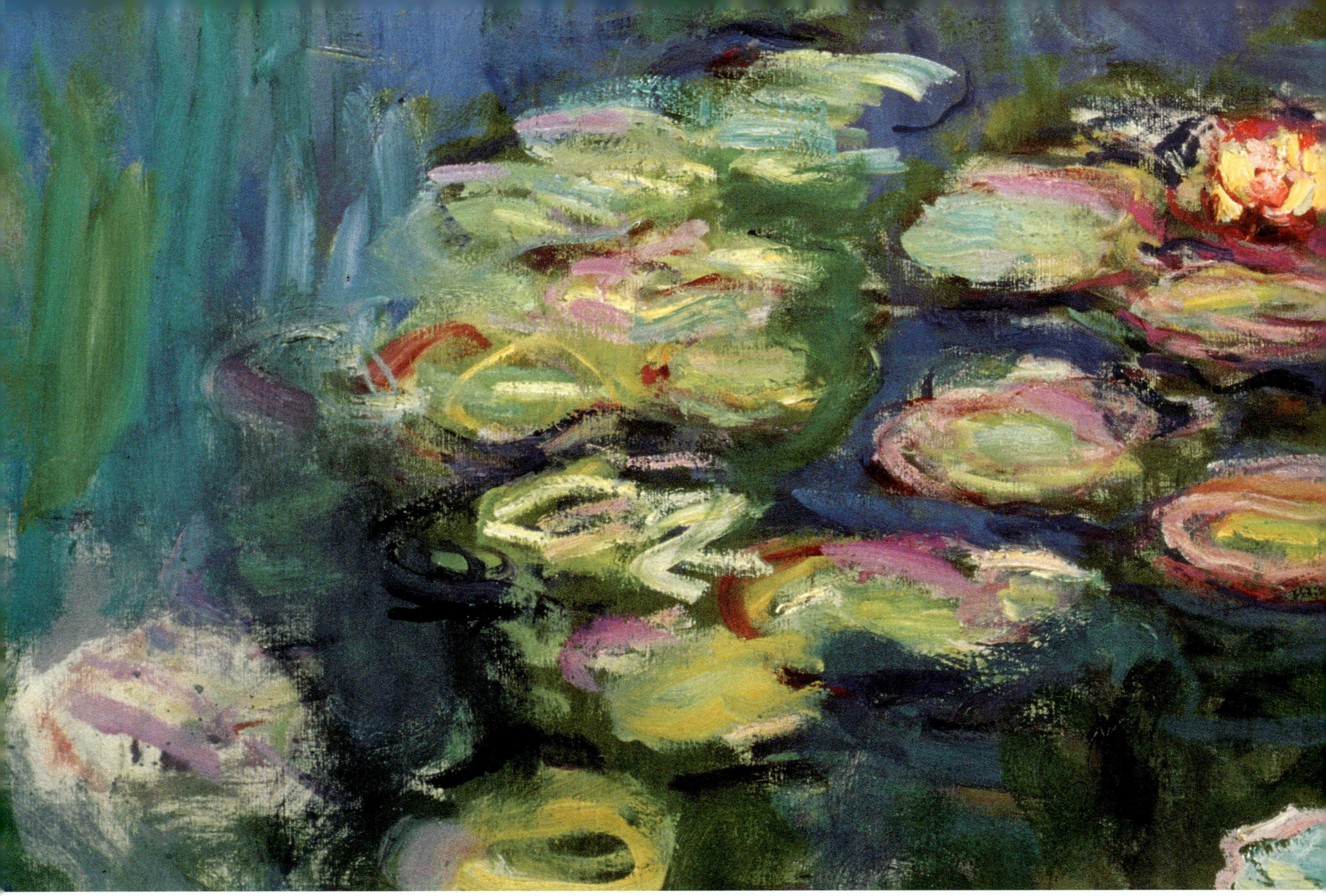

Auf blumigen Pfaden ins Nichts

Der Wassergarten von Giverny

Wenn uns die Seerosen des Wassergartens vom Wasserspiegel zu den wandernden Wolken des unendlichen Raumes tragen, dann verlassen wir die Erde – und sogar ihren Himmel, um ausgiebig die höchste Harmonie der Dinge zu genießen, die schon jenseits unseres kleinen Planeten liegt.

Georges Clemenceau, *Claude Monet*, 1929

»Eine mit Blumen und Blättern übersäte Wasserwiese, entzündet durch die Fackel der Sonne und glitzernd im Wechselspiel des Lichts zwischen Himmel und Wasserspiegel« – so beschrieb der ehemalige französische Ministerpräsident und Staatsmann Georges Clemenceau die Seerosen-Bilder seines Freundes Claude Monet. Clemenceau, der am Ende des Ersten Weltkriegs die französischen Kräfte erfolgreich gebündelt und wesentlich zum Sieg der Alliierten beigetragen hatte, hielt die Seerosen-Bilder für eine »Offenbarung«. Er war es auch, der Monet die Möglichkeit gab, zwischen 1915 und 1924 seine acht riesigen Seerosen-Bilder als Geschenk für die Französische Republik auf die Wände der Orangerie in den Pariser Tuilerien zu malen. Claude Monet war jedoch nicht von Anfang an von derart prominenten Freunden umgeben. Im Gegenteil: der Maler, dessen Bild mit dem Titel *Impression, soleil levant* 1873 dem Impressionismus den (Spott-)Namen gegeben hatte, lebte jahrzehntelang in bitterster Armut. Erst als der Kunsthändler Theo van Gogh, der Bruder Vincents, 1889 ein Bild Monets für die Rekordsumme von 10350 Francs hatte verkaufen können, mußte sich der nun schon fast fünfzigjährige Meister keine finanziellen Sorgen mehr machen – jetzt lief das Geschäft.

Monet erfüllte sich einen Lebenstraum: Er kaufte das geliebte Landhaus in Giverny, in

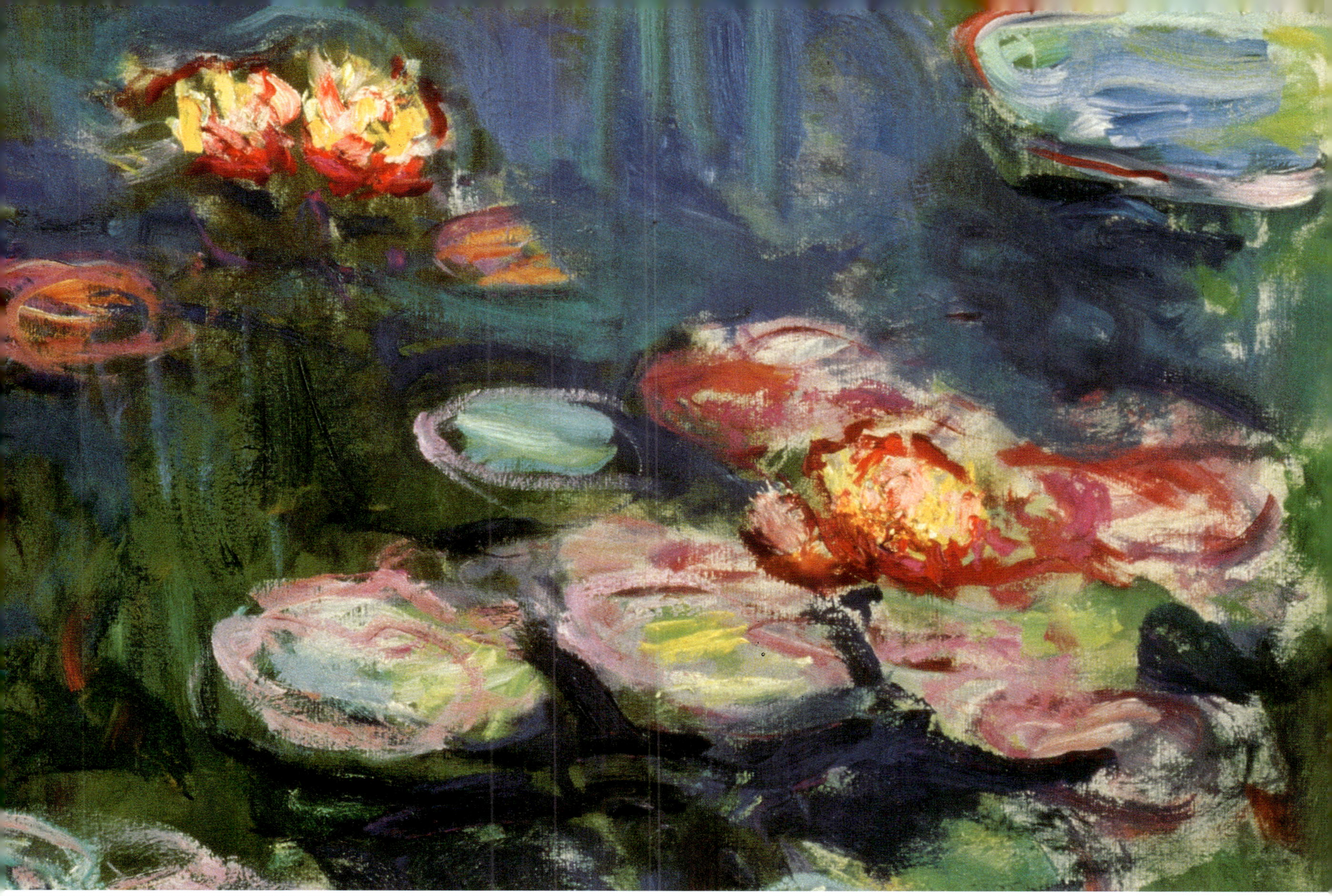

CLAUDE MONET
(1840–1926)
Seerosen

1916, Öl auf Leinwand, 200,5 × 201 cm
The National Museum of Western Art,
Sammlung Matsukata, Tokyo

dem er schon seit sieben Jahren zur Miete gewohnt hatte, und gab dem zum Haus gehörenden Bauerngarten mit Pflanzen und Sträuchern aus aller Welt einen prächtigen Farbklang. Doch das genügte ihm nicht: 1895 und 1896 erwarb er mehrere Nachbargrundstücke und einen Teich, den er mit Trauerweiden, Iris, Rhododendren und Seerosen zum Wassergarten erweiterte – in seinen Vorstellungen wohl nicht unbeeinflußt von japanischen Holzschnitten, die seit 1854, als sich Japan für das Ausland öffnete, auf dem europäischen Kunstmarkt aufgetaucht waren. Monet war derart hingerissen von seinem

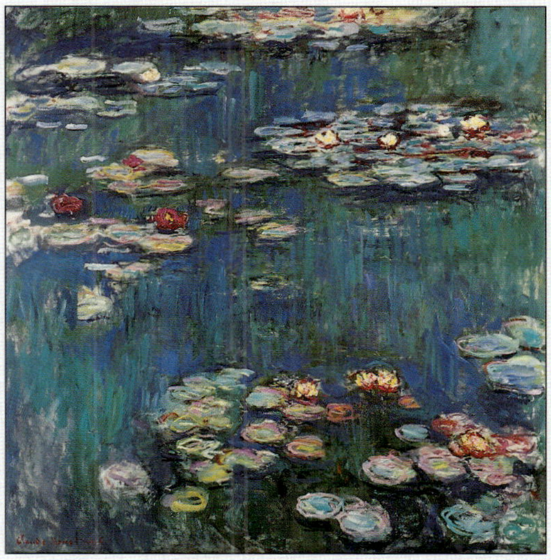

Besitz, daß er die letzten 36 Jahre seines Lebens kaum etwas anderes tat, als Ansichten seines Gartens zu malen: Er arbeitete mitten im Grünen unter freiem Himmel, während sich um ihn herum seine sechs Gärtner bis zur Erschöpfung um Hege und Pflege dieses Paradieses mühten. Besonders angetan war Monet von den Seerosen: Zwischen 1903 und 1908 malte er 48 Seerosen-Bilder, die er 1909 in Paris ausstellte. Die Unendlichkeit habe er dabei gesucht, so meint man heute: den flüchtigen Blick auf das endlose Ganze.

Die Geburt der Gespenster

Giorgio de Chirico und der Erste Weltkrieg

Ich für meinen Teil glaube, daß ein Platz, in der Helligkeit des Mittags erstarrt, mehr Geheimnisse birgt als ein dunkles Zimmer, in dem jemand zu mitternächtlicher Stunde eine spiritistische Sitzung abhält.

Giorgio de Chirico, *An meinen Freund Casella*, Januar 1919

Selten war ein Frühling blühender gewesen als jener des Jahres 1914: Blau und lind die Tage, weich und doch nicht schwül die Luft. In den Kaffeehäusern und in den Parks der europäischen Metropolen freuten sich die Menschen ihres Daseins. Und in den mondänen Badeorten wogte die sorglose Menge unter Kastanien zu den Klängen der Kurorchester. Trotzdem lag eine ständig schwelende Unruhe in der Luft. Denn im Balkan gärte es: Hier waren bulgarische und türkische, österreichische und russische Interessen aufeinandergeprallt. Gleichzeitig hegte Serbien nationale Hoffnungen. Mit Unbehagen hörte man die Schüsse, die von der Adria herüberhallten. Koalitionen formten sich enger – und die Besorgnis wuchs. In Deutschland wurde mitten im Frieden eine Kriegssteuer eingeführt, in Frankreich die militärische Dienstzeit verlängert. Die alte Welt wankte in ihren Grundfesten – und in Paris plagten düstere Vorahnungen den 26jährigen Maler Giorgio de Chirico.

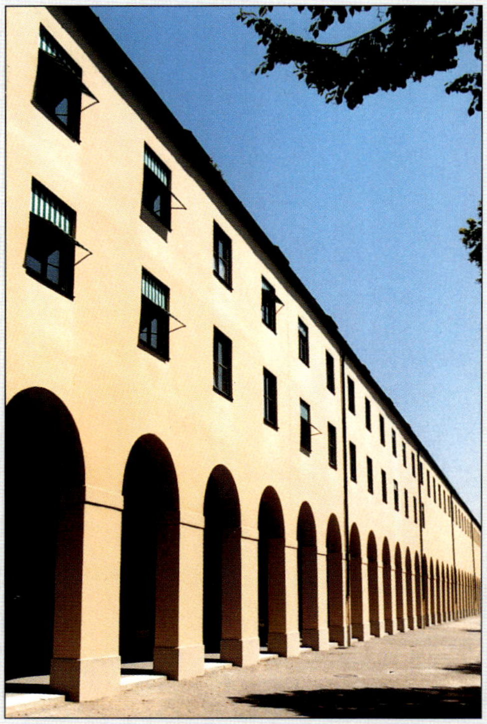

Vorbild für die Piazze d' Italia-Bilder? Die Hofgartenarkaden in München, einst Studienort von Giorgio de Chirico

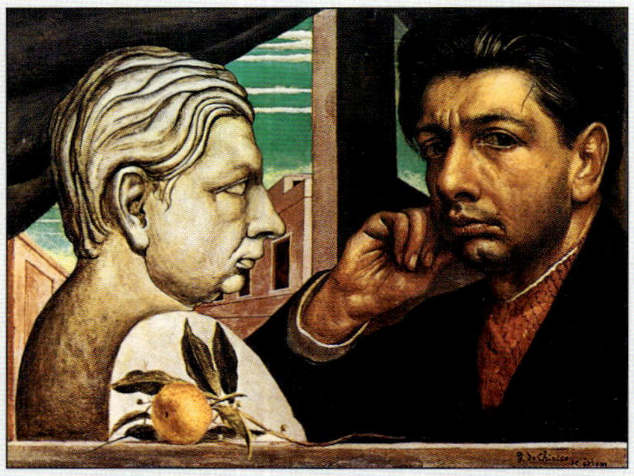

Giorgio de Chirico, *Selbstbildnis*, 1924

Als Sohn eines italienischen Eisenbahningenieurs in Griechenland geboren, war de Chirico in Volos und Athen mit den Sagen der Antike aufgewachsen, mit ihren Mythen, ihren Tragödien, ihrer Schicksalsergebenheit. Auf ihrer Kenntnis gründete sein Glaube an Zeichen und Vorbestimmung, an die Magie von Orten oder an die Bedeutung verschiedener Konstellationen. Aber er war auch mit der Philosophie der Gegenwart vertraut. Ein Studienaufenthalt in München hatte sein Interesse für Nietzsche und Schopenhauer geweckt. De Chirico wurde zum kritischen Beobachter der Zeitläufte. Seine Eindrücke schlugen sich in markanten Bildern nieder, die wohl zu den beunruhigendsten der modernen Kunst zählen: unheilkündende Beschwörungen italienischer Plätze, in denen der Schlüssel zu einer drohenden Katastrophe verborgen zu sein scheint.

Der Blick hinter die arkadengesäumten Fassaden einer Welt, die scheinbar friedlich das Licht des Mittags widerspiegelt, wurde für de Chirico zum Programm seiner ›metaphysischen Malerei‹: Er wollte die unsichtbaren Mächte, die Ängste und Emotionen zeigen – die Schatten, die sich hinter der sichtbaren Welt verbergen. Allerdings tat er das in geheimnisvollen Andeutungen – ähnlich der antiken Lust am Rätsel, wie sie in der Gestalt der Sphinx, im Orakel von Delphi oder in den Sibyllinischen Büchern aufscheint. Was sagt uns das Bild *Geheimnis und Melancholie einer Straße*, das 1914 entstanden ist? Erzählt es von der Anonymität, von der Einsamkeit, von der Bedrohung in einer Großstadt? Oder ist hier eine von vielen Menschen erspürte Atmosphäre wiedergegeben: Die Ahnung kommenden Unheils, das mit dem Attentat von Sarajevo am 28. Juni 1914 tatsächlich seinen sinnlosen Lauf nahm und zum Ersten Weltkrieg führte?

GIORGIO DE CHIRICO
(1888–1978)
Geheimnis und Melancholie einer Straße

1914, Öl auf Leinwand, 87 × 71,5 cm
Privatsammlung

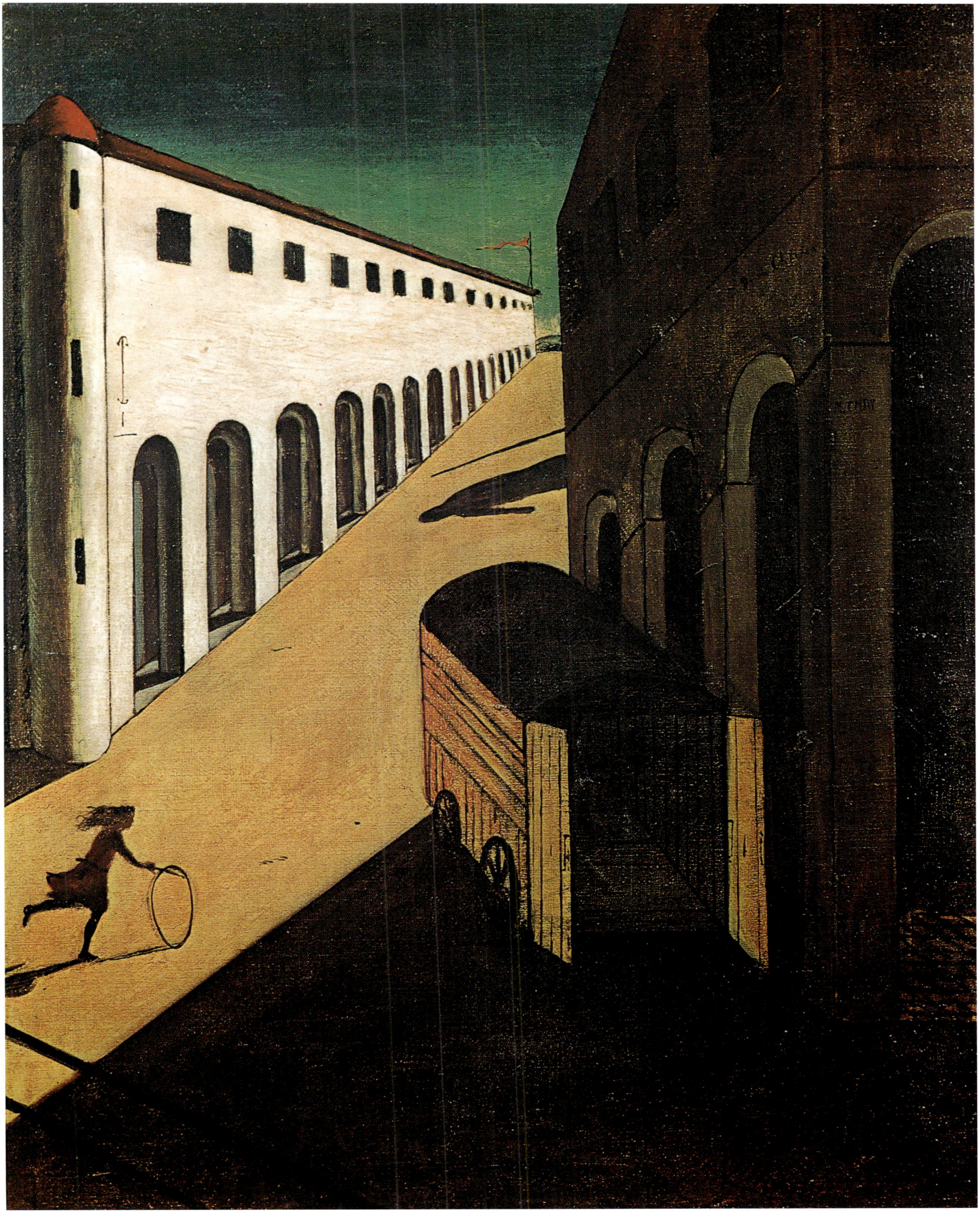

Müde läßt du deine Tränen fließen

Ein Leben zwischen Absinth und Verklärung

An diesem Abend mag die Göttin träger träumen. Wie eine Schönheit in der Kissen Weiß entschwand und, ehe sie entschlief, des Busens zarten Säumen liebkosend nachfuhr, leicht, mit unbewußter Hand, so, hoch auf wohligen Diwans seidnem Rücken, gibt sie ersterbend sich der langen Ohnmacht preis.

Charles Baudelaire (1821–1867), *Traurige Luna*

Sein Name stand für Skandale. Amedeo Modigliani, der sich für Nietzsche, Baudelaire, Oscar Wilde und Gabriele D'Annunzio begeisterte, rauchte Haschisch, trank Absinth, tanzte nackt auf den Tischen drittklassiger Cafés, prügelte sich mit Polizisten und landete nicht selten in der Ausnüchterungszelle. Hemmungslos sollen auch seine Nächte mit Kellnerinnen, Prostituierten und Modellen gewesen sein. Am Lebenswandel des früheren Musterschülers, der eine angegriffene Lunge hatte und sich unter dem Einfluß von Alkohol und Drogen in einer besseren Welt ohne Krankheit und Armut wähnte, zerbrach die Beziehung mit der englischen Schriftstellerin Beatrice Hastings. Sie konnte es nicht länger ertragen, daß er bis in den Nachmittag schlief, während sie schon seit dem frühen Morgen Artikel und Gedichte schrieb, um den gemeinsamen Lebensunterhalt mitzubestreiten.

Der junge Italiener, der seit 1910 endgültig in Paris lebte, vergaß sie schnell: Schon bald begegnete er im Karneval seiner große Liebe, der 14 Jahre jüngeren Jeanne Hébuterne. Er solle die Finger von ihr lassen, rieten Freunde, denn sie stamme aus einer Familie, die berühmte Priester hervorgebracht habe. Sein vernichtender Ruf würde bei ihren Eltern helles Entsetzen auslösen und erst recht seine jüdische Abstammung. Doch Modigliani ließ sich nicht beirren. Der tragisch veranlagte Schöngeist, der trotz seiner Exzesse noch mit 33 Jahren das hübsche, jungenhafte Aussehen von einst bewahrt hatte, war ihr erlegen. Glaubte er doch, in ihr die »Dame mit dem Schwanenhals« erkannt zu haben, die er schon hunderte Male gezeichnet hatte.

Für beide war es Liebe auf den ersten Blick – und die Kraft dieser Liebe beseitigte alle Hindernisse. Jeanne trotzte ihrer Familie und stand Amedeo unentwegt Modell. Sein Name gewann an Bedeutung, vor allem wegen der Bilderserie, die jetzt entstand – darunter der *Akt mit Halskette.* Der Kritiker Francis Carco schrieb 1919 über die Serie: »Das animalisch Geschmeidige, unbeweglich wartend, in Selbstaufgabe, in glücklicher Schwäche, hat noch nie einen besseren Malerinterpreten gefunden.« Andere Stimmen rühmten Modiglianis lyrische Aktdarstellungen als »Lobpreisungen einer sensiblen Schönheit«, in deren melancholischer Nostalgie sich Tragik und Unsicherheit seines eigenen Lebens spiegelten. Mit diesen Bildern verdiente er zum ersten Mal in seinem Leben viel Geld – doch auf den kaum 36jährigen wartete der Tod: Noch immer dem Trinken zugeneigt, hatte er seine ohnehin labile Gesundheit endgültig zerstört. Am 24. Januar 1920 starb er an einer Gehirnhautentzündung. Aus Verzweiflung über den Verlust stürzte sich seine im neunten Monat schwangere Lebensgefährtin und Muse Jeanne Hébuterne am nächsten Morgen aus einem Fenster der Wohnung ihrer Eltern im fünften Stock der Rue Amyot. Sie war auf der Stelle tot.

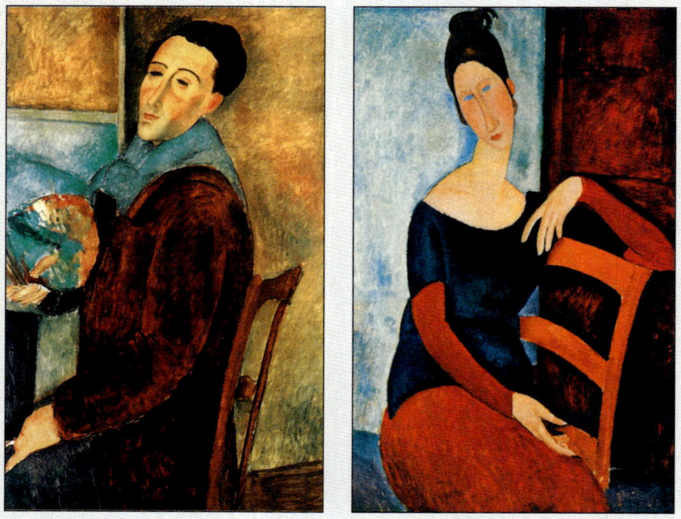

Opfer schicksalhafter Lebenswege: Modigliani im *Selbstbildnis* von 1919 und *Jeanne Hébuterne, sich auf einem Stuhl aufstützend,* 1918 von Modigliani gemalt

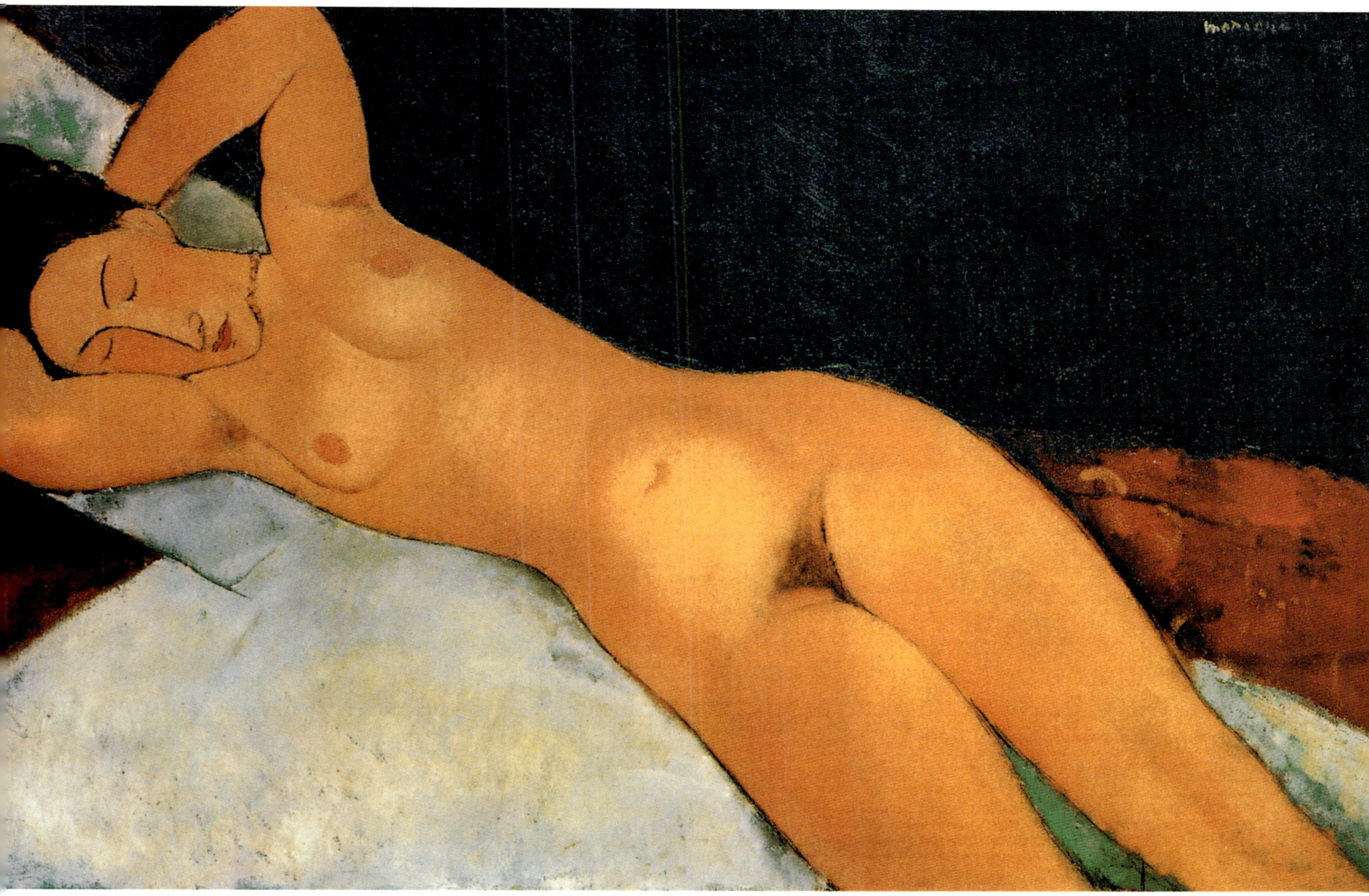

AMEDEO MODIGLIANI
(1884–1920)
Akt mit Halskette

1917, Öl auf Leinwand, 73 × 116 cm
Solomon R. Guggenheim Museum, New York

Zwischen Klezmer und Vertreibung

Jüdisches Schicksal

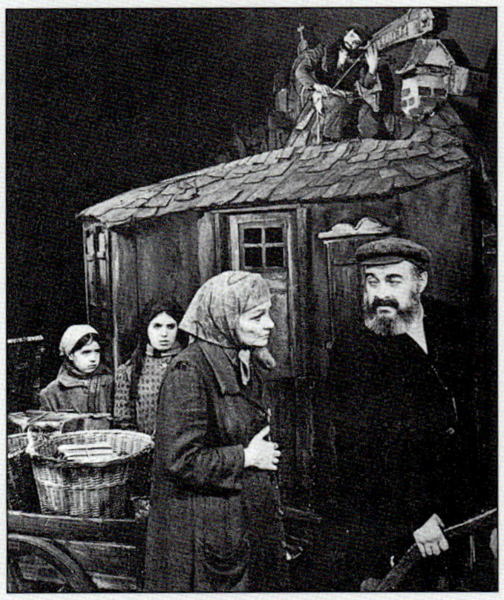

Paul Lipson und Peg Murray in Jerome Robbins' Uraufführungsinszenierung von *Fiddler on the Roof*

Die flüchtige, vergängliche Erscheinung des Luftmenschen steht im Mittelpunkt von Marc Chagalls lyrischer Interpretation Sholem Aleichems: Der Jude, der über den Dächern schwebt, ist überall, nur nicht auf festem Boden. Und daß er ein Akrobat ist, beweist er allein durch die Tatsache, daß er in einer Welt überlebt, in der er nicht zu Hause ist. Er ist das seltsame Geschöpf, das in der Welt der Bücher und Träume lebt. Um zu überleben, erfindet er immer neue Hirngespinste und Träume über Reichtum und Größe und nimmt das Elend und die Hoffnungslosigkeit seiner Situation nicht wahr.

Avram Kampf, *Chagall im Jiddischen Theater Moskau*, 1991

Als ›Fiedler auf dem Dach‹ ist Chagalls melancholischer Geiger weltberühmt geworden. Jahrelang lief das gleichnamige Musical nach den Geschichten des russisch-jüdischen Literaten Sholem Aleichem (Uraufführung am 22. September 1964 im New Yorker Imperial Theatre) vor ausverkauftem Haus. Die Handlung spielt in Anatevka, einem kleinen ostjüdischen Dörfchen in der russischen Ukraine, kurz vor Ausbruch der revolutionären Unruhen von 1905. Der Milchmann Tevje, sein lahmer Gaul, seine Frau Golde und die fünf Töchter hausen zwischen bitterer Armut und drohendem Pogrom in einer beengten Bauernkate. Doch Tevjes großartig verzweifeltes und ebenso schlagfertiges Hadern mit Gott »dreht den Spieß der Tragödie durch seinen Wortwitz um«, so der jüdische Schriftsteller Maurice Samuel: »Das Leben überrundet ihn, aber ihm bleibt das bessere Argument.« Anfangs hat Tevje noch einen Halt: »Ohne Tradition wäre unser Leben genauso unsicher wie der Fiedler da auf dem Dach.« Doch dann kommt alles anders: Die Töchter lassen sich vom Vater nicht mehr dreinreden. Sie heiraten nicht nach den Regeln der Tradition, sondern nach eigenem Gusto. Herzzerreißende Szenen, der Verstoß aus dem Elternhaus und tiefe Verzweiflung sind die Folge. Den Schlußpunkt setzt ein Erlaß des Zaren: Tevje und seine Frau Golde, von den Töchtern verlassen und um die ersehnte Großfamilie betrogen, werden mit allen übrigen jüdischen Bewohnern Anatevkas

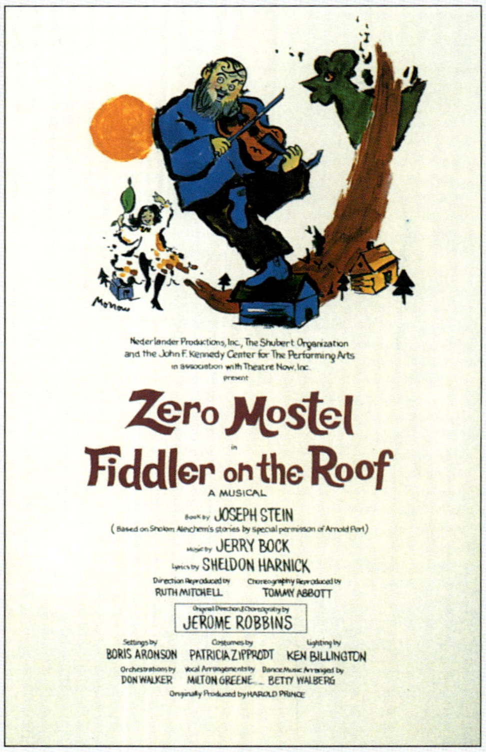

Plakat zur Uraufführung von *Fiddler on the Roof*, New York, 22. September 1964

aus ihrer Heimat vertrieben. Ihre Geschichte endet im Nirgendwo.

Marc Chagall, 1887 in Liozno nahe der weißrussischen Gebietshauptstadt Witebsk als Sohn eines jüdischen Fischhändlers geboren, hat die im Musical geschilderten Jahre selbst erlebt. Mit 33 sammelte er am Jiddischen Theater in Moskau erste Erfahrungen als Bühnenmaler und Regisseur. 1941 emigrierte er – wie 25 Jahre vor ihm Sholem Aleichem – in die USA und arbeitete dort erneut für das Theater. Das in der deutschen Übersetzung als *Anatevka* bekannt gewordene Musical nach den Geschichten von Sholem Aleichem verdankt ihm manches Ausstattungs-Detail, vor allem aber den Titel: *Fiddler on the Roof* geht auf eine präsurrealistische Bildidee Chagalls zurück, die er erstmals 1920 im Jiddischen Theater Moskau als Symbol der Musik an die Wand des Zuschauerraums gemalt hatte. So ist Chagalls Motivwelt, die sich wesentlich aus dem Fundus jüdischer Mythen und russischer Folklore speist, in diesem Stück plastische Theaterwirklichkeit geworden. Sie erinnert an das jahrhundertealte Schicksal eines Volkes, das immer wieder von da nach dort gestoßen wird. Angesichts solchen Ungemachs darf der Glaube an Humanität, Liebe und Witz nicht aufhören.

MARC CHAGALL
1887–1985

Der grüne Geigenspieler

1920
Wandbild aus dem Jiddischen Theater Moskau, 213 × 104 cm
Tempera, Gouache und Deckweiß auf Leinwand
Signiert und datiert: ›Chagall, M., 1920‹,
Tretjakow-Galerie, Moskau
Verkleinerte Replik von 1923/24 im Solomon R. Guggenheim Museum, New York

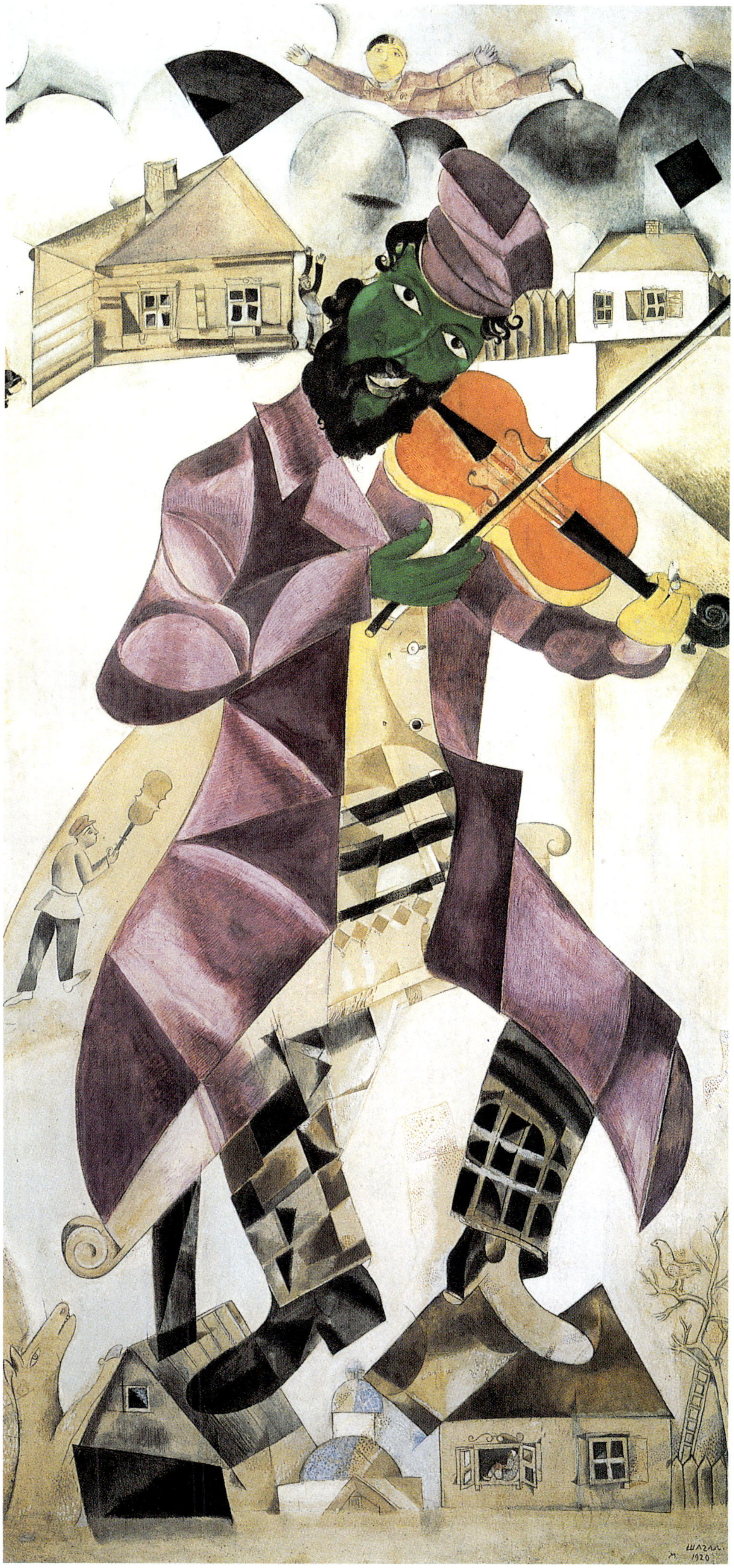

Der dicke Frosch an ihrer Seite

Unterwegs auf einem schicksalhaften Weg

Diego. Anfang
Diego. Erbauer
Diego. mein Kind
Diego. mein Bräutigam
Diego. Maler
Diego. mein Liebhaber
Diego. ›mein Ehemann‹
Diego. mein Freund
Diego. mein Vater
Diego. meine Mutter
Diego. mein Sohn
Diego. ich
Diego. Universum
Verschiedenheit in der Einheit
Warum nenne ich ihn Meinen Diego?
Er war nie, noch wird er jemals mein sein.
Er gehört nur sich selbst.

Frida Kahlo, Tagebucheintrag

Der Maler Diego Rivera arbeitete gerade an einem Wandbild, als ihn eine ungewöhnliche junge Frau aufsuchte. Die 21jährige Frieda Kahlo, Tochter einer mexikanischen Mutter und eines deutschen Vaters, zeigte ihm einige Bilder, die sie gemalt hatte. Sie fragte ihn, ob er sie für talentiert halte. Diego Rivera, ein Freund Picassos, hatte von 1911 bis 1921 in Paris gelebt, bevor er wieder in seine Heimat Mexiko zurückgekehrt war – und er zeigte sich von ihren Arbeiten beeindruckt: Sie seien ausdrucksstark, sinnlich, voller Charakter und Persönlichkeit: »Für mich war offensichtlich, daß es sich bei diesem Mädchen um eine wahrhaftige Künstlerin handelte«, bekannte er später. Er riet ihr, mit dem Malen fortzufahren und besuchte sie häufig. Die beiden verliebten sich. 1929 heiratete Frieda Kahlo den 21 Jahre älteren Diego Rivera.

Die »zierliche Taube und der dicke Frosch« gingen nun als Paar durchs Leben – allerdings zogen sie nicht immer am gleichen Strang. Ein dreijähriger USA-Aufenthalt war die erste Belastungsprobe: Während Diego von Land und Leuten fasziniert war, hatte Frida (wie sie ihren Vornamen nun schrieb) von den Amerikanern bald genug. Heftige Auseinandersetzungen begleiteten die Rückkehr nach Mexiko, wo sich Diego zunehmend in außereheliche Abenteuer stürzte. 1935 begann er eine Affäre mit Fridas Schwester Cristina, die ihm für zwei Wandgemälde Modell gestanden hatte. Zutiefst verletzt verließ Frida das gemeinsame Zuhause und rächte sich, indem sie nun ihrerseits Beziehungen einging, nicht nur zu Männern, sondern auch zu Frauen. 1939 wurden Frida Kahlo und Diego Rivera geschieden. Doch sie kamen nicht voneinander los: Schon ein Jahr später heirateten sie in San Francisco zum zweiten Mal.

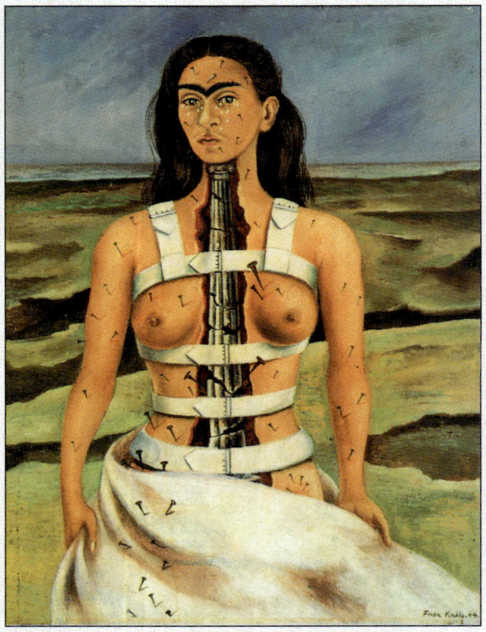

Frida Kahlo, *Die gebrochene Säule*, 1944

So, wie Frida Kahlo die Erinnerung an die erste Hochzeit in ihrem Gemälde *Frieda und Diego Rivera* festgehalten hatte, spiegeln sich in fast allen ihrer Bilder Stationen ihres schicksalsträchtigen Lebens wider. Überschattet wurde es nicht nur von den Enttäuschungen in der Ehe, sondern vor allem von den gesundheitlichen Beeinträchtigungen, unter denen Frida Kahlo zeitlebens litt. 1913 an Kinderlähmung erkrankt, hatte sie einen verkrümmten rechten Fuß zurückbehalten, der schließlich amputiert werden mußte. 1925 schlug das Schicksal ein zweites Mal zu: Beim Zusammenstoß einer Straßenbahn mit einem Bus wurde Frida nicht nur am Unterleib, sondern auch an der Wirbelsäule schwer verletzt. Fehlgeburten, Operationen, ein Gipskorsett, Schmerzen und Depressionen wurden zu ständigen Prüfungen, denen sie in ihren Bildern – angelehnt an die traditionelle, mexikanische Votivtafelmalerei – Ausdruck verlieh. Während sie als Lehrstuhlinhaberin an der Kunstschule ›La Esmeralda‹ mit ihren Studenten weniger über Kunst, dafür aber umso mehr über persönliches Empfinden sprach, verschlechterte sich ihr Zustand dramatisch. Sie wollte sich umbringen, »nur Diego hält mich davon ab«. Eine Woche nach ihrem 47. Geburtstag starb sie. Ihr letzter Tagebucheintrag lautet: »Freudig erwarte ich den Abgang. Und ich hoffe nie wieder zurückzukehren. Frida.«

FRIDA KAHLO
(1907–1954)
Frieda und Diego Rivera

1931, Öl auf Leinwand, 100 × 79 cm
San Francisco Museum of Modern Art
Albert M. Bender Collection
Gift of Albert M. Bender

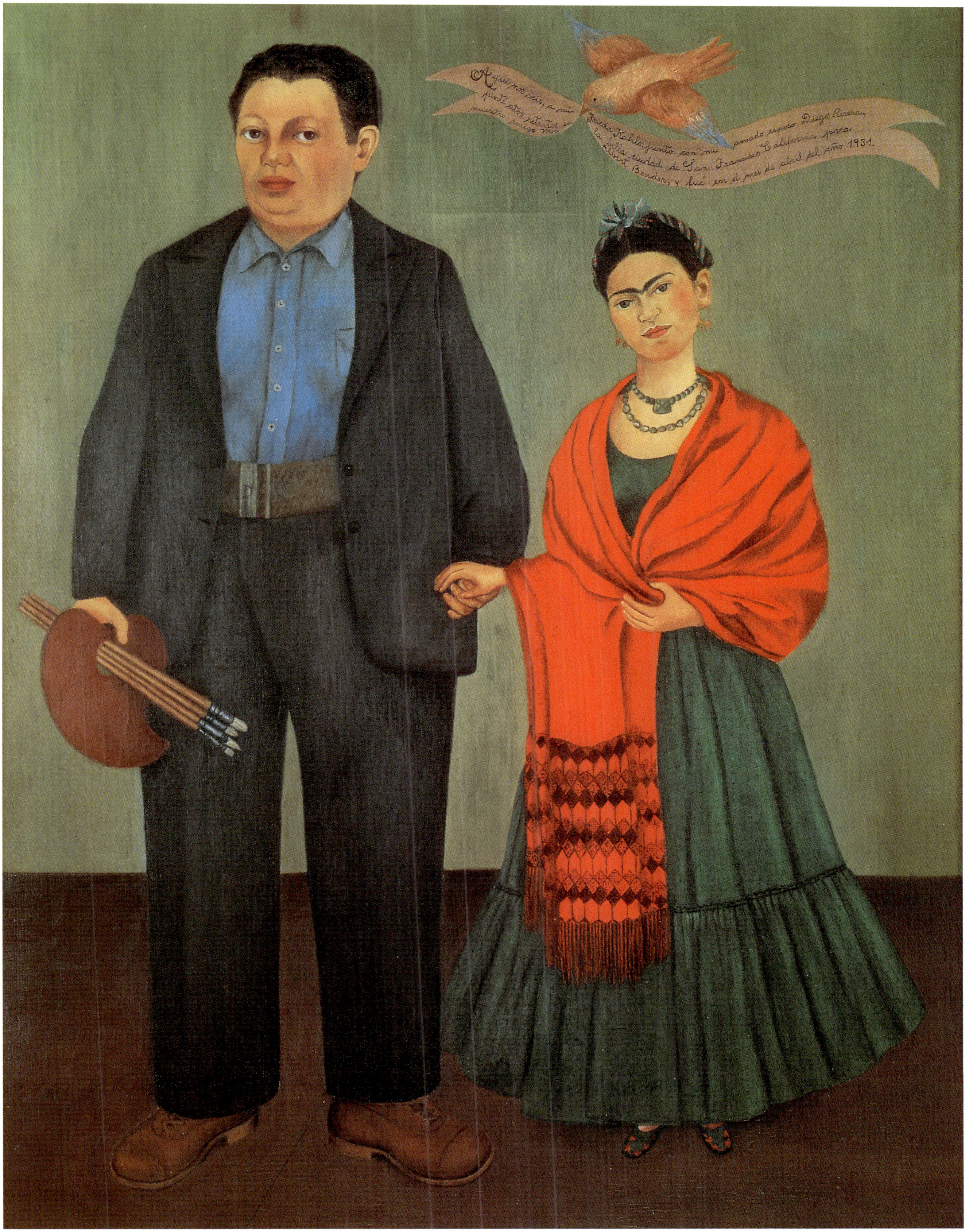
Aqui nos veis, a mi Frieda Kahlo, junto con mi amado esposo Diego Rivera,
pinté estos retratos en la bella ciudad de San Francisco California para
nuestro amigo Mr Albert Bender, y fué en el mes de abril del año 1931.

Der paranoisch-kritische Camembert

Mit Salvador Dalí ins Reich des Unterbewußtseins

Sie dürfen sicher sein, daß die berühmten weichen Uhren nichts anderes sind als der zärtliche, extravagante, einsame, paranoisch-kritische Camembert von Zeit und Raum.

Salvador Dalí, *Die Eroberung des Irrationalen*, 1935

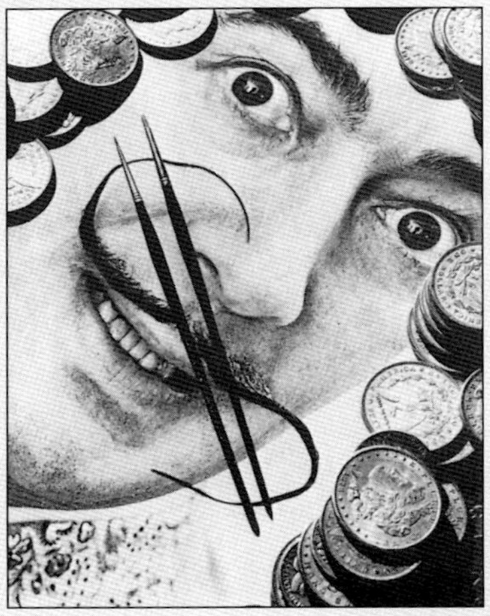

Dalí Moustache, Photographie von Philippe Halsman, 1954

Ein Geist, der als Tisch benutzt werden kann, ein Totenschädel, der mit einem Konzertflügel kopuliert, reitende Spiegeleier oder ein trauriger Spiegel – es ist eine seltsam bizarre Welt, die in seinen Bildern aufscheint. Entsprechend wurde der Maler verunglimpft. Man hielt ihn für neurotisch, pervers, verrückt und nannte ihn im harmlosesten Fall einen erotomanen Exzentriker. Doch Salvador Dalí stand dazu. Als sich der gebürtige Katalane, kaum 25 Jahre alt, in Elena Diakonova verliebte, die unter dem Namen ›Gala‹ seine nicht minder skandalöse Muse und Lebensgefährtin wurde, wählte er ungewöhnliche Mittel, um ihr Herz zu erobern: Er schnitt sein bestes Hemd so kurz, daß man seinen Nabel sehen konnte, drehte die Hose von innen nach außen, färbte sich die Achselhöhlen mit blauer Farbe und schmierte seinen Körper mit einer Masse aus Fischleim, Ziegendung, Wasser und Aspik ein. Unmittelbar bevor Gala ins Haus kam, wusch er sich das stinkende Gebräu aber doch ab, zog sich um und brach mit einem hysterischen Lachanfall vor ihren Füßen zusammen. Sie fand ihn widerwärtig und unerträglich, schwor ihm aber noch im selben Jahr: »Mein kleiner Junge! Niemals werden wir uns verlassen«.

Dalí – das große Kind. Von seiner Mutter war er verwöhnt worden: er durfte tun, was er wollte. Das führte nicht nur zu sadistischen Experimenten, mit denen der jugendliche Heißsporn seine Umwelt traktierte, sondern auch zu Schulzeugnissen, die von den Eltern nach den Worten eines Biographen »mit einiger Bestürzung aufgenommen« wurden. Nie wurde der Versuch unternommen, seine exzessive Kreativität, die aus einer immensen Vorstellungswelt schöpfte, in irgendeiner Weise zu beschneiden – mit dem Ergebnis, daß er sich zu einem der großen Phantasten der modernen Malerei entwickelte: Beeinflußt von Freuds Psychoanalyse und inspiriert vom eigenen Unterbewußtsein, bannte er die irrationale Welt seiner Träume, Visionen und Halluzinationen mit peinigender Sachlichkeit und fetischistischer Detailtreue auf die Leinwand, schrieb Bücher darüber und ließ seine skurrilen Sujets auch in Ballettinszenierungen und Filmdrehbücher einfließen.

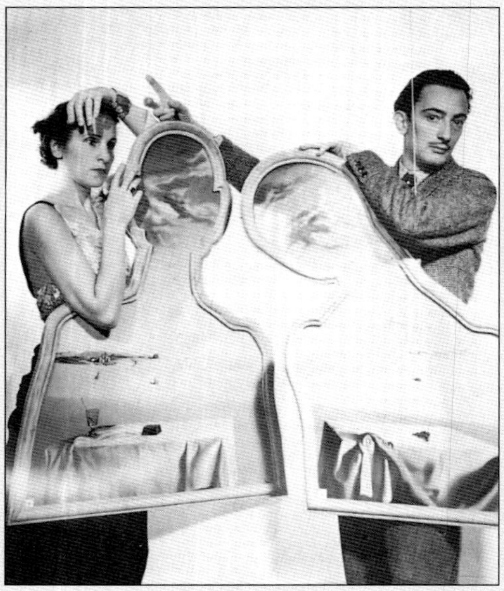

Die Köpfe voller Wolken: Gala und Salvador Dalí, von Cecil Beaton 1936 photographiert

Dalí, der größenwahnsinnige Feuerkopf, der einerseits der Anarchie huldigte, andererseits die Monarchie vergötterte und faschistoider Neigungen bezichtigt wurde, war vielleicht der erste, der für sich vor aller Öffentlichkeit das Recht eines Menschen auf seine eigene Verrücktheit in Anspruch nahm. Doch seine Anregungen soll er sich auch aus der Realität seines Alltags geholt haben: Sein Bild *Das Beharren der Erinnerung* ist angeblich entstanden, nachdem er einen reifen Camembert gegessen hatte.

SALVADOR DALÍ
Das Beharren der Erinnerung

1931, Öl auf Leinwand, 26,3 × 36,5 cm
The Museum of Modern Art, New York

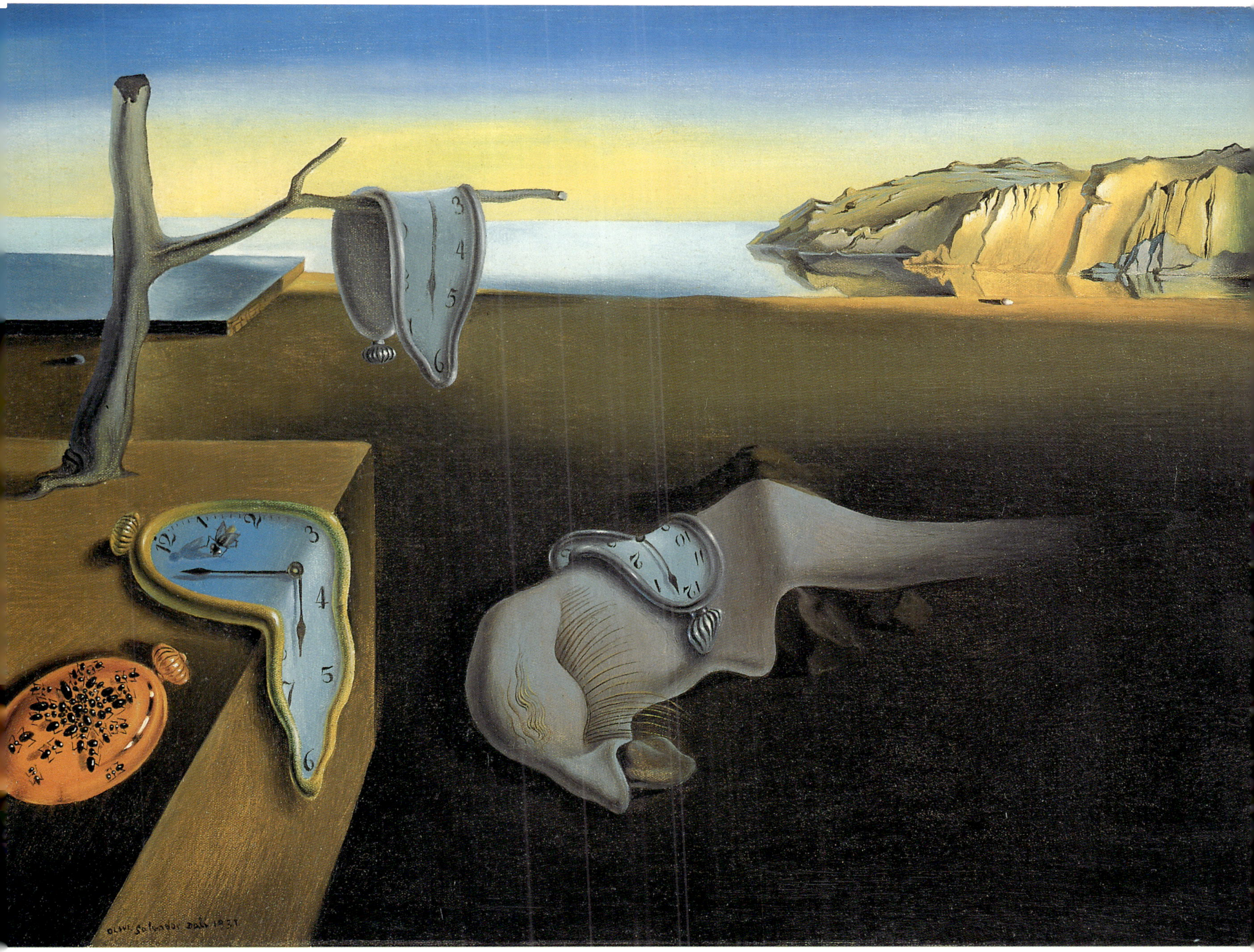
Olive Salvador Dalí 1931

Eine Art Trampeltier

Europa in Sorge

Ein Bild, das ich nach der Niederlage der Republikaner gemalt habe, ist der Hausengel. Das ist natürlich ein ironischer Titel für eine Art Trampeltier, das alles, was ihm in den Weg kommt, zerstört und vernichtet. Das war mein damaliger Eindruck von dem, was in der Welt vor sich gehen würde, und ich habe damit recht gehabt.

Max Ernst, *Beyond Painting*, 1948

Der englische Sergeant Yoldi war entsetzt: »Überall loderten die Flammen. Außer ihrem Zischen und Brausen hörte man keinen Laut. Niemand redete, und selbst die Ochsen, die ziellos durch die Straßen trotteten, waren still. Jeder verharrte wie betäubt. Ich kannte Guernica gut – doch es gab nichts wiederzuerkennen. Es war eine kleine Stadt mit roten Dächern und weißen Mauern. Jetzt lagen verkohlte Tiere in den zerbombten Straßen.« 24 Stunden vorher, am 26. April 1937, war die kleine, nordspanische Stadt Guernica y Luno von Kampfflugzeugen der deutschen Legion Condor in Schutt und Asche gelegt worden. Damit befand sich der Spanische Bürgerkrieg (1936–39) auf seinem Höhepunkt.

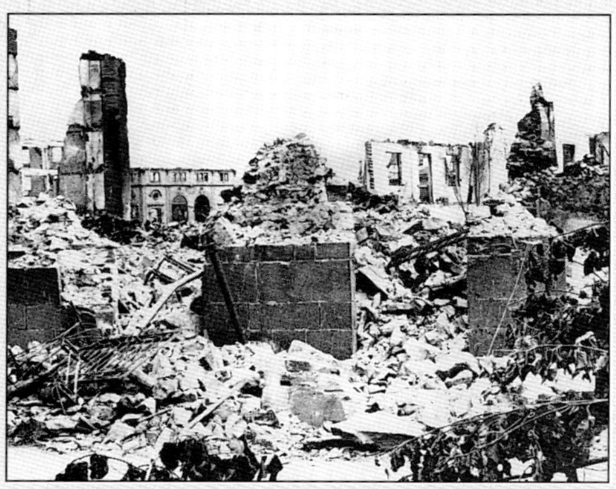

Ort der Vernichtung: Die nordspanische Stadt Guernica y Luno nach dem Bombardement vom 26. April 1937

Die zentrale Figur des Dramas war General Francisco Franco. Fünf Jahre, nachdem Spanien zur Republik geworden war, hatte der konservative Militär im Juli 1936 gegen die Demokratie geputscht – wobei er auf zwei mächtige Partner im Geiste bauen konnte: Das faschistische Italien und das nationalsozialistische Deutschland unterstützten Franco nicht nur ideologisch, sondern auch mit eigenen Verbänden, die sich auf der Seite der Aufständischen durch Spanien bombten. Alleingelassen, aufgerieben und zermürbt von Greueln wie in Guernica – worauf auch Pablo Picasso in tiefster Erschütterung mit seinem gleichnamigen Gemälde reagierte – fiel die Republik unter dem Ansturm von rechts in sich zusammen. Die Welt fragte sich verstört, ob der Krieg in Spanien nicht ein Vorgeschmack auf eine weitaus schlimmere Tragödie sei. Und der deutsche Maler Max Ernst schuf seinen gespenstischen *Hausengel* – ein apokalyptisch anmutendes Ungeheuer voll entfesselter Energie, einen monströsen Würgeengel, der king-kong-gleich tödliche Angst und lähmendes Entsetzen verbreitet.

1891 in Brühl bei Köln geboren, gehörte Max Ernst zu den Malern, die in der Diktion des Dritten Reiches als »entartet« galten. Schon 1921 war er als begeisterter Anhänger der französischen Dadaisten nach Paris übersiedelt. Hier widmete er sich nicht nur der Malerei, sondern auch der Bildhauerei, der Graphik und dem Film. 1937, im Jahr, als der *Hausengel* entstand, war er benachrichtigt worden, daß die Nationalsozialisten sein in Deutschland zurückgelassenes Frühwerk im Rahmen von »Säuberungsmaßnahmen« beschlagnahmt und vernichtet hätten. Insofern mag in seinem *Hausengel* nicht nur eine allgemeine, sondern auch eine sehr persönliche Sorge zum Ausdruck kommen – eine Sorge, die berechtigt war: Nach dem Ausbruch des Zweiten Weltkriegs als »feindlicher Ausländer« in einem französischen Lager bei Aix-en-Provence interniert, wurde er nach Intervention französischer Freunde zwar kurzzeitig entlassen, dann aber erneut deportiert. Erst mit Hilfe der Kunstsammlerin Peggy Guggenheim gelang ihm 1941 die Flucht in die USA.

MAX ERNST
(1891–1976)
Der Hausengel oder: Der Triumph des Surrealismus

1937, Öl auf Leinwand, 114 × 146 cm
Privatsammlung

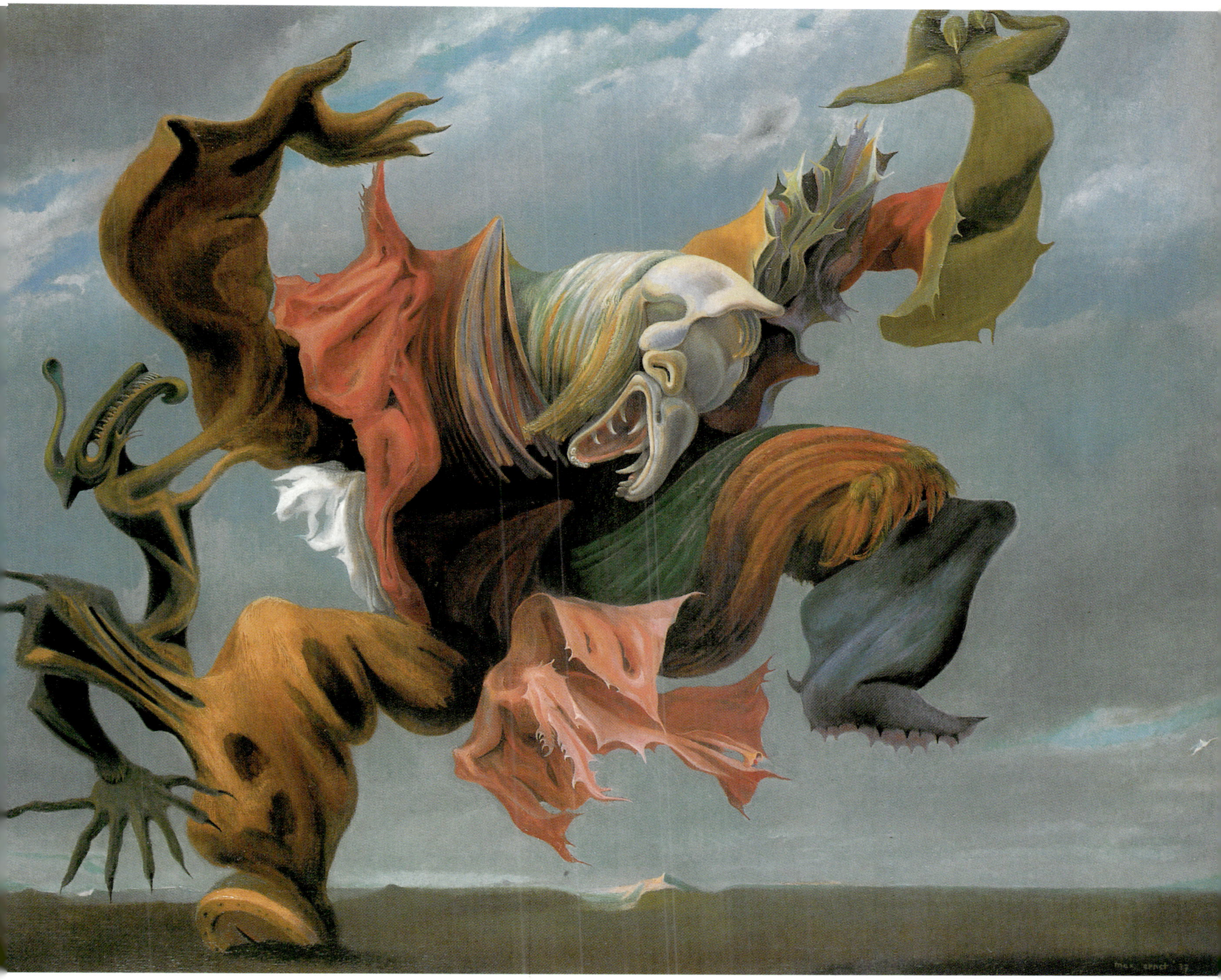

Die Leere der Großstadt

Ein amerikanischer Alptraum

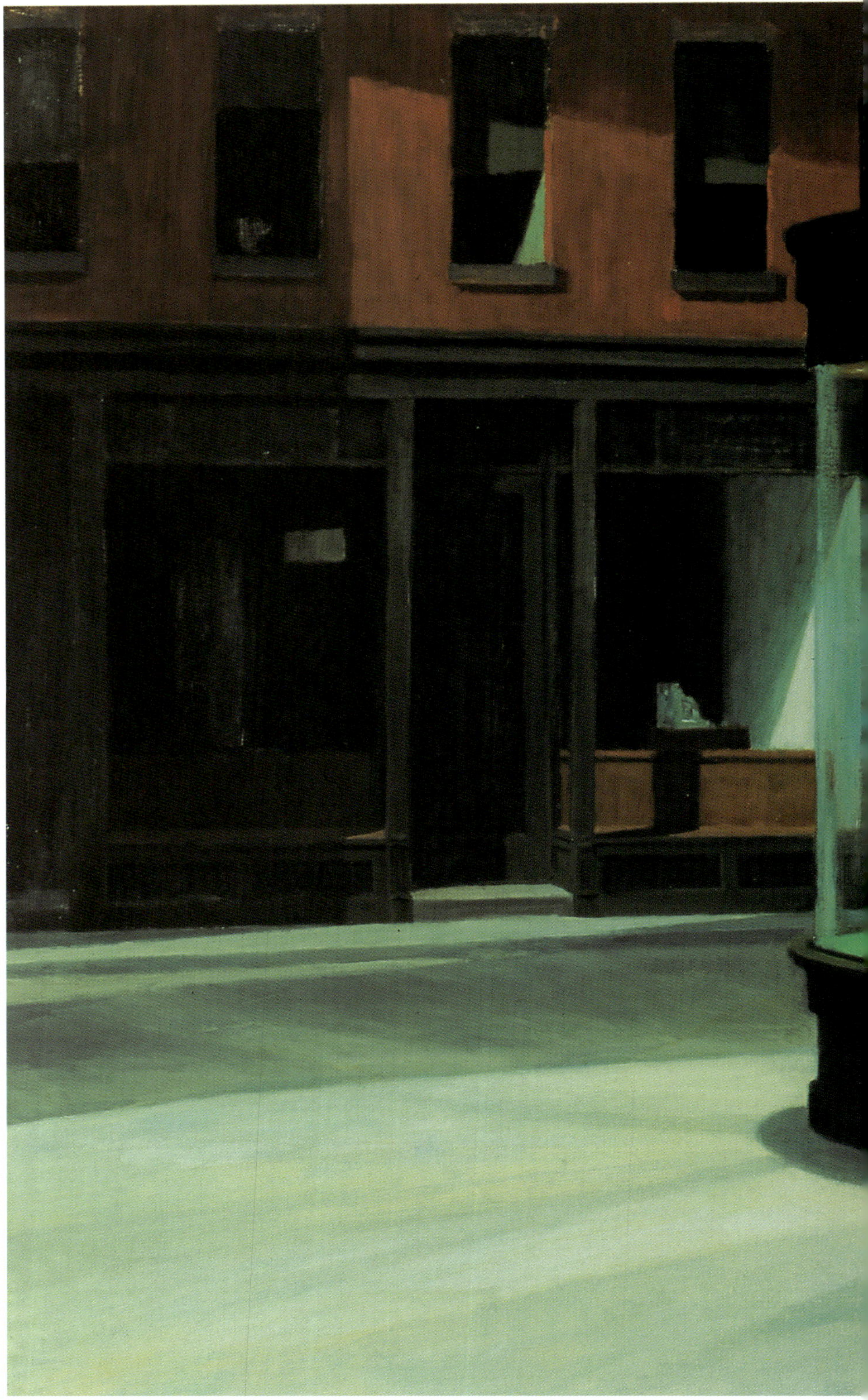

Dunkelheit lastet schwer auf der dampfenden Asphaltstadt, zermalmt das Netzwerk der Fenster und Ladenschilder und Wassertanks und Schornsteine und Ventilatoren und Feuerleitern und Simse zu blauen Klumpen, zu schwarzen, riesigen Blöcken. Unter dem wälzenden, immer schwereren Druck platzt aus Fenstern grelles Licht. Die Nacht quetscht helle Milch aus Bogenlampen, preßt die trüben Häuserblocks, bis sie rot, gelb, grün in die Straßen tröpfeln, die von Schritten widerhallen.

John Dos Passos, *Manhattan Transfer*, 1925

Wolkenkratzer hat er verblüffenderweise nicht gemalt. Auch keine Highways, keine Shopping-Meilen, keine Chinatowns und keine Slums. Schwarze oder Farbige kommen in seinem Œuvre ebensowenig vor wie Fabriken oder Industriegelände. Der New Yorker Maler Edward Hopper, der nach Kunstgewerbeschule, School of Art und mehreren Europareisen zunächst für eine Reklamefirma arbeitete, stellte immer nur Angehörige der weißen Mittelschicht dar – und als gelegentlichen Hinweis auf die moderne, technisierte Zivilisation vielleicht einmal eine menschenleere Tankstelle oder eine einsame Schreibmaschine. Dennoch gilt er als der große Realist seiner Generation: In seinen Bildern zitiert er den amerikanischen Alltag des 20. Jahrhunderts – in erster Linie allerdings dessen hoffnungsloseste Momente. Hopper verweigerte sich den Jubelchören, die die Hymne vom ›Land der unbegrenzten Möglichkeiten‹ anstimmten. Er nannte Amerika ein »Chaos der Häßlichkeit« und konzentrierte sich auf den biederen Durchschnittsbürger, der seine Karriere weder als Tellerwäscher begonnen hatte, noch als Millionär in Miami Beach beenden würde.

Um dieses lustlose Leben ohne Dynamik darzustellen, verzichtete Hopper auf spektakuläre Effekte. Unterschwellig aber lauert überall das Verhängnis – die schleichende Kümmernis tragischer Monotonie und Erstarrung. Vor diesem Hintergrund deutete Hopper den anonymen Moloch New York, der schon zur Jahrhundertwende 3,5 Millionen Einwohner zählte, als Kulisse menschlicher Verlorenheit. Überaus deutlich vermittelt sich dies in seinem Bild *Nighthawks* – dessen Titel ins Deutsche übersetzt etwa *Nachtschwärmer, Nachteulen* oder *Nachtfalter* bedeutet. Hopper selbst meinte zu diesem Gemälde: »Nighthawks zeigt … ein Restaurant in der Greenwich Avenue, wo sich zwei Straßen treffen. Ich habe die Szene vereinfacht und das Restaurant vergrößert. Unbewußt wahrscheinlich habe ich die Einsamkeit in einer großen Stadt gemalt.«

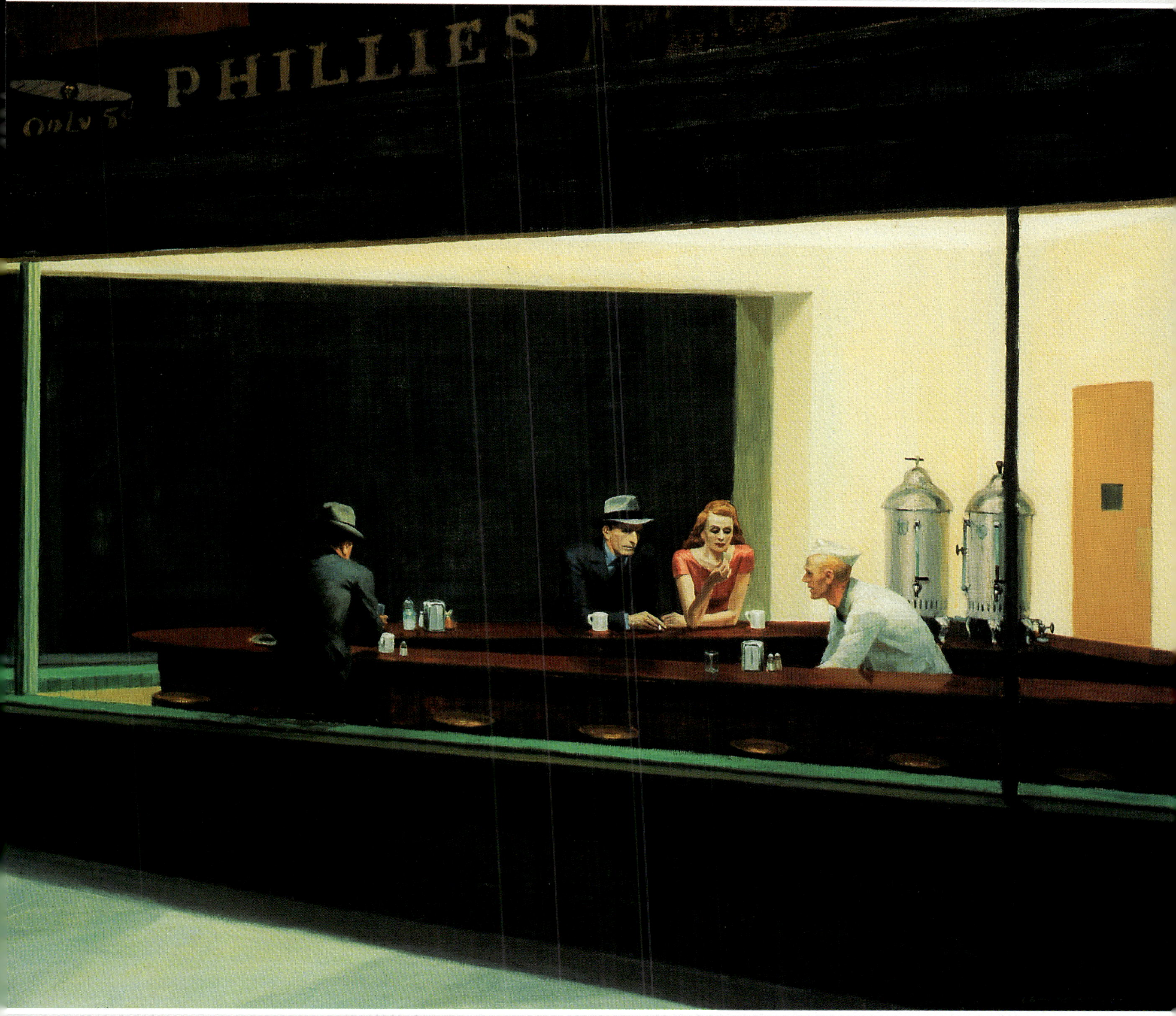

Ob er in der ungeschminkten Art seiner Darstellungsweise von Hemingway, einem der gnadenlosesten Beobachter und Berichterstatter seiner Zeit, beeinflußt war? Zumindest schrieb Hopper über Hemingways Kurzgeschichte *Die Killer:* »Es ist erfrischend, in einer amerikanischen Zeitschrift auf eine so ehrliche Arbeit zu stoßen, nachdem man durch den endlosen, zuckerüberzogenen Brei gewatet ist, aus dem unsere heutige Belletristik überwiegend besteht. In dieser Geschichte gibt es keinerlei Konzessionen an den Massengeschmack, kein Abweichen von der Wahrheit und keine Scheinlösungen am Ende.« Auch Edward Hopper war kein Mann der Schönfärberei, sondern der provokanten Schonungslosigkeit.

EDWARD HOPPER
(1882–1967)
Nighthawks (Nachtschwärmer)

1942, Öl auf Leinwand, 76,2 × 144 cm
The Art Institute of Chicago, Chicago

Klaustrophobische Ängste

Francis Bacon und der Papst

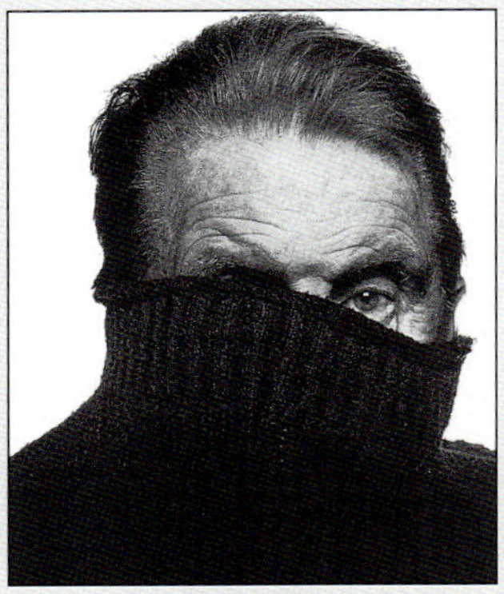

Francis Bacon, April 1992

Ich war immer fasziniert von den Mundbewegungen, von der Form des Mundes und der Zähne. Man sagt, daß damit allerlei sexuelle Bedeutungen verbunden seien … Ich mag das Glitzern und die Farbe, die aus dem Mund kommt, und ich habe immer irgendwie gehofft, den Mund so malen zu können, wie Monet einen Sonnenuntergang gemalt hat.

Francis Bacon, *Gespräche*, 1975

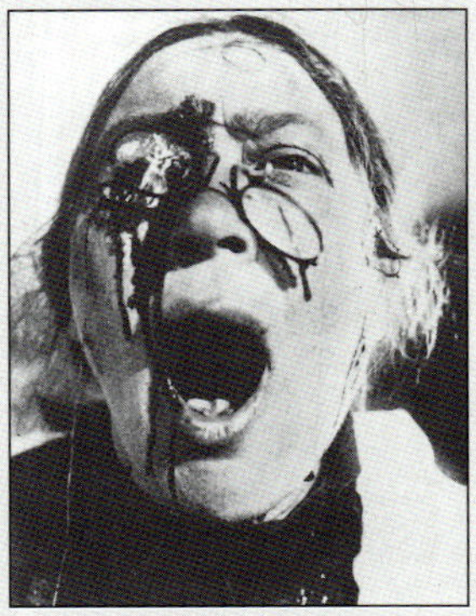

Von einer Kugel ins Auge getroffen: Szene aus dem Film *Panzerkreuzer Potemkin*, 1925

Papst Innozenz X., ein großmütiger Kirchenfürst und feinsinniger Kunstfreund, hatte angeblich kaum etwas zu sagen. Das eigentliche Regiment innerhalb der römischen Kurie soll die Witwe seines Bruders geführt haben, um deren Gunst und Fürsprache sich selbst Kardinäle, Gesandte und Prälaten bemühten. Trotzdem behielt man Innozenz X. in bester Erinnerung – zumindest auf der iberischen Halbinsel. Weil sich der Papst in verschiedenen Streitigkeiten auf ihre Seite geschlagen hatte, wurde er von Diego Velázquez, dem Hofmaler König Philipps IV. von Spanien, im Jahr 1650 porträtiert. Fast 300 Jahre später war ein Maler des 20. Jahrhunderts wie besessen von diesem Gemälde: Francis Bacon, geboren 1909 als Sohn englischer Eltern im irischen Dublin, kam ab 1949 von diesem Bild nicht mehr los: »Zwei oder drei Jahre stand ich im Bann dieses Gemäldes. Und hypnotisiert wie ich war, versuchte ich ähnliche Bilder zu schaffen. Ich war wie in Trance.«

Über 25 Variationen schuf Francis Bacon in Anlehnung an dieses Gemälde, darunter 1949 den *Kopf VI.* Später bekundete er, er habe beabsichtigt, die Bildoberfläche »wie die Haut eines Nilpferds zu bearbeiten«, sonst aber »wie Velázquez« zu malen. Dabei hatte er das Originalgemälde von Papst Innozenz X., das in der Galleria Doria Pamphili in Rom hängt, noch nie gesehen. Er kaufte sich jedes Buch, das eine Abbildung dieses Gemäldes enthielt. Warum? »Weil ich glaube, daß dies eines der größten Porträts ist, die je gemalt worden sind – und weil es mich nicht nur verfolgt, sondern auch alle Arten von Gefühlen und alle Bereiche der Phantasie in mir freilegt«, bekannte er später. Möglicherweise, so Bacon, seien es die prachtvollen Farben gewesen, die ihn angeregt hätten. Vielleicht aber hätte auch eine Rolle gespielt, daß der Papst eine einzigartige, herausragende Stellung habe, also auf einem Podium stehe, von dem aus die Hoheit seiner Gestalt der Welt gezeigt werden könne. Auf diese Weise sei Innozenz X. zum tragischen Helden geworden. Den wollte Bacon zeigen; er riß die Fassade des mächtigen Mannes ein und offenbarte die Kreatur dahinter: Bei Bacon erscheint der Papst nicht ex cathedra, sondern privatim – als alleingelassener Mensch, der das Leid seiner Einsamkeit aus sich herausschreit, als verursache seine abgekapselte Stellung klaustrophobische Ängste.

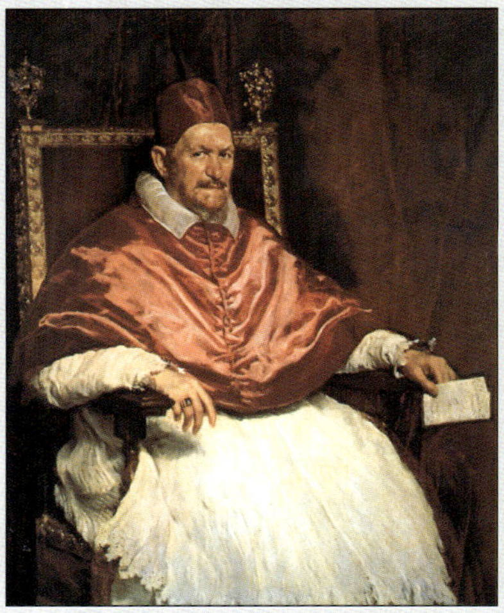

Der Papst als Vorbild: Diego Velázquez, *Porträt von Innozenz X.*, 1650

Angesichts von *Kopf VI* mag man sich an Albert Camus' *Der Fremde*, an Sartres *Hinter geschlossenen Türen* oder Arthur Koestlers *Sonnenfinsternis* erinnert fühlen; vielleicht aber auch an Sergej Eisensteins Streifen *Panzerkreuzer Potemkin.* Dieser bahnbrechende russische Revolutionsfilm aus dem Jahr 1925 zeigt eine selten brutale Szene in Großaufnahme: Eine schreiende Frau, die gerade von einer Kugel ins Auge getroffen wird und die Kontrolle über ihren Kinderwagen verliert. Eine Photographie dieser Szene, die alle Ängste der bedrohten Existenz widerspiegelt, hing in Bacons Atelier, als er seinen *Kopf VI* malte.

FRANCIS BACON
(1909–1992)
Head VI (Kopf VI)

1949, Öl auf Leinwand
93,2 × 76,5 cm
Arts Council Collection und
Hayward Gallery, London

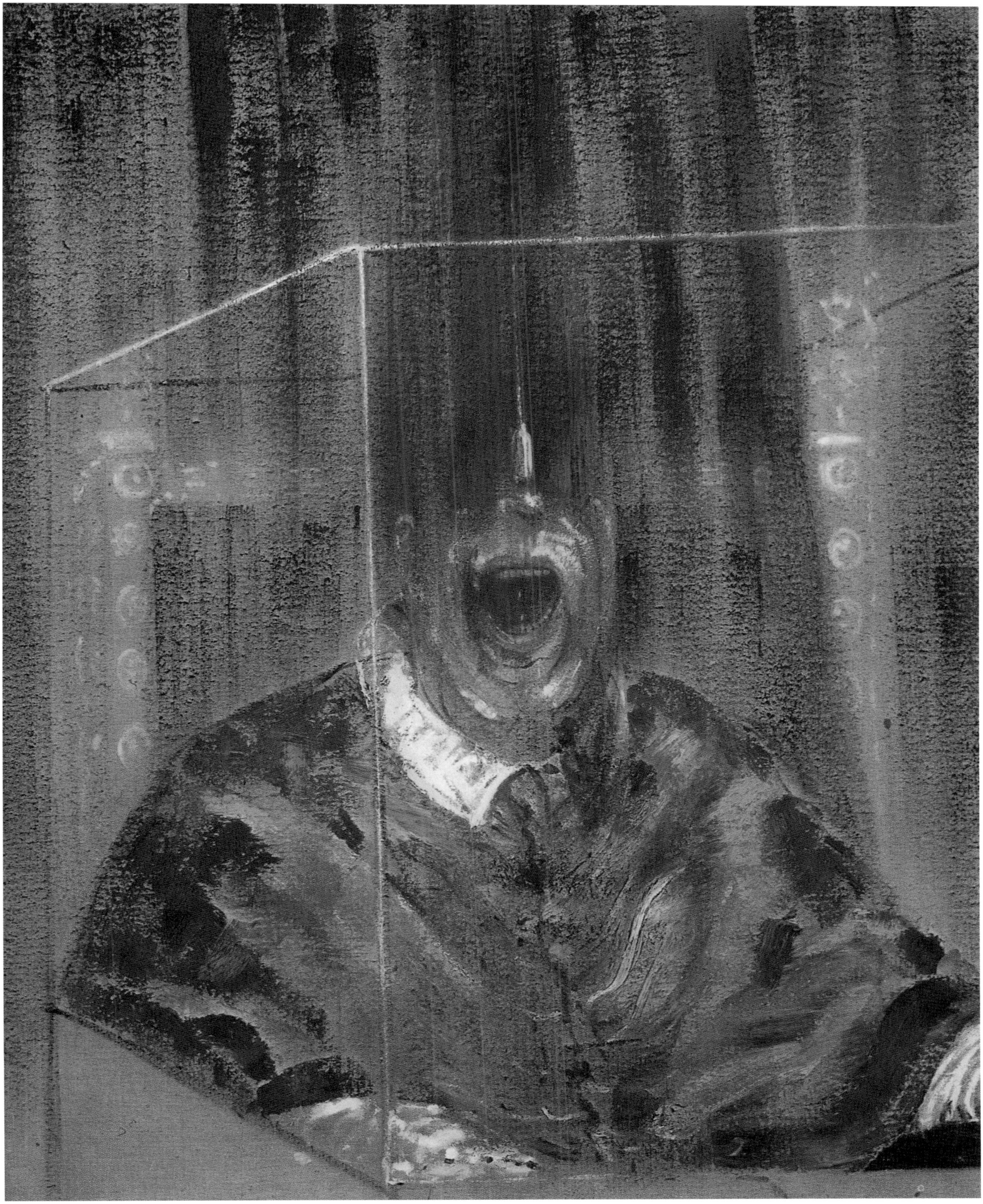

Kino pur
Der Mythos Marilyn Monroe

Also gedenken wir Marilyns, in der jeder Amerika geliebt hat, Marilyn Monroe, die blond war und schön und eine allerliebste Stimme besaß und die ganze Sauberkeit aller sauberen amerikanischen Vorgärten. Sie war unser Engel, der süße Engel des Sex, und der Schmelz des Sex ging von ihr aus gleich dem klaren Klang, der machtvoll verstärkt dem Resonanzboden einer edlen Geige entsteigt.

Norman Mailer, *Marilyn Monroe – Eine fiktive Biographie*, 1973

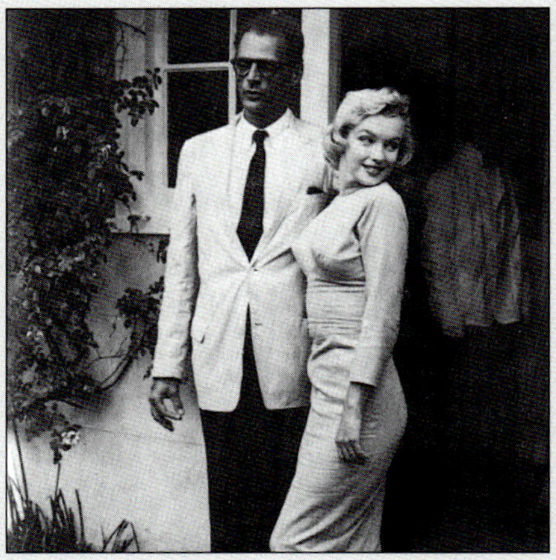

Marilyn Monroe auf Hochzeitsreise mit Arthur Miller, Englefield Green/Surrey, 1956

Ihr Tag begann im Blitzlichtgewitter der Photographen. Und er endete, wie er angefangen hatte, unter den allesverschlingenden Blicken eines Millionenpublikums, das sich nicht sattsehen konnte an ihr: Marilyn, die hinreißende Kindfrau, das atemberaubende Sexsymbol, die unerreichbare Göttin des Films. Unvergeßlich ihre Auftritte in Streifen wie *Blondinen bevorzugt, Manche mögen's heiß* oder *Nicht gesellschaftsfähig.* Sie erntete Ovationen und frenetischen Jubel, sie beherrschte die Schlagzeilen und Klatschspalten, sie verkörperte den Mythos einer ganzen Epoche.

Hinter dem Glanz und Glamour, hinter dem lasziven Lächeln, das die Welt betörte, verbarg sich jedoch eine sensible und verletzbare Frau. Ihre Kindheit hatte sie mehr durchlitten als erlebt: »Vermutlich war ich ein Versehen. Meine Mutter hat mich nicht gewollt«, bemerkte Marilyn Monroe später. Vaterlos kam sie zu einer Pflegefamilie, war kurzzeitig wieder bei ihrer Mutter, erlebte nach deren Einlieferung in eine Nervenheilanstalt eine bittere Odyssee von einer Pflegefamilie zur anderen. Zwischendurch verbrachte sie zwei Jahre in Waisenhäusern. Ohne Schulabschluß geblieben, heiratete sie mit 16 zum ersten Mal – eine Zweckehe, um einem erneuten Waisenhausaufenthalt zu entgehen: Die Ehe »machte mich nicht traurig, aber sie machte mich auch nicht glücklich«, bekannte sie: »Wir hatten uns einfach nichts zu sagen.« Während ihr Mann als Soldat am Zweiten Weltkrieg teilnahm, prüfte sie in einer Rüstungsfabrik Fallschirme und wurde durch Zufall als Star

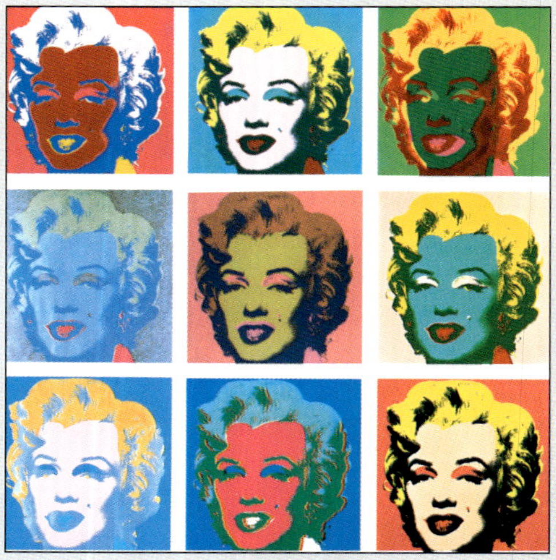

Andy Warhol, *Marilyn*, 1967 (Gesamtansicht)

entdeckt: Im Auftrag eines gewissen Ronald Reagan sollte der 25jährige Armeephotograph David Conover Aufnahmen von fröhlichen jungen Rüstungsarbeiterinnen machen. Er schoß sich auf das Mädchen ein, das sich in Pose werfen konnte wie kein anderes und nun als Marilyn Monroe zur »Heiligen des 20. Jahrhunderts« hochstilisiert wurde. Sie selbst blieb kritisch: »Insgeheim habe ich immer das Gefühl gehabt, nicht vollkommen echt zu sein. So etwas wie eine gut gemachte Fälschung. Ich glaube, jeder Mensch fühlt das von Zeit zu Zeit. Aber in meinem Fall geht das so weit, daß ich manchmal denke, ich sei ein Kunstprodukt.« Als sie in der Nacht vom 4. auf den 5. August 1962 mit 36 Jahren überraschend und unter mysteriösen Umständen starb, wurde sie vollends zur Legende.

Andy Warhol, ein Sohn tschechischer Emigranten, der seine Künstlerkarriere als Werbegraphiker begonnen hatte, als Filmproduzent fortsetzte und als bevorzugter Porträtist der High Society Amerikas galt, wurde selbst zu einer Kultfigur der Pop-Szene. Mit seiner *Marilyn* schuf er eine Ikone des 20. Jahrhunderts – und schrieb: »Ob es symbolisch ist, Monroe in so grellen Farben zu malen: es ist Schönheit, und sie ist schön; und wenn etwas schön ist, dann heißt das schöne Farben. Das ist alles.« Marilyn Monroe, die vieltausendmal reproduzierte Schönheit – ebenso künstlich wie verkannt.

ANDY WARHOL (1928–1987)
Marilyn

1967, Neun Serigraphien auf Papier
aus einer Mappe mit zehn Arbeiten (Detail)
jeweils 91,5 × 91,5 cm, Privatsammlung

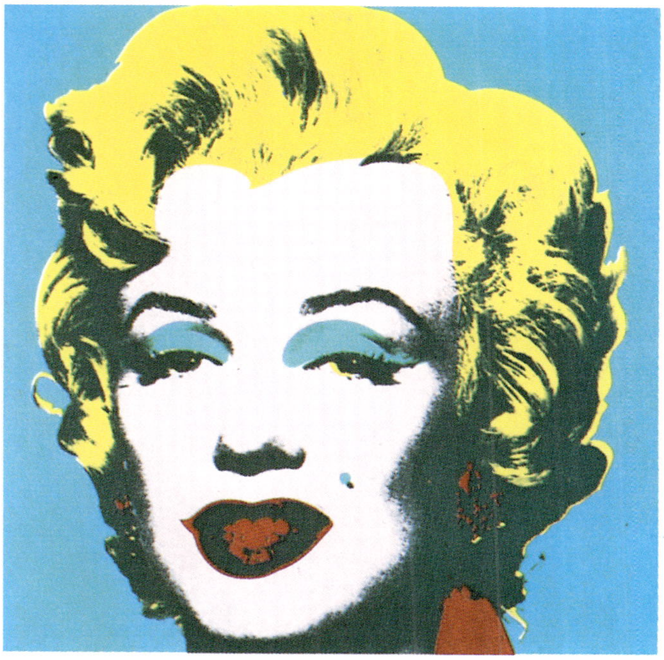
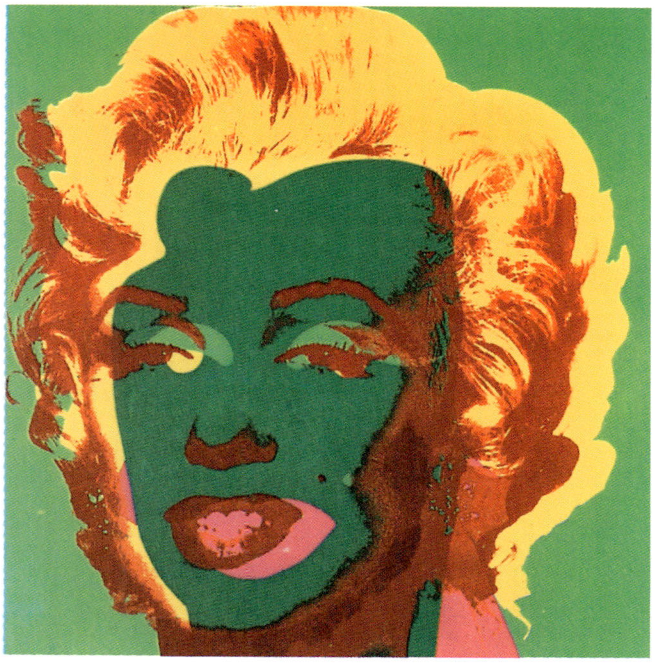
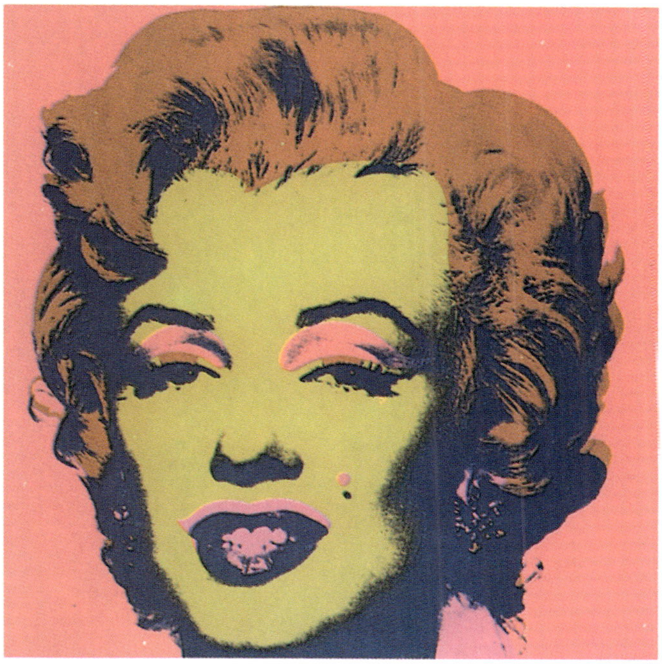
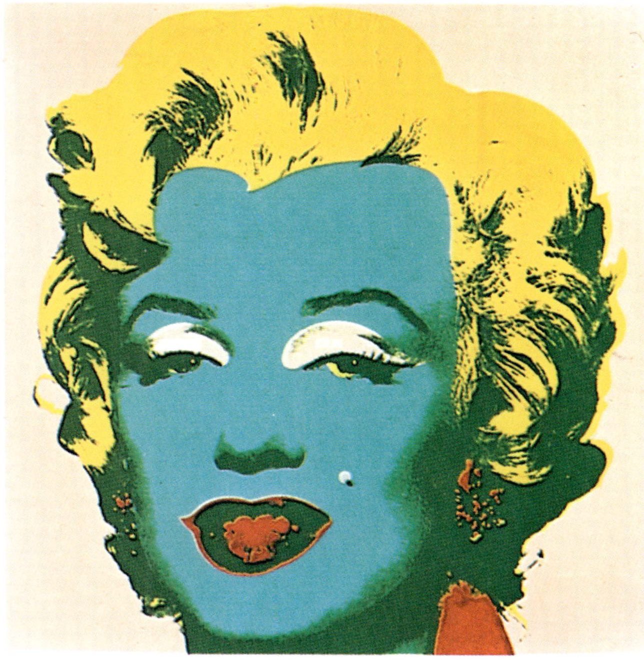
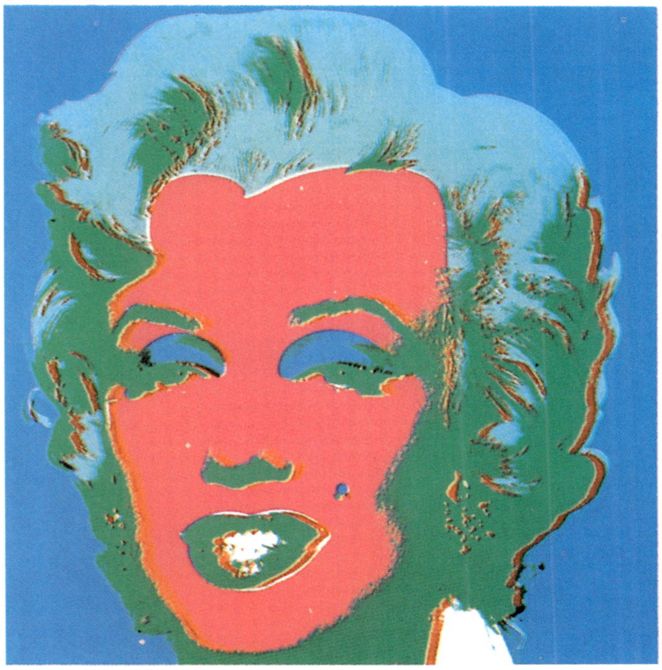
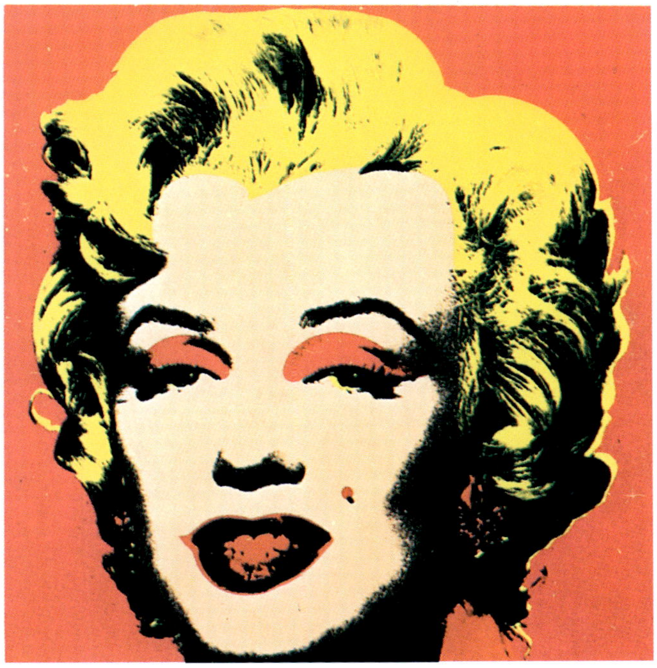

Ausgewählte Literatur

Seite 5:

Zweig, Stefan: *Sternstunden der Menschheit,* Stockholm 1943.

Seite 8: Der Louvre der Steinzeit

Anati, Emmanuel: *Höhlenmalerei. Die Bilderwelt der prähistorischen Felskunst,* Düsseldorf 1997.

Aubarbier, Jean-Pierre: *Die Wege der Vorgeschichte im Périgord,* Rennes 1997.

Lorblanchet, Michel und Bosinski, Gerhard (Hg.): *Höhlenmalerei. Ein Handbuch,* Sigmaringen 1997.

Ruspoli, Mario: *Lascaux, Heiligtum der Eiszeit,* Freiburg im Breisgau/Basel/Wien 1986.

Seite 10: Der Fluch des Pharao

Ceram, C.W.: *Götter, Gräber und Gelehrte,* Hamburg 1949.

Clayton, Peter u.a. (Hg.): *Die Pharaonen, Herrscher und Dynastien im alten Ägypten,* Düsseldorf 1995.

Das Ägyptische Museum Kairo, Mainz 1986.

Simpson, Judith u.a. (Hg.): *Das alte Ägypten, Die Macht der Pharaonen,* Gütersloh 1995.

Seite 12: Und der Stier trug sie nach Kreta

Alexiou, S. und Platon, N.: *Das antike Kreta,* Würzburg 1967.

Bremmer, Jan N.: *Götter, Mythen und Heiligtümer im antiken Griechenland,* Darmstadt 1996.

Homer: *Die Odyssee,* Hamburg 1986.

Kerényi, Karl: *Die Mythologie der Griechen,* München 1966.

Leonhardt, Rudolf Walter: ›Bemerkenswert: Bienen und Busen. Wie und warum Kreta die Keimzelle unserer Kultur wurde‹, in: *Die Zeit* Nr. 45 (4.11.1983), S. 84.

Seite 14: Ohne Musik wäre das Leben ein Irrtum

Aristoteles: *Der Staat der Athener,* Stuttgart 1984.

Aristoteles: *Politik,* München 1973.

Heurgon, Jacques u.a. (Hg.): *Die Etrusker,* Stuttgart 1993.

Neubecker, A. J.: *Altgriechische Musik,* Darmstadt 1994^{2}.

Platon: *Der Staat,* Stuttgart 1958.

Prayon, Friedhelm: *Die Etrusker, Geschichte, Religion, Kunst,* München 1996.

Seite 16: Ins tägliche Treiben brach ewige Nacht

André, Jacques: *Essen und Trinken im alten Rom,* Stuttgart 1998.

Apicius, Marcus G.: *Über die Kochkunst,* Stuttgart 1991.

Eschebach, Hans u.a. (Hg.): *Gebäudeverzeichnis und Stadtplan der antiken Stadt Pompeji,* Köln 1993.

Plinius der Jüngere: *Briefe,* Düsseldorf/Zürich 1995.

Zanker, Paul: *Pompeji, Stadtbild und Wohngeschmack,* Mainz 1995.

Seite 18: Auf diesen Felsen will ich meine Kirche bauen

Chadwick, O.: *Die Geschichte des Christentums,* Stuttgart 1996.

Fischer, Bonifatio P. OSB und Weber, Robert P. OSB (Hg.): *Biblia sacra iuxta vulgatam versionem,* Stuttgart 1975^{2}.

Frank, Karl Suso: *Grundzüge der Geschichte der Alten Kirche,* Darmstadt 1993^{2}.

Gatz, Erwin: *Roma Christiana,* Regensburg 1998.

Koch, Guntram: *Frühchristliche Kunst,* Stuttgart 1995.

Moser, Bruno: *Das christliche Universum,* München 1981.

Seite 20: Vom Bordell an den Hof

Bovini, Giuseppe: *Ravenna,* Köln 1971.

Bridge, Antony: *Theodora,* München 1980.

Browning, Robert: *Justinian und Theodora, Herrscher in Byzanz,* Bergisch-Gladbach 1988.

Paolucci, Antonio: *Ravenna,* Florenz 1971.

Prokop: *Anekdota,* hg. von Otto Veh, München 1981^{3}.

Schug-Wille, Christa: *Byzanz und seine Welt,* Weinheim 1982.

Seite 22: Er war, er ist und er kommt

Brown, Peter: *Das Evangeliar von Kells, Ein Meisterwerk frühchristlicher Buchmalerei,* Freiburg im Breisgau 1980.

Carozzi, Claude: *Weltuntergang und Seelenheil, Apokalyptische Visionen im Mittelalter,* Frankfurt am Main 1996.

Fischer, Bonifatio P. OSB und Weber, Robert P. OSB (Hg.): *Biblia sacra iuxta vulgatam versionem,* Stuttgart 1975^{2}.

Fried, Johannes: ›Endzeiterwartung um die Jahrtausendwende‹, in: *Deutsches Archiv* (1989), S. 381–473.

Schneemelcher, Wilhelm: *Neutestamentliche Apokryphen, Bd. 2 Apostolisches, Apokalypsen und Verwandtes,* Tübingen 1989^{5}.

Seite 24: Müßiggang ist aller Laster Anfang

Frank, Karl Suso: *Geschichte des christlichen Mönchtums,* Darmstadt 1993^{5}.

Jacobus de Voragine: *Die Legenda aurea,* hg. von Richard Benz, Heidelberg 1984.

Jaspert, B.: ›Benedikt von Nursia – der Vater des Abendlands?‹, in: *Erbe und Auftrag* 49 (1973).

Prinz, Friedrich: *Askese und Kultur. Vor- und frühbenediktinisches Mönchtum an der Wiege Europas,* München 1979.

Steidle, P. B. (Hg.): *Die Regel des hl. Benedikt,* Beuron 1983^{13}.

Seite 26: Ten-Sixty-Six

Capelle, Torsten: *Die Wikinger,* Darmstadt 1988^{2}.

Davis, R. H. C. (Hg.): *William of Poitiers and his History of William the Conqueror,* Oxford 1981.

Douglas, David Charles und Ortmann, Edwin: *Wilhelm der Eroberer, Herzog der Normandie,* München 1995^{2}.

Grape, Wolfgang: *Der Teppich von Bayeux, Triumphdenkmal der Normannen,* München 1994.

Wilson, David M.: *Der Teppich von Bayeux,* Frankfurt am Main/Berlin 1985.

Seite 28: Der Gang nach Canossa

Schmale, F.-J. (Hg.): *Quellen zum Investiturstreit, Teil 1: Ausgewählte Briefe Papst Gregors VII.,* Darmstadt 1978.

Schmale-Ott, I. (Hg.): *Quellen zum Investiturstreit, Teil 2: Schriften über den Streit zwischen Regnum und Sacerdotium,* Darmstadt 1984.

Schieffer, Rudolf: *Die Entstehung des päpstlichen Investiturverbots für den deutschen König,* Stuttgart 1981.

Vogel, J.: *Gregor VII. und Heinrich IV. nach Canossa, Zeugnisse ihres Selbstverständnisses,* Berlin/New York 1983.

Seite 30: Wisse die Wege

Hildegard von Bingen: *Heilkraft der Natur – Physika,* hg. v. d. Basler Hildegard-Ges., Freiburg/Basel/Wien 1997^{3}.

Kotzur, H.-Jürgen (Hg.): *Hildegard von Bingen,* Mainz 1998.

Saurma-Jeltsch, Liselotte: *Die Miniaturen im Liber scivias der Hildegard von Bingen,* Hamburg 1998.

Schiller, Reinhard: *Hl. Hildegard, Atlas der Edelsteine und Metalle,* Augsburg 1993.

Schipperges, Heinrich: *Die Welt der Hildegard von Bingen,* Freiburg im Breisgau 1997.

Seite 32: O Fortuna, wie der Mond so veränderlich

Bulst, Walther (Hg.): *Carmina Burana, Lieder der Vaganten,* Heidelberg 1974^{5}

Düchting, R.: ›Carmina Burana, J. A. Schmeller und Carl Orff‹, in: *Ruperto Carola XIV* (1962).

Kirmeier, Josef und Treml, Manfred: *Glanz und Ende der alten Klöster,* München 1991.

Mersmann, W.: *Rosenfenster und Himmelskreise,* Mittenwald 1982.

Steer, G.: ›Das Fortuna-Bild der Carmina Burana-Handschrift‹, in: *Innsbrucker Beiträge zur Kulturwissenschaft,* Bd. 15 (1982), S. 183–207.

Seite 34: Die Kunst mit Vögeln zu jagen

Abulafia, David: *Friedrich II. von Hohenstaufen,* Berlin 1992.

Heinisch, Klaus J.: *Kaiser Friedrich II., Sein Leben in zeitgenössischen Berichten,* München 1988^{3}.

Nette, H.: *Friedrich II. von Hohenstaufen,* Reinbek b. H. 1992^{9}.

Stürner, Wolfgang: *Friedrich II., Teil I: Die Königsherrschaft in Sizilien und Deutschland 1194–1220,* Darmstadt 1992.

Walz, Dorothea: *Das Falkenbuch Friedrichs II.,* Graz 1994.

Seite 36: Der Troubadour Gottes

Bonsanti, Giorgio (Hg.): *Assisi – Deckenfresken der Oberkirche in San Francesco,* München 1997.

Dante Alighieri: *Die göttliche Komödie,* München 1994.

D'Arcais, Francesca Flores: *Giotto,* München 1995.

Frank, Karl Suso: *Geschichte des christlichen Mönchtums,* Darmstadt 1993^{5}.

Hardick, Lothar OFM und Grau, Engelbert OFM (Hg.): *Die Schriften des hl. Franziskus von Assisi,* Werl in Westf. 1983.

Seite 38: Du bist mein und ich bin dein

Brackert, Helmut: *Minnesang,* Frankfurt am Main 1983.

Bumke, Joachim: *Höfische Kultur, Literatur und Gesellschaft im hohen Mittelalter,* 2 Bde., München 1986^{3}.

Walther, Ingo F. (Hg.): *Sämtliche Miniaturen der Manesse-Liederhandschrift,* Aachen 1981.

Wehrli, M. (Hg.): *Deutsche Lyrik des Mittelalters,* Zürich 1984^{6}.

Zeune, Joachim: *Burgen, Symbole der Macht,* Regensburg 1997^{2}.

Seite 40: Es ist ein nützlich Ding, der Friede

Bortolotti, Lando: *Siena. La città nella storia,* Rom/Bari 1983.

Cairola, A. u. Carli, E.: *Il palazzo pubblico di Siena,* Rom 1962.

Frugoni, Chiara: *Pietro und Ambrogio Lorenzetti,* Florenz 1988.

Origo, Iris: *Der Heilige der Toskana, Leben und Zeit des Bernardino von Siena,* München 1989.

Pacetti, P. D.: ›Gli scritti di San Bernardino‹, in: *San Bernardino di Siena, Saggi e ricerche pubblicati nel V centenario della morte (1444–1944),* Mailand 1945.

Seite 42: So sammelten wir die Gebeine

Angenendt, Arnold: *Heilige und Reliquien,* München 1997^{2}.

Caesarius von Heisterbach: *Dialogus miraculorum,* hg. von J. Stange, Köln/Bonn/Brüssel 1851.

Eschborn, M.: *Karlstein,* Stuttgart 1971.

Menzel, O. (Hg.): *Selbstbiographie Kaiser Karls IV.,* Berlin 1943.

Seibt, Ferdinand: *Karl IV.,* München 1978.

Spevácek, J.: ›Frömmigkeit und Kirchentreue‹, in: *Karl IV., Politik und Ideologie im 14. Jh.,* hg. v. E. Engel, Weimar 1982, S. 121–149.

Seite 44: Vom Luxus des Lebens

Grimme, Ernst Günther: *Die Geschichte der abendländischen Buchmalerei,* Köln 1980.

Longnon, Jean und Cazelles Raymond: *Die Très Riches Heures des Jean Duc de Berry* , München 1989.

Schacherl, Lillian: *Luxus des Lebens. Die Très Riches Heures des Herzogs von Berry,* München 1997.

Tibullus, Albius: *Carmina,* Wien 1801.

Seite 46: Dir hab ich mich ergeben

Augustinus: *De civitate dei (Vom Gottesstaat),* München 1995.

Borst, Arno: *Lebensformen im Mittelalter,* Frankfurt 1995^{14}.

Euba, Wolf u.a. (Hg.): *Ich brinn und bin entzündt. Italienische Madrigale und deutsche Lieder,* München 1997.

Pächt, Otto: *Van Eyck,* München 1989.

Seite 48: In diesem Zeichen wirst Du siegen

Bertelli, Carlo: *Piero della Francesca, Leben und Werk des Meisters der Frührenaissance,* Köln 1992.

Bleckmann, Bruno: *Konstantin der Große,* Reinbek bei Hamburg 1996.

Jacobus de Voragine: *Die Legenda aurea,* Heidelberg 1984.

Keil, Volkmar (Hg.): *Quellensammlung zur Religionspolitik Konstantins des Großen,* Darmstadt 1995^{2}.

Seite 50: Vom giftigen Drachen zum zahmen Hündlein

Brackert, H. (Hg.): *Das Nibelungenlied,* Frankfurt a. M. 1984.

Flaiano, E. (Hg.): *Paolo Uccello. L'opera completa,* Mailand 1971.

Paolieri, Annarita: *Paolo Uccello, Domenico Veneziano und Andrea del Castagno,* Florenz 1991.

Simrock, Karl: *Handbuch der Mythologie mit Einschluß der nordischen,* Bonn 1887^{6}.

Voragine, Jacobus de: *Die Legenda aurea,* Heidelberg 1984.

Seite 52: Und er erbat sich den Leichnam

Ducellier, Alain: *Byzanz,* Frankfurt a. M. 1990.

Fischer, Bonifatio P. OSB und Weber, Robert P. OSB (Hg.): *Biblia sacra iuxta vulgatam versionem,* Stuttgart 1975^{2}.

Kroll, Gerhard: *Auf den Spuren Jesu,* Leipzig 1972^{4}.

Lightbown, Ronald: *Mantegna,* Oxford 1986.

Seite 54: Das Mädchen auf der Muschel

Bremmer, Jan N.: *Götter, Mythen und Heiligtümer im antiken Griechenland,* Darmstadt 1996.

Deimling, Barbara: *Sandro Botticelli,* Köln 1993.

Kerényi, Karl: *Die Mythologie der Griechen,* München 1966.

Pfeifer, H.-G.: *Zypern, Kultur und Geschichte.* München 1994.

Poliziano, Angelo: *Gesammelte Schriften,* o.O. 1475

Toman, Rolf: *Die Kunst der italienischen Renaissance,* Köln 1994.

Seite 56: Ein frembd unbekandt Thier

Beer, Rüdiger Robert: *Das Einhorn, Fabelwelt und Wirklichkeit,* München 1972^{2}.

Dempf, Peter: *Das Tier, das es nicht gibt. Eine kleine Kultur geschichte des Einhorns,* Manuskript BR, München 1985.

Seel, Otto (Hg.): *Der Physiologus, Tiere und ihre Symbolik,* Zürich/München 1987^{5}.

Seite 58: Gott schuf den Menschen sich zum Bilde

Anzelewsky, Fedja: *Albrecht Dürer,* Berlin 1991^{2}.

Rupprich, Hans (Hg.): *Dürer. Schriftlicher Nachlaß,* Bd. 1, Berlin 1956.

Hahnloser, Hans R. (Hg.): *Villard de Honnecourt, Kritische Gesamtausgabe des Bauhüttenbuches,* Graz 1972^{2}.

Winzinger, Franz: *Albrecht Dürer,* Reinbek b. Hamburg 1982.

Seite 60: Ein schreckliches Tal voll glühender Kohlen

Beagle, Peter S.: *Der Garten der Lüste,* Köln 1983.

Goertz, Heinrich: *Hieronymus Bosch,* Reinbek b. H. 1977.

McGrath, R. L.: ›Satan and Bosch, The Vision Tundali and the Monastic Vices‹, in: *Gazette des Beaux-Arts* 1968, S. 45–50.

Tolnay, Charles de: *Hieronymus Bosch,* Eltville 1984.

Seite 62: Der dämonische Zauber dieses Lächelns

Conti, Angelo: ›Über Mona Lisa‹, zitiert nach: Freud, Sigmund: *Bildende Kunst und Literatur,* Frankfurt am Main 1982, S. 133.

Eissler, Kurt R.: *Leonardo da Vinci, Psychoanalytische Notizen zu einem Rätsel,* Bd. I (Text), München 1994.

Grewenig, Meinrad Maria und Letze, Otto (Hg.): *Leonardo da Vinci,* Ostfildern bei Stuttgart 1995.

Zöllner, Frank: *Mona Lisa, Das Porträt der Lisa Gioconda, Legende und Geschichte,* Frankfurt am Main, 1994.

Seite 64: Adam, wo bist Du?

Eliot, Alexander: ›The Sistine Cleanup: Agony or Ecstasy?‹, in: *Harvard Magazine* 89/4 (1987), S. 28–38.

Fischer, Bonifatio P. OSB und Weber, Robert P. OSB (Hg.): *Biblia sacra iuxta vulgatam versionem,* Stuttgart 1975^{2}.

Koch, Heinrich: *Michelangelo,* Reinbek bei Hamburg, 1966.

Pietrangeli, C. (Hg.): *Die sixtinische Kapelle,* Stuttgart 1997.

Stone, Irving: *Michelangelo,* Berlin 1961.

Seite 66: Königin der Engel und der Menschen

Alpatow, Michael W.: *Die Dresdner Galerie, Alte Meister,* Dresden 1966.

Böckling, Eduard (Hg.): *August Wilhelm Schlegel, Sämtliche Werke,* 16 Bde., Hildesheim/New York 1971–72.

Chapeaurouge, Donat de: *Raffael, Sixtinische Madonna,* Frankfurt a. M. 1993.

Meyer Zur Capellen, J.: *Raffael in Florenz,* München 1996.

Seite 68: Geld regiert die Welt

Favier, Jean: *Gold und Gewürze, Der Aufstieg des Kaufmanns im Mittelalter,* Hamburg 1992.

Seite 70: O Haupt voll Blut und Wunden

Döpfner, Julius Cardinal u.a. (Hg.): *Gotteslob, Katholisches Gebet- und Gesangbuch,* Stuttgart 1975.

Fraenger, Wilhelm: *Matthias Grünewald,* Dresden 1988.

Waas, A.: *Der Mensch im deutschen Mittelalter,* Wiesbaden 1996.

Weixlgärtner, Arpad: *Grünewald,* Wien/München 1962.

Seite 72: Mit dem Feuer gerichtet vom Leben zum Tod

Behringer, Wolfgang: ›'Erhob sich das ganze Land zu ihrer Ausrottung …', Hexenprozesse und Hexenverfolgungen in Europa‹, in: Richard Dülmen (Hg.), *Hexenwelten,* Frankfurt am Main 1987, S. 131–169.

Blauert, Andreas (Hrsg.): *Ketzer, Zauberer, Hexen. Die Anfänge der europäischen Hexenverfolgung,* Frankfurt am Main 1989.

Institoris, Heinrich und Sprenger, Jakob: *Malleus Maleficarum (Der Hexenhammer),* München 1989.

Levack, Brian P.: *Hexenjagd,* München 1995.

Seite 74: Drei, drei, drei – bei Issos Keilerei

Goldberg, Gisela u.a. (Hg.): *Altdorfer und der fantastische Realismus in der deutschen Kunst,* Paris 1984.

Kaiser, W. B.: *Der Brief Alexanders d. Gr. nach der Schlacht bei Issos,* Mainz 1955.

Mann, Klaus: *Alexander,* Reinbek bei Hamburg, 1989.

Seibert, Jakob: *Alexander der Große,* Darmstadt 1994^{4}.

Wirth, Gerhard: *Alexander d. Gr.,* Reinbek b. H., 1973.

Seite 76: Ein Hort der Unzucht und der Hurerei

Beeskow, H.-J., u.a. (Hg.): *Martin Luther 1483–1546,* Ausst. Kat. Wittenberg 1984.

Bott, Gerhard (Hg.): *Martin Luther und die Reformation in Deutschland,* Ausst. Kat. Frankfurt a. M. 1983.

Graf, Bernhard G.: *Oberdeutsche Jakobsliteratur,* München 1991

Hinz, Berthold: *Lucas Cranach d.Ä.,* Reinbek b. Hamb., 1993.

Luther, Martin: *Tischreden oder Colloquia,* Eisleben 1566.

Seite 78: Ich hoffe, die hübschen Brüste bald zu küssen

Bätschmann, O. und Griener, P.: *Hans Holbein,* Köln 1997.

Baumann, Uwe: *Heinrich VIII.,* Reinbek bei Hamburg, 1991.

Fraser, A.: *Die sechs Frauen Heinrichs VIII.,* Hildesheim 1994.

Jacobs, E. und Vitray, E. de (Hg.): *Heinrich VIII. von England in Augenzeugenberichten,* Düsseldorf 1969.

Kross, Editha: *Am Hofe Heinrichs VIII.,* Leipzig 1992.

Stemmler, T.(Hg.): *Die Liebesbriefe Heinrichs VIII. an Anna Boleyn,* Stuttgart/Zürich 1988.

Seite 80: Wer hat je in seiner Seele gelesen?

Kohler, A.: *Quellen zur Geschichte Karls V.,* Darmstadt 1990.

Lahnstein, Peter: *Auf den Spuren von Karl V.,* München 1993.

Laroni, Nereo u.a. (Hg.): *Titian,* München 1990.

Nette, Herbert: *Karl V.,* Reinbek bei Hamburg 1979.

Sandoval, Prudencio de: *Historia de la vida y hechos del emperador Carlos V.,* 3 Bde., Madrid 1955.

Walther, Angelo: *Tizian,* Leipzig 1997.

Seite 82: Als aus Hochmut ein Turm entstand

Brant, Sebastian: *Das Narrenschiff,* Stuttgart 1985.

Clementz, Heinrich (Hg.): *Des Flavius Josephus Jüdische Altertümer,* Wiesbaden 1983^{5}.

Jockel, Nils: *Der Turmbau zu Babel,* München 1997.

Roberts-Jones, Philippe und Françoise (Hg.): *Pieter Bruegel der Ältere,* München 1997.

Seite 84: Feiglinge kommen nicht in den Himmel

Beeching Jack: *Don Juan d'Austria, Sieger von Lepanto,* München 1983.

Cervantes, Miguel de: *Don Quijote de la Mancha,* München 1971.

Wolters, Wolfgang: *Der Bilderschmuck des Dogenpalastes,* Wiesbaden 1983.

Seite 86: Gesegnet mit den Früchten der Kultur

Barthes, Roland u.a. (Hg.): *Arcimboldo,* Genf 1978.

Beitz, Berthold u.a. (Hg.): *Prag um 1600, Kunst und Kultur am Hofe Rudolfs II.,* Freren im Emsland 1988.

Comanini, Don Gregorio: ›Il Vertunno del Arcimboldo‹, in: *Il Figino, Overo del fine della pittura,* Mantua 1591.

Dauxois, Jacqueline: *Der Alchimist von Prag, Rudolf II. von Habsburg. Eine Biographie,* München 1997.

Seite 88: Nur schauriges Wetterleuchten?

Alcolea Santiago u.a. (Hg.): *El Greco,* Recklinghausen 1993.

Brown, Jonathan u.a. (Hg.): *El Greco und Toledo,* Berlin 1983.

Chueca Goitia, Fernando und Carrieri, Mario: *Toledo,* Luzern/Frankfurt 1973.

Ipser, Karl: *El Greco,* Braunschweig/Berlin 1960.

Tomlinson, Janis: *Malerei in Spanien von El Greco bis Goya,* Köln 1997.

Wurzbach, Wolfgang von (Hg.): *Calderons ausgewählte Werke,* 4 Bde., Leipzig o.J.

Seite 90: Sicherlich sind sie gute Dienstboten

Colón, Cristóbal: *Diario de a bordo,* Madrid 1985.

König, Hans-Joachim: *Die Entdeckung und Eroberung Amerikas 1492–1550.* Freiburg im Breisgau/Würzburg 1992.

Konetzke, R.: *Entdecker und Eroberer Amerikas. Von Christoph Kolumbus bis Hernán Cortés,* Frankfurt a. M. 1963.

Seite 92: Amor ist der Herr der Welt

Bremmer, Jan N.: *Götter, Mythen und Heiligtümer im antiken Griechenland,* Darmstadt 1996.

Guttuso, Renato: *L'opera completa del Caravaggio,* Milano 1967.

Held, Jutta: *Caravaggio,* Berlin 1996.

Kerényi, Karl: *Die Mythologie der Griechen,* München 1966.

Longhi, Roberto: *Caravaggio,* Dresden/Basel 1993^{3}.

Seite 94: Sturm und Wollust

Alpers, S.: ›Manner and Meaning in some Rubens Mythologies‹, in: *Journal of the Warburg and Courtauld Institute* 30 (1967), S. 272ff.

Simson, Otto v.: *Peter Paul Rubens (1577–1640),* Mainz 1996.

Warnke, Martin: *P. P. Rubens,* Köln 1977.

Zimmermann, F. (Hg.): *Die Idyllen des Theokritos,* o.O. 1859.

Seite 96: Behüt Dich Gott, mein Rebensaft

Erasmus Desiderius von Rotterdam: *Ausgewählte Schriften,* 8 Bde., hg. von Werner Welzig, Darmstadt 1967–1980.

Euba, Wolf u.a (Hg.): *Ich brinn und bin entzündt. Italienische Madrigale und deutsche Lieder,* München 1997.

Friedell, E.: *Kulturgeschichte der Neuzeit,* Bd. I, München 1993^{10}.

Knuttel, G.: *Adriaen Brouwer,* Den Haag 1962.

Seite 98: Wo wir hin nur schaun, ist Feuer, Pest und Tod
Findeisen, J.-P.: *Gustav II. Adolf von Schweden,* Graz 1996.
Friesenegger, Maurus: *Tagebuch aus dem Dreißigjährigen Krieg,* hg. von P. Willibald Mathäser, München 1974.
Glaser, Hubert: *Um Glauben und Reich,* Ausst. Kat. Bd. II/ 1 und 2, München/Zürich 1980.
Grob, Johannes: *Epigramme,* Leipzig 1929.
Gryphius, Andreas: *Dramatische Dichtungen,* Leipzig 1870.
Schmidt, Georg: *Der Dreißigjährige Krieg,* München 1995.

Seite 100: Frisch auf, ihr Burschen
Brown, C., Kelch, J. und Thiel, P. van: *Rembrandt, Der Meister und seine Werkstatt,* Berlin/Amsterdam/London 1991.
Pächt, Otto: *Rembrandt,* München 1991.
Peltzer, A. R. (Hg.): *Teutsche Academie der Edlen Bau-, Bild- und Mahlerey-Künste von Joachim von Sandrart,* München 1925.
Tümpel, Christian: *Rembrandt, Mythos und Methode,* Königstein im Taunus/Amsterdam/Antwerpen/Paris 1986.
Tümpel, Christian: *Rembrandt,* Reinbek bei Hamburg 1995[7].

Seite 102: Das Licht beglückenden Friedens
Burckhardt, Jacob: *Gesammelte Werke,* 6 Bde., Bern 1971.
Carus, Carl Gustav: *Gedanken über große Kunst,* Leipzig 1944.
Daum, Werner (Hg.): *Die Königin von Saba,* Stuttgart/Zürich 1988.
Goethe, Johann Wolfgang von: *Italienische Reise,* hg. von Herbert von Einem, München 1988.
Roethlisberger, M.: *Claude Lorrain,* 2 Bde., New Haven 1961.
Wurzbach, Wolfgang von (Hg.): *Calderons ausgewählte Werke,* 4 Bde., Leipzig o. J.

Seite 104: Hinter den Kulissen
Alewyn, Richard: *Das große Welttheater. Die Epoche der höfischen Feste,* München 1985[2].
López-Rey, José: *Velázquez, Maler der Maler,* Bd. 1 und 2, Köln 1996.
Ortiz, A. Domingo u.a. (Hg.): *Velázquez,* Madrid 1990.
Zelger, Franz: *Diego Velázquez,* Reinbek bei Hamburg 1994.

Seite 106: Musen, erhöret mein Flehen!
Bremmer, Jan N.: *Götter, Mythen und Heiligtümer im antiken Griechenland,* Darmstadt 1996.
Kerényi, Karl: *Die Mythologie der Griechen,* München 1966.
Ripa, Cesare: *Der Kunst-Göttin Minerva liebreiche Entdeckung,* Augsburg 1704.
Wheelock, Arthur K. Jr.: *Vermeer. Das Gesamtwerk,* Stuttgart/Zürich 1995.

Seite 108: Der Staat bin ich
Bluche, François: *Im Schatten des Sonnenkönigs,* Freiburg im Breisgau/Würzburg, 1982.
Bossuet, Jacques Bénigne: *Politik nach den Lehren der Heiligen Schrift,* Paris 1709.
Colomer, C.: *La famille et le milieu social du peintre Rigaud,* Perpignan 1973.
Friedell, Egon: *Kulturgeschichte der Neuzeit,* Bd. 1, München 1993[10].
Schröck-Schmidt, Peter: *Leuchtende Sterne der Medizin. Wissenschaftliche Studie zur verdrängten Geschichte jüdischer Zahnoperateure, Zahnärzte und -professoren,* Leipzig 1996.
Ziegler, Gilette: *Der Hof Ludwigs XIV. in Augenzeugenberichten,* München 1989.

Seite 110: Die Welt der Clowns
Jockel, Nils: *Antoine Watteau: Die italienische Komödie,* Reinbek bei Hamburg 1995.
Kellein, Thomas (Hg.): *Pierrot, Melancholie und Maske,* München 1995.
Shakespeare, William: *Ein Sommernachtstraum,* hg. von Dietrich Klose, Stuttgart 1992.
Theile, Wolfgang: *Commedia dell'arte, Geschichte – Theorie – Praxis,* Wiesbaden 1997.

Seite 112: Eine Stadt, die reich ist an Gold
Links, J.G.: *Canaletto,* Stuttgart 1982.
Mann, Thomas: *Der Tod in Venedig,* Frankfurt am Main 1979.
Pedrocco, Filippo: *Canaletto und die venezianischen Vedutisten,* Florenz 1995.
Steingräber, Erich (Hg.): *Venedig, Malerei des 18. Jh.,* München 1987.
Wrba, Ernst und Meisen, Annette (Hg.): *Venedig,* München 1998

Seite 114: Die kluge Mätresse
Hanken, Caroline: *Vom König geküßt,* Berlin 1996.
Hohenzollern, J.G. Prinz von: ›Die Porträts der Marquise de Baglion und der Marquise de Pompadour‹, in: *Pantheon* XXX (1972), S. 301ff.
Perl, Henry (Hg.): *Die Briefe der Marquise de Pompadour, geborene J. A. Poisson,* Leipzig 1907.
Schreiber, Hermann: *Die ungekrönte Geliebte,* München 1992
Thiele-Dohrmann, Klaus: *Pikant wie ein Engel, Hetären, Kurtisanen, Mätressen,* Hamburg 1995.

Seite 116: Den Kopf verdreht sie mir
Bluche, François: *Frankreich zur Zeit Ludwigs XVI., Leben und Kultur am Vorabend der Revolution,* Stuttgart 1989.
Bonnard, Bernard Chevalier de: *Poésies diverses,* Paris 1791.
Mercier, Louis-Sébastien: *Tableau de Paris,* Zürich 1990.
Wildenstein, G.: *Fragonard,* Paris/London 1960.

Seite 118: Ein Jüngling, der nie Glück u. Ruhm gekannt?
Cormack, Malcolm: *The Paintings of Thomas Gainsborough,* Cambridge 1991.
Gray, Thomas: ›Elegie, geschrieben auf einem Dorffriedhof‹, in: *Lyrik des Abendlands,* München 1978.
Leonard, J. u.a. (Hg.): *Gainsborough und seine Zeit,* Köln 1976.
Woodall, M.: *The Letters of Thomas Gainsborough,* London 1963.

Seite 120: Wie eine Kuh auf der Wendeltreppe
Genzmer, Felix (Hg.): *Edda. Die wesentlichen Gesänge der altnordischen Götter- und Heldendichtung,* Düsseldorf/Köln 1960.
Hampe, Matthias: *Stilwandel im Eiskunstlauf. Eine Ästhetik- und Kulturgeschichte,* Frankfurt am Main 1994.
Polednik, Heinz: *Sport und Spiel auf dem Eis,* Wels 1979.
Ramsay, R. and Wilkie: *Henry Raeburn,* Ausst. Kat. National Gallery of Scotland, Edinburgh 1951.

Seite 122: Vom Teesturm zur Demokratie
Cooper, Helen A.: *John Trumbull, The Hand and Spirit of a Painter,* New Haven 1982.
Jaffe, Irma B.: *Trumbull: The Declaration of Independence,* Scarborough 1976.
Kirchberger, Joe H. (Hg.): *Zeugen ihrer Zeit, 4000 Zitate aus der abendländischen Geschichte,* München/Zürich 1983.

Seite 124: Ich glaube an Marat, den Allmächtigen
Alpatow, Michail W.: ›Der Tod des Marat von Jacques-Louis David‹, in: *Studien zur Geschichte der westeuropäischen Kunst,* Köln 1974.
Brookner, Anita: *Jacques-Louis David,* London 1980.
Lohmann, Friedrich: *Jean Paul Marat und das Strafrecht in der Französischen Revolution,* Bonn 1963.
Schnapper, A.: *J.-L. David und seine Zeit,* Würzburg 1981.

Seite 126: Als würde ich von den Lüften fortgetragen
Delestre, G.: *Antoine-Jean Gros,* Paris 1952.
Herre, Franz: *Napoleon Bonaparte, Wegbereiter des Jahrhunderts,* München 1988[2].
Heyer, Karl: *Die Französische Revolution und Napoleon,* Stuttgart 1989[3].
Markov, Walter: *Napoleon und seine Zeit,* Leipzig 1996[2].

Seite 128: Der Widerschein des Entsetzens
Canellas, Angel (Hg.): *Francisco de Goya, Diplomatario,* Zaragoza 1981.
Gassier, Pierre und Wilson, Juliet: *Francisco Goya, Leben und Werk,* Fribourg/Frankfurt am Main/Berlin/Wien 1971.
Gudiol, José: *Goya,* Recklinghausen 1991.
Hofmann, Werner (Hg.): *Goya. Das Zeitalter der Revolutionen, 1798–1830,* München 1980.
Seidel, Max und Bihalji-Merin: *Goya, Glanz und Macht. Die Schrecken des Krieges,* Stuttgart/Zürich 1985.
Thomas, Hugh: *The Third of May 1808,* London 1972.

Seite 130: »Feuern Sie die Notraketen ab!«
Beesley, Lawrence: *Titanic, Augenzeuge der Katastrophe,* Hamburg 1997[2].
Börsch-Supan, H.: *Caspar David Friedrich,* München 1973.
Hinz, Sigrid (Hg.): *Caspar David Friedrich in Briefen und Bekenntnissen,* Berlin 1984.
Kellein, Thomas: *C. D. Friedrich. Der künstlerische Weg,* München 1998.

Seite 132: Das Wunder Britanniens
Constable, Freda: *John Constable. A Biography – 1776–1837,* Lavenham 1975
Kaminski, Heinz: *Sternenstraßen der Vorzeit von Stonehenge bis Atlantis,* München 1995.
Reynolds, Graham: *Constable's England,* Berlin 1983.
Salmon, Thomas Stokes: ›Stonehenge‹, in: Atkinson, R. J. C.: *Stonehenge,* London 1987, S. 20.
Smith, Peter D.: *Constable,* München 1981.

Seite 134: Mit Pinsel und Palette auf den Barrikaden
Briegleb, Klaus (Hg.): *Heinrich Heine. Sämtliche Schriften,* München 1996.
Hureaux, Alain Daguerre de: *Delacroix – Das Gesamtwerk,* Stuttgart 1994.
Tulard, Jean: *Frankreich im Zeitalter der Revolutionen 1789–1851,* Stuttgart 1989.
Rautmann, P.: *Delacroix,* Zürich 1997.
Schreiber, H. (Hg.): *Frankreich aus erster Hand, Geschichte und Gegenwart in Berichten und Dokumenten,* Würzburg 1975[2].

Seite 136: Die alte Welt im Schlepptau der neuen
Bode, Ursula: *William Turner,* Dortmund 1994.
Brown, David B. u.a. (Hg.): *Joseph Mallord William Turner,* München 1997.
Egerton, J.: Turner, *The Fighting Téméraire,* London 1995.
Gage, John (Hg.): *Collected correspondance of J. M. W. Turner,* Oxford 1980.
Ritchie, L.: *The Works of William Makepeace Tackeray,* 26 Bde., New York *1910–1911.*
Schröder, Christian: *Englische Geschichte,* München 1995.

Seite 138: Alle waren im Stande der Natur, ganz nackt
Brödner, Erika: *Die römischen Thermen und das antike Badewesen,* Darmstadt 1992[2].
Fleckner, Uwe: *Jean-Auguste-Dominique Ingres, Das türkische Bad,* Frankfurt am Main 1996.
Metken, Günter: ›Ein Gemälde wird besichtigt: Ingres' Türkisches Bad‹, in: *Weltkunst* XLI (1971), S. 597f.
Montagu, Mary Wortley: *Lettres pendant ses premiers voyages en Europe, en Asie et en Afrique,* 2 Bde., Paris 1805[2].
Picon, Gaetan: *Jean-Auguste-Dominique Ingres,* Stuttgart 1981.

Seite 140: Eros erwacht im Sturm der Entrüstung
Batailles, Georges: *Manet,* Genf 1988.
Cachin, Françoise: *Manet,* Köln 1991.

Fath, Manfred und Germer, Stefan (Hg.): *Edouard Manet. Augenblicke der Geschichte,* München 1992.
Friedrich, O.: *Edouard Manet und das Paris seiner Zeit,* Köln 1994.
Rott-Illfeld, Sybille A.: *Das Tagebuch der Julie Manet. Eine Jugend im Banne der Impressionisten,* München/Hamburg 1988.

Seite 142: Der böse Blick
Bremmer, Jan N.: *Götter, Mythen und Heiligtümer im antiken Griechenland,* Darmstadt 1996.
Kerényi, Karl: *Die Mythologie der Griechen,* München 1966.
Ovid, *Metamorphosen,* Düsseldorf/Zürich 1996[14].
Spalding, Frances: *Festliche Träume, Burne-Jones und die Victorianische Malerei,* Berlin 1979.
Viktorianische Malerei, Ausst. Kat. München 1993.

Seite 144: In der Hitze eines Sommertages
Budde, Rainer u.a. (Hg.): *Pointillismus,* München 1997.
Gould, C.: *Seurat's Bathers,* London 1976.
Smoltzky, Alexander: ›Geliebte Schlampe. Die Seine – gesättigt mit Geschichte‹, in: *Geo Special Paris* 1991, S. 6–26.
Verlaine, Paul: *Poetische Werke,* Frankfurt a. M. 1994.

Seite 146: Ich fürchte, Gauguin hat mich satt
Beeck, Manfred in der: *Merkmale epileptischer Bildnerei. Mit Pathographie Van Gogh,* Bern/Stuttgart/Wien 1982.
Frank, Herbert: Vincent van Gogh, Reinbek b. H. 1976.
Gogh, Vincent van: *Sämtliche Briefe,* 6 Bde., Berlin 1985.
Nagera, Humberto: *Vincent van Gogh. Psychoanalytische Deutung seines Lebens anhand seiner Briefe,* München/Basel 1973.
Walther, Ingo F. und Metzger, Rainer: *Vincent van Gogh, Sämtliche Gemälde,* 2 Bde., Köln 1994.

Seite 148: Paris hat alles, was Du willst
Arnold, M.: *Henri de Toulouse-Lautrec,* Reinbek b. H., 1982.
Chopin, Frédéric: *Gesammelte Briefe,* München 1928.
Perruchot, Henri: ›Lautrec à Montmartre‹, in: *La Revue de Paris* (1958), S. 106–125.
Sallois, J. u.a. (Hg.): *Toulouse-Lautrec,* London/Paris 1991.
Toulouse-Lautrec, Henri de: *Unpublished Correspondance,* hg. von L. Goldschmidt und H. Schimmel, London 1969.
Zévaès, Alexandre: *Aristide Bruant,* Paris 1949.

Seite 150: Ich malte die Wolken wie wirkliches Blut
Arnold, Matthias: *Edvard Munch,* Reinbek b. H. 1986.
Heller, R., *Edvard Munch. Leben und Werk* , München 1993.
Munch, Edvard und Schiefler, Gustav: *Briefwechsel,* Bd. 1 und 2, Hamburg 1987–1990.
Schneede, Uwe M.: *Munch: Das kranke Kind. Arbeit an der Erinnerung,* Frankfurt am Main 1984.

Seite 152: Die Faszination des Berges
Boehm-Hunold, Margret (Hg.): *Paul Cézanne, Leben und Werk in Texten und Bildern,* Frankfurt am Main 1990.
Erpel, Fritz: *Paul Cézanne, Ein Traum von Kunst. Der Maler in seinen Briefen,* Berlin 1984.
Kendall, Richard: *Cézanne, Leben und Werk in Bildern und Briefen,* München 1989.
Leonhard, Kurt: *Paul Cézanne,* Reinbek b. Hamburg 1993[10].

Seite 154: Ich pfeif' drauf
Börnsen, Nina: *Paul Gauguin,* Dortmund 1994.
Gauguin, Paul: *Der Traum von einem neuen Leben. Noa Noa, Briefe an Georges Daniel de Monfreid,* Berlin 1991.
Hollmann, Eckhard: *Paul Gauguin, Bilder aus der Südsee,* München/New York 1996.
Metken, Günter: *Gauguin in Tahiti,* München 1989.
Walther, I. F.: *Paul Gauguin, Bilder eines Aussteigers,* Köln 1988.

Seite 156: Die Wahrheit verzaubern
Adriani, Götz: *Edgar Degas, Pastelle, Ölskizzen, Zeichnungen,* Köln 1986.
Baker, Kenneth: ›Behind the Scenes: Degas' Dancers‹, in: *Art in America* 73 (1985).
Kardinar, Natalija: ›Gedanken zum Balletthema im Schaffen von Edgar Degas‹, in: *Dresdner Kunstblätter* 18 (1974).
Kendall, Richard (Hg.): *Edgar Degas, Leben und Werk in Bildern und Briefen,* München 1988.
Schacherl, L.: *Edgar Degas, Ballett und Boudoir,* München 1997.

Seite 158: Die letzten Blüten
Bisanz, Hans: *Wien um 1900,* Kirchdorf am Inn 1990.
Comini, A.: *Gustav Klimt, Eros und Ethos,* Salzburg 1975.
Frodl, Gerbert: *Klimt,* Köln 1992.
Sármány-Parsons, Ilona: *Gustav Klimt,* München 1987.
Zweig, Stefan: *Silberne Saiten,* Berlin 1901.
Zweig, Stefan: *Die Welt von Gestern,* London 1941.

Seite 160: Wie mit der Axt behauen
Gedo, Mary M.: *Picasso, Art as Autobiographie,* Chicago 1980.
O'Brian, Patrick: *Pablo Picasso, Eine Biographie,* Hamburg 1979.
Picasso, Pablo: *Wort und Bekenntnis,* Zürich 1954.
Rubin, William (Hg.), *Pablo Picasso,* München 1980.
Wiegand, Wilfried: *Pablo Picasso,* Reinbek b. Hamb. 1997[16].

Seite 162: Das Blau der Côte d'Azur
Flam, Jack D.: *Matisse, The Dance,* Washington 1993.
Flam, Jack D. (Hg.): Henri Matisse 1869–1954, Köln 1994.
Güse, Ernst-Gerhard (Hg.): *Matisse Henri, Zeichnungen und Skulpturen,* München 1991.
Matisse, Henri: *Über Kunst,* hg. von J. D. Flam, Zürich 1982.
Néret, Gilles, *Henri Matisse,* Köln 1996.

Seite 164: Der blaue Reiter präsentiert sein blaues Pferd
Kandinsky, W. u. Marc, F.: *Der Blaue Reiter,* München 1914[2].
Lankheit, Klaus (Hg.): *Franz Marc, Schriften,* Köln 1978
Marc, Franz: *Botschaften an den Prinzen Jussuf,* München 1954
Marc, Franz und Lasker-Schüler, Else: *»Der Blaue Reiter präsentiert Eurer Hoheit sein Blaues Pferd«,* München 1996[5].
Zweite, A.: *Der Blaue Reiter im Lenbachhaus,* München 1991.

Seite 166: Wie man eine Symphonie malt
Barnett, Vivian End cott: *Das bunte Leben. Wassily Kandinsky im Lenbachhaus,* Köln 1995.
Kandinsky, Nina: *Kandinsky und ich,* München 1976.
Riedl, Peter Anselm *Kandinsky,* Reinbek bei Hamburg 1991.
Roethel, Hans Konrad und Hahl-Koch, Jelena (Hg.): *Die Gesammelten Schriften von Wassily Kandinsky,* Bern 1980.

Seite 168: Auf blumigen Pfaden ins Nichts
Clemenceau, George:: *Claude Monet, Betrachtungen und Erinnerungen eines Freundes,* Frankfurt a. M., 1989.
Fourny-Dargere, Sophie: *Monet,* Köln 1993
Koja, Stephan: *Claude Monet,* München/New York 1996
Wildenstein, Daniel: *Monet,* Bd. 1–4, Köln 1996

Seite 170: Die Geburt der Gespenster
De Chirico: *Wir Metaphysiker. Gesammelte Schriften,* hg. von Wieland Schmied, Berlin 1973.
Rubin u.a. (Hg.): *Giorgio de Chirico, der Metaphysiker,* München 1982.
Schmied, W.: *De Chirico und sein Schatten,* München 1989.
Schmied, Wieland und Roos, Gerd: *Giorgio de Chirico, München 1906–1909,* München 1994.

Seite 172: Müde läßt du deine Tränen fließen
Baudelaire, Charles: *Sämtliche Werke und Briefe,* München 1974.
Chaplin, P.: *Modiglianis letzte Geliebte,* Reinbek b. H. 1992.
Kruszynski, Anette: *Amedeo Modigliani, Akte und Porträts,* München 1996.
Schmalenbach, Werner: *Amedeo Modigliani, Malerei, Skulpturen Zeichnungen,* München 1990.

Seite 174: Zwischen Klezmer und Vertreibung
Kampf Avram: ›Chagall im jiddischen Theater‹, in: *Marc Chagall. Die russischen Jahre 1906–1922,* hg. v. Christoph Vitali, Ausst. Kat. Frankfurt a. M. 1991.
Schneider, Pierre: *Marc Chagall,* Stuttgart 1995.
Schoeps, Julius H. u.a. (Hg.): *Chagall, Bilder – Träume – Theater, 1908–1920,* Wien 1994.
Vogt, Paul u.a. (Hg.): *Marc Chagall,* München 1991.
Walther, Ingo F. und Metzger, Rainer: *Marc Chagall 1887–1985. Malerei als Poesie,* Köln 1987.

Seite 176: Der dicke Frosch an ihrer Seite
Herrera, Hayden u.a. (Hg.): *Frida Kahlo. Ein leidenschaftliches Leben. Mit Auszügen aus den Tagebüchern,* Bern 1995.
Herrera, Hayden und Ohl, Manfred (Hg.): *Frida Kahlo. Die Gemälde,* München 1995.
Prignitz-Poda, Helga und Schulze, Bodo: *Frida Kahlo. Das Gesamtwerk,* Frankfurt a. M. 1998.
Salber, Linde: *Frida Kahlo,* Reinbek bei Hamburg 1997.

Seite 178: Der paranoisch-kritische Camembert
Dalí, Salvador: *Conquest of the Irrational,* New York 1935.
Hulten, Pontus u.a. (Hg.): *Salvador Dalí,* München 1993.
Maur, Karin von (Hg.): *Salvador Dalí,* Stuttgart 1989[4].
Schiebler, Ralf (Hg.): *Salvador Dalí. Das geheime Leben des Salvador Dalí,* München/Paris/London 1990[3].
Secrest, Meryle: *Salvador Dalí, Sein exzentrisches Leben – sein geniales Werk – seine phantastische Welt,* Bern/München 1987.
Walther, Ingo F. (Hg.): *Salvador Dalí,* München 1993

Seite 180: Eine Art Trampeltier
Ernst, Max: *Beyond Painting and other Writings by the Artist and his Friends,* hg. von Robert Motherwell, New York 1948.
Fischer, Lothar: *Max Ernst,* Reinbek bei Hamburg 1969.
Kirchberger, Joe H. (Hg.): *Zeugen ihrer Zeit, 4000 Zitate aus der abendländischen Geschichte,* München/Zürich 1983.
Pech, Jürgen u.a. (Hg.): *Max Ernst, Fotografische Porträts und Dokumente,* Brühl 1991.
Spies, Werner (Hg.): *Max Ernst,* München/New York 1991.
Trier, Eduard: *Schriften zu Max Ernst,* Köln 1993.

Seite 182: Die Leere der Großstadt
Beck, Hubert: *Der melancholische Blick. Die Großstadt im Werk des amerikanischen Malers Edward Hopper,* Frankfurt 1988.
Dos Passos, John: *Manhattan Transfer,* Reinbek bei Hamburg, 1959.
Kranzfelder, Ivo: *Edward Hopper 1882–1967, Vision der Wirklichkeit,* Köln 1994.
Schmied, Wieland: *Edward Hopper, Bilder aus Amerika,* München 1995.

Seite 184: Klaustrophobische Ängste
Borel, France: *Francis Bacon, Portraits und Selbstportraits,* München/Paris/London 1996.
Schmied, Wieland: *Francis Bacon. Das Bewußtsein von Gewalt,* München 1996.
Sylvester, David: *Gespräche mit Francis Bacon, 1962–1979,* München/New York 1982, ergänzte Neuauflage 1997.
Waldegg, Joachim Heusinger von: *Schreiender Papst,* Mannheim 1985[2].

Seite 186: Kino pur
Berg, Gretchen: ›Nothing to Lose. Interview with Andy Warhol‹, in: *Cahiers du Cinéma* Nr. 10 (Mai 1967), S. 2.
Geiger, Ruth-Esther: *Marilyn Monroe,* Reinbek b. H. 1995.
Mailer, Norman: *Marilyn Monroe. Eine fiktive Biographie,* München/Zürich 1973.
Monroe, Marilyn: *Meine Story,* Frankfurt am Main 1980.
Sabin, Stefana: *Andy Warhol,* Reinbek bei Hamburg 1992.

Verzeichnis der Künstler

Die Seitenangaben verweisen auf Abbildungen

Anonym (nach Stichworten)

Photonachweis

Archiv für Kunst und Geschichte, Berlin: 23, 35, 39, 42 rechts; 43, 57 (Erich Lessing); 55 (S. Domingie); 77, 80 (2), 84/85, 91, 108, 118 unten, 123, 154/155, 156 rechts (The Metropolitan Museum of Art, New York), 180
Art-Concerts, München: 32 (2)
Photo © 1997, The Art Institute of Chicago. All rights reserved: 182/183
Artothek, Peißenberg: 59, 75, 95 (Blauel/Gnamm); 60, 61, 65 (Joseph S. Martin); 71, 101 (Hans Hinz); 73 (Ursula Edelmann); 81, 89; 97, 115, 146, 165 (Joachim Blauel); 109; 127 (Peter Willi); 159
Bayerische Staatsbibliothek, München: 33
Bayerisches Landesamt für Denkmalpflege, München: 70 rechts
Peter Beard, London: 106 oben
Cecil Beaton: 178 unten
Benediktinerinnenabtei St. Hildegard, Eibingen: 31
Bildarchiv Preußischer Kulturbesitz, Berlin: 8/9 (Staatliche Museen zu Berlin, Museum für Vor- und Frühgeschichte); 13; 51 (Lutz Braun); 79 (Alfredo Dagli Orti); 93 (Jörg P. Anders), 99, 100, 139
© Bildarchiv Sebastian Winkler, München: 124 rechts
H. Carter/Mace, *Tut-ench-Amun*, Bd. 1, Leipzig 1924: 10 Mitte oben
© Henri Cartier-Bresson bei MAGNUM/Agentur Focus: 162
Deutsches Apotheken-Museum (Michael Kowalski): 30 unten
Klaus G. Förg: 54 oben (aus: Klaus G. Förg, *Zypern*, Rosenheimer Verlagshaus, Rosenheim 1996)
Gemeinnützige Stiftung Leonard von Matt, Buochs 14, 15
Francis Giacobetti/Planet, Paris: 184 oben links
© The Solomon R. Guggenheim Foundation: 173
Philippe Halsman: 178 oben
Herbert Hartmann, München: 36
HW Media Art, Tiefenbach: 34, 112 unten, 170 unten
Interfoto, München: 53, 117, 133 (Giraudon)
Hans-Günther Kaufmann, Miesbach: 24 (2)
Justin und Barbara Kerr, New York: 10 Mitte unten
© Herlinde Koelbl, Neuried/München: 94
Kunstverlag Maria Laach: 25
© M. Larivière – Archives Laval: 8
© Lutz L. Lindner/Kunsthistorisches Museum, Wien: 42 oben
Look, München: 28 (2) (Max Galli); 20 (Ingolf Pompe); 12, 88, 104 (Jürgen Richter); 112 oben (Rainer Martini); 140 (Ulli Seer); 150 oben (Hauke Dressler)
© Ken Marschall: 130 rechts (aus: Donald Lynch / Ken Marschall, *Titanic. Königin der Meere*, Wilhelm Heyne Verlag GmbH & Co. KG, München 1992)
Musée Carnavalet, Paris: 124 links
Musée d'Orsay, Paris: 156 links
Musée Picasso, Paris (Photo: Gelett Burgess) © Droits réservés: 160
Museu de Arte de São Paulo: 172 links
Photo © 1998 The Museum of Modern Art, New York: 161, 163, 179
Nasjonalgalleriet, Oslo: 150 unten, 151
The National Gallery, London: 47, 103, 136, 137, 145
The National Museum of Western Art, Sammlung Matsukata, Tokyo: 168/169
Nationalmuseum Vincent van Gogh, Amsterdam: 146 rechts
Axel Nordmeier/allOver: 82 unten
Norton Simon Museum, Pasadena: 172 rechts
Ornamenta Ecclesia, Ausst. Kat. Köln 1985: 42 unten (4)
Heinz Polednik, *Sport und Spiel auf dem Eis*, Wels 1979: 120 (2)
Nikolai Rachmanow: 166 (2)
Harald Reiterer, München: 22
© Photo RMN: 141
Sächsische Landesbibliothek – Staats- und Universitätsbibliothek Dresden: 76 unten
Richard Salmon, London: 92 rechts
Sammlung Dolores Olmedo, Mexico-Stadt: 176
San Francisco Museum of Modern Art (Photo: Ben Blackwell): 177
Scala, Florenz: 18, 19, 40/41
Staatliche Graphische Sammlung, München: 96 oben, 98 unten (Gabriele Peé)
Städtische Galerie im Lenbachhaus, München: 167
Stiftung Deutsche Kinemathek, Berlin: 50
Süddeutscher Verlag – Bilderdienst: 92 links, 114, 132, 134 (2)
Toledo Museum of Art, Toledo, Ohio: 170 oben
Whitney Museum of American Art, New York: 148 unten (Photo: Bridgeman/Giraudon)
John Willis, *Theatre World*, Vol. 26, New York 1970: 174 oben

Alle hier nicht aufgeführten Abbildungen stammen aus dem Archiv des Prestel Verlags bzw. aus dem Besitz der Autoren.